Echocardiography

牛津超声心动图学

(3rd Edition)
(原书第3版)

原著 [英] Paul Leeson
 [英] Cristiana Monteiro
 [英] Daniel Augustine
 [加] Harald Becher
主译 黄国倩

中国科学技术出版社
·北 京·

图书在版编目（CIP）数据

牛津超声心动图学：原书第 3 版 /（英）保罗·利森 (Paul Leeson) 等原著；黄国倩主译 . — 北京：中国科学技术出版社，2023.1

书名原文：Echocardiography, 3e

ISBN 978-7-5046-9612-0

Ⅰ . ①牛⋯ Ⅱ . ①保⋯ ②黄⋯ Ⅲ . ①超声心动图 Ⅳ . ① R540.4

中国版本图书馆 CIP 数据核字 (2022) 第 082953 号

著作权合同登记号：01-2022-2444

策划编辑	孙　超　焦健姿
责任编辑	孙　超
文字编辑	汪　琼　史慧勤
装帧设计	佳木水轩
责任印制	徐　飞

出　　版	中国科学技术出版社
发　　行	中国科学技术出版社有限公司发行部
地　　址	北京市海淀区中关村南大街 16 号
邮　　编	100081
发行电话	010-62173865
传　　真	010-62179148
网　　址	http://www.cspbooks.com.cn

开　　本	889mm×1194mm　1/16
字　　数	823 千字
印　　张	29
版　　次	2023 年 1 月第 1 版
印　　次	2023 年 1 月第 1 次印刷
印　　刷	运河（唐山）印务有限公司
书　　号	ISBN 978-7-5046-9612-0 / R·2898
定　　价	298.00 元

（凡购买本社图书，如有缺页、倒页、脱页者，本社发行部负责调换）

版权声明

Echocardiography, 3e was originally published in English in 2020. This translation is published by arrangement with Oxford University Press. China Science and Technology Press is solely responsible for this translation from the original work and Oxford University Press shall have no liability for any errors, omissions or inaccuracies or ambiguities in such translation or for any losses caused by reliance thereon.

《牛津超声心动图学（原书第 3 版）》的英文原版于 2020 年出版。本翻译版由牛津大学出版社授权，由中国科学技术出版社独立负责完成，牛津大学出版社不对翻译版中的错误、疏漏、不准确或模棱两可，以及由此导致的损失承担责任。

Oxford University Press makes no representation, express or implied, that the drug dosages in this book are correct. Readers must therefore always check the product information and clinical procedures with the up-to-date published product information and data sheets provided by the manufacturers and the most recent codes of conduct and safety regulations. The authors and the publishers do not accept responsibility or legal liability for any errors in the text or for the misuse or misapplication of material in this work. Except where otherwise stated drug dosages and recommendations are for the non-pregnant adult who is not breast-feeding.

牛津大学出版社对书中的药物剂量正确性保持中立态度。因此，读者必须参照生产商提供的最新产品信息和说明书查验产品说明和临床使用程序。作者及出版商对文本错误或书中的物质错用、误用不承担法律责任。除非另有说明，否则药物剂量仅适用于不进行母乳喂养的非妊娠成年人。

Links to third party websites are provided Oxford in good faith and for information only. Oxford disclaims any responsibility for the materials contained in any third website referenced in this work.

牛津大学出版社只是出于诚意和信息扩展提供第三方的网站链接。牛津大学出版社对本作品所提供的第三方网站内容不承担任何责任。

译校者名单

主　译　黄国倩

译校者（以姓氏笔画为序）

丁　方　王　昀　朱　雯　朱　慧
庄心宇　李银侠　沈　俊　陈慧平
范慧华　周　青　黄国倩　蒋宇雯
程　蕾　熊楠青　颜　平

内容提要

本书引进自牛津大学出版社，是经典的牛津大学心脏病学系列图书之一，秉承了该系列图书全面性、易读性和实用性的特色，内容覆盖了心脏超声相关领域的各个方面。书中详细介绍了经胸超声心动图、经食管超声心动图、心脏超声造影及心脏介入超声诊疗的方法技术、影像诊断与鉴别，以及相关解剖学及病理学等知识，并附有400余张典型病例的珍贵超声图像，图文并茂。本书兼具较高的学术价值和临床价值，适合超声科、心内科的医师、医学生及其他相关专业医务工作者参考阅读。

主译简介

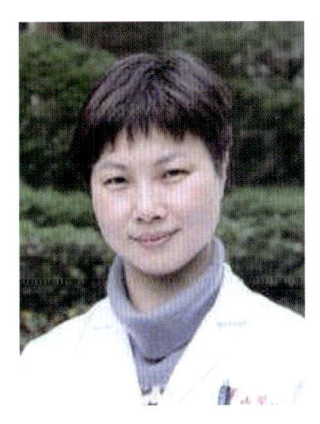

黄国倩

医学博士（导师为陈灏珠院士），主任医师，教授，复旦大学附属华山医院心内科超声心动图室主任。中国医师协会心血管内科医师分会心血管精准医学和罕见病学组委员，中国医师协会超声医师分会心脏超声专业委员会委员，中国超声医学工程学会心脏超声专业委员会委员，上海市社会医疗机构协会超声医学分会常委、心脏超声专业委员会主任委员，上海市中西医结合学会超声专委会常委，上海市医学会超声医学分会心脏学组副组长。曾获上海市科学技术进步奖二等奖和上海市医学进步奖二等奖。以第一作者或通讯作者身份发表学术论文30余篇。

译者前言

自超声医学创立以来，超声心动图学作为其中主要的亚学科之一，在心血管疾病的诊疗中发挥着重要作用，现已成为临床医师了解心脏解剖结构、功能、病理机制、血流动力学状态的"眼睛"。作为临床心脏病学重要的诊断工具，超声心动图技术不断发展，进入 21 世纪后，无论其硬件设备还是成像技术的发展都进入了飞跃期，实时三维超声、斑点追踪成像、心肌声学造影、心腔内超声等层出不穷；可以说，超声心动图技术是心血管成像领域的"引领者"。

以机器学习及人工智能为核心构建的图像处理平台，可指导标准化图像采集，可自动识别成像平面并进行定量测量，甚至能够给出诊断建议，这使得超声心动图检查变得更加高效、便捷和智能化。与此同时，超声心动图设备也逐渐变得更加小巧、便携，甚至可以"放在手掌中"。新型超声探头可直接连接手机或平板电脑等数码设备，使得超声心动图的应用更加普及，并深入到临床各个场景——除传统的超声诊室、各科病房、手术室、监护室外，还可进一步扩展其在急诊及社区基层医疗机构的应用。此外，一系列专用应用程序的问世，使得对心脏功能和血流动力学定量评估更加全面、精准和强大，对于识别细微的功能变化更加敏感。三维经食管超声心动图能够多维度、多视角地呈现心脏结构和血流，有助于直观了解病变机制，实时监测并引导介入手术的实施。这些新技术的应用使得结构心脏病介入治疗领域突飞猛进，介入手术中超声心动图的使用也呈指数增长。可以说，近 20 年来超声心动图技术发展之强劲，适用性之普及，已远远超越了其他心血管成像技术。

然而，面对如此迅猛的发展趋势，该如何掌握并在临床实践中熟练运用这些超声心动图新技术，不论是对于心血管专科医师、心脏影像医师、急诊医师，还是对于基层医疗从业人员，都将是新的挑战。为帮助读者快速掌握超声心动图的基础知识、关键切面、常见心血管疾病的超声表现和诊疗要点，以及在各种临床情况下更好地应用超声心动图技术，我们与中国科学技术出版社合作，历经 10 个月，为国内读者带来了这部心脏超声译著——《牛津超声心动图学（原书第 3 版）》。

本书是经典的牛津大学心脏病学系列图书之一，第 3 版于 2020 年问世，本次为其中文版首次发行。全书共 13 章，内容不仅涵盖超声成像基础原理、超声探头的选择与成像技术的应用，以及经胸超声心动图、经食管超声心动图、负荷超声、心脏超声造影、心脏介入超声方面的丰富知识，还涉及心脏超声在急诊、危重症和先天性心脏病中的临床应用，囊括了心脏超声的常用领域及新近进展，具有较高的学术性和较强的临床实用性。本书原著作者团队实力雄厚，具有很高的学术水平和知名度，翻译团队各成员均有多年的心脏超声从业经验和深厚的心血管专业基础，并在书稿翻译过程中力求真实准确地把握原著的精髓，以深入浅出、通俗易懂的译文呈现给国内读者，相信本书将是一部值得信赖的高质量专业参考书！

复旦大学附属华山医院 黄国倖

原书前言

超声心动图和超声心动图技术在心血管成像领域引领了一场变革。以人工智能为核心构建的图像处理工具已被批准用于临床，可自动识别观察平面、量化和报告超声心动图结果，甚至提出可能的诊断建议。相同的机器学习技术正在实施以指导超声心动图医师获取视图。与此同时，超声心动图医师使用的设备尺寸已大幅度缩小到可以让超声机真正放在手掌中的程度。在2012年出版的 Echocardiography, 2e 一书中，我们曾探讨过如何拓展超声心动图技术在急诊科的应用，在全新第3版中对此进行了进一步阐释。

要让超声心动图技术普及到社区基层医疗机构，甚至患者手中，除了这些更快、更小、更智能的超声仪器之外，还需要一系列由超声心动图团队设计和研发的辅助应用程序。近年来，超声心动图在心脏介入手术中的使用次数呈指数增长。负荷超声现在不仅常规用于冠状动脉疾病评估，还用于瓣膜功能障碍和舒张功能的检测。几乎没有任何其他心血管成像方式能像超声心动图这样，依托技术的飞速进步实现迅猛发展并扩大应用范围。

那么，Echocardiography, 3e 究竟具有哪些特色呢？如果您计划开始学习使用超声心动图并最终实现精通，那么您所需要的正是这样一部值得信赖的参考书。本书可以帮助您快速了解超声心动图工作原理的基础知识，学习心脏超声的关键切面、扫查方法、影像诊断及有关临床心脏疾病的相关知识，并将您所掌握的这些技术应用到临床实践中。掌握这些技术将有利于在各种临床情况下更好地应用超声心动图，并进一步推进新技术（如人工智能）的发展应用。可以说，Echocardiography, 3e 将成为现代超声领域非常重要的参考书之一。本书内容全面、简明易读，就像阿尔伯特·爱因斯坦在1933年的一次演讲中所说的那样："最好的表达，是尽可能言简意赅地准确阐述核心价值，而非过度重复既往的经验。"或者，换句话说，"尽可能简洁但不简单。"

> **致谢**
> 衷心感谢在本书编写过程中审阅和提供建议的各位专家学者。

目 录

第 1 章	超声	001
第 2 章	经胸超声心动图检查	038
第 3 章	经胸解剖与病理学：腔室和血管	066
第 4 章	经胸解剖和病变：瓣膜	166
第 5 章	急危重症超声心动图	223
第 6 章	经食管超声心动图	238
第 7 章	经食管超声心动图：心腔和血管	274
第 8 章	经食管超声心动图：瓣膜	298
第 9 章	心脏超声造影	328
第 10 章	负荷超声心动图和冠状动脉超声检查	345
第 11 章	介入超声心动图	376
第 12 章	先天性心脏病	399
第 13 章	质量保证、报告和正常值范围	421
附录 A	缩略语	447
附录 B	拓展阅读	453

第1章 超 声
Ultrasound

黄国倩 译
庄心宇 校

一、概述

超声心动图是一种无创的心脏成像技术。
- 其成像基础在于检测发射进入胸腔的超声脉冲波所产生的反射波。了解超声成像的原理和基本概念是理解其临床应用的基础，对提高检查可信度非常必要。
- 超声心动图扫描仪包含三个组成。
  - 探头：发射和接收超声波。
  - 计算机：控制和调整超声波的发射，处理回收的信号，并存储处理过的信号。
  - 显示器：显示接收并经过处理的信号。
- 认识物理学和目前现代技术上的局限性可以确保图像在获取过程中显著降低图像的失真扭曲和伪像。理解图像生成背后的原理有助于操作者优化、解读及分析图像，降低误诊的概率。
- 这一章将重点回顾超声心动图的基本原理，帮助临床医师和超声医师最有效地发挥该技术的优势，并了解其局限性。
- 为了得到可信赖的图像，超声医师和内科医师需要了解超声的物理学基础及其包含的三个主要技术。这一章的内容对以往版本进行了更新，为检查成功有效提供了相关的知识。

二、声波和超声波

声波是机械振动，引起所经过的物理介质扩张和压缩。声波可简单描述为正弦波，具有以下特征（图1-1）。
- 频率（f）：每秒钟的周期数，单位赫兹（Hz）。
- 波长（λ）：相邻两个周期之间的距离，单位毫米（mm）。
- 速度（v）：传播的方向和速度，单位米/秒（m/s）。
- 振幅：信号的强度，单位分贝（dB）。

这些性质之间的关系可用公式描述：$v=f\lambda$。
- 可闻及的声波频率范围为30~15 000Hz，而用于扫描人体的声波频率较之要高很多；因此，超声波这一名词被用于描述超声心动图所用的频率。
- 空气中，压力波传播的速度为300m/s。在软组织中，其速度为1540m/s。
- 因此，在软组织中，频率为1000Hz时波长为1500mm。而心脏的跨度仅约15cm，其包含的结构

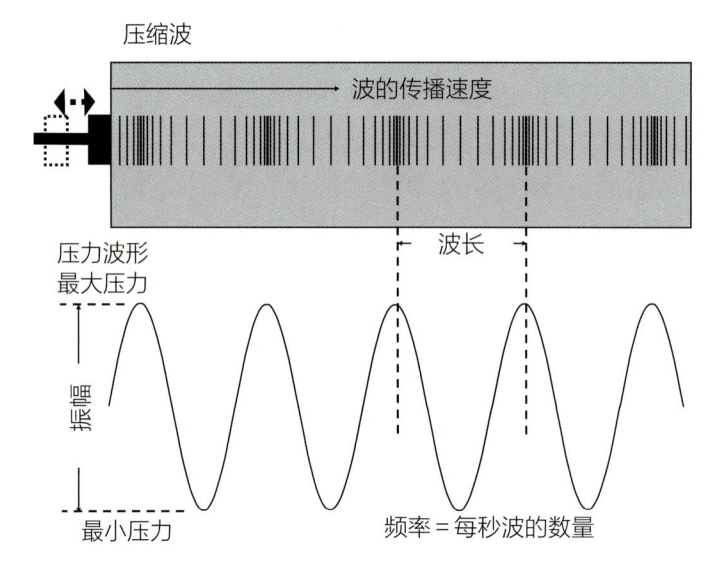

▲ 图 1-1　波的特性

厚度＜ 1mm，需要的波长为 1mm。因此，最小的心脏超声频率为 1 500 000Hz 或 1.5MHz。
- 心脏超声探头生成的频率范围通常在 1.5～7MHz。

（一）超声声束的特征

- 聚焦：声束宽度最小的区域。
- 聚焦直径：焦点处声束的直径。
- 聚焦长度：探头表面到焦点的距离。
- 近场 [或菲涅尔带（Fresnel zone）]：探头和聚焦点之间的区域。
- 远场 [或夫琅禾费带（Fraunhofer zone）]：比聚焦点更深的区域。

（二）声束的强度

- 发射到组织的能量（强度，I）单位为瓦特 / 平方米（W/m^2）。
- 最大的强度位于声束的中心。声束的强度可以用水听器来测量。报告声束强度需测量峰值 I 和平均 I。
- 美国食品药品管理局（FDA）限制最大的声束强度为 720mW/cm^2，这代表声束强度在脉冲宽度内测得的最大平均值。
- 声束强度在体内的衰减用强度减半深度（intensity half depth，HID）来代表，单位 cm，通常为 6cm/ 频率（MHz）。

（三）旁瓣

- 超声声束包含一个主束及旁瓣。
- 旁瓣的发射能量非常低。因此旁瓣对于生成超声影像并不重要，除非它在扫描区域内发生极强的反射。

在不同组织中的超声波速度	根据频率和速度计算波长
• 骨：2~4000m/s • 血液：1570m/s • 心脏：1540m/s • 水：1520m/s • 脂肪：1450m/s • 空气：300m/s	举例：对于3.5MHz的心脏超声探头 $v = f\lambda$ $1540 = 3\,500\,000 \times \lambda$ 因此 $\lambda = 0.44mm$

三、超声在组织中的表现

- 当超声波通过组织时，它们会经历反射、折射、散射、衰减（图1-2）。

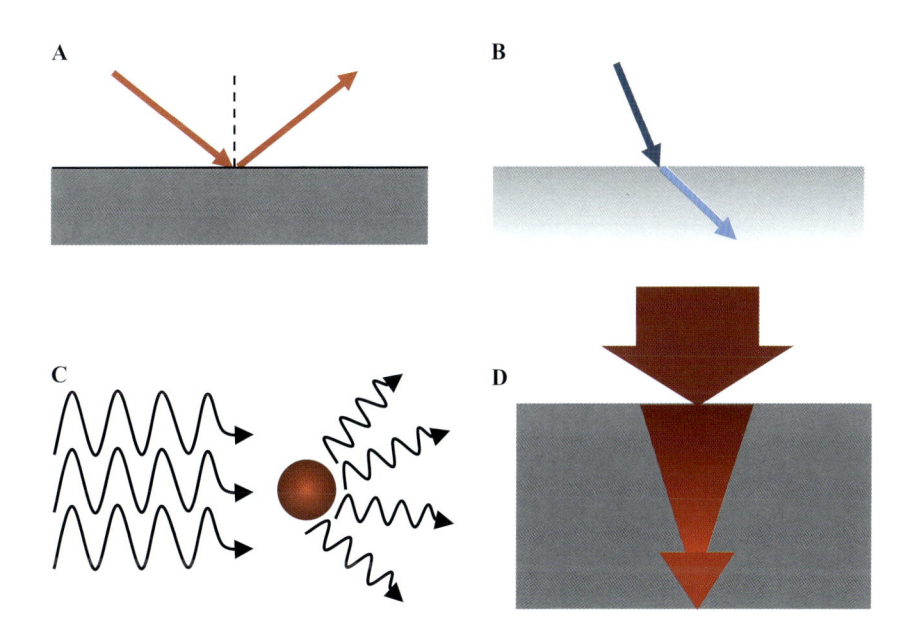

▲ 图1-2 **A.** 反射：超声的发射角度影响介质边界反射回来的角度；**B.** 折射：发射的超声波从一个介质传导到另一个介质，其方向发生了改变；**C.** 散射：较小物体生成的回声，强度较小，角度依赖性较小；**D.** 衰减：超声波穿过组织时能量被吸收

（一）反射

- 当超声波通过胸腔，它们在不同的组织间会遇到好几个界面，如心包和心肌之间。不同的界面具有不同的声学阻抗。
- 声阻抗（Z）取决于组织的密度和声波传导的速度，其测量单位为瑞利（Rayleigh，rayl）：Z=介质的密度 × 介质中的传播速度。
- 界面的作用就像镜子（镜面反射）。一些入射的能量被反射，与光线从光滑表面反射的方式相同。
- 入射能量在每个界面上被反射一部分，而剩下的能量继续深入到更深的组织层中。假如不同组织的声阻抗没有差别，超声波将100%被传导；这时，能量的消耗仅仅由于衰减导致（见下文）。
- 声波反射又称为"回声"。它们返回到探头，使得压电晶体发生振动，产生机械信号，继而被编码为电信号，并由此生成心脏的图像。
- 引起声波反射的结构与探头间的距离决定了回声到达探头的时间，即距离探头越远的结构，反射波回到探头的时间越长。
- 微小的电信号被放大，并被处理为可视的形式，而信号的强度提供了反射界面特征的信息。

（二）折射

- 这个现象在光学中最常见（例如，水杯中的铅笔会出现折角），但是任何形式的波都会出现折射，包括超声波。
- 当波因其速度的变化而从一个直线路径上偏离时，就会发生折射。这种现象发生于波从一个介质进入另一个介质的时候，可为除 90° 或 0° 以外的任何角度。
- 传播的角度可以用 Snell 法则计算。

$$\text{sine}（传播角度）/\text{sine}（入射角度）=V_{介质1}/V_{介质2}$$

（三）散射

- 当超声声束遇到远小于其波长的结构，会产生不同的作用：声束不再沿特定路径反射，而是均匀地朝向各个方向散射。
- 虽然绝大多数入射能量被发散，但仍有一小部分返回到探头而被检测到，尽管这些信号比镜面反射信号弱得多。
- 在二维（two-dimensional，2D）/ 三维（three-dimensional，3D）和 M 型超声上，由红细胞生成的弱信号无法显示。运用多普勒技术，红细胞的运动可以被追踪。
- 散射的程度取决于小于波长的结构的大小和数量，以及所用的超声频率。

（四）衰减

- 当能量穿过体内不同的介质时，一部分能量被组织吸收，导致信号强度损失。
- 衰减是多种作用的结果，主要是吸收，以及反射、折射及散射所引起的偏移。
- 吸收是超声在传播过程中其能量转移到组织。
- 取决于探头的频率、距探头的距离、超声的强度，以及组织的衰减系数。
- 衰减和距离呈指数关系。
- 衰减系数是指单位深度（每厘米）所损耗的能量（单位 dB/cm）。软组织中，可以用以下公式来估测。

$$衰减系数 = 探头频率（\text{MHz}）/2$$

反射、散射和图像质量
- 心脏内的部分组织可以产生大量的镜面反射（心包、心外膜、心内膜和瓣膜），因此具有较高的信号强度。其他则产生大量的散射（如心肌）。
- 血液几乎不产生反射，因此在心脏超声上信号强度极低，这使得心肌极易和血液区分开来。
- 散射是频谱描记技术的基础，这一技术将在本书的后文讨论。

四、反射、衰减和深度补偿

超声波在通过"海绵样"组织时，如脂肪和肌肉，会产生严重的衰减（图1-3）。在组织界面发生反射的比例主要取决于组织的密度差。

- 当差异很大时（如空气或骨的界面），大多数入射波被反射，产生致密的回声，但仅剩余极少的能量可以进一步穿透至更深层组织。
- 因此操作者需要调整探头避开肋骨和肺。
- 导声胶被用于消除探头和胸部皮肤之间的残余气体。
- 作为对照，血液、肌肉和脂肪之间的密度差异相对较小，因此它们之间的界面所产生的回声非常小，约占入射波幅度的0.1%。
- 检测的信号不仅非常小，而且它还会在更深部组织中进一步减弱。为探查到回声，深度越深，信

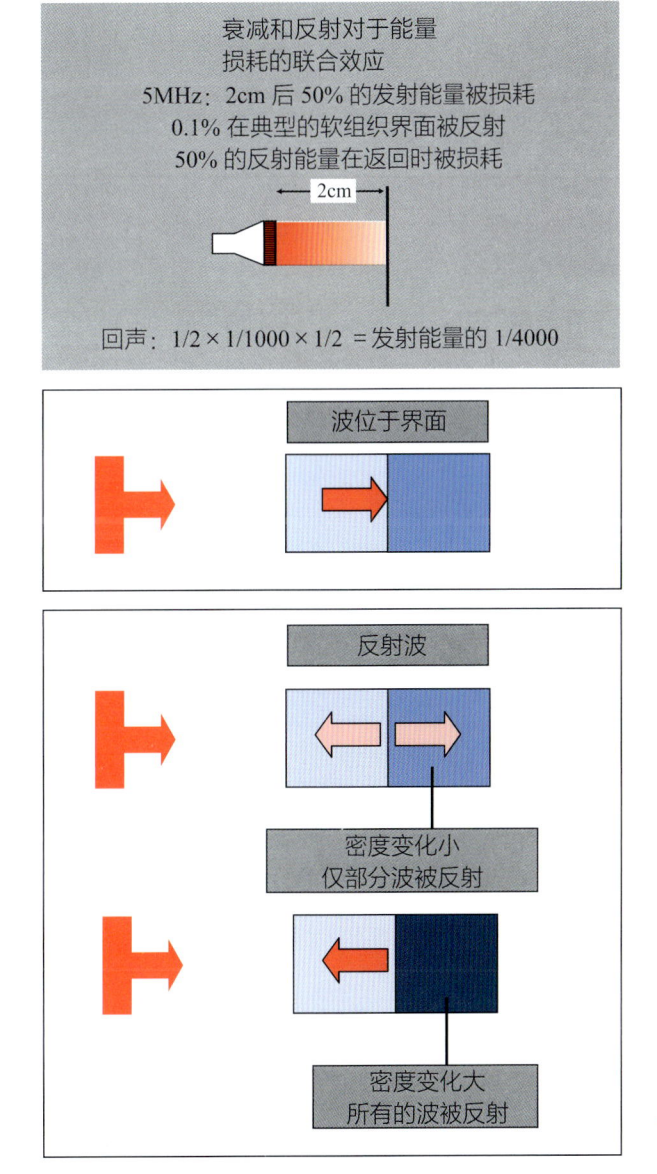

◀ 图1-3 衰减

号需要放大的程度越大，而对于靠近探头的界面则没那么重要。
- 为了克服这一问题，设备提供了深度补偿或时间－增益补偿（time-gain compensation，TGC），它会依据脉冲波所产生的回声返回探头的时间而自动增加放大程度，因此最后到达的回声比首先到达的回声信号要放大很多。
- 绝大多数的补偿在仪器内已设置，但使用者可以通过滑动控键进行精细调整，来调节选定深度上的放大程度。
- 各种介质的反射和衰减特性可用于帮助诊断。特别是，空气界面可以在其近端产生极强的反射，而在远端由于气体使声束发生严重的衰减而产生声影。

五、混响伪像

- 混响伪像的产生是由于存在平行的反射体，其传播及衰减特征与软组织显著不同。
- 回声在强反射体之间不断被来回反射（图 1-4）。
- 由于产生假象，混响伪像是导致图像被错误解读的最常见原因。
- 正常情况下是看不到这种效应的，因为软组织的反射非常微弱，继发的反射太小以至于不能被记录到。
- 但是，假如目标是强反射体，如钙化或人工瓣，继发的混响回声就会强到足以被检测到。
- 识别混响伪像的线索是，其作为高强度回声，与探头之间的距离总是 2 倍。如果主要结构移动了一定距离，那么多次反射产生的回声也移动 2 倍距离。

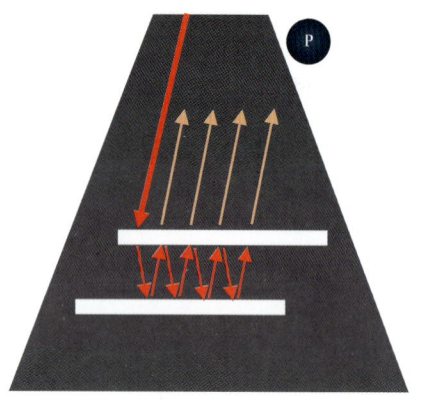

▲ 图 1-4　混响

> **识别及避免混响伪像的线索**
> - 当目标仅见于单一成像平面。
> - 当目标不在解剖区域内，例如瓣膜位于心腔壁或心脏外部的一条线。
> - 对距强反射体 2 倍远的目标须谨慎。
> - 使用所需的最小能量获取图像。
> - 使用足够的超声导声胶。
> - 试着转动患者，或改变探头角度以移除伪像。

六、经胸超声探头

- 经胸超声（transthoracic echocardiography，TTE）探头（或探测器）放置于患者的胸部，发射高频的超声波进入胸腔并检测从心脏和大血管返回的回声（图 1-5）。
- 探头包括一层压电晶体，具有以下特性（图 1-6）。
  – 可以产生及接收超声波。
  – 施以电流时，晶体可以扩展和压缩，从而生成超声波。

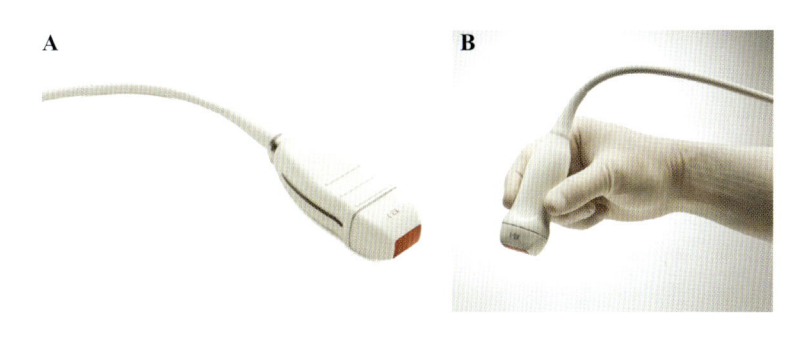

◀ 图 1-5 A. 飞利浦 3D X3-1 探头；
B. 飞利浦 X5-1 探头（二维 / 三维）

图片由 Philips Healthcare UK 提供

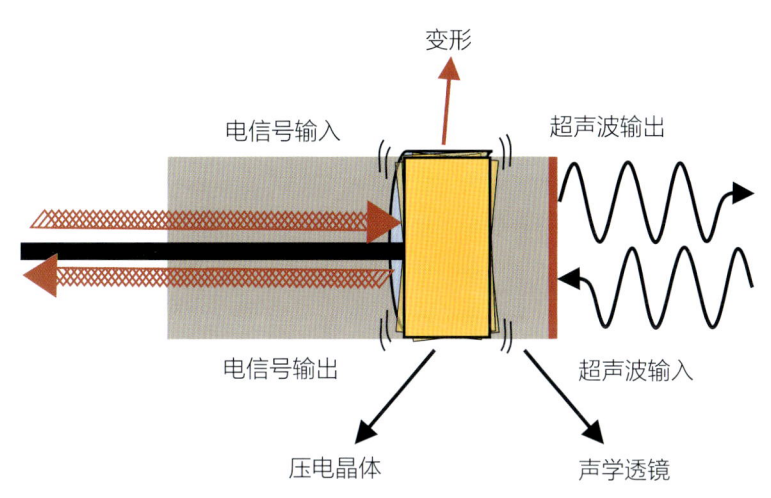

◀ 图 1-6 压电晶体在生成超声波和接收回声时的表现

- 当超声波（回声）振动压电晶体时，可以生成电流。
- 探头发射一束超声脉冲波，然后转换到接收模式；通过重复这一循环，扫描器可以生成超声图像。
- 这一重复的速率被称为脉冲重复频率（pulse repetition frequency，PRF）。
- 超声波的速度取决于声束穿过的组织的物理特性。
- 致密的组织传播速度更快，因此声束在如心脏这样的软组织中，传播速度（1540m/s）慢于坚硬的组织，如骨组织（2000~4000m/s）。

（一）独立非成像探头

独立的非成像连续波（continuous wave，CW）多普勒探头只有简单的反射元件和简单的接收元件。它不具有生成可视的心脏图像的功能，被用于经胸血流速度的测量（图 1-7）。

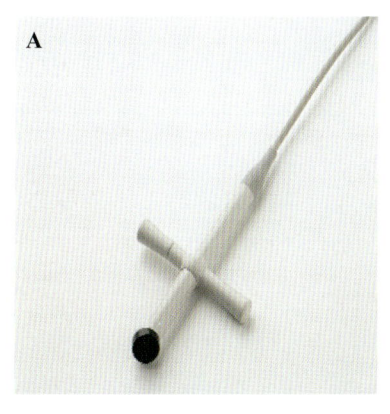

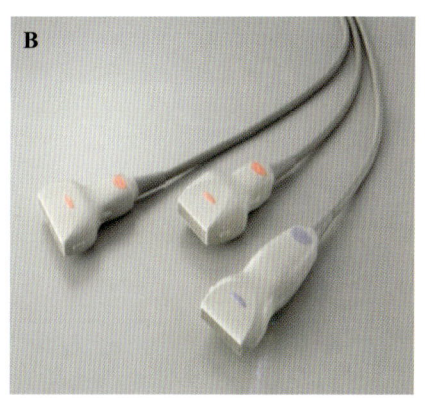

◀ 图 1-7 A. 东芝 PC20M 独立非成像 CW 探头；B. 东芝血管探头

图片由 Toshiba Medical Systems, Europe 提供

（二）3D 矩阵探头

- 矩阵探头（图 1-5）被用于生成实时或非实时的全容积模式下的三维金字塔样容积成像。
- 探头采用 3000～4000 个压电晶体元件。

> **心脏和血管探头的差别**
> - 心脏探头是由多个阵元曲阵探头来生成容积成像。
> - 血管超声采用线阵探头（图 1-4），是为了显示线性结构，也就是为血管而设计的。元件沿轴向排列，确保声束可以沿平面移动、聚焦和反射。
> - 由于感兴趣目标更接近于探头，血管成像采用更高的频率，分辨率更佳。
> - 采用矩阵探头使得 3D 成像成为可能。血管的 3D 成像是基于动脉扫描，然后在系列 2D 图像的基础上通过三维重建而成。

七、经食管超声探头

- 经食管超声（transoesophagea echocariography，TOE）探头（图 1-8）类似于胃镜，但其头端用迷你的超声探头取代胃镜光学成像所用的光导纤维束。
- 探头的成像平面可以旋转，提供对应于心脏正交轴线上的图像，尽管事实上这些图像并非天然地沿着食管轴向排列。

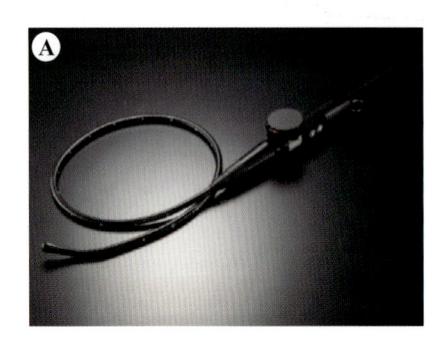

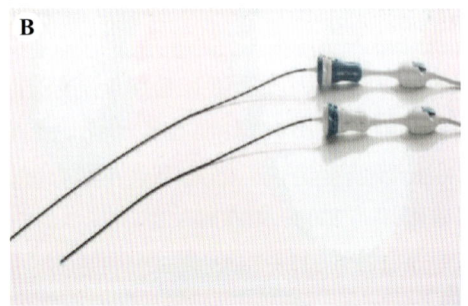

▲ 图 1-8　A. 东芝 TEE 512 经食管超声探头（图片由 Toshiba Medical Systems，Europe 提供）；B. AcuNav 心腔内超声心动图导管（图片由 Biosense Webster, Inc. 提供）

- 需警惕防范因加热对患者造成的意外伤害。由于使用时在心脏后方可能存在 150V 电脉冲，探头需要定期检查，确保电绝缘体完好无损。

在食管内置入探头对心脏成像具有以下优势。
- 没有胸壁导致的衰减。
- 可以使用更高的频率（高达 7.5MHz），以提高图像质量。

3D TOE 被越来越多地使用，例如分析瓣膜结构，以及指导介入手术。
- 探头采用全采样矩阵探头，可进行实时三维成像。
- 2～7MHz 的探头含有 2500 个元件，可获取三维金字塔样成像数据。

八、其他探头

（一）心腔内探头

- 通过心腔内超声（intracardiac echocardiography，ICE）探头可以在心脏内部显示心脏结构（见第11章），可作为首选的成像技术或作为 TOE 的替代。
- ICE 探头（图 1-8）最初报道于 20 世纪 60 年代，在导管室的使用始于 20 世纪 80 年代。
- 最新的 ICE 探头改善了以下性能。
  - 具有线性相控阵探头，以及更低的多频率范围，因而可改善穿透深度。
  - 具有脉冲波和连续波、彩色及组织多普勒等功能。
  - 通过使用多向可调装置来改善操作，并通过转向锁以维持导管角度。

（二）血管内超声探头

- 高频血管内超声（intravascular ultrasound，IVUS）探头（30～40MHz）可在冠状动脉内成像，即从管腔内成像（图 1-9）。
- 超声波穿透进入血管壁，在不同声学特性的组织（如斑块、钙化和血栓）之间的界面产生回声。
- 生成高分辨率的横断面图像，可以测量管径，了解血管壁的特征。

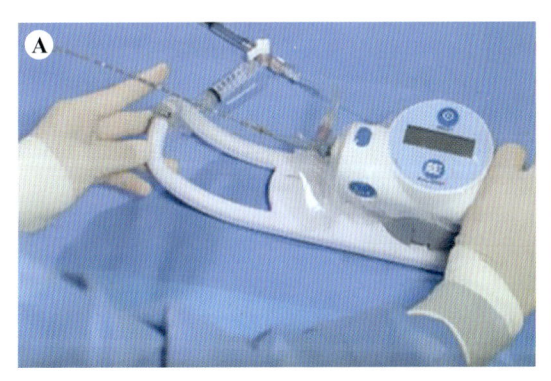

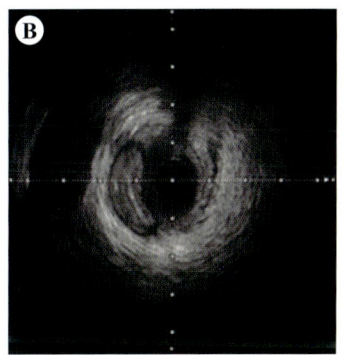

▲ 图 1-9 **A. Boston Scientific IVUS Opticross HD 成像导管；B. IVUS 图像显示冠状动脉夹层的假腔**
图片由 Boston Scientific Corporation 提供

九、超声心动图的模式（图 1-10 和图 1-11）

- 现代超声设备采用晶体阵列来发射多个超声波。
- 超声波呈脉冲排列，脉冲波发射呈直线，跨越扇形区域（"扫描"）。
- 这些脉冲波从胸腔内的界面返回，产生回声，经校正处理后产生心脏图像。
- 最靠近探头的结构产生的回声最先返回，并振动压电晶体，继而是来自较远界面的回声。
- 压电晶体振动时产生微小的电信号，通过放大和数字化处理形成视觉图像，反映了反射结构与探头间的相对距离，而信号强度提供了反射界面特征的信息。
- 每秒超声波重复多次扫过扇区，可产生动态图像。
- 因此，图像的空间分辨率是由扫描线之间的距离及每个扇区扫描线的数量决定的，而时间分辨率则由每秒跨扇区扫描的次数（帧频）决定。

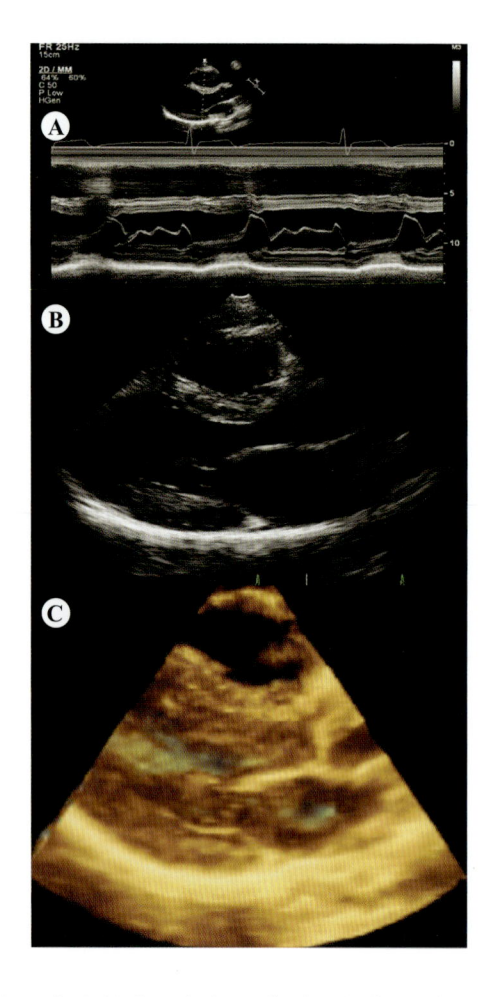

▲ 图 1-10 A. 经二尖瓣的 M 型超声示例，M 型图像显示沿着一条固定的声束切割所得到的结构，具有更好的时间分辨率；B. 胸骨旁长轴切面的二维图像示例；C. 胸骨旁长轴切面的实时三维图像示例

- 扇区宽度越窄，每幅图像需要的扫描线越少，其空间分辨率提高。
- 超声波到达深层结构比到浅表结构晚；回声也需要更长的时间返回探头。因此，深处图像的时间分辨率较低。

（一）A（振幅）型超声心动图

- A 型是最古老的超声心动图模式。反射的超声波的振幅按照反射源的距离进行标绘。此型已不再用于临床。

（二）B（辉度）型超声心动图

- B 型图像中，回声的振幅用光点的辉度（强度）来记录，这一模式也不再用于临床。

（三）M（运动）型超声心动图

- 回声被记录并显示为黑白点随着时间变化的轨迹（图 1-10）。
- 超声声束的方向被固定，声束探测的结构随时间在单一轴线上的轨迹。与 2D 技术相比，M 型超声具有极高的时间分辨率（1000 线/秒，而 2D 图像仅为 25 线/秒）。

（四）2D 超声心动图

- 2D 超声心动图（two-dimentional echocardiography，2DE）的探头技术使得超声声束可以快速地

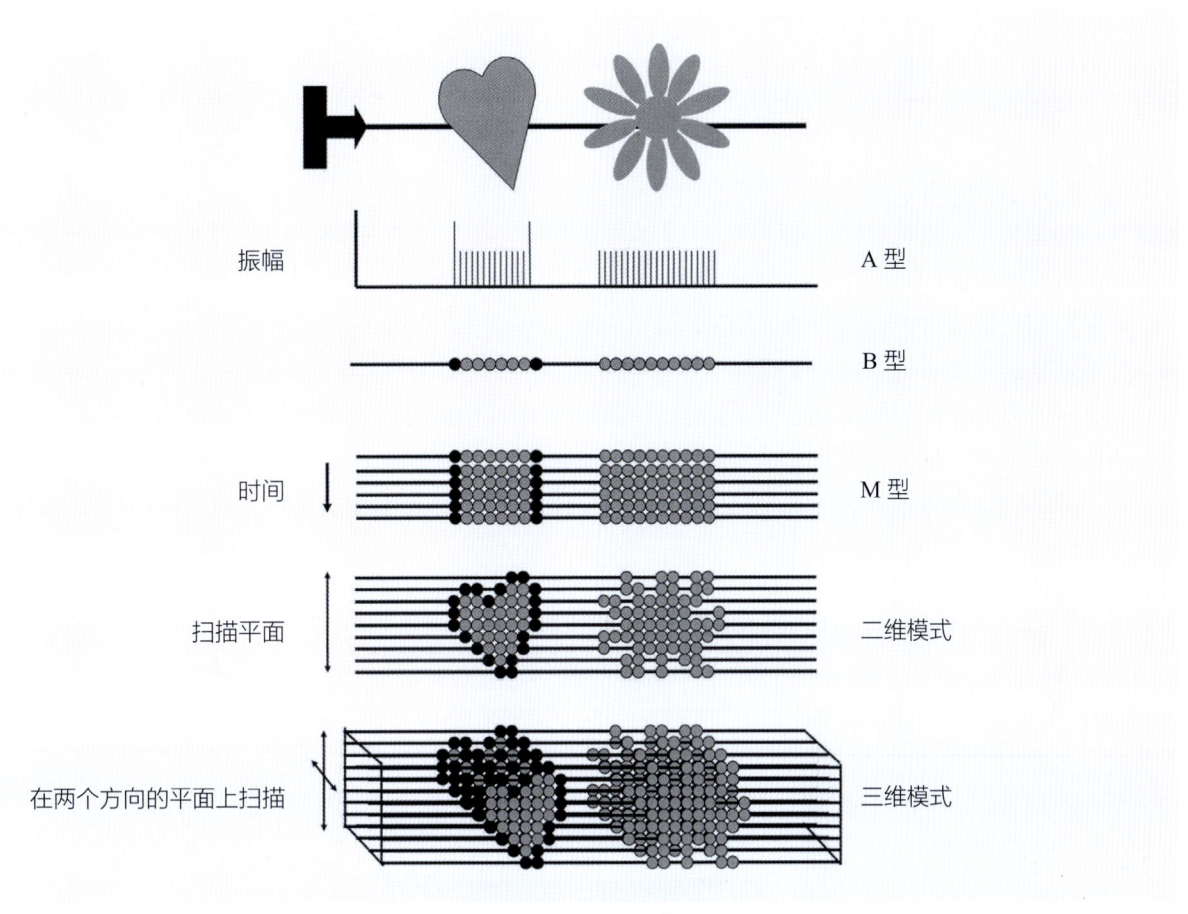

▲ 图 1-11 成像的种类

A（振幅）型描记的是探头远端反射波的振幅（作为最初的超声成像方式之一而具有历史意义）；B（辉度）型代表振幅强度或光点的亮度；M（运动）型追踪亮度随时间的变化。通过扫查感兴趣区而生成二维图像

通过心脏，从而生成 2D 的断层图像。
- 声束快速移动通过扇区生成的 2D 图像称为"帧"。
- 每一帧包含扫描线，显示单一声束的反射和（或）背散射。
- 高质量的 2D 图像至少需要两条扫描线 / 度。
- 临床实践中，超声心动图检查通常以 2DE 开始。
- 了解扇角（通常为 60°～90°）、图像深度（成人超声心动图为 12～18cm）、帧频、线密度对于优化图像质量至关重要。
  - 为了实时观察心脏结构，帧频必须 > 25 帧 / 秒。

（五）3D 超声心动图

- 3D 超声心动图（three-dimentional echocardiography，3DE）探头所包含的矩阵技术可以即时采集金字塔样容积数据的图像。

十、发射功率

- 发射的超声波的振幅（信号强度）由发射功率所控制，即机械指数（mechanical index，MI）。

- 市场上的超声心动图设备通常设定一个默认的发射功率，以保证对成像的组织不产生不良反应，例如对于常规成像，MI ＞ 1.0。
- 在造影成像时，调节 MI 对于减少微泡的破坏特别重要。

十一、增益

- 图像的辉度取决于探头从反射回声接收到的超声信号的数量。
- 反射信号的强度取决于成像结构的深度（深度增加则信号减弱）及其自身的反射特性（是强反射体还是弱反射体）。
- 近场的目标比远场的更亮。为了补偿，可使用深度补偿或时间增益补偿来提高后返回的（即距离探头更远的）信号强度。
- 大多数补偿设置在设备内部，自动发生，但使用者可以通过滑动条来进行微调，调整选定深度的振幅。
- 增益水平太高会产生噪声，导致图像上出现"雪花"而难以解读（图 1-12）。

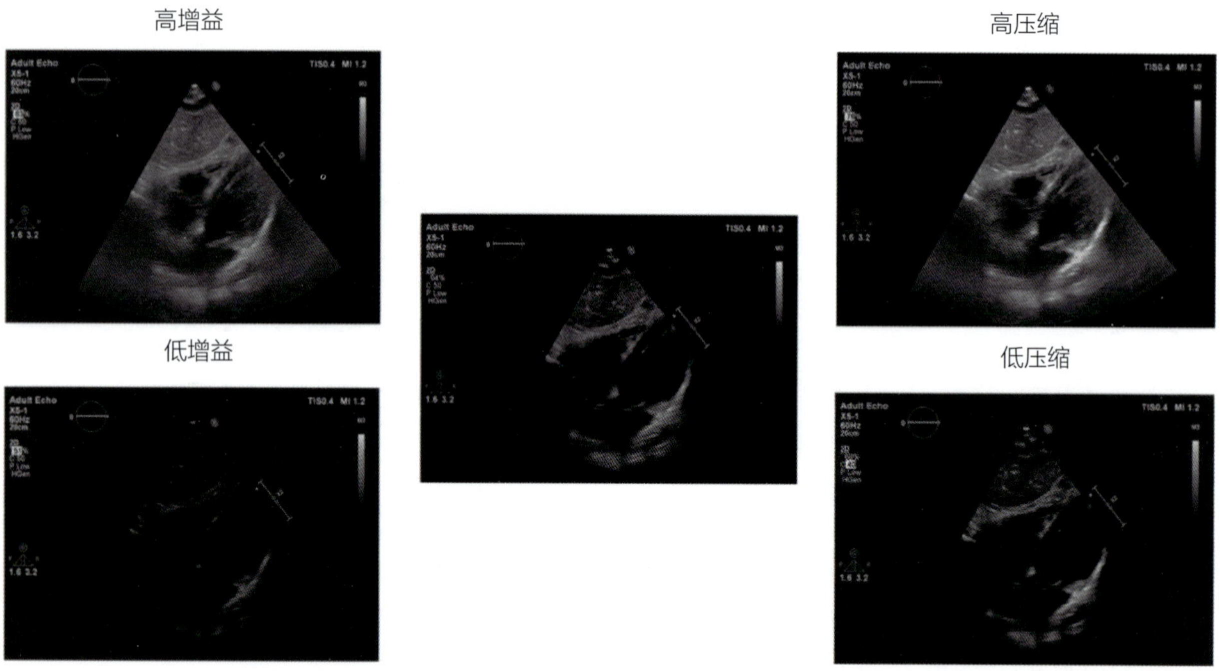

▲ 图 1-12 增益和动态范围（压缩）改变对图像的影响

十二、灰阶和压缩

- 回声的强度取决于组织界面的自然特征，例如钙化结构产生的回声强度是血液和新生血栓界面回声的数千倍。
- 显示设备的动态范围有限，仅能表现这一范围的一部分（从"黑"墨水到"白"纸之间的光亮度的差异大约只能被分为 30 个梯度）。因此超声成像时，所有强回声显示为"白色"，所有弱回声显示为"黑色"，几乎没有灰阶。
- 灰色调水平数量（动态范围或压缩）是可调节的；操作者可以通过控键来改变黑和白之间的灰阶范围，但是作为代价，边界区分的清晰度区分会被弱化（图 1-12）。

十三、图像分辨率

- 时间分辨率：与时间有关的图像质量，是帧频、扇角和深度之间综合作用的结果。图像深度变浅及扇角变窄都可以增加时间分辨率。
- 轴向分辨率（纵向）：区分两个平行于声束的（即两者上下分布的）界面的最小距离，使其仍然显示为两个单独的取样点，而不是融合为一体。可以通过采用更高超声频率来优化。
- 侧向分辨率（"边对边"）：区分两个垂直于声束的界面的最小距离，使其仍然显示为两个单独的取样点，而不是融合为一体。主要由其到探头的距离决定，即超声声束随着深度增加而增宽时，侧向分辨率降低（例如点变成虚线）。
- 空间分辨率：考量在断层"切片"上两个反射体靠近到何种程度仍可被区分为不同的反射体。

（一）聚焦

- 侧向分辨率是影响超声图像质量的重要因素，较轴向分辨率更差。因此，所有的 2D 测量均要沿扇区的纵轴进行（平行于声束）。
- 为提高侧向分辨率，2D 和彩色扇区角度应尽可能地缩窄，仅需显示感兴趣结构；而超声声束也应聚焦于此，使声束尽可能缩窄。
- 塑料透镜（"声学透镜"）被置于探头表面，作用如同玻璃透镜聚焦光线，探头可以配置短、中、长焦透镜。
- 脉冲序列导向声束可以电子化调节，提供进一步的聚焦。这一调节可由操作者控制（"聚焦"控键）。

（二）探头频率和空间分辨率

- 根据用途，各种探头的频率不同（表 1-1）。
- 要根据图像的深度和所需要的分辨率选择探头频率。
- 低频探头具有良好的穿透性，但分辨率较差（波长较长）。
- 高频探头具有良好的分辨率，但穿透性较差（波长较短）。
- 高频探头可用于成像深度较浅时，如儿科超声或 TOE。
- IVUS 需要极少的穿透力和极高的分辨率，因此使用很高的频率。

表 1-1 不同超声探头的特有频率

探头类型	探头频率（MHz）
经胸超声心动图	2～5
经食管超声心动图	5～7.5
血管探头	10
血管腔内探头	30～40

(三）探头频率对图像质量的影响

- 轴向分辨率取决于声波频率（约为 $2 \times \lambda$）。
- 当采用 3.5MHz 的探头时，轴向分辨率大约为 1mm。
- 使用高频（> 3.5MHz）探头代替标准的 2.5MHz 探头可增加轴向分辨率，但作为代价，因波长减低使得组织的穿透力降低。

十四、基波成像和二次谐波成像

- 发射超声波的频率被称为基波频率。
- 基波成像中，探头仅接收这一频率，是过去超声设备工作的标准方式。
- 但是，超声波不是以正弦波的形态经过组织；当超声波经过人体更深层组织时，靶组织可以在声束的作用下发生膨胀和压缩，导致失真。
- 这是因为软组织在声波经过时，其正向区域被压缩，导致声束更快通过；反之，负向区域声波通过减慢。
- 这种失真导致的额外的频率被称为谐波。波的形态发生改变是由于新增的频率是基波频率的 2 倍，即二次谐波（图 1-13），可以用数学方法表示。
- 超声波的失真随着与探头的距离增加和发射功率的增加而变得更显著。
- 谐波频率较基波频率更高。
- 谐波和基波频率均返回至探头，但是通过过滤掉基波频率，可以选择性地仅接收更高的谐波频率。

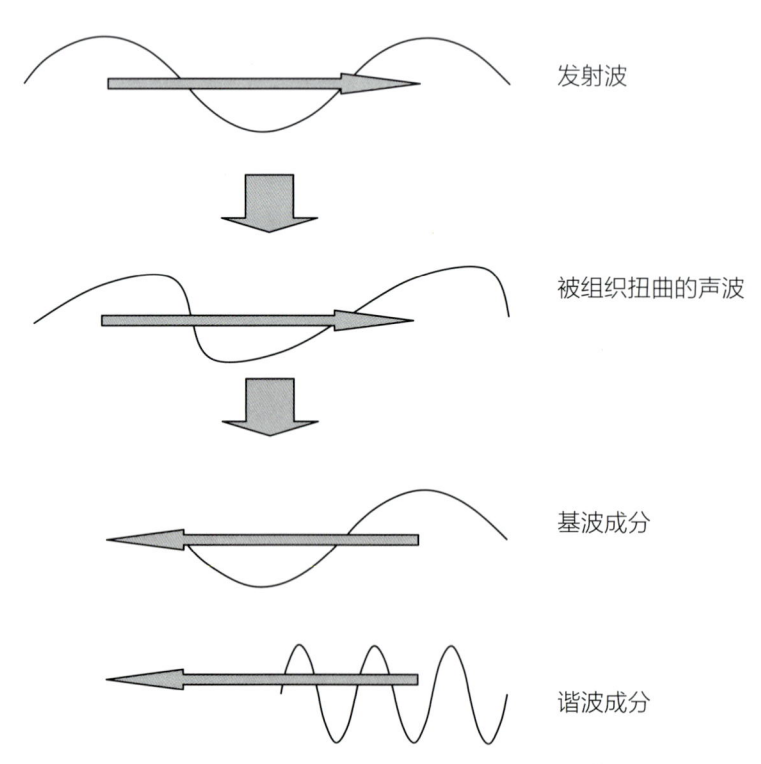

▲ 图 1-13 谐波成像是基于分析反射波中的谐波而生成的图像

- 当 2MHz 的脉冲波发射到体内，返回的回声中既包含 2MHz 波，也包含其二次谐波（4MHz）。
- 通过选择性地滤过初始的 2MHz 频率，可以生成单独来源于 4MHz 二次谐波成分的图像。

（一）优势

- 谐波成像综合了发射低频基波的穿透力，以及谐波频率所提升的图像轴向分辨率。
- 谐波成像由更深的结构产生，因此降低来自近场结构的影响——如肋骨的伪像。
- 远离声束的中心轴的谐波图像相对较弱，因此不易产生离轴伪像。
- 超声声束周边生成的能量不足以生成强的谐波频率，因此仅得到声束中心的谐波。这减少了旁瓣伪像的概率，提高了侧向分辨率。

（二）不足

- 由于图像来源于单一频率回声，轴向分辨率较基波成像减弱，因此某些组织"纹理"丢失，使得瓣叶等结构错误地显示为异常增厚。
- 偶尔，基波频率图像的质量极佳，二次谐波并不能提供额外的收益，此时，最好不要使用二次谐波；但在绝大多数情况下，二次谐波对图像质量的显著改善远远超过其微不足道的缺陷。

十五、多普勒超声心动图

多普勒成像可以显示血流的方向和速度，被用于检测和评估瓣膜反流和狭窄，以及其他异常血流状态。

多普勒效应

- 多普勒成像基于多普勒效应（图 1-14），于 1842 年首次被描述。Christian Doppler 提出假说：从星体发射的光的特性与观察者和波源之间的运动有关。这适用于所有波形，包括声波。
- 想象一艘船从岸边驶离，迎面的潮水波浪频率为每分钟 1 个波。
  - 当船驶向大海时，它所遭遇的波浪频率要超过每分钟 1 个波。
  - 同一艘船返回岸边时，它遇到的波浪频率少于每分钟 1 个波。
- 从移动的血液后散射的回声频率和发射的频率不同，其差异称为多普勒频移。
- 回声频率的改变如下。
  - 当血液朝向探头流动时，频率升高。
  - 当血液背离探头流动时，频率降低。
- 多普勒频移的大小取决于血流速度。

多普勒公式描述了频率的变化。

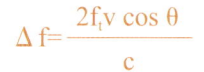

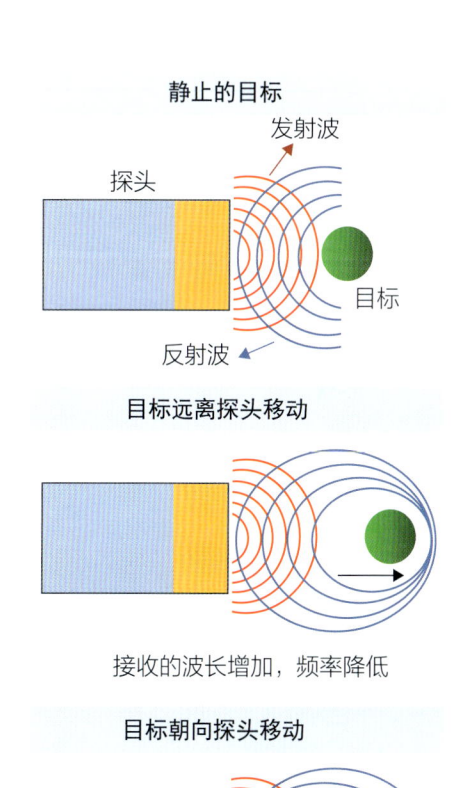

$$\Delta f = \frac{2f_t v \cos \theta}{c}$$

▲ 图 1-14 多普勒效应

- Δf 是多普勒频移，等于 f_s-f_t。
  - f_s 是接收频率。
  - f_t 是发射频率，即探头的超声频率。
- v 是血流速度。
- θ 是血流和声束的角度。
- c 是超声波在组织中的速度（1540m/s）。

特定的血流速度就可以通过上面的公式转换得到。

$$v=\frac{c\Delta F}{2f_t\cos\theta}$$

- 由于 0° 和 180° 的余弦为 1，当声束与血流方向完全平行时，余弦常数可以从公式中消除。但是，声束与血流偏离平行产生任何角度都会导致流速的低估。
- 多普勒频移在 0~20Hz 范围内时，可以在多普勒检查时闻及；音调越高，多普勒频移和血流速度越大。

十六、频谱描记分析

- 由于多个频率被反射回探头，它们需要区分处理，这被称为快速傅里叶变换法，是仪器内植入的一种复杂的数学处理技术。
- 频谱在屏幕上显示如下。
  - 水平轴为时间。
  - 垂直轴为速度（或频移）。
  - 朝向探头的血流位于基线上方。
  - 背离探头的血流位于基线下方。

灰阶代表了信号的幅度。

- 尽管大多数超声设备默认记录速度为 75mm/s，但 100mm/s 的速度可提供更加精确的测量，误差范围更小。

十七、连续波多普勒

- 连续波（continuous wave，CW）多普勒需要连续发射超声波，同时接收返回的回声（图 1-15）。
  - 需要两个压电晶体：一个负责发射，一个负责接收（图 1-16）。
  - 由于血流并不以固定的速度流动，超声声束生成大量的不同的多普勒频率，所有这些频率都被仪器用于生成多普勒频谱。
  - 每个经过扫描线的速度都被采样，由于超声波的发射和接收是连续的，因此无法分辨其深度。
- 不同的探头具有不同的晶体排列。
  - 独立的 CW 探头具有不同的发射和接收晶体。
  - 正常探头的晶体组分配为既可以发射也可以接收。
- 临床实践中，识别高速血流的起源通常可从 2D 图像和血流速度频谱（"包络轮廓"）得以明确。
- 频谱密度与每一个多普勒频率的信号幅度成正比，因此代表了该速度的血流。

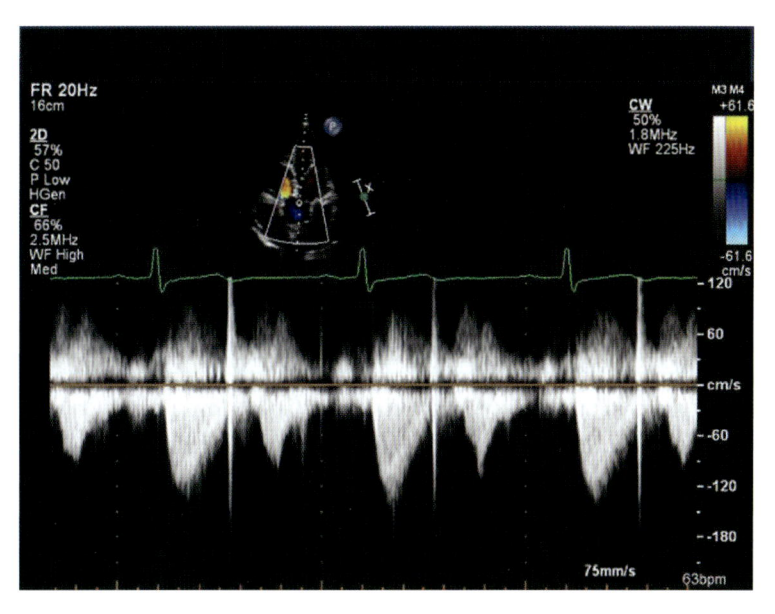

▲ 图 1-15　连续波多普勒频谱示例

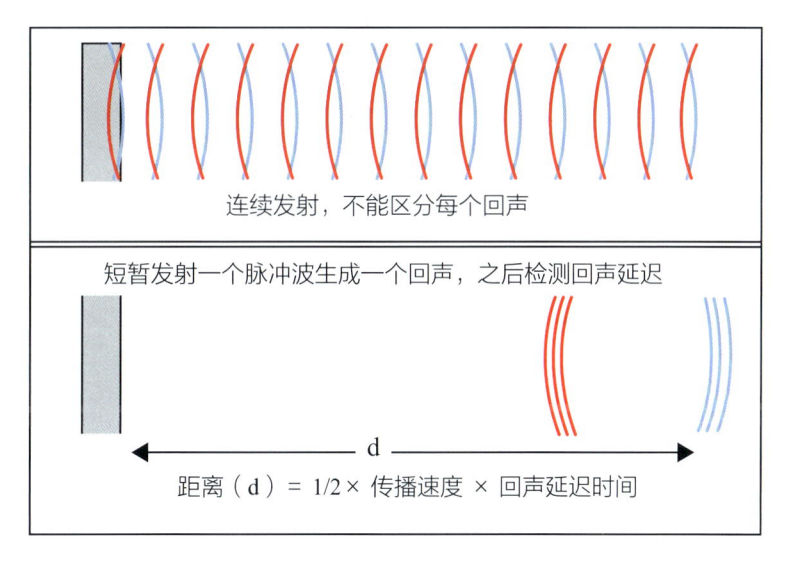

▲ 图 1-16　连续波和脉冲波

CW 多普勒测量压差的局限性
- 为成功应用 CW 多普勒，超声声束需要精确地对准血流的方向（血流成角不超过 15°，误差范围＜ 7%）。
- 彩色血流图像可用于指导声束的校准。
- 主动脉瓣狭窄（aortic stenosis，AS）时，测值需从多个切面来验证，如心尖五腔心、心尖三腔心及高位右侧胸骨旁切面。
- 必须将声束对齐狭窄处射流的中心。
- 独立非成像多普勒探头也被用于记录高速跨瓣射流，如 AS。

十八、脉冲波多普勒

- 脉冲波（pulsed wave，PW）多普勒（图 1-17）使用单个压电晶体，首先发射一个超声脉冲波，然后接收相应的回声。

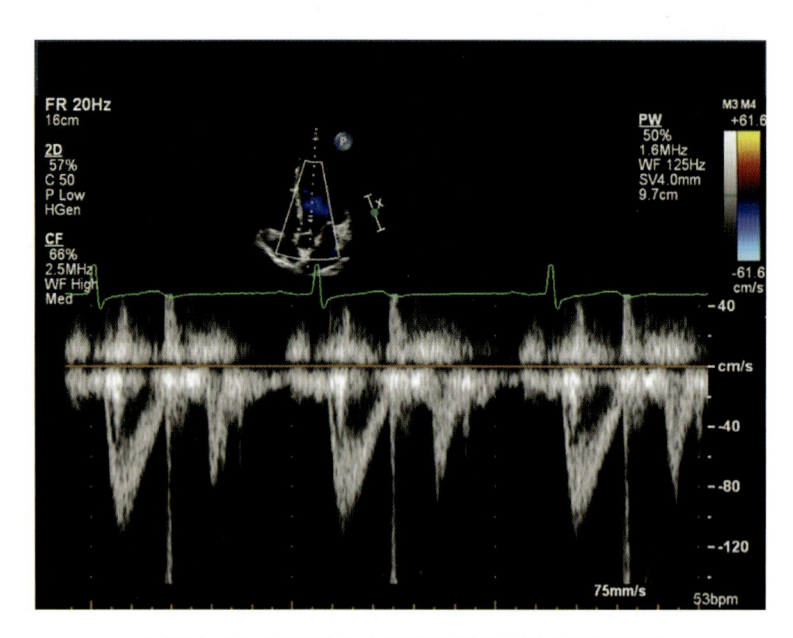

▲ 图 1-17　正常的左心室流出道脉冲波多普勒示例

- 采集一个小的样本或取样容积的信息，取样容积可以移动到任意感兴趣区。
  - 取样容积的深度决定了发射和接收超声波之间的时间间隔。
  - 发射 – 接收循环交替的速率称为脉冲重复频率。
- PW 的主要优势在于空间分辨率高（所检测的取样大小为 1～5mm），特别有助于测量特定区域内的速度，如左心室流出道（left ventricular outflow tract，LVOT）或二尖瓣血流。

（一）脉冲重复频率

- 脉冲之间的时间间隔必须足够长，保证前一个脉冲波有足够的时间到达靶点并返回探头。
  - 离探头越近的感兴趣区，时间间隔越短，脉冲重复频率（pulse repetition frequency，PRF）越高。
  - 如果时间间隔太短，第二个脉冲在第一个回声被接收之前就发出，发射的信号和反射信号就会难以区分。
- 评估低速血流时通常采用低 PRF，增加脉冲波发射 – 接收循环之间的时间间隔，使得扫描器能更好地识别慢血流（如静脉血）。

（二）混叠

- 对于脉冲多普勒，每个循环中发射波必须被采样至少两次才能测定其波长。
  - 最大可测量频移为 PRF 值的 50%。
  - 这被称为尼奎斯特极限。

- 假如发射的 PW 信号需要到达更深处（例如，肺静脉在心尖四腔心切面上位于二尖瓣血流的对面），接收反射信号的时间间隔增加。因此，深度越深，PRF 和尼奎斯特极限越低。
- 混叠发生于取样的速度超过了尼奎斯特极限，导致频谱的顶端被"截断"。

> **PW 多普勒实际应用中的问题**
> - 发生混叠时，正向速度的包络区顶部超出尼奎斯特极限而被显示为负向速度，反之亦然。这取决于血流运动方向是朝向还是背离探头（图 1–18）。操作者必须相应地移动基线。
> - 在 PW 曲线上，假如测量的血流是层流，曲线具有清晰的轮廓；假如血流是湍流，其边缘不再那么清晰，但其内部被充填形成更加致密的包络区。

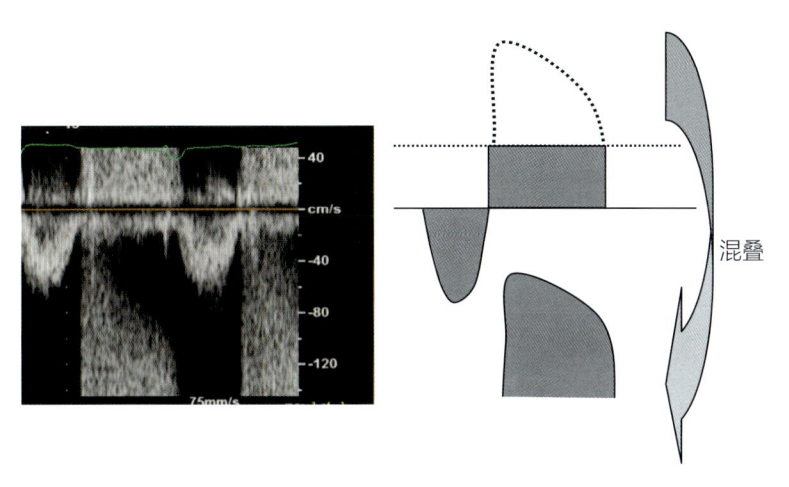

▲ 图 1–18 脉冲波多普勒发生混叠的示例

> **高 PRF（high-PRF，HPRF）PW 多普勒**
> 采用 HPRF PW 可以提高混叠速度，因此可增加 PW 多普勒所能测量的最大速度。
> - 不等之前的脉冲所对应的回波被接收就发射后一个脉冲波。增加 PRF，使得频谱不再被截断。
> - 但是，某些超声波会越过感兴趣区的深度，使得采样来源于不同的采样深度。

十九、彩色血流成像

- 用画面形式来显示指定的感兴趣区 [2D 图像上的"彩色框"（colour box）] 的 PW 多普勒速度读数。
- 脉冲波被探头快速地发射，它们连续地击打同一个运动的散射体（红细胞），可以测定散射体朝向或背离探头运动的距离。
- 按照血流方向的标准彩色编码称为 BART 标尺：蓝色为背离，以及红色为朝向（图 1–19）。

彩色血流图的局限性

1. 混叠
- 同步显示多普勒、彩色和 2D 图像降低了 PRF。

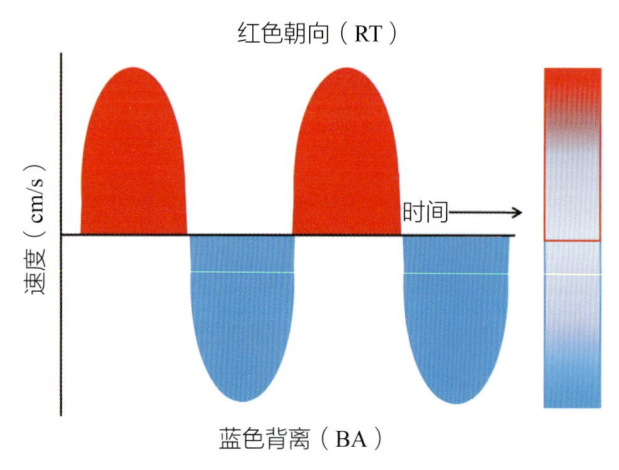

▲ 图 1-19 BART 原理示例

彩色多普勒成像时，背离探头的血流编码为蓝色，在连续波或脉冲波频谱上显示为时间轴线下方的轨迹（蓝色频谱）；朝向探头的血流编码为红色，在连续波或脉冲波频谱上显示为时间轴线上方的轨迹（红色频谱）

- 彩色图像中速度超过 0.5m/s 时发生混叠。
- 产生彩色的翻转：红色转变成蓝色，反之亦然。
  - 对于朝向探头的层流，速度为 0.4m/s 时变现为浅红色；然而，速度增加到 0.6m/s 时，就变成了浅蓝色（图 1-20）。
  - 速度为 1.0m/s（混叠速度的 2 倍）时，彩色再次表现为黑色，随着速度进一步提高，又表现为红色，然后蓝色，以此类推。

2. 湍流（方差成像）

- 血流为湍流时，局部速度处于很大的变化区间：有高有低，有向前也有反向。

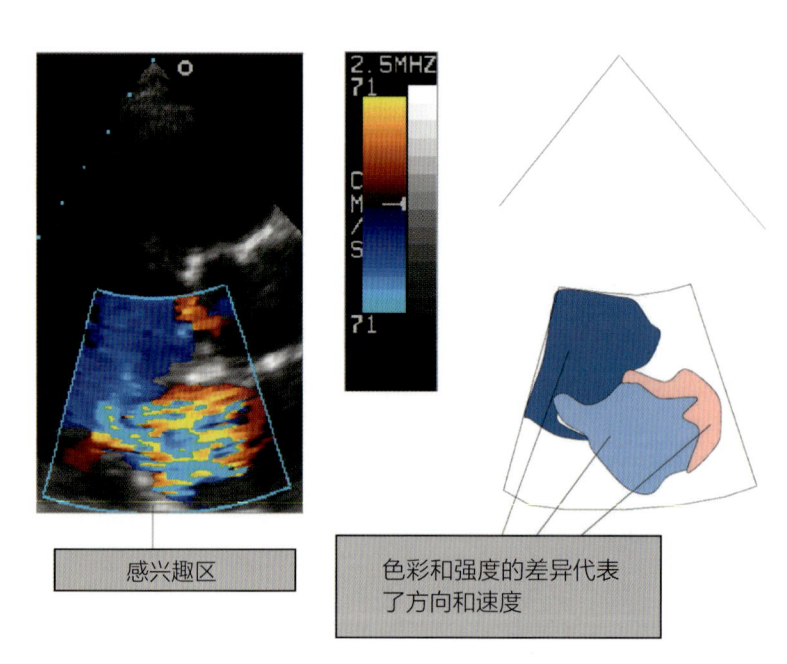

▲ 图 1-20 彩色血流多普勒成像示例

左心室内的纯蓝色代表血流远离探头。当血流经过二尖瓣缝隙时，血流变为湍流，血流速度不同，因而图像看起来呈马赛克样

- PW 显示为增宽的频谱条带。
- 然而，彩色多普勒只能用一种颜色显示一个点在一个时相的血流速度。
- 通过分析局部速度的时间方差，当检测到同一像素在连贯的图像中的速度明显不同时，就会更改显示方式，将其显示为绿色（这不是标准的 BART 标尺）。
- 这被称为方差图，但它使帧频和混叠速度的关系更加紧密。因此其为可选项。

二十、组织多普勒成像

- 组织多普勒成像（tissue Doppler imaging，TDI）测量心肌局部及其他心脏结构的速度（图 1-21）。
- 传统的多普勒技术主要评价血流的速度，测量指标如下。
  - 高频信号：移动相对快速。
  - 低振幅信号：亮度较低。
- TDI 采用相同的多普勒原理来定量。
  - 低频信号：缓慢运动。
  - 更高振幅：亮点代表回声中的心肌（图 1-21 和图 1-22）。
- 高速血流信号被滤掉，调节放大标尺，从而使组织运动产生的多普勒信号被记录。

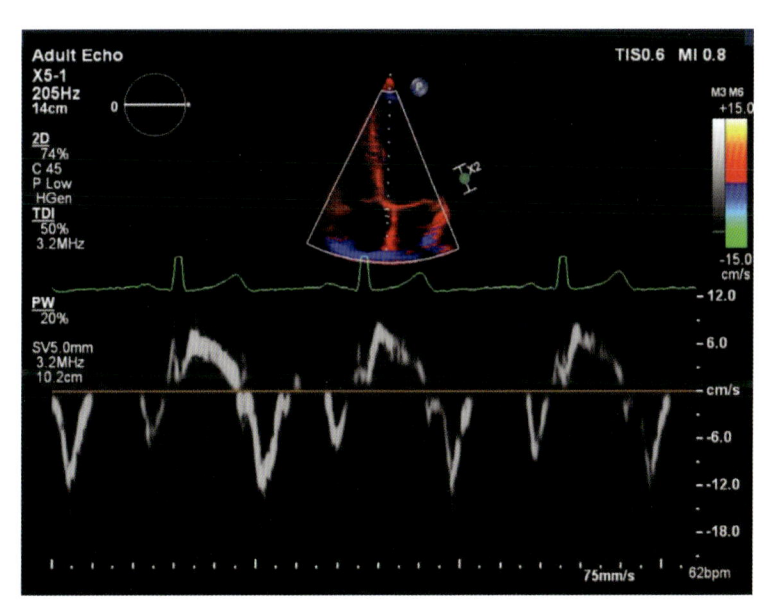

▲ 图 1-21 室间隔基底段的组织多普勒成像脉冲波频谱示例

（一）TDI 的实际应用问题

- 与传统的多普勒一样，TDI 的精确性是角度依赖的，只能测量运动方向与声束方向平行的速度。
- 需使用高帧频（100～150 帧/秒）。
- 心动周期中需保持采样容积始终位于感兴趣的组织内。
  - 呼吸运动会导致感兴趣区移动离开取样容积，使 TDI 曲线漂移；建议在呼气末采集图像。
- 靠近体表的组织会产生假性回声。在 TDI 上，速度为 0 时会显示为强度的增加。
- 采集和分析频谱需采用最低的有效增益，增益过大会加宽频谱，增加 TDI 峰值。

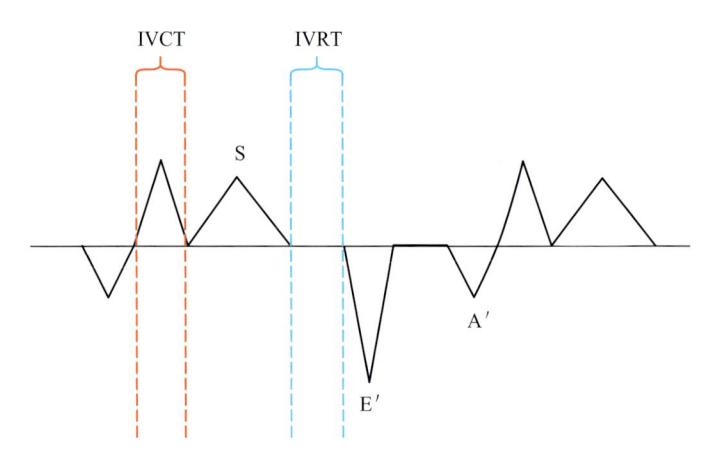

▲ 图 1-22　脉冲波组织多普勒频谱示意，显示等容收缩期（IVCT）、峰值收缩期心肌速度（S）、等容舒张期（IVRT）、舒张早期心肌速度（E'）和舒张晚期心肌速度（A'）

- TDI 测量的是心肌相对于周边邻近心肌的运动（而非相对于探头），其结果会受邻近组织牵拉的影响。

（二）TDI 应变率成像

- 应变测量的是感兴趣区形状的变化或"变形"。
- 单位时间内的变形程度称为应变率，它是通过测量某个节段内相隔固定距离的两点之间的速度阶差得到的。
  - 收缩期峰值应变是指收缩期内发生的最大变形。
  - 收缩期峰值应变率是指收缩期内变形的最大速度。

二十一、造影成像中的二次谐波多普勒

- 二次谐波成像最初是为了提高微泡中所包裹的对比剂的信号而发展起来的（见第 9 章）。
- 这些产品包含非常小（1~3μm）的气体微泡，具有硬质外壳。
- 在极低超声功率下，微泡的反应就像传统的散射体。
- 但是，功率稍微增大，压力波会引起微泡振荡，产生二次谐波频率。
- 用微泡所发出的二次谐波频率成像，而非来自周围组织或血液的频率。
- 可提高造影成像的图像质量，不论是血液充盈的腔室还是多普勒信号。
- 更高的功率会破坏微泡，释放出所含的气体，产生短暂而极强的回声。

二十二、能量多普勒（振幅）成像

- 多普勒信号的强度取决于超声声束中散射体的数量。
  - 在成像平面上存在的散射体越多（如红细胞），信号越强。
  - 假如有许多散射体朝向随机的方向运动，净速度为 0，但多普勒信号的振幅会非常高。
- 能量多普勒对检测和显示血流存在更加敏感，对于小血管和低速血流尤其有用。
- 这一模式的缺点在于不能提供关于血流方向和速度的信息。

- 显示多普勒信号的振幅可以显示散射体的密度而不论其速度。这种图像可用于评价血管，它还常与谐波模式一起用于造影成像。

二十三、三维超声心动图

三维成像的优势在于考虑心室形态在各方向上的变异（图 1-23），而不是仅仅采用双平面测值中的两个方向。3DE 特别适合评估瓣膜病变，可以更好地评估 Z 轴方向上的深度（图 1-24），还可以从多个不同的角度来观察瓣膜。

（一）3DE 的特点

- 采用矩阵探头，具有 > 2500 个元件，可立体发射超声波，就像一个倒置的金字塔。
- 3D 探头略大，因为元件更多，以及需要组合探头内的声束成型。
- 和 2DE 一样，首选谐波成像，但基波成像具有更高的容积率。
- 采集真实的"实时"图像或近似实时（全容积）图像；实时图像提供即时的反馈，但图像扇角小；近似实时图像需要记录 ECG，以便在序列心电图中获取单个的子模块。
- 具有多种采图模式，包括实时、单心动周期采集和全容积 3D 图像，后者常需要多个心动周期采集。
- 记录包含一个或多个心动周期连续采集的容积：时间分辨率由每秒采集的容积数决定（容积帧，通常 < 30 容积 / 秒）。容积帧相当于 2DE 中的帧频。
- 三维容积成像的单位是体元，指包含不同程度灰色阴影的立方体，类似于 2DE 中的二维像素。
- 3DE 还有其他的控制因素，包括选择获取图像的类型（单心动周期还是多个心动周期）、真实容积图像的平滑度，以及 3D 显示的增强或抑制。

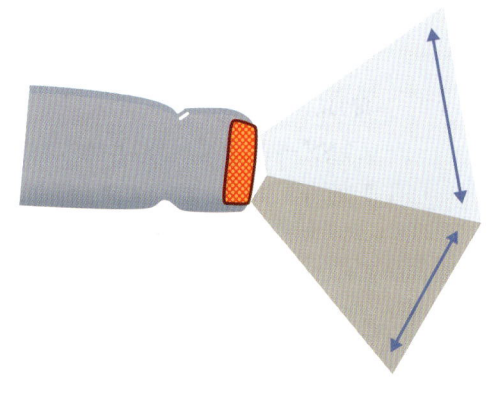

▲ 图 1-23 三维探头发射及接收的超声波呈金字塔样立体容积块
矩阵探头具有 3000 个元件，可同时发射声束。超声医师可以选择立面和方位角宽度（角度）

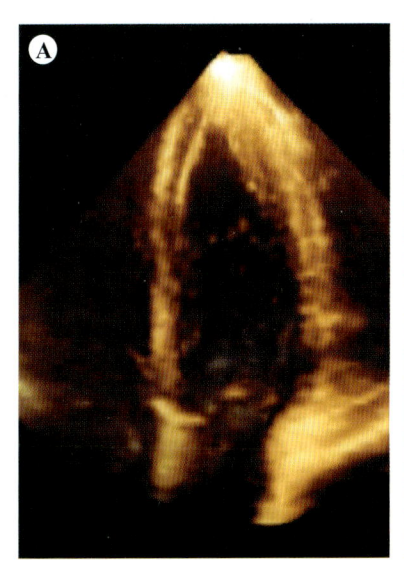

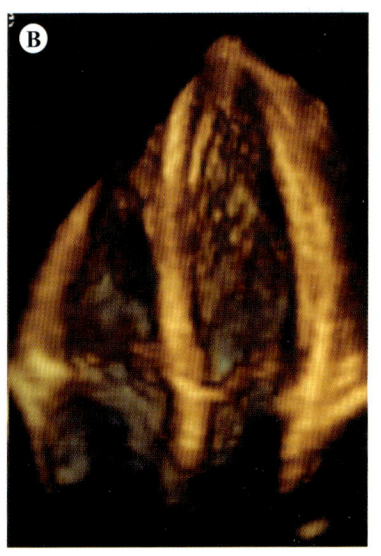

▲ 图 1-24 A. 三维左心室全容积图是由两个子容积块（从 2 个连续心动周期获取）组合而成；B. 其容积帧和时间分辨率低于 7 个心动周期采集的三维左心室全容积图

(二)3D 的采图模式

1. 全容积三维成像

- 探头可以发射不同的角度立体声束。
- 在 TTE 上,将几个窄角的子模块拼接在一起(图 1-25),既可增加可视的容积,也可以同时满足空间分辨率和时间分辨率。
- 患者需要屏气,心律规则。

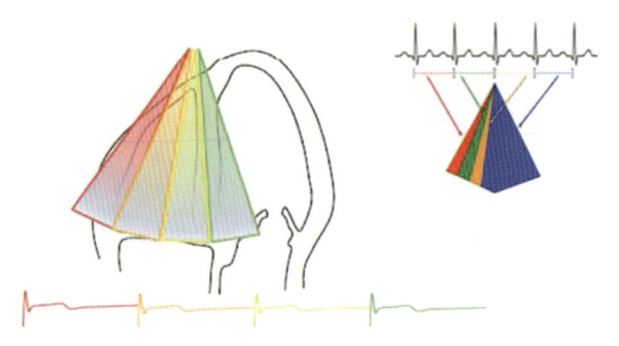

▲ 图 1-25 子容积的采集示意图

第一个子容积(红色)采自第一个心动周期(红色),第二个子容积(橙色)采自第二个心动周期(橙色),以此类推。所有子容积融合在一起生成最终的图像

2. 实时 3D 成像

- 所有的晶体元件都发射声束,形成一个完整的立体(图 1-26)。图像容积的范围可以调节。宽角,则深度增加,空间分辨率和时间分辨率差;窄角可以改善空间和时间分辨率,但是视野有限。

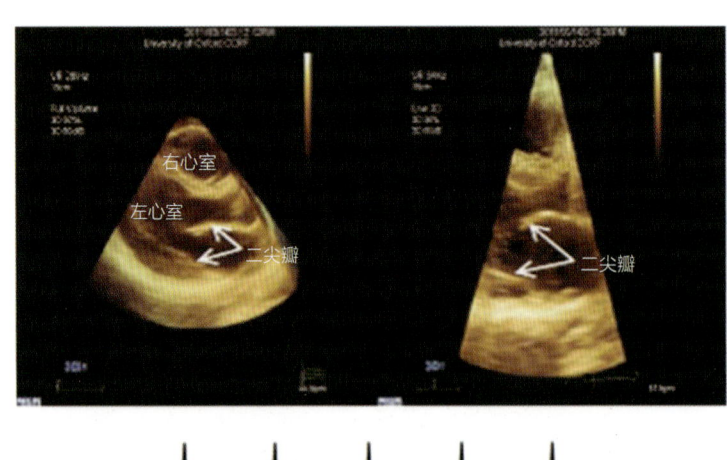

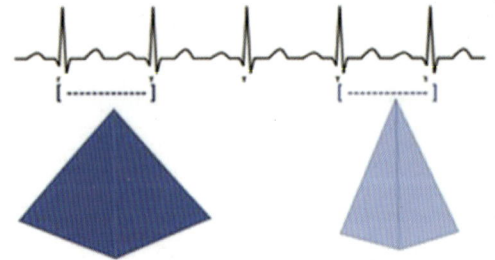

▲ 图 1-26 实时三维成像的例图和示意图,以及窄角和宽角

- 特别适用于经皮介入治疗或近距离观察瓣膜病变；但是，对于更小的感兴趣容积和心律不齐时的成像正在测试中。

> **3DE 的应用及其局限性**
> **应用**
> - 3DE 可以精确测量左心室及右心室的功能和容积。
> - 关于 3DE 数据集是否可以提供新的评估左心室不同步参数的研究正在进行中。
> - 3DE 可以定量瓣膜病变，还可用于指导心脏介入手术 [如卵圆孔未闭（patent foramen ovale, PFO）/ 房间隔缺损（atrial septal defect, ASD）封堵、经皮主动脉瓣植入术（TAVI）和二尖瓣钳夹术]。
>
> **局限性**
> - 3D 的图像质量的影响因素类似于 2D 图像。
> - 假如子容积块不能对合，会产生"拼接伪像"。

3. 3D 彩色多普勒成像

彩色多普勒信号可以叠加在 3DE 图像上（图 1-27 和图 1-28），但时间分辨率（容积 / 秒）与 2D 彩色多普勒超声相比会很低。

使用 3D 彩色多普勒成像时，心脏超声医师将彩色多普勒信号框置于感兴趣区以显示血流信号。与 2D 彩色多普勒一样，必须限制彩色多普勒评估的 3D 容积为最小。

由于 3D 彩色多普勒的容积帧较低，大多数扫查都必须通过多个心动周期采集。通过多平面重建，可以得到血流的正面观。这是 3D 彩色多普勒超声的独特之处。

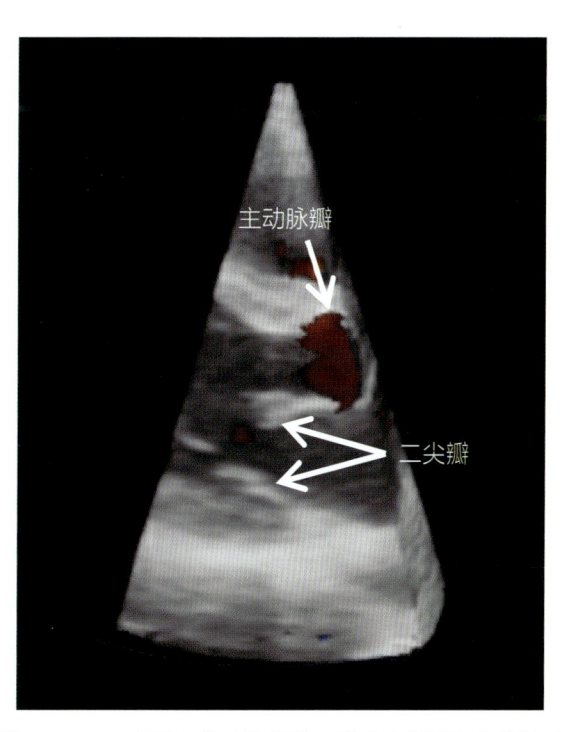

▲ 图 1-27 二尖瓣和主动脉瓣的三维全容积彩色多普勒成像

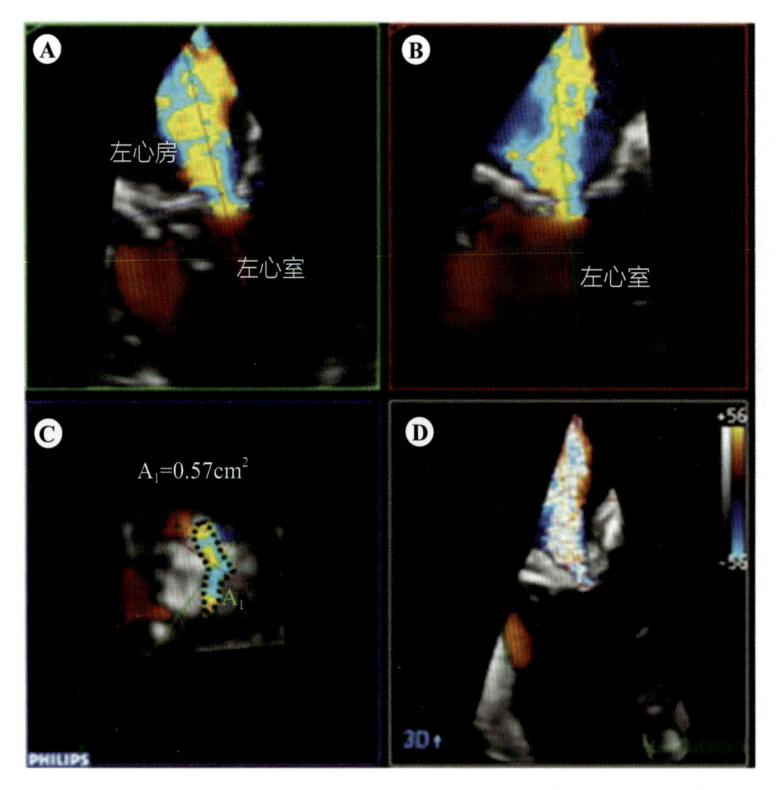

▲ 图 1-28 经食管三维彩色多普勒超声心动图显示二尖瓣反流的反流束面积

A 和 B. 两个正交的平面显示反流束起自反流口，可以经过反流口放置成像平面（蓝线）；C. 然后在该平面上描记反流口的面积；D. 渲染的三维图像提供了反流区域的三维视觉效果

> **3D 彩色多普勒的临床应用前景**
>
> 　　临床应用该技术可以定量 ASD 的大小和反流束面积。
>
> 　　可定性鉴别血流束是经过瓣周还是穿过瓣膜，对识别并区分一个切面内的多束血流也很有价值。
>
> 　　3D 彩色多普勒曾通过比较经二尖瓣及经 LVOT 的测值来评估每搏输出量。现已有专用的软件可以整合经 LVOT 平面和左心室流入道平面上所有的速度信息。

二十四、3D 伪像

（一）拼接伪像

- 发生于采集 3D 全容积图像时，此时通过心动周期触发来记录子容积块。
- 拼接伪像见于子容积块不能精确地融合为一体时，在子容积块之间可以看到边界（图 1-29）。
- 导致拼接伪像的原因包括心律不齐、采图期间探头位置移动或患者移动（如呼吸）。

（二）失落伪像

- 可发生于采集感兴趣容积时，以及增益设置不当时。
- 例如，对二尖瓣成像时，由于瓣叶非常薄，如果增益设置得太低，就会发生失落。

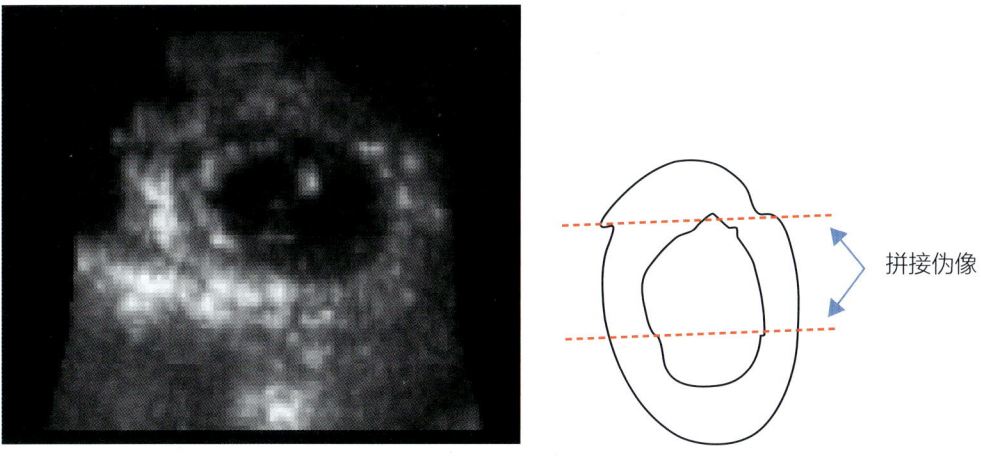

▲ 图 1-29 由左心室三维全容积图像得到的二维短轴切面
在短轴方向剪切心室可以发现拼接伪像

- 相反，假如增益设置得太高，可能会引起其他的伪像。

（三）衰减伪像

- 与 2DE 一样，3DE 也会发生衰减伪像，由于背散射的降低及吸收，目标容积远处的信号强度逐渐衰退。

二十五、3D 图像的显示（图 1-30 至图 1-32）

3D 图像的一个主要优势是，一旦图像被采集，可以用多种方式对图像进行操作和后处理，使其优化。后处理可以在采图时所用的同一台设备上直接进行，也可以在独立的工作软件包上间接进行。后处理的示例具体如下。

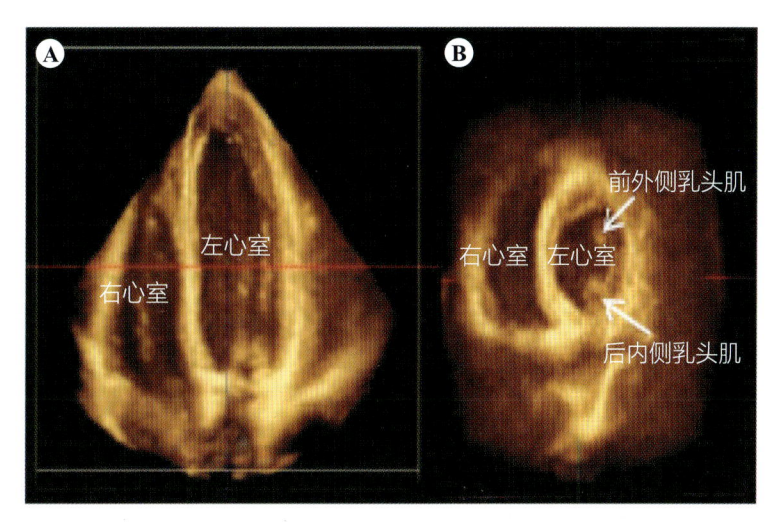

▲ 图 1-30 左心室三维全容积图像
A. 心尖切面；B. 通过旋转和剪切可以显示左心室乳头肌水平短轴切面

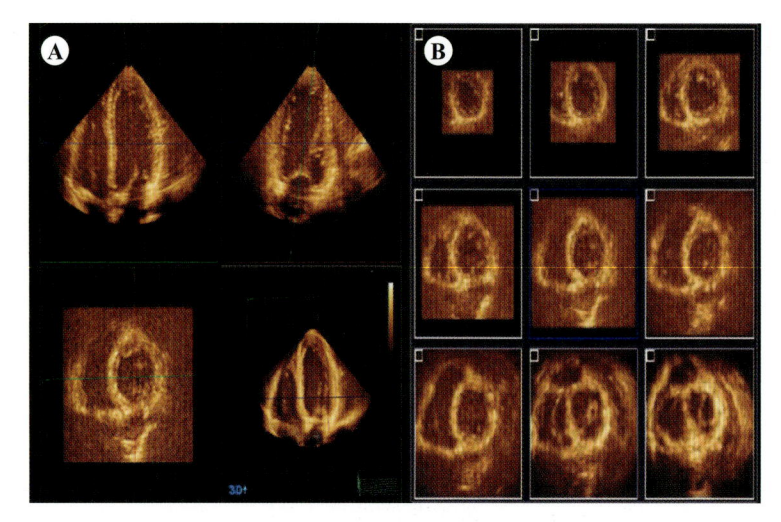

▲ 图 1-31　在飞利浦 QLAB 7.1 工作站处理左心室三维全容积图像
A. 多平面重建（MPR）模式可显示三个正交的切面；B. 飞利浦智能容积断层技术（Philips iSlice）可以将左心室切割成 9 个短轴切面

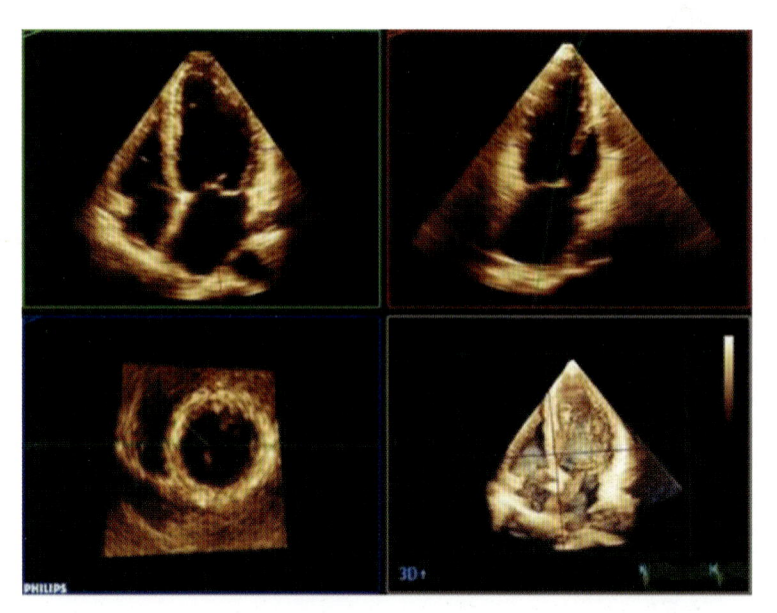

▲ 图 1-32　三维全容积图像重建二维切面来测量左心室容积

- 剪切：操作者可以在最初的图像中移除不需要的信息，而仅关注目标结构，例如剪切左心室，从心尖看向二尖瓣。剪切可以通过旋转，在一个成像平面上移除不必要的图像；也可使用三平面技术，沿着 3D 容积的每一个轴线减少容积。
- 显示心脏标志：通过后处理可以看到心脏的标志，这在 2DE 上是不可能实现的（如二尖瓣的手术视野）。
- 生成 2D 平面：运用多平面重建技术，3DE 图像可经处理获得任意方向上的 2D 图像。可以重建常规的 2D 平面，来避免如短缩之类的 2D 成像的缺陷。3D 的一个重要优势在于可重建 2DE 探头无法获得的 2D 成像平面，例如显示 ASD 的大小。可在重建的平面上测量其面积和内径。

- 容积测量：通过分析软件自动追踪心腔边界，或者由超声医师重建 2D 平面后，可以进行左心室和右心室的容积测量。
- 立体显示：在 2D 监视器上通过使用不同的颜色或灰度，产生视觉的纵深感，从而达到立体呈现的效果。这一技术的重要应用是运用 3D TOE 评价二尖瓣脱垂的部位。
- 强化逼真：将 3D 目镜及 3D 打印技术与 3DE 图像结合，达到更好的视觉效果。

二十六、3D 图像渲染（图 1-33 和图 1-34）

- 图像渲染对于充分展示目标容积的细节非常重要。如同 2DE，这一过程贯穿始终，始自容积成像之前，应确保获得最佳的图像；最终获取图像之后，通过对图像进行优化以得到最好的视觉效果。
- 大多数市场上的 3DE 软件包提供了不同的图像处理功能，主要如下。
  - 平滑：调节图像，使近距离观察图像更加细腻，把"粗糙"降到最低。

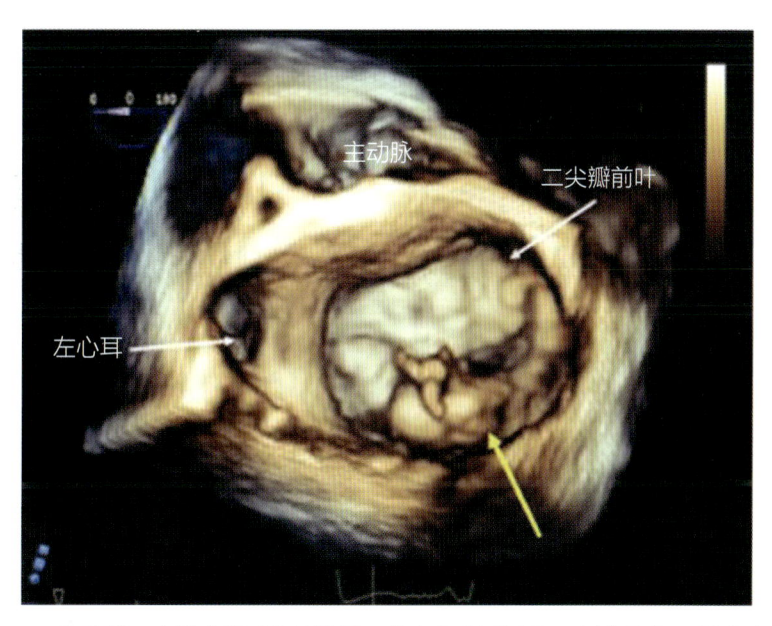

▲ 图 1-33 经食管二尖瓣容积成像渲染图，从左心房面显示二尖瓣后叶 P₂ 区脱垂（黄箭）
采用不同的色彩代表不同的景深以赋予图像三维立体感。信号越明亮，代表结构离观测者越近

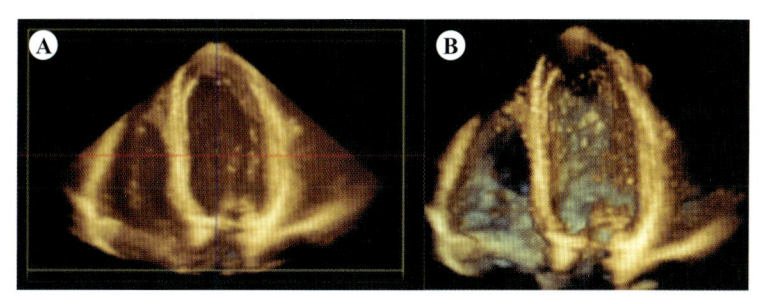

▲ 图 1-34 在飞利浦 QLAB 7.1 工作站处理左心室三维全容积图像，展示图像透视效果
A. 增益加大时的三维左心室全容积图像；B. 降低增益后，深处的组织结构得以显现

- 增益调节：仔细调节图像整体增益对优化 3D 图像尤其重要。过高的增益会使图像看上去更像 2D 图像，降低增益会显露出深处的组织结构，使深部组织在整个容积中更加突出。
- 不透明度 / 压缩：这决定了图像最后的致密或透明的程度。降低压缩会增加图像的透明度，反之亦然。
- 辉度（亮度）。
- 3D 视觉 / 伪彩图：所有的 3D 后处理系统均提供了一系列伪彩图或不同的 "3D 效果"，操作者可以从中选择，每一种选项都提供了不同的色彩和不同的纵深效果的组合。
- 放大：可以把需要的图像放大，以充分显示精细结构的细节。

二十七、斑点追踪超声心动图

（一）原理

在 2D 和 3D 图像中，心肌是由可产生回声的颗粒状的斑点所组成（图 1-35）。这些斑点是由声束与肌纤维间的相互作用而产生。斑点形成了超声后散射形式，可以在每一帧中作为像素被识别，它们组合在一起形成的单位称为"核"，在超声图像帧中非常稳定。但重要的是，斑点并不代表在显微镜下可以观测到的任何真实的组织结构成分。

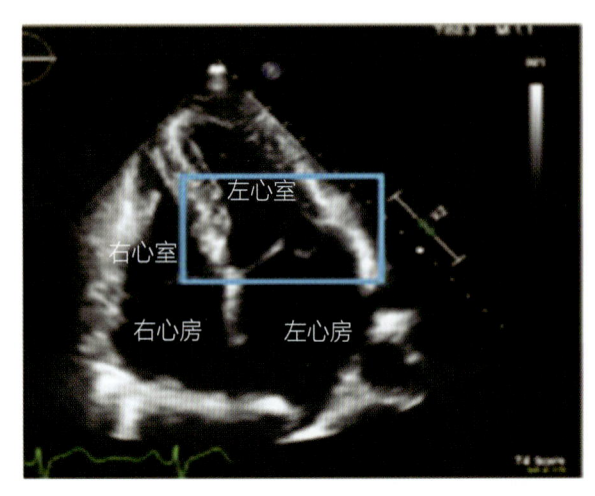

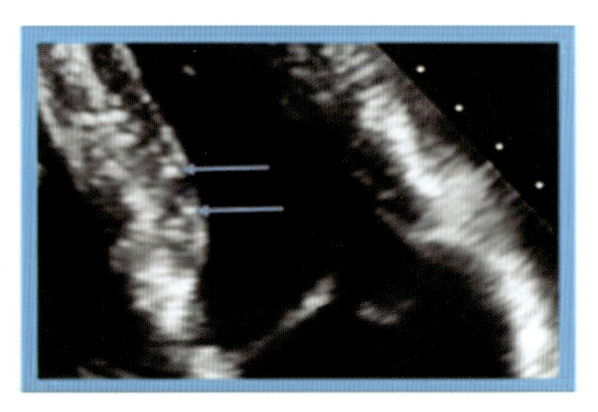

▲ 图 1-35　二维超声心动图（心尖四腔心切面）
心肌中的斑点（箭）。目前，高端心脏超声设备使用专门的软件可在连续的每一帧图中对这些斑点进行追踪

斑点追踪的原理是追踪斑点从一帧图像到下一帧的运动。为此，对于图像上的每一个斑点，都采用图形识别技术来识别下一帧图上的同一个斑点，并假定它位于初始像素（或"核"）周围的区域内。

（二）怎样从斑点追踪来测量应变

应变是衡量肌纤维缩短的指标（图 1-36）。为此，需要测量从一帧到另一帧图像上，两个相邻斑点之间距离的变化。在临床实践中，整体收缩期纵向应变（global systolic longitudinal

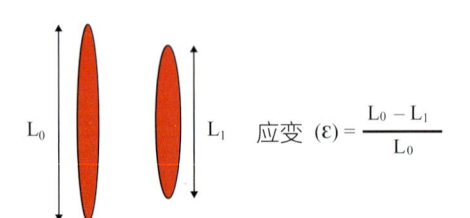

应变 $(\varepsilon) = \dfrac{L_0 - L_1}{L_0}$

▲ 图 1-36　测量应变的原理：肌纤维的缩短
实际上测量的是斑点之间距离的变化，这通常包含多根肌纤维。但是，应变的平均值代表了心肌的纵向缩短。正常的纵向缩短约为 -20%

strain，GLS）是最有效的指标。GLS 是左心室所有 17 节段的平均应变值。这需要将两个斑点间舒张达峰时的距离和它们在收缩达峰时的距离进行比较，因此需在整个心动周期中全程追踪这些斑点。对于每一对斑点，平均应变计算如下。

应变 =（舒张末期距离 − 收缩末期距离）/ 舒张末期距离 ×100%

这一分析通常自动进行，或半自动进行，在左心室基底和心尖部的心内膜边界放置标志，用以识别追踪的感兴趣区域。（感兴趣区）的边界在需要时可以手动移动，以保证心肌被识别和追踪。

（三）应变的不同应用

1. 心动周期中的应变

应变在整个心动周期都是变化的，这一变化在收缩期、舒张早期和舒张晚期达到峰值。因此，可在整个心动周期的任意一点计算两个不同的成像平面间的应变值，得到瞬时应变。超声设备可将任意时间点的应变显示为数值、图形或彩色编码叠加在 2D 图像上（图 1-30）。还可报告应变在心动周期不同时间点的变化速度，即应变率。应变率代表应变随时间的变化，这对评价舒张功能特别有价值，舒张期的应变率是反映松弛功能的指标。

2. 心脏不同区域的应变

可以测量心脏特定部位的应变，包括每一个左心室的节段、每一个室壁、心肌的不同层。用类似的方法还可以测量右心室的应变和左心房的应变，但目前尚无通用的指南。斑点追踪并不仅仅侧重于心肌，理论上，左心室腔内的斑点也可被追踪。某些技术可以追踪并显示血流的模式，如涡流。

3. 不同方向上的应变

可以测量不同方向上的应变，这意味着，除了纵向应变以外，还能测量朝向心外膜或心内膜的运动（径向应变），或短轴上沿着圆周方向上的运动（环向应变）（图 1-37）。

- 纵向应变：从心底朝向心尖的运动。收缩期时，心肌在这一方向上收缩导致肌纤维缩短。表现为负的百分比数值（即绝对值越大，变形的程度越大）（图 1-38）。
- 径向应变：收缩期心肌增厚的程度。收缩期心肌收缩导致径向肌纤维增厚。表现为正的百分比值（即正值越大，变形程度越大）。
- 环向应变：短轴上半径的变化。收缩期时，心肌收缩导致肌纤维缩短。表现为负的百分比数值（即绝对值越大，发生变形的程度越大）。

（四）斑点追踪的实际问题

- 不同于 TDI，斑点追踪成像技术不依赖于角度，因此探头位置可以离轴放置以获得最佳切面。
- 清晰显示心内膜边界对于可靠地追踪心肌轮廓是必要的。感兴趣区应仅包含紧实的心肌。

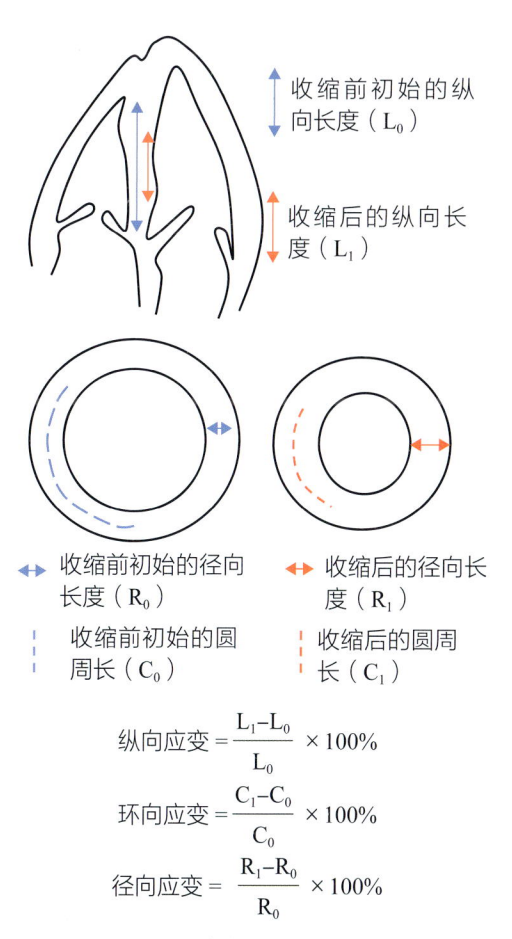

$$纵向应变 = \frac{L_1 - L_0}{L_0} \times 100\%$$

$$环向应变 = \frac{C_1 - C_0}{C_0} \times 100\%$$

$$径向应变 = \frac{R_1 - R_0}{R_0} \times 100\%$$

▲ 图 1-37 纵向应变、环向应变及径向应变的说明

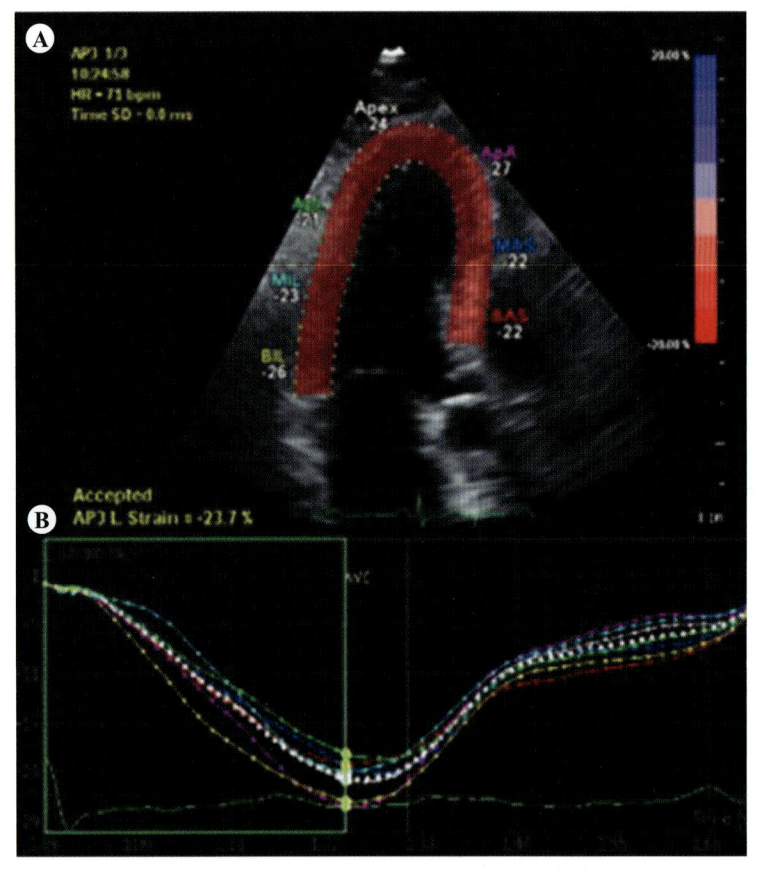

▲ 图 1-38 心尖三腔心切面上正常的左心室纵向应变的示例

A. 彩色编码二维图像，停帧于收缩末期，显示所有节段均为明亮红色，说明收缩期峰值应变在 –20% 左右；B. 显示 6 个节段的应变值在整个心动周期的变化

- 为减少平面脱逸的运动，采图时需要患者屏气。
- 斑点追踪依赖于厂商制订的算法。不同厂商的算法会导致不同的结果，这是目前应变成像的主要缺点之一。出于这个原因，应变系列随访需采用同一类型的硬件和软件，以确保可靠评估其变化趋势。

拉格朗日应变和自然应变

存在两种类型的应变，即拉格朗日应变（Lagrangian strain）和自然应变（natural strain）。拉格朗日应变定义的基础是变形从初始长度开始，而自然变异定义相对的变形是从前一时相的长度开始，但并不一定是初始长度。自然应变对于心脏成像更重要，它可以更好地了解在心动周期中，而不是仅相对于初始时，应变是怎样变化的。

心脏扭转

在心动周期中，左心室还存在扭转运动。收缩期时，心尖逆时钟旋转，而基底段顺时针旋转。这些运动也可用斑点追踪评估。

- 旋转（度）：短轴切面上，心肌节段的角位移。
- 扭转或扭矩（度）：心尖短轴和基底段短轴旋转的净差值。

(五）3D 斑点追踪

实际上，斑点移动是在 3D 空间内，而不是维持在 2D 扇区内（图 1-39 和图 1-40）。因此，3D 斑点追踪具有优势。

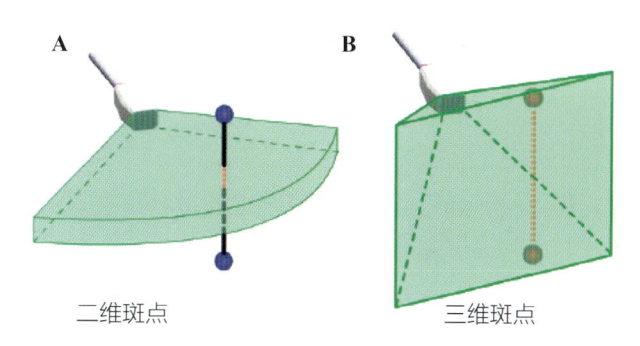

▲ 图 1-39 二维斑点追踪和三维斑点追踪的说明

斑点在两个蓝点之间进入和离开扫描平面。A. 二维斑点追踪仅能追踪到狭窄区域的斑点运动（红点）；B. 三维斑点追踪可在整个容积块内追踪斑点的运动（图片由 Toshiba Medical Systems, Europe 提供）

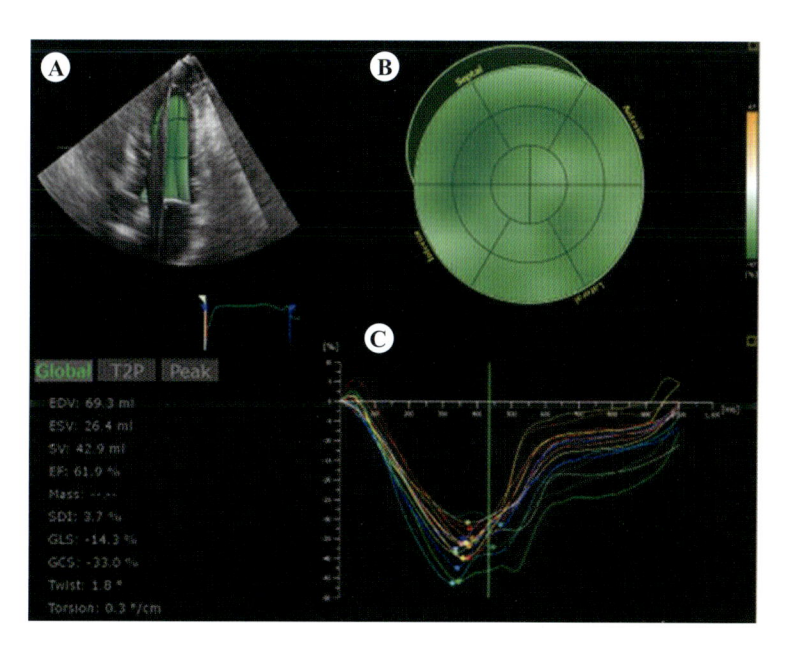

▲ 图 1-40 1 例左心室功能正常的患者的三维斑点追踪图像

对三维左心室全容积数据进行后处理（运用德国 TomTec 工作站）。A. 计算应变所用的左心室表面可以用三个标准的心尖二维切面来显现；B 和 C. 半自动追踪左心室腔边界，软件可显示所有节段的应变曲线（C），以及对左心室各节段收缩期峰值应变进行彩色编码的牛眼图（B）

- 目前已有技术可以测量 3D 斑点追踪应变。其优势在于可以追踪斑点在扫描容积内的运动，而不论其方向。
- 如同 2D 斑点追踪，只有良好的图像质量才能保证测值的可靠性，但这在 3DE 中并不常见。
- 3D 斑点追踪可以测量心脏的扭转和扭矩。其临床应用价值仍有待验证。

（六）2D 和 3D 斑点追踪的比较

- 所有应变的参数都可通过 2D 测得。但实际上，斑点是在 3D 空间运动，而不是保持在 2D 扇区内。
- 如上文所述，3D 斑点追踪应变是可以测量的，它可以追踪斑点在扫查容积内的运动，而不论其方向。

二十八、流体力学基础

（一）容积血流

- 对于流速恒定的血流，在一段时间内（T）通过管道的液体的容积等于管道的横截面积（cross-sectional area，CSA）A 和平均速度 v 的乘积。

$$容积 = A \times v \times T$$

- 对于搏动的血流（如动脉血），速度随时间升高和降低。速度和时间的乘积被速度-时间积分（velocity-time integral，VTI）所替代。

$$VTI = \int vdT$$

（二）连续方程式

连续方程式的推导见图 1-41。

- 液体是不可压缩的，假设它沿着管道流动，那么进入管道一端的量和从另一端离开的量是一样的。
- 假如管道末端的内径小于起始（例如，假设管道是锥形的），这一点依然成立。
- 为了维持经过横截面积减少的管道内血流量，血流的平均速度会升高。
- 这可以解释为什么挤压软管的一端会增加水流的速度。
- 这个基本原理可以用如下连续方程式来描述。

$$A_1 \times V_1 = A_2 \times V_2$$

- A_1 是管道入口处的 CSA。
- V_1 是管道入口处的速度。
- A_2 是管道末端的 CSA。
- V_2 是管道末端的速度。

（三）示例

- 在 AS 时，连续方程式被用来计算主动脉瓣的面积（A_{AV}）。
  - LVOT 的面积（A_{LVOT}）被视为管道的入口（假设它是圆形的，根据其内径测量面积为 πr^2_{LVOT}）。
  - 血流是搏动的，因此速度-时间的乘积用 VTI 来代替，运用 LVOT 的 PW 多普勒（VTI_{LVOT}）来测量。
  - 流出的血流用 CW 多普勒测量跨 AV 的 VTI（VTI_{AV}）。因此连续方程式如下。

$$A_{LVOT} \times VTI_{LVOT} = A_{AV} \times VTI_{AV}$$

▲ 图 1-41 连续方程式

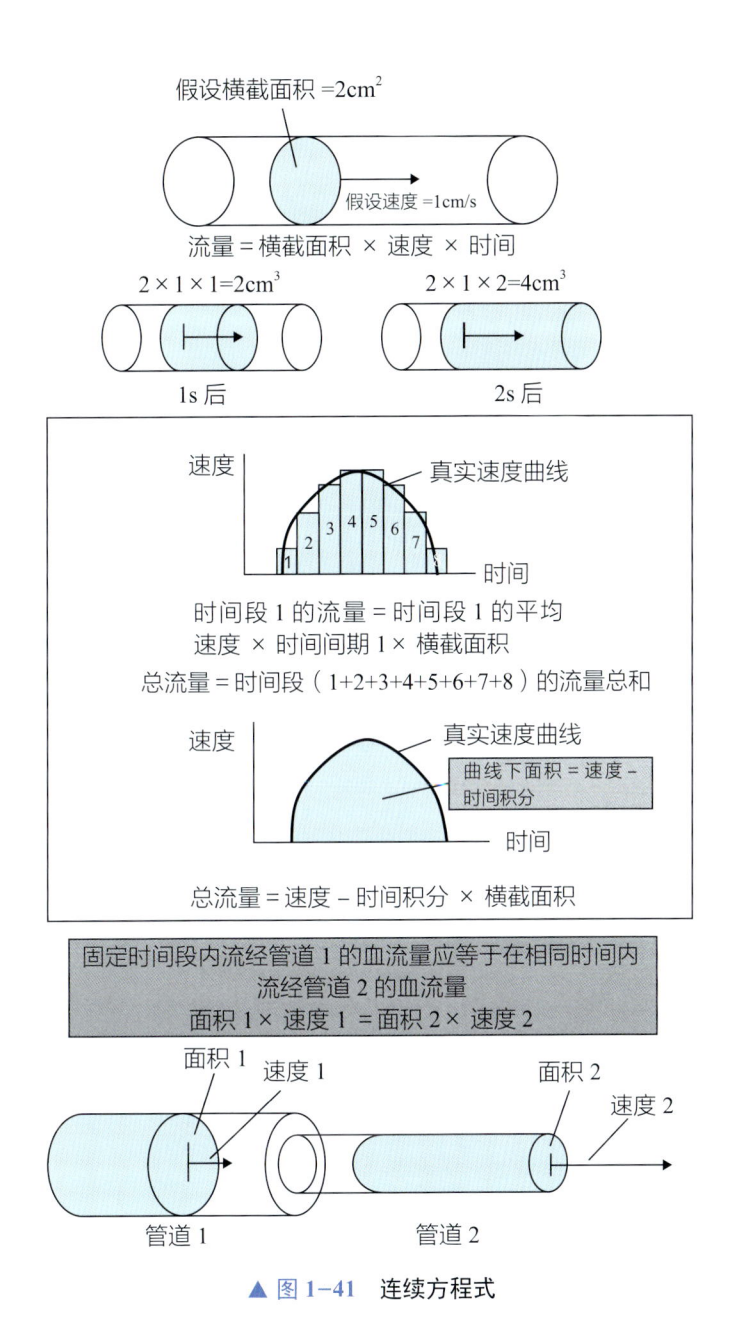

（四）伯努利方程

图 1-42 阐述了压差和速度之间的关系。
- 当管道两端存在压差时，液体沿管道流动。
- 当管道内径固定，血流速度恒定时，只需要小的压差来克服摩擦导致的能量损耗。
- 如果管道变狭窄，血流速度增加，通过管道则需要更大的压差。
  - 用拇指堵住软管的一端，拇指受到的压力增加，而流出的水的速度也增加，以维持稳定的管道内流量。
- 伯努利方程阐述了在内径不变的管道内，压力和血流速度之间的关系。
- 忽略摩擦损耗，压力和速度关系如下。

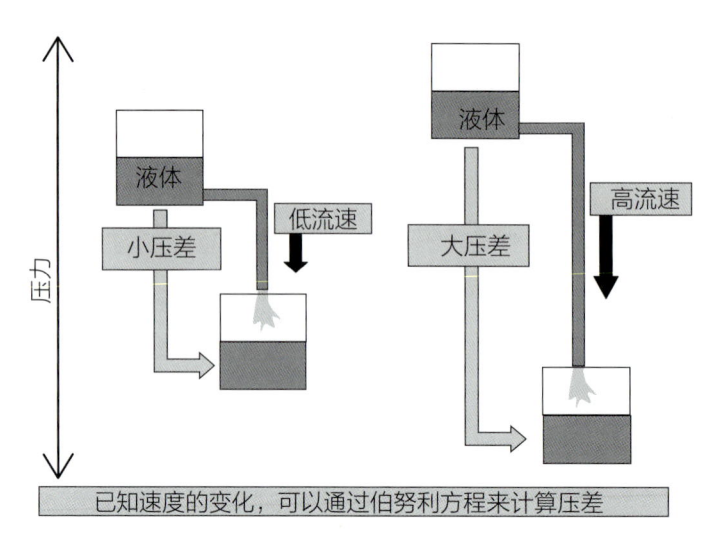

▲ 图 1-42 压差和速度之间的关系，受伯努利方程制约

$$P_1-P_2=1/2\rho(V_2^2-V_1^2)$$

- V_1 是狭窄前的流速，单位 m/s。
- P_1 是狭窄前的压力，单位 mmHg。
- V_2 是狭窄后的流速。
- P_2 是狭窄后的压力。
- ρ 是液体的密度。

- 当血流梗阻时（如主动脉瓣狭窄），狭窄前的速度（V_1）比狭窄后的速度（V_2）低，例如 LVOT 的速度为 1m/s，而跨主动脉瓣的速度为 4m/s。这个差异因平方而放大。
  - $V_1^2=1^2=1$m/s。
  - $V_2^2=4^2=16$m/s。
- 去除 V_1，方程简化如下，压力的结果并不改变。

$$P_1-P_2=1/2\rho V_2^2$$

- 在超声心动图上，压差 ΔP 与血流（ρ 为常数）有关。方程可进一步简化如下。

$$P_1-P_2=4V_2^2, \text{即 } \Delta P=4V_2^2$$

- 但是，如果上游的流速和下游相比并不小时，伯努利方程中的 V_1 不能被忽略。
  - 例如，同时存在肥厚型心肌病和主动脉瓣狭窄，或主动脉瓣狭窄合并瓣下的肌性梗阻时。
  - 永远记住：当跨主动脉瓣流速为 2m/s，而流出道速度为 1.5m/s 时，并不意味着跨瓣压差是 16mmHg。在这种情况下要使用完整的公式。

$$P_1-P_2=4(V_2^2-V_1^2)$$

二十九、超声的生物效应和其安全性

- 超声的主要生物学效应分为两类。

- 热效应：超声波的能量被组织吸收产生热，由热指数（thermal index，TI）来反映。
- 空泡效应：超声声束可生成小气泡，并使其振荡。与机械指数（mechanical index，MI）有关，在造影成像中更为重要。
- 大多数超声仪器显示 TI 和 MI 两个参数。
- 计算它们的值取决于发射能量和频率，并且假定是在最不利的情况下，例如超声波的衰减极低。
- 但是，在成人超声心动图中，应用超声进行诊断从未发生过损伤患者的情况。不管采用何种标准，超声心动图的风险-效益比值都是极低的，可忽略不计，而且世界上也不存在所谓的零风险的事物。
- 为了使风险最小化，使用者在设置设备功率水平和检查患者时需始终遵循"ALARA"（As Low As Reasonably Achievable，在合理有效范围内尽可能低）原则。
- 高功率的超声可使组织凝固，或加热深部肌肉，或清洁脏的手术器械；但是，商用超声仪是不允许发射可能引起不良生物效应的功率水平。
- 可能的损伤与超声的声束强度和频率相关。

（一）热指数

- 当声束穿过组织时，因衰减而流失的能量大部分转化为热能。超声脉冲波的峰值强度可以相当高，但在脉冲之间存在很长的间隔（脉冲持续 2μs，间隔 200μs），因此平均受热是很低的。
- 热效应可以用热指数来定量，后者计算如下。

$$TI = W_p / W_{deg}$$

- W_p 是在感兴趣深度实际的声束功率。
- W_{deg} 是预计加热某一组织使其温度升高 1℃所需要的能量。

> **温度和 TOE**
> TOE 的问题有些特殊，探头面接触的是食管，万一探头发生故障，局部受热会导致组织坏死。因此，探头顶端设有温度监测和温控设备，一旦温度过高会自动切断。

（二）机械指数

- 发射能量的增加导致超声波穿过组织时会引起更高的压力波动。
- 可能的损伤用 MI 来定量。

$$MI = 峰值负压 / 超声声束的频率$$

- 因此，MI 与声束的频率呈负相关，频率越高，MI 越低。
- 大多数心脏扫描设备限制其最大功率时，MI=1.1。

（三）造影超声心动图

造影成像的安全问题和对比剂本身及其在体内破裂的方式有关。在推荐用于诊断的仪器设置条件下，其组织生物学效应可以忽略不计。可出现过敏和假性过敏反应，但极其罕见（见第 9 章）。

第 2 章 经胸超声心动图检查
Transthoracic examination

程　蕾　译
黄国倩　校

一、患者信息

经胸超声心动图（transthoracic echocardiography，TTE）是一种简单无创的检查。然而，也有患者对检查感到焦虑。

- 患者应该意识到，他们将需要把衣服脱到腰部，并侧躺在床上约半个小时。如果心脏超声医师和患者性别不同，则应该允许有陪同人员。
- 操作者应注意，长时间固定体位侧躺可能会让患者不舒服（如臀部或膝盖问题），操作者需要让患者有机会移动，或考虑选择其他体位。此外，患者可能会因探头压在胸部感到不适。
- 操作者应注意到可能导致成像困难的医疗问题，如体重指数增加、胸部畸形、肺部疾病、乳房疾病或心力衰竭。

> **患者准备工作**
> - 为了减少患者焦虑，请花一些时间来让患者解除疑虑，并清楚地详细解释检查过程。从头至尾解释检查全过程，从为什么要进行扫描开始，并认真回答患者有关检查的任何问题。向患者提供有关目的及如何通过超声波获得图像等这些简单明了的信息。
> - 要求患者脱下衣服到腰部时须说明，这是为了"可以使心脏完整成像"。在检查准备和扫描过程中，女性患者应有床单或隔离衣覆盖身体。
> - 请患者坐在诊疗椅上。理想的体位是向左侧的半坐位，座椅头端抬起45°。患者可能会对向左侧躺同时又要坐着感到困惑，他们会滑下并最终躺下。如有必要，解释体位，并说明他们需要向左侧以"使心脏靠近胸壁"。如果患者睡平更舒适，也是可以接受的替代体位。
> - 请他们举起左臂，将手放在头后面（有些诊疗椅有把手可以握住）。同患者解释，这是为了"更易于采集心脏图像"。
> - 确保患者舒适，因为他们需要保持体位维持一段时间。
> - 患者连接心电图（electrocardiagram，ECG）电极，连接到超声仪，并检查屏幕上是否有清晰的ECG，以确保既可按时间采集图像，也可由ECG触发采集。要求QRS波大，且没有伪像。
> - 通常，红色电极放在右肩，黄色电极放在左肩，绿色放在下胸部（通常远离心尖以避开成像窗）。备用位置是黄色电极放在背面和（或）红色电极放在胸部中央。如果ECG不清楚，考虑更仔细的皮肤准备或更换电极贴纸。现在大多数超声检查仪都允许切换导联（如Ⅰ、Ⅱ、Ⅲ），以找到最佳ECG。可以更改ECG增益以增加QRS波形幅度。

（续框）

- 在机器上输入患者信息 [包括准确的身高和体重，以便采用体表面积（body surface area, BSA）来标化测值和多普勒数据]。

二、机器和探头准备

- 设置机器、患者和操作员的位置。取决于您喜欢的操作位。标准方法之一是让操作员坐在患者身后，在诊疗椅边缘，其右臂握住探头并环绕患者身体，左手操作机器。另一种标准方法是，面向患者坐，用左手（将手臂放在诊疗椅上）握持探头靠着患者胸壁，用右手操作机器。
- 检查机器上 TTE 成像设置，使用谐波成像和您喜欢的图像后处理选项。将总体增益、补偿和增益调节设置为标准位置。
- 确保机器上有 ECG 信号，且输入了患者信息。
- 确保图像可以采集存档，并能下载到本地或远程专用服务器。
- 选取适当的经胸检查探头，将凝胶涂在探头上，然后开始成像。

三、探头处理和图像质量

- 一手握探头并紧贴胸壁。改变力度会改变成像质量。确保有足够的力度来优化图像，但又不要过大导致患者不舒服。学习时常见的问题是不能施加足够的压力以获得良好的图像质量。
- 一层凝胶可确保探头与胸壁之间接触良好。它排除了空气（空气会降低图像质量）。但是，过多的凝胶会导致难以维持稳定的位置；因此，涂了一层凝胶后，就不要再涂更多，因为图像质量不会得到进一步改善。
- 探头的一侧有一个点，是用来定向屏幕上的图像的。
- 探头可以在多个方向上移动，四个关键动作：①围绕一个点旋转；②前后摆动；③左右摆动；④胸部滑动。提高图像质量所需的动作幅度通常很小，并且随着经验的增加，手的动作几乎是下意识的。
- 请记住，患者或心脏位置不同可能会改善图像质量。可以让患者身体朝一侧或另一侧转动一点，或重新调整以确保患者坐着，或者请他们吸气或呼气以使横膈（和心脏）向上或向下移动。
- 良好的成像是一项艰苦的工作，需要集中精力。如果在检查时难以找到、保持或返回某个图像，请记住短暂的休息会有所帮助。从胸部移开探头，重新涂上凝胶，然后重新开始。

图像质量优化

采集图像时有四个主要方面可改进图像质量。更改切面时，请先逐一核查，以确保获得最佳图像。在某些情况下，需要采取完全不同的方法，如对比剂成像。

- 探头和胸部之间的接触：可最大限度地减少探头和胸壁之间的声损耗。确保有足够的凝胶层，并且在探头上施加了足够的压力（如果探头下方有大量脂肪或组织，则可能需要更大的压力）。

- 患者体位：可使心脏更加靠近探头。确保患者没有滑动移位。查看是否需要向一侧或另一侧稍微转动患者来改善图像。
- 心脏和肺的位置：两者可通过要求患者呼气或吸气而改变。心脏随着横膈上下移动，探头和心脏之间的肺组织（肺组织包含空气，因此会降低图像质量）也会移开。要求患者缓慢地呼气和吸气。观看图像。最好的图像可能在吸气或呼气末，或者两者之间的某一时刻。当图像达到最佳时，请患者屏住呼吸。
- 仪器设置：最大化帧频（决定了时间分辨率）使屏幕覆盖所有必需的信息。将深度调整到刚超过心脏（或感兴趣区），减小扇角仅覆盖检查区域。这对彩色血流图和组织多普勒成像尤其重要，因为启动这两者时会降低帧频，而它们恰恰是需要相对较高的帧频才有用。横向和侧向增益应与对比控制（如补偿）一起进行调整，以优化血液与心肌之间的对比。目前的机器会自动执行所有这些图像优化程序，只需按下优化按钮。优化聚焦和扫描速度。M模式需要确保正确对齐。多普勒需要正确放置取样线，采用适当的基线、标尺和扫描速度。彩色多普勒需要优化彩色增益、尼奎斯特（Nyquist）极限和彩色框的大小。

四、二维图像采集

（一）标准采集

以标准方式（一套序列切面）获取图像。应始终采集标准切面以确保采集到完整的数据，必要时添加其他切面。即使存在特殊问题，也应获取完整的数据信息。

（二）声窗

在胸部和腹部有五个关键区域或"声窗"用以采集标准图像（如果需要，可以增加其他切面）（图2-1）。正常成像时，从胸骨旁切面开始，依次通过每个声窗。然而，如果在采集过程中发现病变，

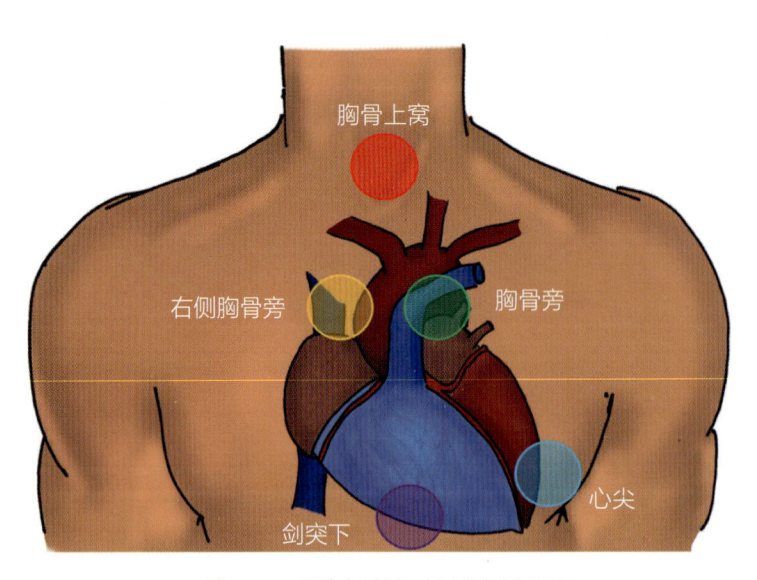

▲ 图2-1 经胸超声心动图的标准切面

则须返回到特定的声窗进行深入探查。

（三）胸骨旁声窗

通常位于胸骨左侧第 3 或第 4 肋间隙。但是，胸骨旁切面的最佳位置因人而异。为了找到最佳声窗，在上下肋间移动探头，并远离或朝胸骨方向移动。

（四）心尖声窗

顾名思义，该声窗在心尖部。位于胸部左侧第 5~6 肋间。探头下可能会感觉到心跳。理想情况下，切面应位于真正的心尖附近，以免短缩。为了进行优化，请确保探头足够靠外，并在上下肋间隙移动。

（五）剑突下声窗

位于上腹部剑突下方。患者平躺，腹部放松（弯曲双腿可能会更容易）。将探头放在腹部，压下，然后将其回抬指向胸腔，使成像平面位于肋骨下方。

（六）胸骨上窝声窗

位于胸骨上窝。患者仰卧，抬起下巴。将探头放在胸骨上窝，并向下指向胸腔。

（七）右侧胸骨旁声窗

常用于观察升主动脉血流。可使用普通或独立非成像的探头。患者应翻转到右侧卧位。该声窗位于胸骨右侧，通常略高于左侧胸骨旁声窗。

（八）锁骨上声窗

很少需要，但可用于查看血管结构和主动脉。该声窗位于锁骨上方。

标准系列切面

胸骨旁声窗
- 胸骨旁长轴切面。
- 胸骨旁右心室流入道切面。
- 胸骨旁右心室流出道切面。
- 胸骨旁短轴切面（主动脉水平）。
- 胸骨旁短轴切面（基部、乳头肌水平、心尖）。
- 可选项：右侧胸骨旁切面。

心尖区声窗
- 心尖四腔心切面。
- 改良的聚焦右心室的四腔心切面。
- 心尖五腔心切面。
- 心尖两腔心切面。
- 心尖三腔心切面。

（续框）

剑突下声窗
- 剑突下长轴和短轴切面。
- 下腔静脉切面。
- 可选项：主动脉切面。

胸骨上窝声窗
- 主动脉切面。

五、三维图像采集

3D 采集的不同之处在于，它用于补充数据收集以回答 2D 成像提出的问题。选择不同的声窗来对心脏特定的区域的数据收集进行优化。探头放置在胸部的位置与 2D 图像相同。

声窗

1. 心尖部声窗

心尖部声窗是用于采集左心室和右心室的 3D 图像的主要声窗。图像的设置与 2D 成像几乎相同，也需要识别真正的心尖。改变探头以聚焦右心室或左心室。

心尖窗也可用于评估主动脉瓣、二尖瓣和三尖瓣（图 2-2）。

2. 胸骨旁声窗

在 3D 超声心动图中用于获取左心室及二尖瓣、主动脉瓣和三尖瓣的 3D 图像（图 2-3）。由于 3D 图像是基于 2D 的双平面成像设置的，因此该声窗与 2D 成像相同。然而，改良的胸骨旁切面常被用于聚焦心脏的特定区域，如三尖瓣。

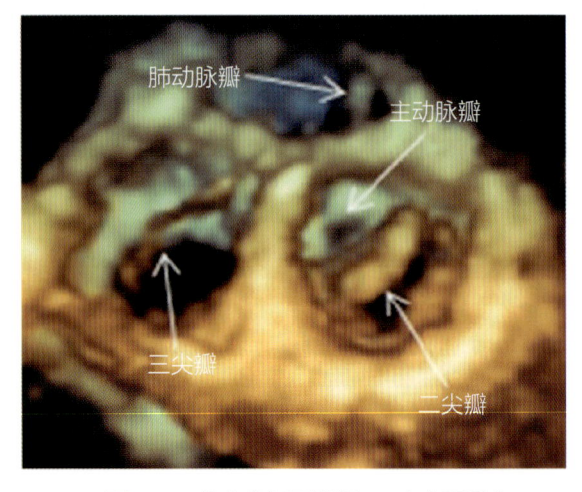

▲ 图 2-2 从心尖切面进行 3D 全容积采集
随后的旋转和剪切允许所有四个心脏瓣膜可见

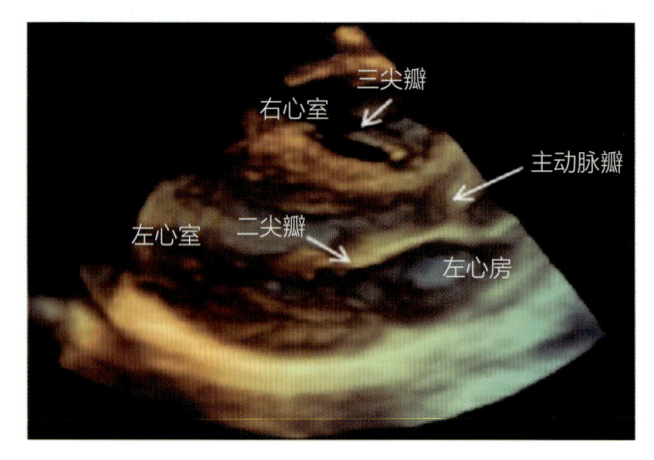

▲ 图 2-3 从胸骨旁切面进行 3D 全容积采集
旋转和剪切图像显示主动脉瓣、左心房、二尖瓣和右心室。通过倾斜也可见三尖瓣

> **3D 图像优化**
> 在采集实时 3D 全容积数据时，以下步骤将有助于优化最终图像。
> - 信号良好，R 波清晰的 ECG，对于 3D 全容积触发成像是必不可少的。
> - 调整扫查设置（就像对 2D 成像所做的那样）以获得最佳 3D 分辨率。
> - 调整增益设置。
> - 确保感兴趣区在 3D 容积扇区内。
> - 最小化扇区（角度和深度），聚焦在感兴趣的区域。
> - 根据患者的屏气能力，采用最多的亚容积块数量。
> - 选择适当的线密度，线密度高则分辨率好，尽管要以更窄的扇区角度为代价。
> - 优化容积大小。所有商用超声仪器都允许略微调整最终容积的大小，在某些情况下（如扩张型心肌病）是有益的。
> - 获取图像时保持探头位置固定，保持在呼气末。
> - 采集后，回看图像以查找拼接伪像。图像满意时则接受。

六、多平面成像

（一）双平面成像

- 商业超声仪具有同时在两个平面上显示采集到的图像的功能，通常被用于评估左心室容积和射血分数。
- 首先，获取最佳左心室的四腔心切面。在双平面模式下，在分屏中显示正交的切面（即两腔心切面）。
- 双平面成像的优势在于，保持相同的探头位置，同时获取心尖四腔心和两腔心切面，从而减少了因探头位置不同而导致的误差。
- 双平面超声心动图还具有从两个方向观察目标的优势，确保图像短缩降至最小。

（二）三平面成像

- 近来，三平面成像允许从三个不同的相交平面获取目标容积并同时观测目标。
- 在三平面模式下获取左心室的四腔心切面时，左心室的两腔心和三腔心切面可同时显示（图 2-4）。

（三）X 平面和智能旋转（xPlane 和 iRotate）

飞利浦超声心动图设备上具有这些模式，允许在探头位置固定的情况下，检查者可同时选择同一个声窗的不同成像平面。

- X 平面（xPlane）：优点是可以并排显示并直接比较两个单独的平面，左侧显示主图像，旁边显示检查者所选择的辅助图像（图 2-5）。
- 智能旋转（iRotate）：通过该技术，检查者无须移动探头，通过机器上的控制键就可以改变成像平面的角度，类似于在经食管超声心动图成像中更改平面。

七、数据采集

（一）每个切面相关技术

每一个切面，开始于 2D 成像，接着考虑是否需要进一步使用其他超声技术来记录结果。尽管标准

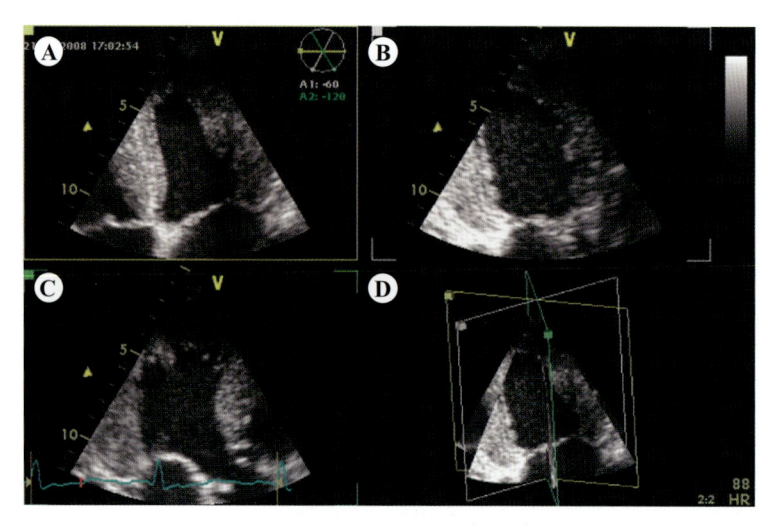

▲ 图 2-4 左心室三平面成像

显示获取的心尖四腔心切面（A）、心尖两腔心切面（B）、心尖三腔心切面（C），以及所获得的图像同时显示（D）

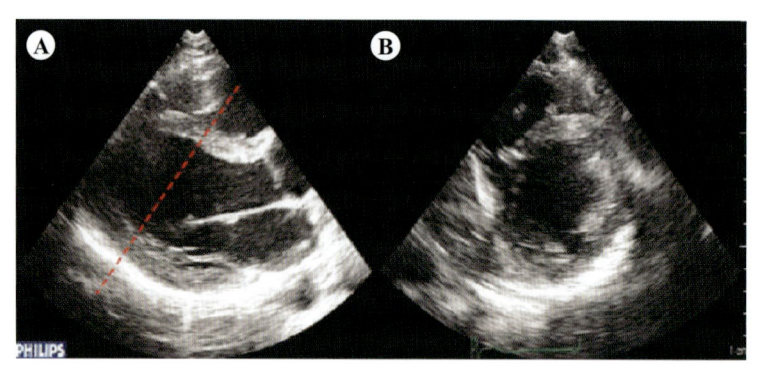

▲ 图 2-5 X 平面模式（飞利浦）

获取胸骨旁左心室切面的主图像（A），并选择辅助成像平面（红虚线），显示左心室短轴的辅助图像（B）

的最少数据采集至关重要，但在检查时对图像的分析和解释也同样重要。保存一组标准图像以供事后分析很容易，但是如果在检查后才注意到病变，则可能没有获得正确的图像。检查时应进行初步分析以寻找和识别病变，并在以后的报告中进行详细确认。

每个切面均需考虑以下内容。
- 2D 图像优化。
- 彩色血流图。
- M 型超声。
- 连续波多普勒。
- 脉冲波多普勒。
- 组织多普勒成像。
- 心肌力学和斑点追踪成像。
- 3D 成像。
- 造影成像。

所有切面均应使用 2D 和彩色血流图。大多数切面还使用 CW 和 PW，偶尔还有 M 型超声。某些切面，可能还需要 3D、造影和组织多普勒成像。

(二)图像存储

- 必须存储所有图像和数据以供将来参考。由于当前的存储简便性,即使是急诊,也不再接受手写心脏超声记录。
- 图像通常存储在机器的硬盘驱动器上,然后直接传输到主服务器。数字存储通常基于 ECG 触发的单个或多个心动周期。如果患者有心律不齐,心动周期长度多变,则应存储 3～5 个心动周期。
- 需要一个数字化实验室来存储所有采集的图像。存储在数字媒体上有利于更好的后处理和后续比较。

(三)格式

- 当前首选的研究存储方式是医学数字化成像和通信(digital imaging and communications in medicine,DICOM)。DICOM 定义了患者数据的存储、传输和检索方式。
- 电影存储图像通常使用 AVI 或 MPEG 格式存储。
- 广泛使用的静态屏幕/非电影存储格式(用于演示)包括 BMP、TIF 和 JPEG。

(四)图像压缩

- 为了减少总体存储需求,可以使用图像压缩。
- 图像压缩可以是无损的或有损的。无损图像压缩将最终文件大小减少了 2～5 倍,但解压缩后,可创建与原始文件等同的版本。有损的图像压缩可将最终文件的大小减少更多(最多 20 倍),但是以图像退化为潜在代价。

八、胸骨旁长轴切面

以为第一个切面,可立即获得主要瓣膜、左心室和右心室、主动脉和心包膜的总体印象(图 2-6)。

(一)寻找切面

- 在胸骨旁声窗中,握住探头,标示点指向患者右肩。轻微旋转和摆动以调整切面。

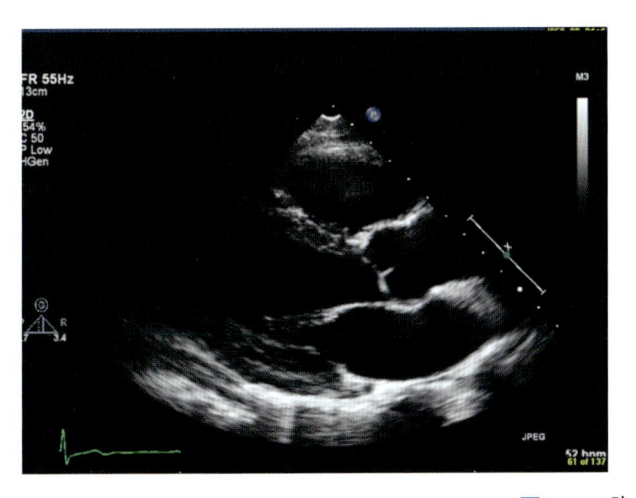

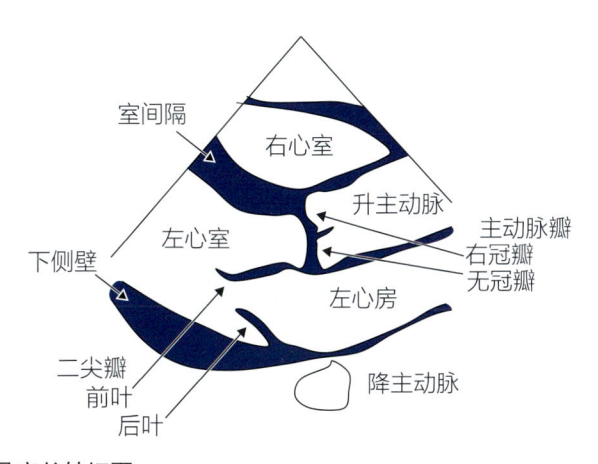

▲ 图 2-6 胸骨旁长轴切面

- 最佳图像是（声束）切过二尖瓣和主动脉瓣的中央，显示左心室流入道和流出道。左心室壁平行且笔直横跨屏幕（室间隔前缘与探头的距离应与升主动脉前壁到探头的距离相同）。升主动脉应为具有平行管壁的管道。
- 有时并非所有结构能在一个切面中对准：在这种情况下，应分别记录下关于各个结构的多个切面。

（二）要记录什么

- 2D 图像。
- 彩色血流图：主动脉瓣、左心室流出道、二尖瓣。
- M 型：主动脉瓣／左心房、二尖瓣、左心室。

（三）您看到了什么

左心室：可以看见室间隔（前间隔）、下侧壁（有时也称为后壁）和心腔。使用 2D 和 M 型评估左心室大小、功能和室壁厚度。根据心肌运动和增厚程度评估径向功能。还要评估 LVOT 的外观和大小。在彩色血流图上寻找血流加速的证据。通过彩色血流也许可以看到室间隔缺损。

- 主动脉瓣：右冠瓣位于上方，无冠瓣位于下方。2D 和 M 型可以评估其运动和形态。彩色血流显示狭窄时血流增速或湍流，或异常反流束。可显示缩流颈和反流口面积。
- 主动脉根部：主动脉根部包括瓣环、Valsalva 窦和窦管交界，可用 2D 或 M 型评估和测量。
- 升主动脉：可以测量近端升主动脉，稍微向上摆动探头至一侧可显示升主动脉中段。
- 降主动脉：在二尖瓣后面可见其圆形的横断面，用作区分心包积液和胸腔积液的标志。
- 二尖瓣：通常可见 A_2 和 P_2 区。2D 可显示其运动（脱垂、狭窄等），M 型可看到瓣尖运动。可以测量 E 点分离。使用彩色血流识别反流。可显示缩流颈或血流聚集。
- 左心房：使用 2D 或 M 型在收缩末期测量大小。
- 右心室：靠近探头，可测量近端右心室流出道。
- 心包：在右心前方及心脏后方。该切面是识别有无积液和测量的良好切面。

九、胸骨旁右心室流入道切面

一个可用于查看三尖瓣和右心室流入道的有用切面（图 2-7）。

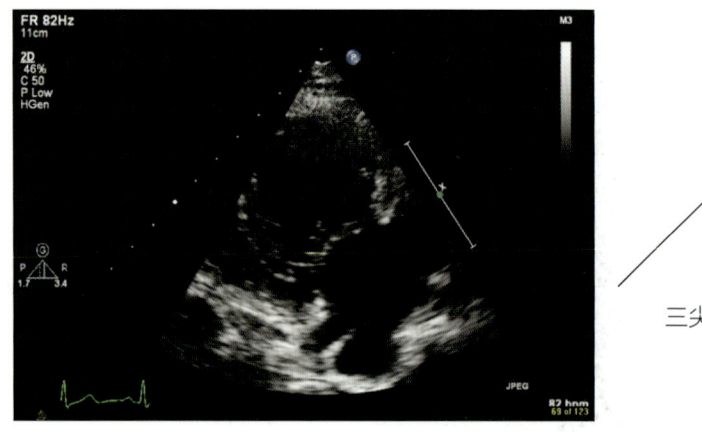

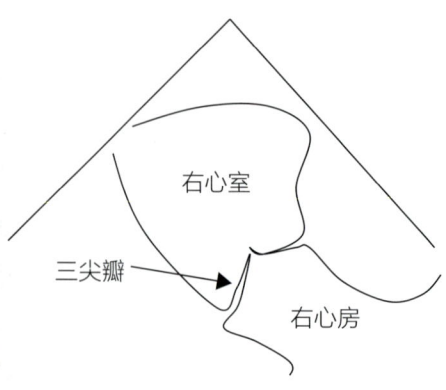

▲ 图 2-7 右心室流入道切面

（一）查找切面

- 从胸骨旁长轴切面，缓慢摇动探头，使其向下指向右臀部。应可见三尖瓣。通常需要稍微旋转才能优化图像。
- 最佳图像显示三尖瓣和后方的右心房，有时可见腔静脉流入。

（二）要记录什么

- 2D 图像。
- 通过三尖瓣的彩色血流图。
- 三尖瓣口 CW 和 PW。

（三）您看到了什么

- 三尖瓣：主要特征。在屏幕中央可以看到两个瓣叶（前叶和后叶）。使用彩色多普勒识别反流。使用 PW 和 CW 对反流进行多普勒测量。利用三尖瓣反流评估右心室收缩压。
- 右心房：位于三尖瓣后方，轻微旋转可显示右心耳、下腔静脉瓣、冠状窦和腔静脉流入。
- 右心室：可见右心室靠近三尖瓣的部分看得见。评估右心室的大小和功能。

十、胸骨旁右心室流出道切面

一个查看肺动脉瓣和肺动脉的有用切面（图 2-8）。

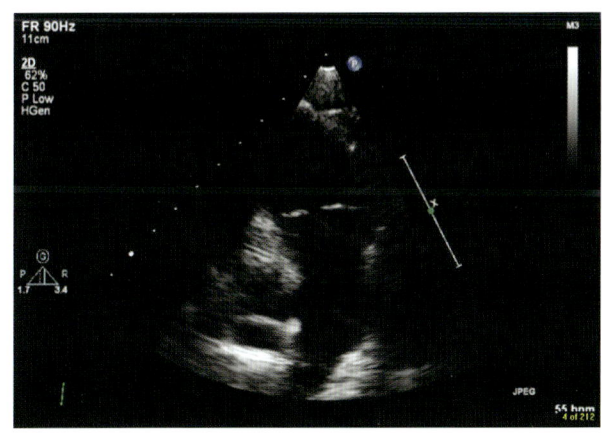

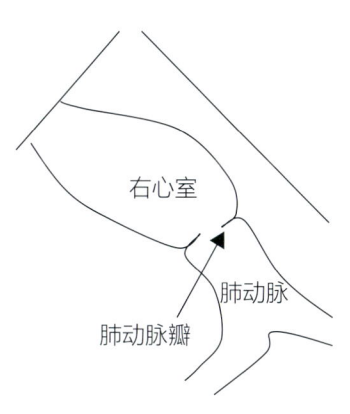

▲ 图 2-8 右心室流出道切面

（一）查找切面

- 从胸骨旁长轴切面缓慢向上摇动探头。可见肺动脉瓣。轻微旋转以优化图像，包括显示肺动脉。
- 最佳图像：显示肺动脉瓣，以及肺动脉主干至分叉处。

（二）要记录什么

- 2D 图像。

- 肺动脉瓣的彩色血流图。
- 跨肺动脉瓣的 CW 和 PW。

(三) 您看到了什么

- 肺动脉瓣：主要特征。屏幕中央可见两个瓣叶，评估结构和功能。可以在肺动脉瓣水平测量右心室流出道（right ventricular outflow tract，RVOT）直径。使用彩色多普勒评估前向血流和反流。通常血流与声束平行，可以用 CW 和 PW 评估流出道血流和反流。
- 主肺动脉：朝向远场的左肺动脉。通常稍作调整即可获得分叉处。可以测量主肺动脉大小，并寻找异常的射血（动脉导管未闭）或血栓（肺栓塞）。

十一、胸骨旁短轴（主动脉）切面

采集一系列胸骨旁短轴切面，以便在横截面上扫描心脏。它们一起提供了左心室功能、主动脉和二尖瓣结构及右心的数据（图 2-9）。

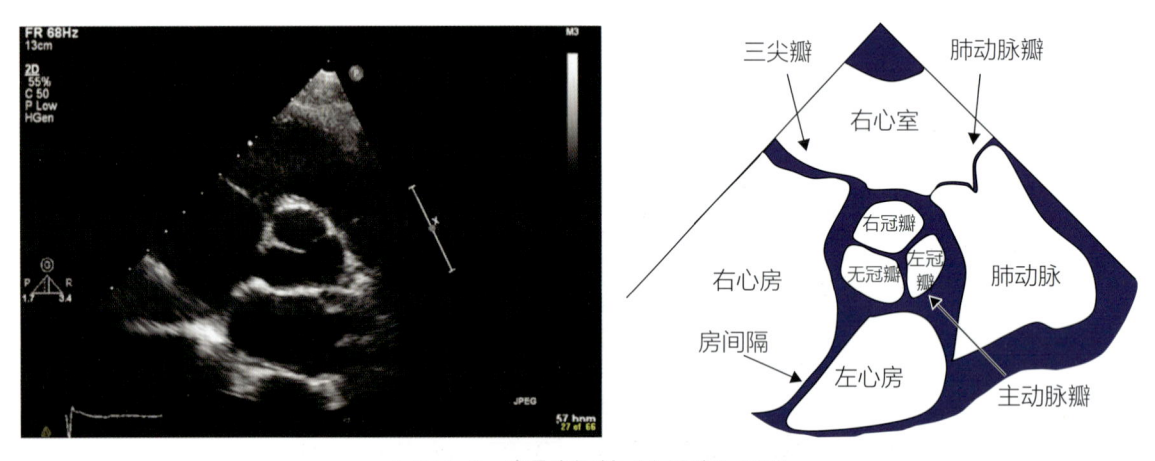

▲ 图 2-9 胸骨旁短轴（主动脉）切面

(一) 查找切面

- 在胸骨旁长轴切面，将探头顺时针旋转 90°，使示标指向患者左肩。将主动脉瓣置于中心，尝试从长轴切面旋转。确保瓣膜维持在中心位置，最后应获得通过主动脉瓣的经典横截切面。
- 获得真实的轴向切面很难。要优化图像，请尝试围绕示标稍微旋转，直到主动脉瓣显示为圆形，右心室包裹在瓣膜周围。然后前后摇动探头，直到切口笔直为止。
- 最佳图像应该是带有三个尖瓣的圆形主动脉瓣。左侧可见三尖瓣，右侧可见肺动脉瓣。
- 如果看不到所有结构，请记住记录多个切面的每个细节。

(二) 要记录什么

- 2D 图像。
- 彩色血流图：主动脉瓣、三尖瓣和肺动脉瓣（有时也包括房间隔）。
- 多普勒：肺动脉瓣和三尖瓣。

（三）您看到了什么

- 主动脉瓣：位于中心，呈经典的 Y 形。左冠瓣位于右侧，右端朝向顶部，无冠瓣位于左侧。使用彩色血流来识别和评估反流。左冠瓣旁有时可见左主干。
- 右心室：右心室基底部环绕于探头显示的主动脉瓣附近。可以测量心室。
- 三尖瓣：从主动脉瓣的左侧看。使用彩色血流检查是否有反流现象。CW 取样线对准反流处。
- 肺动脉瓣：位于主动脉瓣右侧。彩色血流显示反流。CW 和 PW 将记录速度。
- 左心房：位于主动脉瓣后面。
- 房间隔：房间隔位于 7 点钟位置，该切面可能有助于通过彩色血流识别房间隔缺损。
- 心包膜：可见前部心包，位于右心前。

十二、胸骨旁短轴（二尖瓣）切面

二尖瓣的经典正面视图或"鱼嘴样"切面（图 2-10）。

（一）查找切面

- 从胸骨旁短轴主动脉切面，将探头稍微向心尖方向摆动。通过从主动脉瓣开始胸骨旁切开，切面

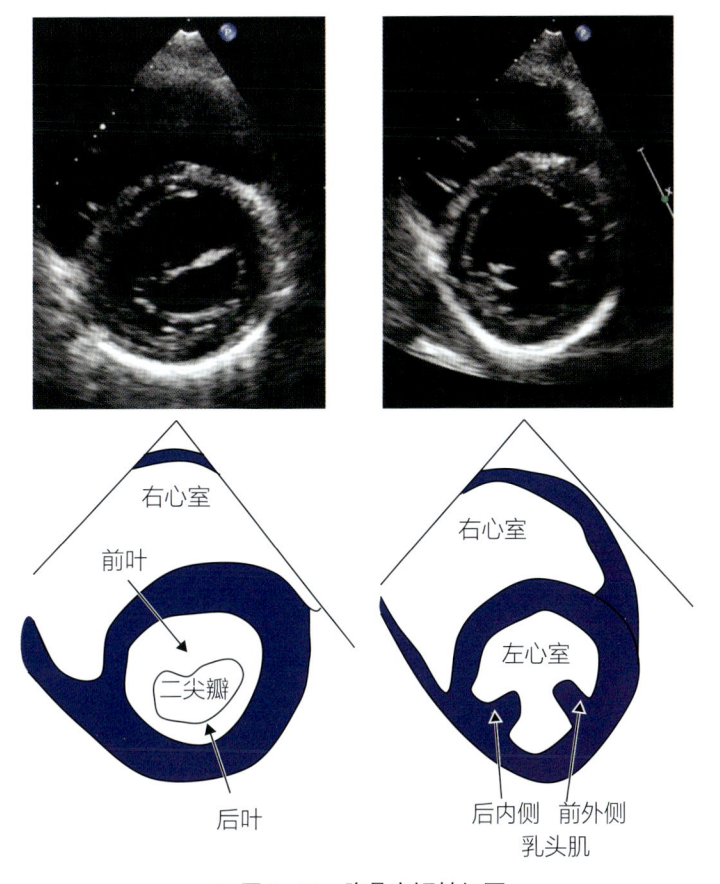

▲ 图 2-10 胸骨旁短轴切面
二尖瓣和心室（乳头肌）切面

倾向于保持"同轴"。
- 最佳图像：应清晰可见有"鱼嘴样"二尖瓣的左心室。

（二）要记录什么

- 2D 图像。如果有狭窄，考虑 2D 平面测量。
- 如果反流，考虑跨二尖瓣的彩色血流图。

（三）您看到了什么

- 二尖瓣：二尖瓣前叶（顶部）和后叶（底部）的经典正面切面。评估瓣膜形态（包括独立的扇叶）、运动、二尖瓣环和瓣下结构。使用彩色血流评估二尖瓣流入和反流。如果发现异常，考虑 3D 成像。该切面还可用于通过面积法测量瓣膜开放程度。
- 左心室：查找局部室壁运动异常并评估心肌功能。
- 右心室：评估大小和功能。

十三、胸骨旁短轴（心室）切面

左心室短轴经典切面（图 2-11）。

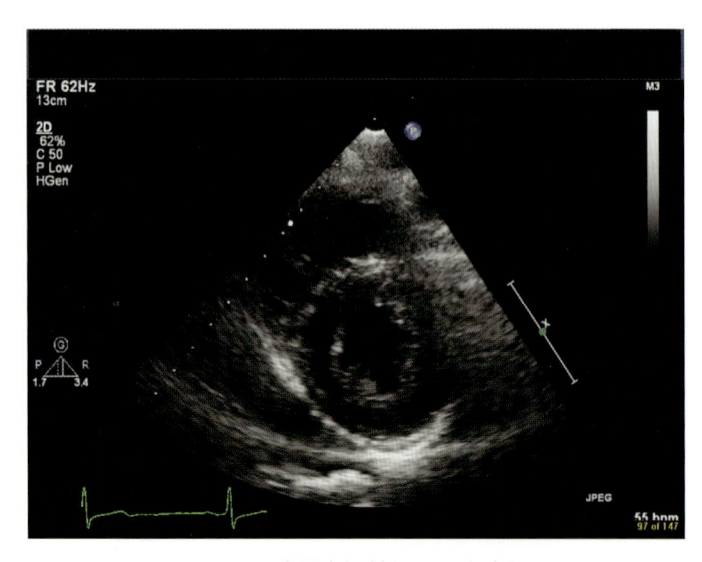

▲ 图 2-11 胸骨旁短轴切面（心尖切面）

（一）查找切面

- 从胸骨旁短轴二尖瓣切面，将探头稍微朝向心尖摆动，直到左心室处于横截面。乳头肌水平具有明显的两个乳头肌。
- 进一步向心尖摇动会在乳头肌的远端出现一个心尖切面。重要的是要避免出现离轴图像，这样才能对左心室功能进行真实评估。轻微旋转有助于使心室呈圆形。如果很难获得清晰的图像，考虑在声窗内稍微移动探头位置。
- 最佳图像应具有左心室的横截面。

（二）要记录什么

- 在 2D 图像的乳头肌水平进行测量左心室大小和容积。
- 考虑心尖水平的记录。
- 考虑进行 M 型测量左心室。
- 短轴有时使用组织多普勒成像。
- 斑点追踪成像。

（三）您看到了什么

- 左心室：短轴显示室间隔、前壁、侧壁和下壁（按顺时针顺序）。用于测量左心室大小和厚度。评估室壁中段的径向收缩功能和节段功能。从基底到心尖声波扫描可确认室间隔的完整性。还可以评估后内侧和前外侧乳头肌。
- 右心室：左心室周围可见新月形的右心室。用于评估右心室的大小、功能和血流动力学。

十四、胸骨旁 3D 切面

（一）查找切面

- 初始切面的放置方式与 2D 采集类似，探头标记指向右肩，探头位于第 3 或第 4 肋间隙。
- 探头从胸骨外侧或内侧稍作调整，或将探头置于相邻的肋间隙中，将有助于确定最佳的采图位置。

（二）要记录什么

- 左心室全容积采集。
- 二尖瓣全容积或实时 3D 采集。
- 二尖瓣彩色多普勒采集。
- 主动脉瓣膜全容积和（或）实时 3D 采集。
- 主动脉瓣彩色多普勒采集。

（三）您看到了什么

在 2D 图像中可以观察到相同的解剖标志（图 2-12）。3D 采集的优势在于数据采集，当查看解剖结构和不同病理的关联时可以旋转图像数据集，如二尖瓣脱垂和腱索断裂。

十五、心尖四腔心切面

（一）查找切面

- 在心尖声窗中，握住探头，使示标指向下方。探头需要尽可能靠近左心室心尖，因此要改变图像，重点是获得最佳的左心室大小和形状。心尖的识别特征是它的移动少于其他室壁并且更薄。左心室也应尽可能长。一旦确定了心尖，就可以通过旋转和摇摆来优化切面，使右心室、心房和二尖瓣/三尖瓣均可见。通过倾斜探头，排除左心室流出道和主动脉瓣。
- 最佳图像应来自心尖，同时心室、心房及二尖瓣和三尖瓣均可见。室间隔应垂直于中心。

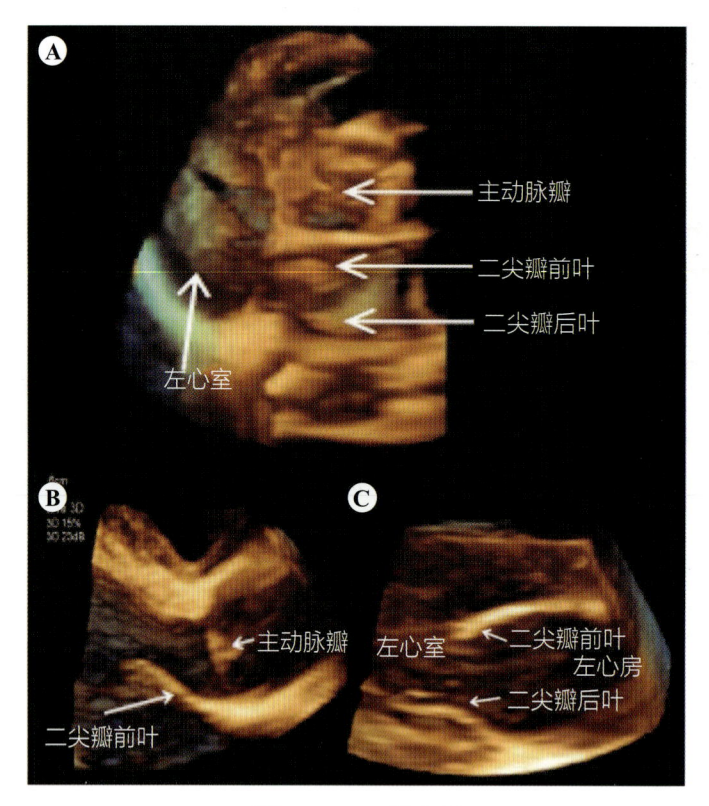

▲ 图 2-12 3D 放大所见

A. 胸骨旁长轴可见左心室、主动脉瓣和二尖瓣两个瓣叶；B. 胸骨旁切面可见主动脉瓣的 3D 放大图，还可见二尖瓣前叶；C. 胸骨旁切面可见二尖瓣的 3D 放大图

（二）要记录什么

- 2D 图像。
- 彩色血流图：二尖瓣和三尖瓣。
- CW 和 PW：二尖瓣 / 三尖瓣和肺静脉。
- 右心室和左心室的斑点追踪和组织多普勒成像。
- 3D 数据集，除非图像不是最佳的。
- 适当时使用造影。

（三）您看到了什么（图 2-13）

- 二尖瓣：可见二尖瓣的 A_2 和 P_2 段。2D 图像演示动态结构。彩色血流图可识别反流。静脉收缩和（或）流动缩窄可能明显。使用 PW 确保瓣口血流的正确对准，对于狭窄的射流使用 CW。使用二尖瓣环侧壁和室间隔侧的组织多普勒评估左心室舒张功能。
- 三尖瓣：显示后叶和隔叶。与二尖瓣一样，用彩色血流、多普勒和组织多普勒评估。
- 左心房和右心房：可以看到心房和房间隔。远处可见肺静脉和腔静脉。评估肺静脉血流，右上肺静脉通常最容易看到。测量左心房和右心房的大小，考虑到体表面积（BSA）。评估房间隔的完整性和活动性。
- 左心室：显示下间壁、心尖和前外侧壁。研究整体和节段左心室功能的关键切面。评估纵向和径向功能。如果心内膜边界清晰，则非常适合 2D 容积测量（记住与 BSA 匹配）。如果评估左心室

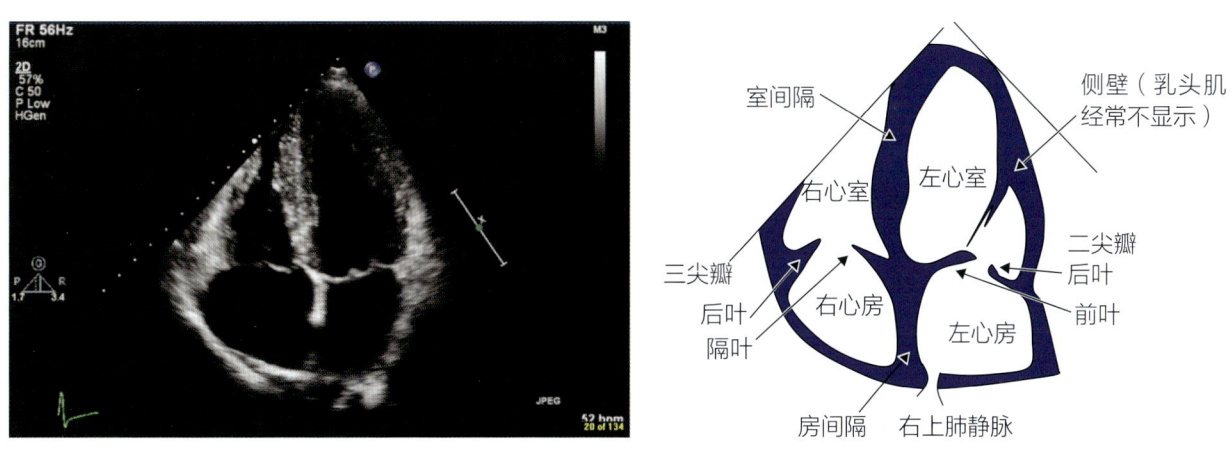

▲ 图 2-13 心尖四腔心切面

功能，考虑造影和（或）3D 以提高测量精度。评估腔室大小和室壁厚度。二尖瓣内侧和外侧环的组织多普勒评估左心室舒张期。M 型评估二尖瓣环收缩期位移，检查室间隔。
- 右心室：用于查看右心室大小和功能的关键切面。通常相对于左心室进行比较。三尖瓣游离壁瓣环处的组织多普勒和（或）M 型评价三尖瓣环收缩运动。
- 心包：可以很好地观察心包积液或胸腔积液的大小和位置。可用于超声引导下的心包穿刺术。

十六、心尖五腔心切面

用于观察左心室流出道和主动脉瓣（图 2-14）。

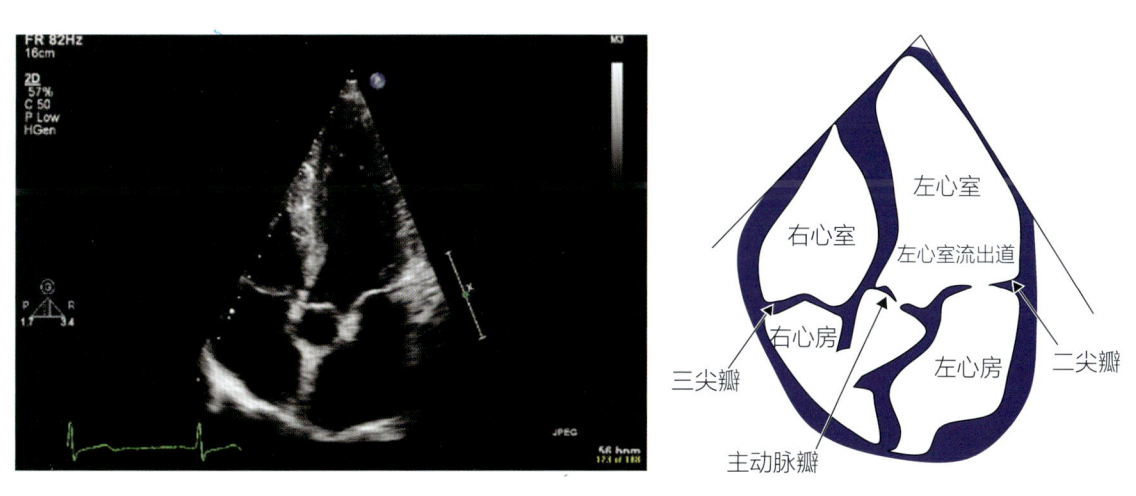

▲ 图 2-14 心尖五腔心切面

（一）查找切面

- 从心尖四腔心切面向前倾斜探头以显示主动脉瓣和流出道。
- 有时通过将探头在胸壁上横向移动（更多靠近腋窝），可以更好地同时显示主动脉瓣和升主动脉。
- 该切面缩短左心室并改变其他瓣膜的联合，因此仅用于研究主动脉瓣。
- 最佳图像与心尖四腔心切面相似，但主动脉瓣明显且升主动脉在远场。

（二）要记录什么

- 2D 图像。
- 彩色血流图：主动脉瓣。
- CW 和 PW：主动脉瓣和 LVOT。

（三）您看到了什么

- 左心室：评估腔室的大小、室壁厚度和收缩功能。
- 主动脉瓣：右冠瓣和无冠瓣（尽管可能不容易看到）。彩色血流可识别反流。使用 CW 评估狭窄和反流。评估瓣下或瓣上梗阻。可以在主动脉瓣和二尖瓣之间使用 PW 模式进行 IVRT 测量。
- 左心室流出道：使用彩色血流评估主动脉瓣反流或阻塞引起的湍流，评估室间隔肥厚引起的血流加速，并检查膜周室间隔缺损（ventricular septum defect，VSD）。这是使用 PW 评估流出道血流和梗阻的最佳切面。

十七、心尖两腔心切面

用于整体和左心室节段评估的重要切面（图 2-15）。

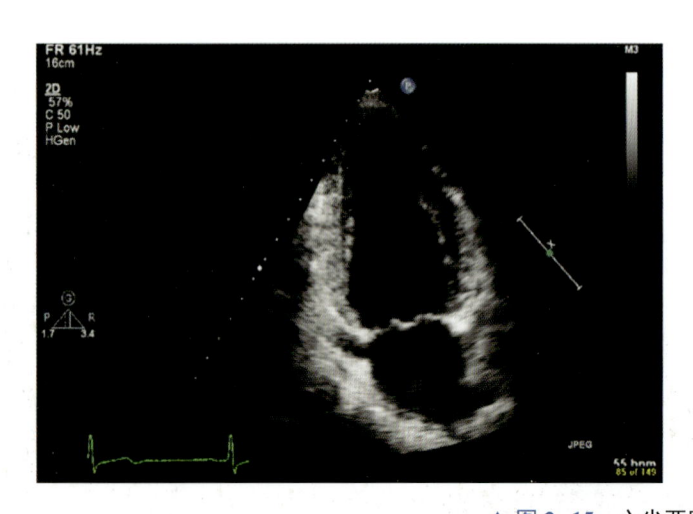

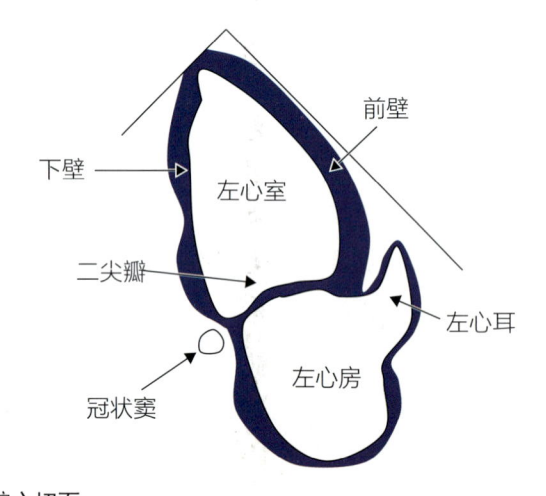

▲ 图 2-15 心尖两腔心切面

（一）查找切面

- 从心尖四腔心切面，将探头逆时针旋转 90º。观看图像并尝试将二尖瓣维持在原位。如果心室的心尖发生变化，则可能不在心尖并且发生缩短。
- 保持旋转直到右心室图像完全消失，但在 LVOT 图像出现之前。
- 最佳图像：包括从心尖到左心室（无右心室图像），图像居中。二尖瓣穿过联合处。左心房在远场中且左心耳可能可见。

（二）要记录什么

- 2D 图像。

- 3D 图像，除非图像不是最理想的。
- 考虑跨二尖瓣的彩色血流和多普勒测量。
- 考虑心室的组织多普勒成像。

（三）您看到了什么

- 左心室：左侧下壁、右侧前壁。适合节段评估。如果心内膜边界清晰，则进行 2D 容积测量（舒张末期/收缩末期面积和容积应与 BSA 匹配）。评估纵向和径向功能、腔室大小和室壁厚度。室壁节段的组织多普勒。
- 二尖瓣：理想的图像是伴有从左到右为 P_3、A_2 和 P_1 段的联合切面。使用彩色血流评估狭窄或反流。流入道的 PW 和 CW 评估反流或狭窄。评估二尖瓣环的长轴功能。左心房的外观和容积应与 BSA 匹配。
- 左心耳：探头指向二尖瓣右侧周围，有时可见其为弯曲的手指样。
- 冠状窦：冠状窦通常见于二尖瓣横截面左侧。

（四）调整切面

- 右心室：探头略微倾斜以指向前方可扫描到右心室的两腔心切面（非标准切面）。

十八、心尖三腔心切面

类似于胸骨旁长轴切面，但包括左心室心尖（图 2-16）。

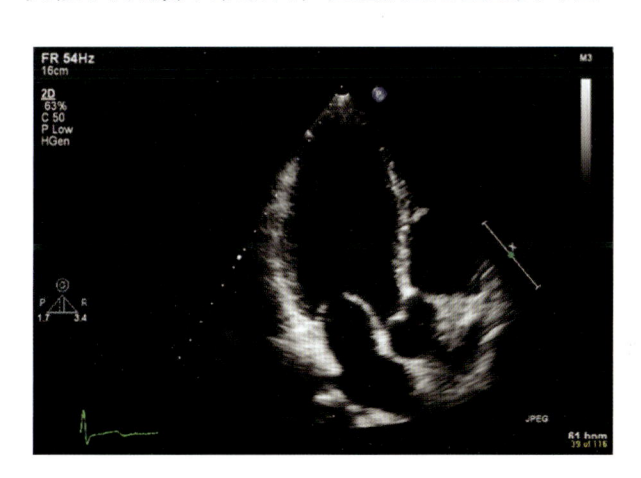

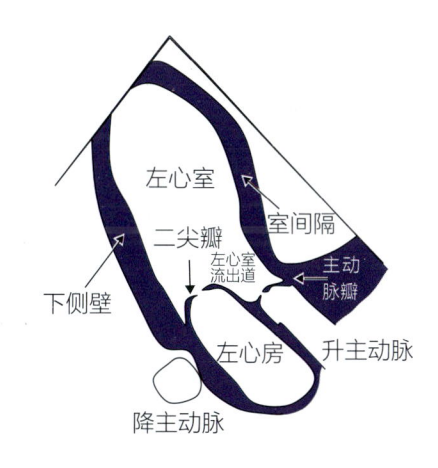

▲ 图 2-16 心尖三腔心切面

（一）查找切面

- 从心尖两腔心切面，探头继续逆时针旋转至从四腔心切面约 135°。
- 观看图像，将二尖瓣固定，旋转直到看到 LVOT 和主动脉瓣，就像从四腔心到两腔心的转换。
- 最佳图像包含来自屏幕正下方心尖的左心室，在远场中有二尖瓣、左心房、LVOT 和主动脉瓣。

（二）要记录什么

- 2D 图像。

- 考虑心室的组织多普勒和斑点追踪成像。
- 考虑跨主动脉瓣的彩色血流和多普勒测量，因为它们可能很好地对齐。
- 考虑跨二尖瓣的彩色血流和多普勒测量。

（三）您看到了什么

- 左心室：评估图像右侧的前间隔，图像左侧为心尖和下外侧（后）壁。使用 2D 评估左心室大小、功能和室壁厚度。根据心肌运动和增厚程度评估收缩功能。评估 LVOT 的外观和大小。使用 PW 测量距瓣环 1cm 以内的流量。使用彩色血流评估与肥厚相关的 LVOT 血流加速。
- 二尖瓣：可见瓣膜的 A_2 和 P_2 段。使用彩色血流评估狭窄或反流。PW 评估射流和 CW 评估反流或狭窄。
- 左心房：位于二尖瓣后方。

十九、心尖 3D 切面

（一）查找切面

- 声窗的位置与心尖四腔心切面的 2D 采集相似。

（二）要记录什么

- 左心室整体容积的采集。
- 右心室整体容积的采集。
- 二尖瓣全容积和实时 3D 采集。
- 二尖瓣彩色多普勒采集。
- 主动脉瓣全容积和实时 3D 采集。
- 主动脉瓣彩色多普勒采集。
- 三尖瓣全容积和实时 3D 采集。
- 三尖瓣彩色多普勒采集。

（三）您看到了什么

类似于在 2D 切面中可见的解剖学标志（图 2-17）。采集数据后，可以旋转 3D 图像，以更轻松地了解任何病理学与心脏不同部分之间的关系。

二十、剑突下切面

对于研究心包积液、评估右心室流入道和筛查室间隔缺损是非常有用的切面（图 2-18）。另外，如果不可能在胸骨旁采图，则可以使用相当的胸骨旁长轴和短轴作为替代声窗。

（一）查找切面

- 在剑突下声窗，将探头放平并下压胃部皮肤，以使成像平面在肋骨下方向上。
- 轻轻旋转并前后倾斜，将观察到心脏。需要增加深度。如果难以获取图像，让患者屏住呼吸。这会使膈肌下移，并常使心脏进入视野。找到心脏后，通过探头的轻柔移动来优化图像。

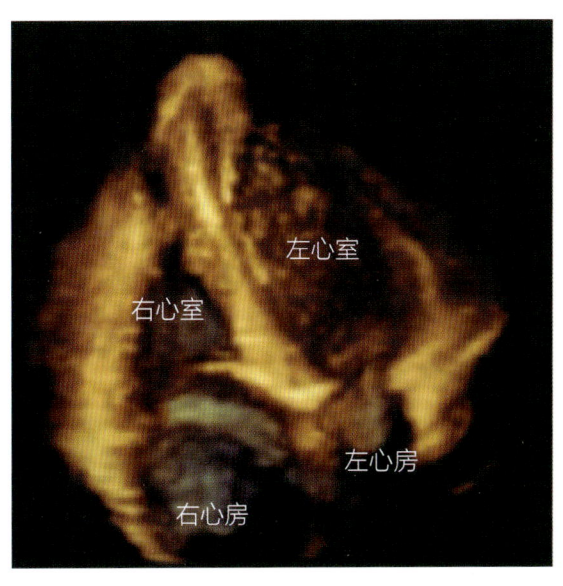

第 2 章 经胸超声心动图检查
Transthoracic examination

▲ 图 2-17 从心尖声窗获取的右心室的 3D 全容积图像

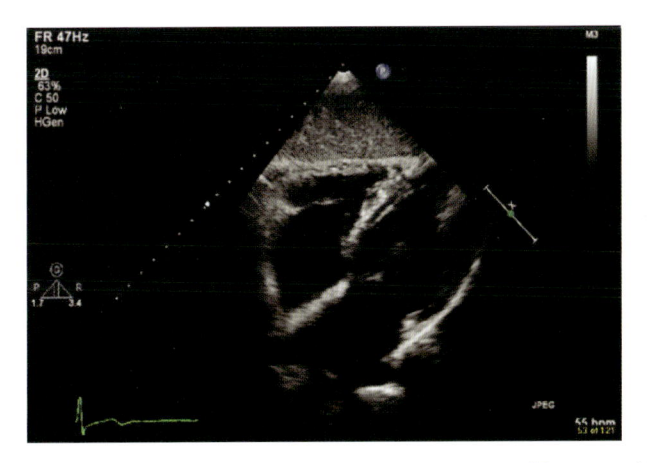

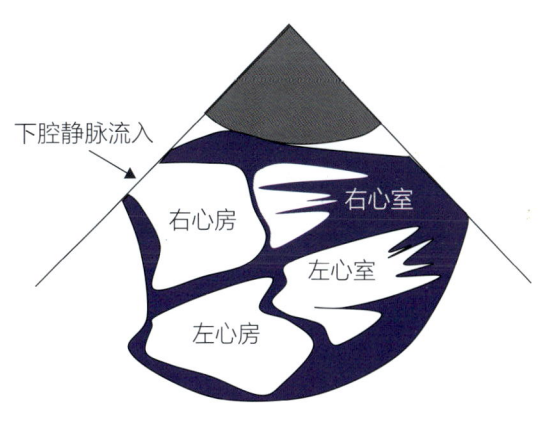

▲ 图 2-18 剑突下切面

- 最佳图像看起来像是四腔心切面，但是是从侧面观察。应该看到两个心室和两个心房，房间隔和室间隔在屏幕上水平对齐。二尖瓣和主动脉瓣均应明显显示。
- 在此切面中，探头也可以旋转 90° 以显示短轴肋下切面。通过前后倾斜，可以用来观察左心室、右心室和肺动脉瓣。

（二）要记录什么

- 2D 图像。
- 彩色血流图：三尖瓣和室间隔（心房和心室）。

（三）您看到了什么

- 右心室：靠近探头，可见游离壁和室间隔。可以测量壁厚并评估右心室的大小和功能。室间隔在屏幕上是平的，因此可以很好地评估室间隔缺损的彩色血流图。
- 右心房：因为它靠近探头，所以可以很好地观察右心室的流入道。可能会看到下腔静脉瓣和下腔

057

静脉的进入。由于水平对齐房间隔，这是对房间隔缺损进行彩色血流图显示和多普勒量化评估缺损流量的理想切面。
- 三尖瓣：靠近探头，可用于反流的彩色血流图显示。
- 心包：由于探头位于剑突下的位置，因此在准备心包穿刺术时可以很好地评估积液的大小和深度。
- 左心室：在远场，可以看到室间隔和侧壁。能够评估大小和功能。
- 二尖瓣：在远场，几乎不提供额外的信息。
- 左心房：可以评估左心房大小。

二十一、下腔静脉切面

这是评估右心房压力必不可少的切面（图 2-19）。

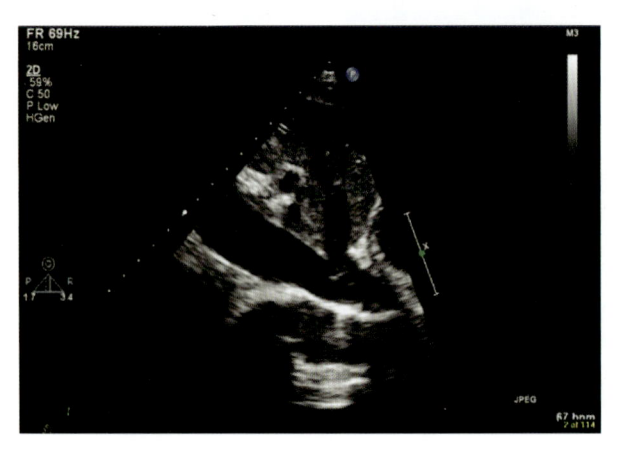

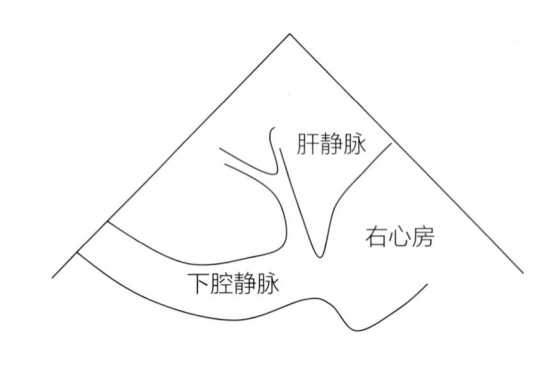

▲ 图 2-19 剑突下下腔静脉切面

（一）查找切面

- 从剑突下切面中，逆时针旋转探头。
- 将右心房保持在图像中心，并在旋转探头时聚焦在心房上。下腔静脉的开口应变得更加明显。旋转探头时，腔静脉应在屏幕上水平地显示成一个长管状结构。如果担心它可能是主动脉而不是腔静脉，使用 PW 演示为连续的低速静脉血流而不是有搏动的高速主动脉血流。
- 最佳图像是腔静脉就像穿过屏幕的铁路轨道，也许看到是向右心房开放的。还可能会看到肝静脉排空到腔静脉中。

（二）要记录什么

- 具有吸气和呼气的 2D 图像（可能需要 5 次心动周期）。
- 进行呼吸的 M 型测量。
- 考虑在对齐的肝静脉中进行 PW 检查。

（三）您看到了什么

- 下腔静脉：用于测量直径，以及是否因吸气而缩小（通常应该这样做）。
- 肝和肝静脉：可以看到这些都排入了腔静脉，并且可以对齐以进行多普勒测量。如果右心房压力高，则它们可能会扩张。

二十二、腹主动脉切面

一个主动脉瘤简单筛查测试，以及评估主动脉瓣反流严重程度的额外图像（图 2-20）。

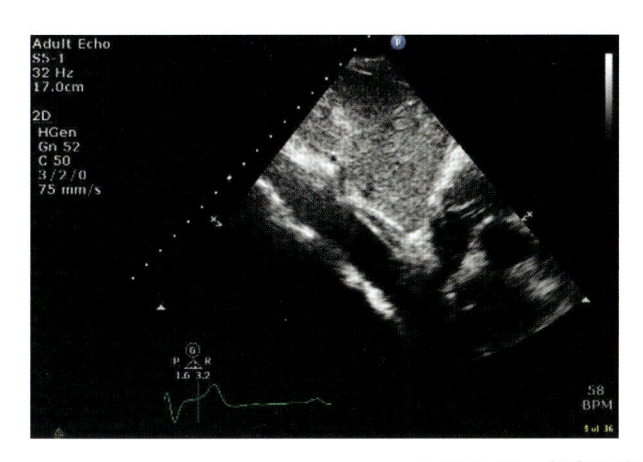

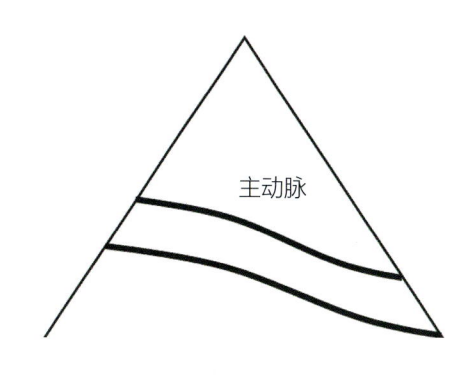

▲ 图 2-20 剑突下腹主动脉切面

（一）查找切面

- 从剑突下下腔静脉切面中，将探头倾斜于下腔静脉切面。主动脉可见，并且看起来与腔静脉非常相似。它通常位于腔静脉的左侧，稍深一些。用 PW 动脉血流来确认主动脉。
- 最佳图像：主动脉在屏幕上就像"铁路轨道"。

（二）要记录什么

- 2D 图像。

（三）您看到了什么

- 主动脉：可能会看到室壁增厚、动脉瘤，甚至明显的活动血栓和斑块。

二十三、胸骨上窝切面

用于查看主动脉大小和主动脉缩窄或主动脉瓣关闭不全的动脉血流切面（图 2-21）。

（一）查找切面

- 在胸骨上窝声窗中，将探头稍微旋转一下，指向胸骨后方的胸部。探头上的标示应朝向左肩。稍微施加压力（如有必要，添加凝胶以保持探头和皮肤之间的接触），这样可能会让患者感到不舒服。
- 向前和向后倾斜探头，直到可以看到主动脉弓为止。然后旋转以最大化显示主动脉弓。彩色血流可能会有所帮助。
- 识别主动脉中的血流。最佳图像：有远端升主动脉、主动脉弓、左颈总动脉和头臂干的起源，左锁骨下动脉右侧的起源即降主动脉近端。

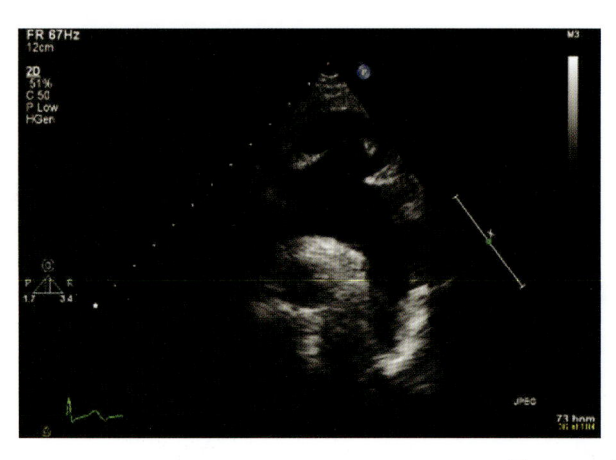

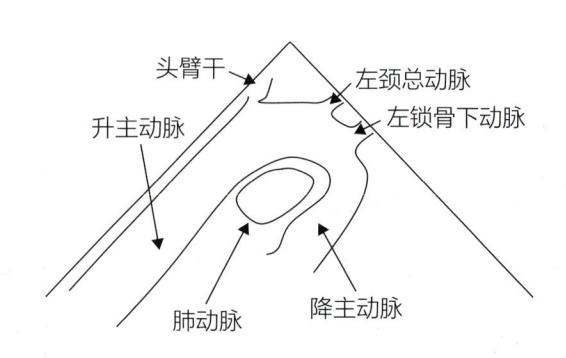

▲ 图 2-21　胸骨上窝切面

（二）要记录什么

- 2D 图像。
- 升主动脉和降主动脉中的多普勒血流。
- 考虑主动脉弓和锁骨下动脉周围的彩色血流图（寻找与动脉导管未闭、狭窄或阻塞相关的射流）。

（三）您看到了什么

- 主动脉弓：图像是弯曲的并可以测量。
- 升主动脉：可能难以清晰地看到，但是可以为主动脉瓣狭窄中的 CW 测量提供校准。
- 降主动脉：通常比升主动脉显示更清楚。可以测量大小并通过动脉血流频谱对主动脉瓣反流或缩窄的分级进行校准。
- 左锁骨下动脉：最容易看到的分支，是峡部的重要标志（解剖和缩窄的常见部位）。

二十四、右胸骨旁切面

另一种切面可用于查看升主动脉并判断主动脉瓣狭窄的严重程度，但可能很难找到（图 2-22）。

（一）查找切面

- 将患者翻到他们的右侧。将探头放在胸骨的右侧，朝下，指向胸骨下方（可以单独使用，也可以使用 2D 探头）。
- 在各个方向调整探头，寻找穿过主动脉瓣和升主动脉上方的多普勒。如果使用独立非成像多普勒探头，寻找主动脉频谱图。如果使用 2D 探头，使用彩色血流图识别升主动脉。找到信号后，继续调节探头位置，直到检测到最大多普勒信号为止。
- 最佳图像具有与探头对准的升主动脉血流。

（二）要记录什么

- 带有彩色血流的 2D 图像以显示主动脉。
- 穿过主动脉瓣的 CW 血流。

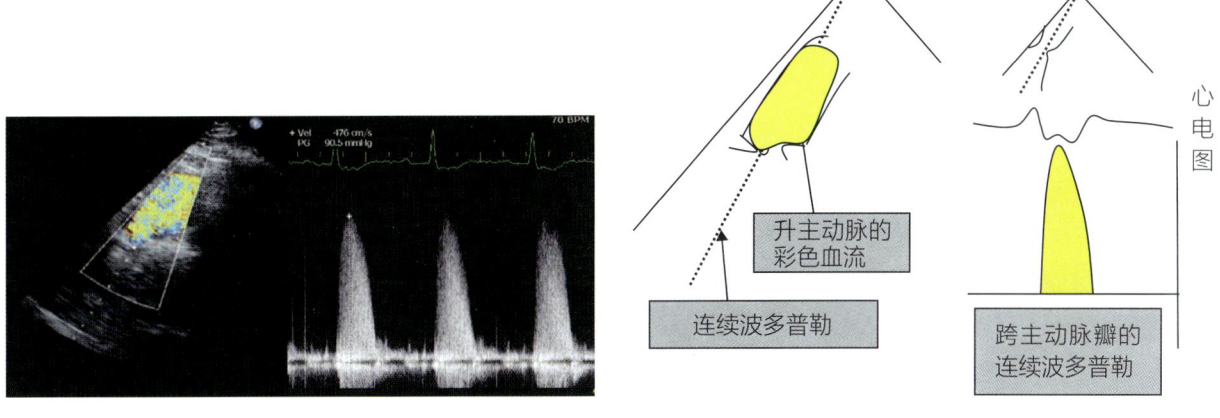

▲ 图 2-22　右侧胸骨旁切面
用于测量跨主动脉瓣和升主动脉的血流

（三）您看到了什么

- 升主动脉：通常很少见，但如果考虑低估，则对于再次测量主动脉瓣压差非常有用。在右胸骨旁切面中，通过主动脉瓣进行血流多普勒测量的血流对准通常比心尖或胸骨旁切面更好。

二十五、标准检查

检查所需的最少序列化切面和测量需要标准化，以确保最少化数据采集。专家委员会发布了最少数据采集，作为一个必须采集的信息的指南。

图 2-23 至图 2-30 给出了按数据采集顺序进行的标准检查的描述图片。

超声心动图记录的质量

超声心动图记录的质量基于以下几点。
- 数据采集是否完整，即是否是完整的标准检查和最少的数据采集？
- 所有记录均是从适当的成像位置获得的，即是否是正确的心尖位置等？
- 图像质量是否良好，即是否正确记录了切面、增益和深度是否正确等？

图像质量

2D/3D 成像最好根据心内膜边界清晰度进行判断。在三个心尖切面中清楚地观察到边界比例。
按以下标准判断图像质量。
- 如果在三个心尖切面中看到的边界＞ 80%，则为好。
- 如果心内膜不可见，则为差。
- 如果心内膜的边界可见，但＜ 80%，则为中等。对于超声心动图的应变，要求有良好的图像质量，并且在任一切面中最多看不到两个节段。

按以下标准判断频谱多普勒。
- 如果显示的取样框位置很好地对准（血流与声束之间的角度＜ 30°），并且频谱具有清晰的频谱线，则为好。

（续框）

- 如果血流与声束之间的角度大于30°或频谱不完整，则为差。
- 应使用良好的频谱多普勒追踪进行定量分析。

按以下标准判断彩色血流图。

- 如果感兴趣的血流与探头对齐并且增益设置正确（刚好低于产生背景噪声的水平），则为好。如果血流集中，则基线跟着移动。
- 如果血流未对齐或增益设置不正确，则为差。
- 对于反流的评估，彩色血流图必须良好。

当用于对齐频谱多普勒时，次佳设置可能就足够了。

胸骨旁长轴切面

2D 成像
可用于测量
如有需要，采集右心室流入道和流出道切面

彩色血流
1. 主动脉瓣
2. 二尖瓣

M 型模式
1. 主动脉根部和左心房
2. 二尖瓣运动（未显示轨迹）
3. 左心室尺寸测量
测量是边到边

胸骨旁短轴切面——心室和二尖瓣

2D 成像
评估左心室功能和节段运动异常
评估右心室
可用于M型或2D测量左心室尺寸和功能评估

2D 成像
评估二尖瓣形态
考虑经过二尖瓣的彩色血流和面积描记法

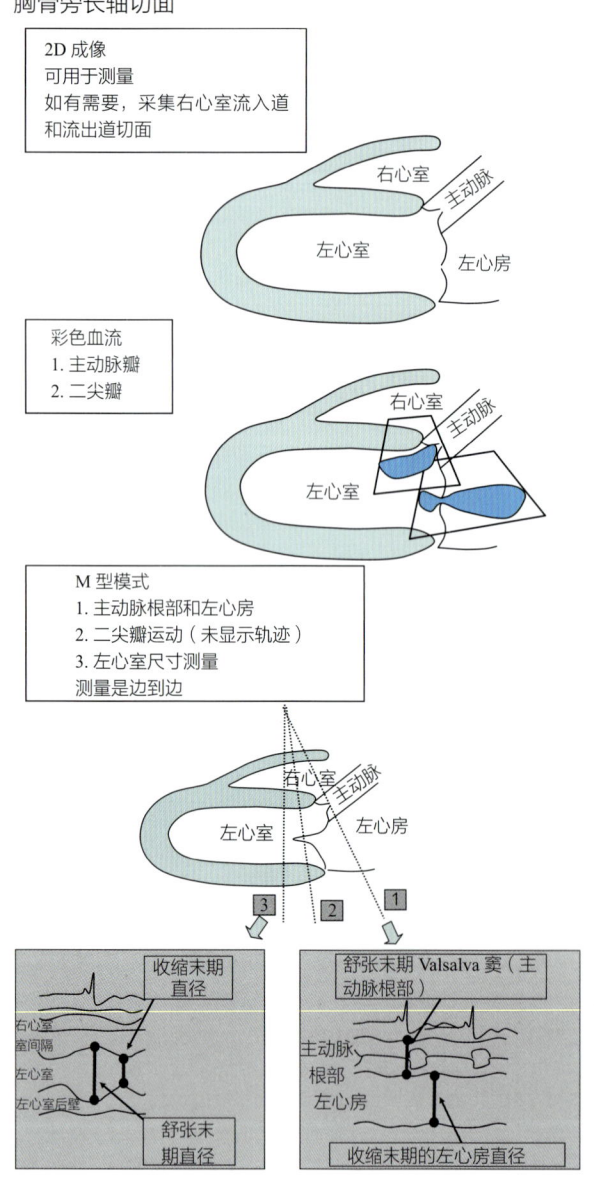

▲ 图 2-23 胸骨旁长轴切面小结

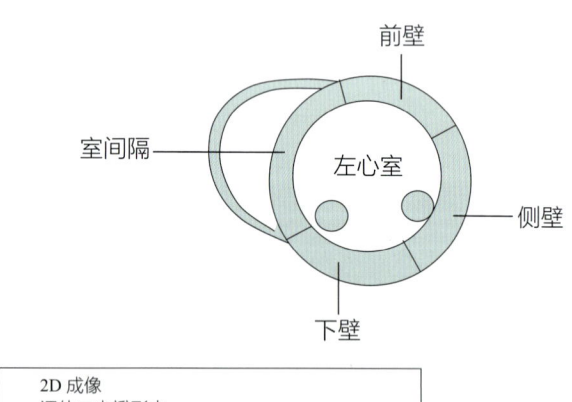

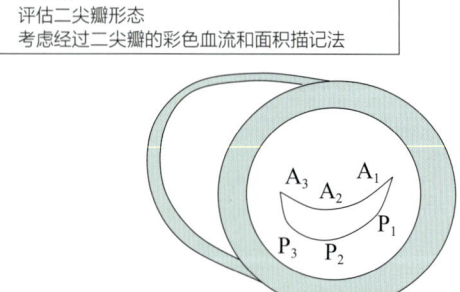

▲ 图 2-24 胸骨旁短轴切面小结

胸骨旁短轴切面——主动脉瓣水平

2D 成像
评估三尖瓣、主动脉瓣和肺动脉瓣形态
可测量右心室大小

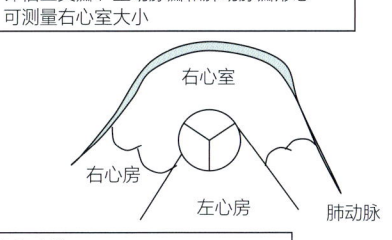

彩色血流
评估三尖瓣、主动脉瓣和肺动脉瓣
能评估房间隔

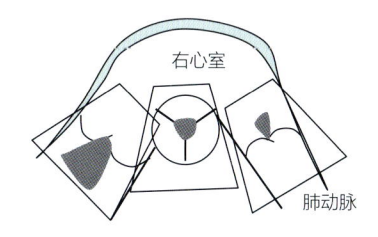

多普勒
使用连续波多普勒评估三尖瓣反流和狭窄
使用脉冲波多普勒测量右心室流出道
使用连续波多普勒可用于评估三尖瓣反流

▲ 图 2-25　短轴切面（主动脉瓣水平）小结

心尖切面——四腔心

2D 成像
评估左心室大小、厚度、功能和室壁节段运动
评估右心室大小和功能
观察二尖瓣和三尖瓣形态

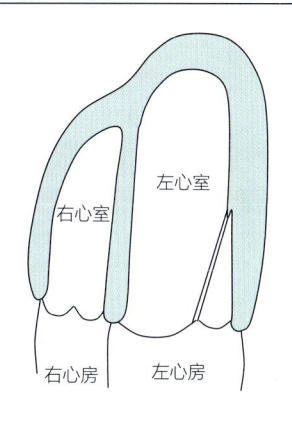

彩色血流
评估二尖瓣和三尖瓣

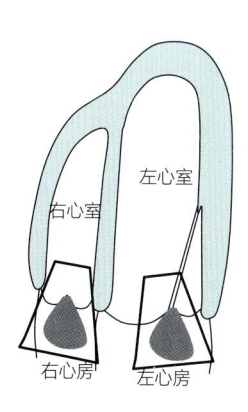

▲ 图 2-26　心尖四腔心切面小结

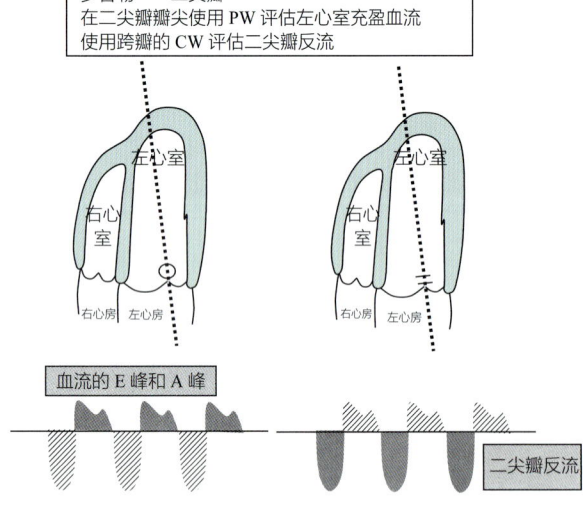

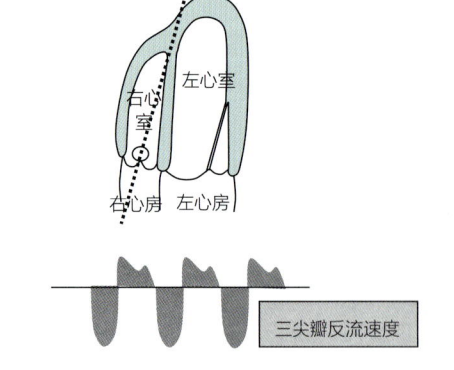

▲ 图 2-27　心尖四腔心切面小结：多普勒

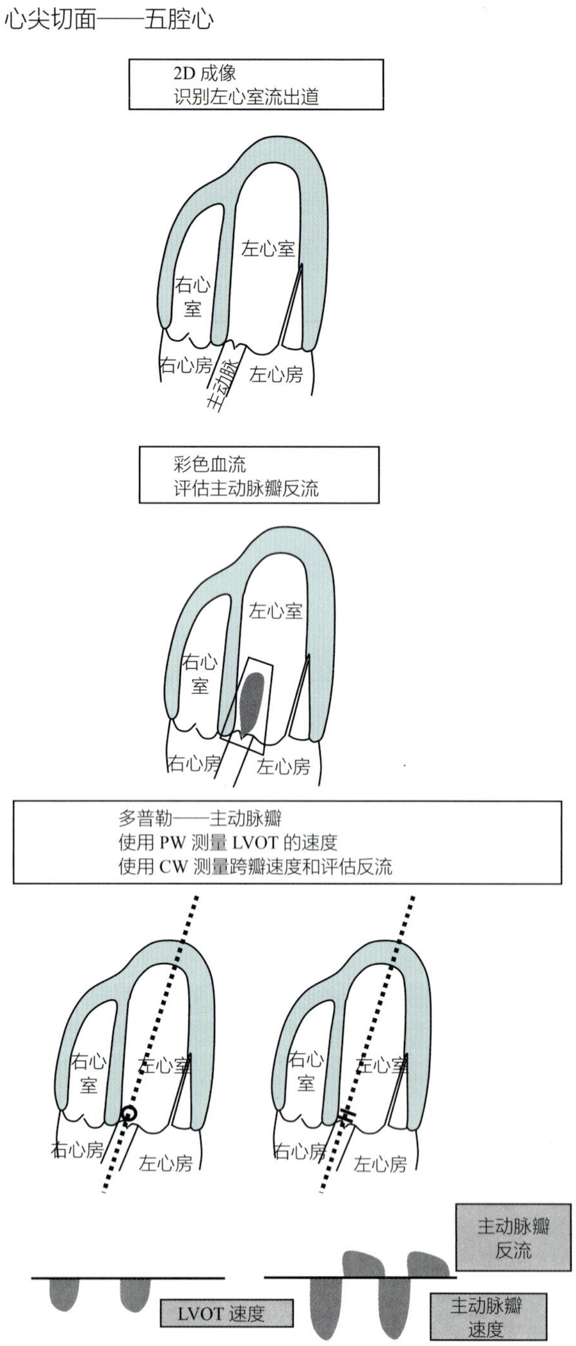

▲ 图 2-28　心尖五腔心切面小结

第2章 经胸超声心动图检查
Transthoracic examination

心尖切面——两腔心和三腔心

2D 成像
评估左心室功能和节段运动异常
评估二尖瓣形态

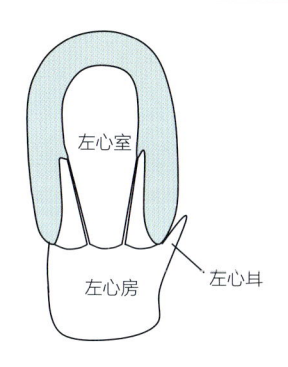

左心室
左心房
左心耳

2D 成像
评估左心室功能和节段运动异常
评估二尖瓣和主动脉瓣形态
可使用多普勒测量二尖瓣和主动脉瓣血流

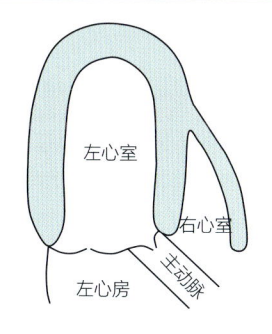

左心室
右心室
左心房
主动脉

▲ 图 2-29 心尖两腔心切面及三腔心切面小结

剑突下和胸骨上窝切面

2D 成像
评估右心，检测心包积液

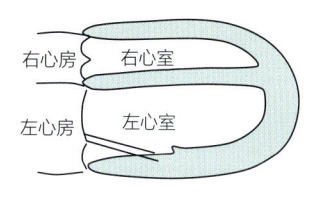

右心房
右心室
左心房
左心室

彩色血流
评估房间隔和室间隔

右心室
左心室

2D 和 M 型——下腔静脉
通过下腔静脉呼吸反应评估右心房压力

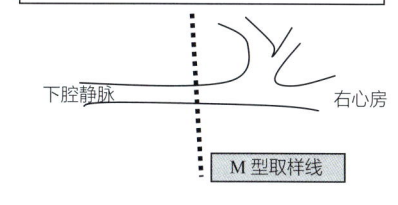

下腔静脉
右心房
M 型取样线

2D 成像和多普勒
评估主动脉
在降主动脉使用多普勒评估主动脉反流

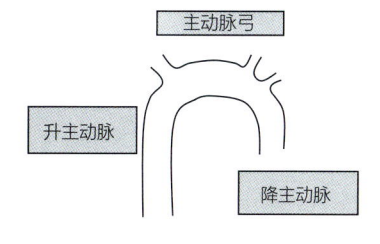

主动脉弓
升主动脉
降主动脉

▲ 图 2-30 剑突下和胸骨上窝切面小结

065

第 3 章 经胸解剖与病理学：腔室和血管
Transthoracic anatomy and pathology: Chambers and vessels

蒋宇雯　范惠华　**译**
朱　雯　黄国倩　**校**

一、左心室

（一）正常解剖

左心室是一个具有肌性室壁的腔室，包含乳头肌及腱索。腔室的大小和厚度的解剖特征会随病理改变而显著变化，许多心脏和系统性疾病与心脏扩张或肥大有关。

（二）正常表现

1. 二维切面

左心室几乎可以在所有的声窗看到。至少为胸骨旁长轴和短轴切面，以及心尖四腔心、两腔心和三腔心切面（图 3-1）。

2. 二维表现

- 胸骨旁长轴切面：可见室间隔基底段和中段及后壁（有时也称为下侧壁）。此切面用于测量室壁厚度和腔室大小，也可以评估左心室流出道。
- 胸骨旁短轴切面：通过前后倾斜探头，可以在横截面上扫描整个左心室。关键的切面是左心室中间段（乳头肌水平）和心尖段切面。乳头肌水平切面用于心室壁和心室腔的线性和面积测量。也可以评估（顺时针顺序）室间隔、前壁、侧壁和下壁的局部室壁运动异常。
- 心尖四腔心切面：评价心尖、室间隔（左侧）和侧壁（右侧）节段性室壁运动的最佳切面。适用于追踪左心室面积和长度。
- 心尖二腔心切面：聚焦在下壁（左侧）和前壁（右侧）。
- 心尖三腔心切面：心尖的胸骨旁长轴切面。显示后（下侧）壁和室间隔。
- 剑突下切面：提供左心室的另一种切面，但并非必需。

3. 三维切面和表现

- 左心室的三维采集可以从胸骨旁声窗或心尖窗获得。
- 最好使用 3D 全容积采集模式，以确保整个左心室成像。
- 采集后，3D 图像可以旋转并切割成任意平面，以检查任何感兴趣的区域。
- 在决定 3D 左心室评估的适用性时，2D 图像显示良好的心内膜很重要。

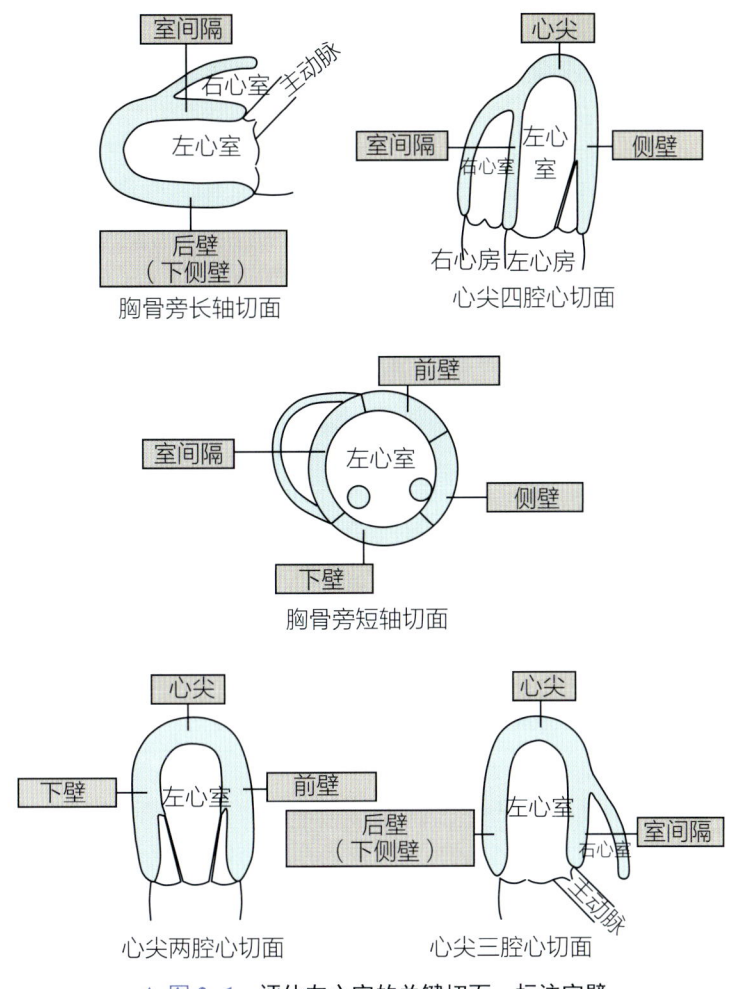

▲ 图 3-1 评估左心室的关键切面，标注室壁

二、左心室评估

（一）概述

准确的左心室评估（内径、容积、室壁厚度、质量和功能）在临床实践中至关重要。几乎所有的心血管疾病都可以改变测量结果。超声心动图最常见的指征是评价左心室功能，最常用的参数是射血分数（ejection fraction，EF）。评估经常是目测，但有显著的观察者间变异并依赖操作者技能。建议采取定量措施以确保诊断的准确性。

（二）评估

- 总结所有切面（胸骨旁和心尖），获得对心室外观、大小和功能的初步印象。
- 对明显的结构变化做出评价：心室形状、室壁瘤、室壁变薄、室壁肥厚、室壁特征（"斑点"等）。
- 定量报告腔室大小并总结：正常、轻度、中度或重度扩张；正常、轻度、中度或重度肥厚。如果肥厚，根据外形和相对厚度，即偏心、向心、不对称（间隔、心尖）的模式给出意见。
  - 二维和 M 型定量测量左心室大小和质量已经得到了很好的验证，但两者都各有优缺点。
  - 胸骨旁声窗的 M 型测量被广泛应用。它非常依赖于 M 型取样位置，并且没有考虑左心室形状或局部的室壁运动异常。采用二维引导 M 型取样或直接二维测量，可以减轻这个问题。
- 一般来说，左心室形状的变化最好用容积双平面 Simpson 法测量容积，并用截断椭球法来计算心肌质量。因此，这些方法应分别用于准确评估左心室容积和质量。
- 参考范围取决于性别和体型。理想情况下，应记录身高和体重，并使用体表面积（body surface area，BSA）用于标化左心室大小。

- 使用测量的左心室大小，报告收缩功能的定量评估（如 EF），并总结为收缩功能正常或轻度、中度或重度减退。
- 从心尖和胸骨旁的声窗观察节段性室壁运动的变化（正常、运动减退、运动消失、矛盾运动、室壁瘤），并报告异常。
- 如需进行完整的研究，评估并报告左心室舒张功能。
- 最后，确保报告了可能与已发现的左心室病变（如瓣膜疾病）相关的全部病理改变。

如何获得最佳切面

二维图像
- 心尖固定，收缩期不向基底部移动。
- 心尖部心肌比心室其他部分薄。
- 最佳切面是心室最长的切面（如心尖切面）。
- 收缩期功能正常的患者，心尖为三角形；"罗马拱"形提示短缩＝扫描平面没有与心尖部相交。
- 在心尖两腔心切面中，不应显示乳头肌。如果显示，应顺时针旋转和（或）前倾斜探头来调整。
- 在心尖两腔心切面中，不应看到右心室。看到冠状窦提示扫描平面太靠后。
- 通常可以通过向外移动并下移约一个肋间隙来避免短缩。
- 如果心内膜边界不清楚，容积就会被高估。清晰的心内膜对于观察节段室壁运动异常尤为重要。可以通过机器控制来提高灰度（如谐波成像、增益和对比度）或调整探头位置（增加压力、更好的接触、切面的轻微变化）来改善心内膜清晰度。
- 舒张末期和收缩期末期容积的边界被设定在疏松的小梁状心肌与致密心肌的边界。然而，许多患者不能很好地显示这一界限，这限制了左心室容积测量的准确性。当需要准确测量左心室容积时，应进行超声心动图造影检查。

三维图像
- 在选择患者进行 3D 图像采集时，良好的二维超声心动图图像质量非常重要。
- 如果心内膜显示较差，则可使用左心对比剂。
- 全容积数据采集是由心电图触发的，因此患者心律规则是很重要的。
- 为了减少拼接伪影的发生，探头和患者应保持稳定的位置。
- 如果要在几次心动周期上获得全容积数据，建议在患者屏气时进行采集。

三、左心室大小

由于很难用二维成像来量化三维结构，从二维超声心动图发展的技术依赖于在标准位置测量心室。

然后直接报告（线性测量）或使用数学公式模拟假定的心室形状（容积测量）。原则上，在更多的平面上更多次地测量左心室，评估就越准确。相反，如果测量的方法越少，就必须做出更多的假设，节段性的病变就越有可能被忽视。有时（如在正常的心脏中），简单的线性测量就足够了。然而，如果存在病变，则需要准确性。最近，3D 数据的收集使得更精确地量化心室大小成为可能。

（一）线性测量

1. 二维图像（图 3-2）

- 最近的指南建议胸骨旁长轴切面是最合适的成像平面，因为该切面上室间隔和后壁平行。
- 大多数仪器上，左心室内径是与室间隔（interventricular septum，IVS）和后壁（下侧壁）的厚度一起测量的。
- 记录一段优化的胸骨旁长轴切面，确定舒张末期的帧（心室最大）。
- 从心内膜边缘到心内膜边缘测量，保证测量线与两侧室壁的正确角度。在长轴切面中，这条线应该穿过二尖瓣瓣尖。记录左心室舒张末期内径（left ventricular end-diastolic diameter，LVEDD）。
- 确定收缩末期的帧（心室最小），并使用相同的技术，测量左心室收缩末期内径（left ventricular end-systolic diameter，LVESD）。

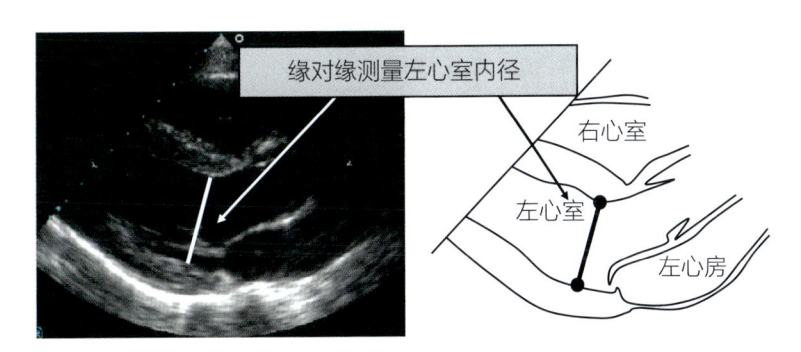

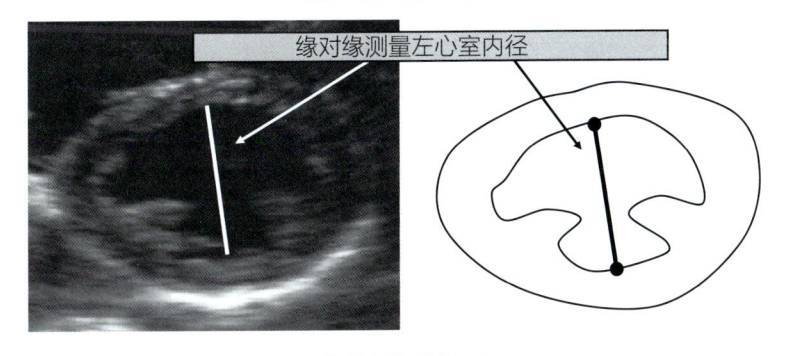

▲ 图 3-2　胸骨旁切面二维测量示例

2. M 型测量（图 3-3）

- 室壁厚度和腔室大小也可以用 M 型测量。
- 确保取样线垂直于左心室壁，刚好位于二尖瓣瓣尖的远端。
- 获取 M 型显像。
- 在心动周期的适当阶段，使用横轴上最连续的线测量 IVS、后壁、LVEDD 和 LVESD。

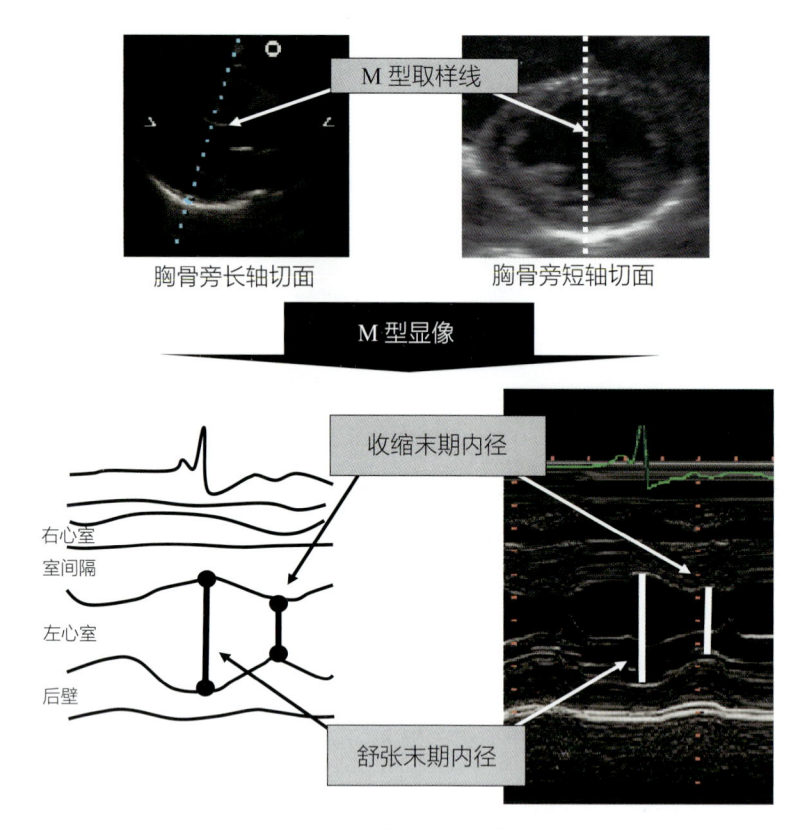

▲ 图 3-3 胸骨旁切面 M 型测量示例

（二）二维容积测量

Simpson 法

Simpson 法（图 3-4）是基于将左心室从心尖向下至二尖瓣环切成一系列盘片的原理。然后用每个盘片的直径和厚度计算每个盘片的体积。将所有的盘片加在一起，以获得总的左心室容积。如果在单个平面上（心尖四腔心切面），则假定左心室在每一层都是圆形的。通过使用两个相互垂直的平面（双平面：心尖四腔心和两腔心切面），使得圆盘的表面积更准确，从而提高测量的精确性。虽然这可以通过"手工"在多个平面上测量直径来完成，但实际上，心室的边界由操作者和机器或离线软件来跟踪并自动计算容积。

- 在心尖四腔心切面，获得清晰的左心室图像，心内膜边界清晰。
- 记录一个心动周期，找到舒张末期的帧（通常是心室尺寸最大的帧，或在心电图的 R 波之上或之前）。
- 这个图像应该有最大的左心室容积。
- 沿着心内膜边缘，从二尖瓣环的一侧到另一侧，并用直线连接两端。记录左心室舒张末期容积（left ventricular end-diastolic volume，LVEDV）。
- 测量左心室从二尖瓣中间到心尖的长度。根据机器的不同，心尖的识别可以在描记后自动进行。记录左心室长轴。
- 在心动周期中的收缩末期找到最小的左心室容积（通常是心室尺寸最小的帧或心电图 T 波刚刚结束时/后）。像前面一样，描记心内膜边缘，记录左心室收缩末容积（left ventricular end-systolic volume，LVESV）。

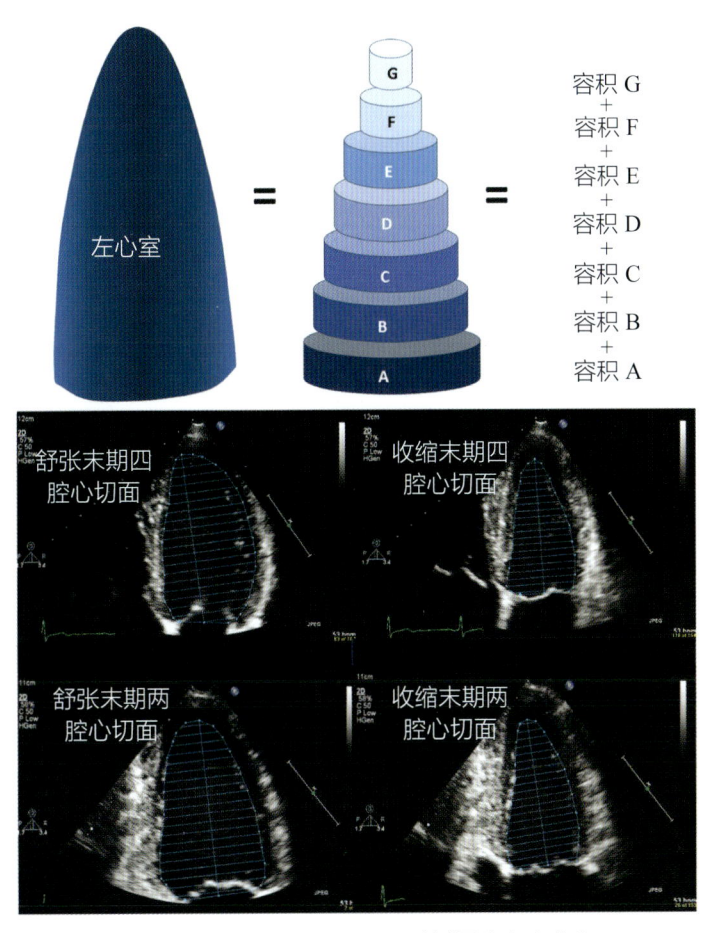

第3章 经胸解剖与病理学：腔室和血管
Transthoracic anatomy and pathology: Chambers and vessels

▲ 图 3-4 双平面 Simpson 法测量左心室容积

- 上述方法将提供左心室容积的单平面测量。对于双平面测量，使用优化的心尖两腔心切面重复测量舒张和收缩图像。
- 避免短缩，确保心内膜边界清晰。短缩导致低估容积并改变心室形状。四腔和两腔心切面的左心室长度差应该小于 10%。

正常范围取决于技术、性别和体型

技术之间的系统差异意味着"正常"范围有所不同。例如，直接 2D 测量往往比 M 型测值略小。此外，正常范围视个人的性别和体型而定（各"正常"范围见表 3-1 至表 3-4）。需要报告使用的方法和人口特征的数据。

表 3-1 二维测量的左心室容积正常范围（女性）

左心室大小	正　常	轻　度	中　度	重　度
EDV/BSA（ml/m²）	29~61	62~70	71~80	>80
ESV/BSA（ml/m²）	8~24	25~32	33~40	>40

071

表 3-2　二维测量的左心室容积正常范围（男性）

左心室大小	正 常	轻 度	中 度	重 度
EDV/BSA（ml/m²）	34~74	75~89	90~100	> 100
ESV/BSA（ml/m²）	11~31	32~38	39~45	> 45

表 3-3　左心室尺寸测量的正常范围（女性）

左心室大小	正 常	轻 度	中 度	重 度
EDD（cm）	3.8~5.2	5.3~5.6	5.7~6.1	> 6.1
EDD/BSA（cm/m²）	2.3~3.1	3.2~3.4	3.5~3.7	> 3.7
ESD（cm）	2.2~3.5	3.6~3.8	3.9~4.1	> 4.1
ESD/BSA（cm/m²）	1.3~2.1	2.2~2.3	2.4~2.6	> 2.6

表 3-4　左心室尺寸测量的正常范围（男性）

左心室大小	正 常	轻 度	中 度	重 度
EDD（cm）	4.2~5.8	5.9~6.3	6.4~6.8	> 6.8
EDD/BSA（cm/m²）	2.2~3.0	3.1~3.3	3.4~3.6	> 3.6
ESD（cm）	2.5~4.0	4.1~4.3	4.4~4.5	> 4.5
ESD/BSA（cm/m²）	1.3~2.1	2.1~2.3	2.4~2.5	> 2.5

（三）三维容积测量

三维容积测量见图 3-5 和图 3-6。3D 超声心动图是 Simpson 法的一个改进，因为它允许在超声心动图容积采集的三维空间内对腔室边界进行测量。因此，无须假设心室的短轴切面呈圆形（或椭圆形），并将其相加为"叠盘"。相反，可以在所有维度上勾勒出心室的实际形状。

- 为了处理全容积数据，需要一个专为左心室编写的 4D 半自动描记检测程序，并带有手动校正选项。
- 商用超声诊断仪包含软件工具，可用于评估左心室容积和射血分数。另一种方法是使用商用软件包（4D-LV Function，TomTec，Germany）进行离线处理，该软件包能够处理来自不同超声诊断系统的 3D 数据集。
- 采集 3D 数据集后，将切割出四腔心切面、两腔心切面和一个或多个短轴切面（C 平面）来查看。
- 左心室容积是通过全容积数据集（容积 3D 超声）对每个切片的面积求和来计算的。

（四）三维左心室容积的采集

1. 全容积技术（图 3-6）

- 使用探头的 2D 模式显示心尖四腔心切面。
- 如果可用，应使用双平面（或三平面）2D 成像，同时显示心尖四腔心和心尖两腔心切面，以优化探头的位置。注意确保所有左心室节段也显示在心尖两腔心切面中。

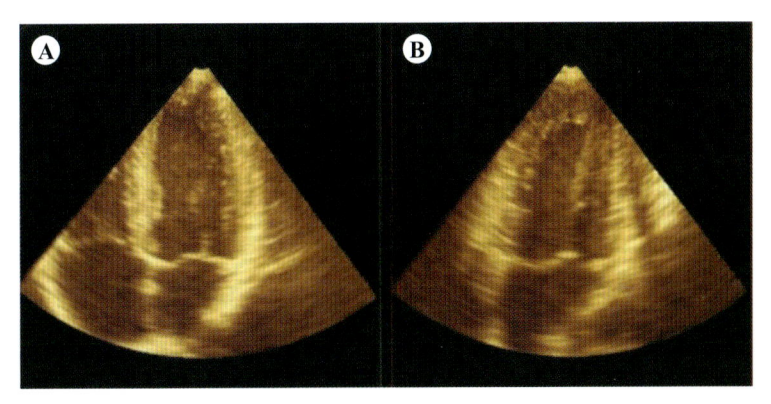

第3章 经胸解剖与病理学：腔室和血管
Transthoracic anatomy and pathology: Chambers and vessels

▲ 图 3-5 心尖采集三维左心室双平面切面
A. 四腔心切面；B. 两腔心切面

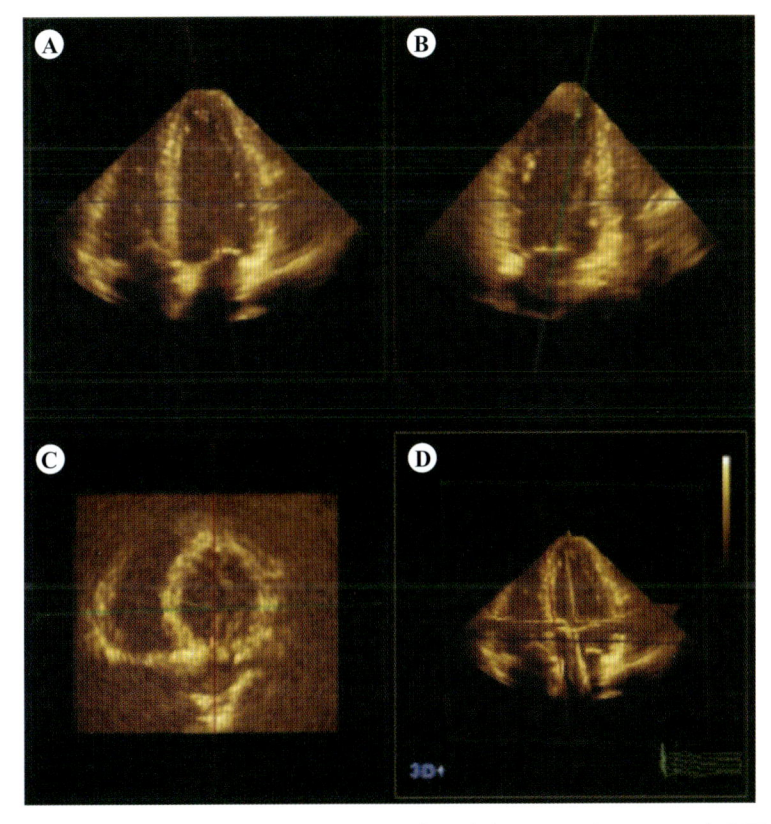

▲ 图 3-6 飞利浦 QLAB 7.1 三维全容积左心室显示：心尖四腔心切面（A）、双平面心尖两腔心切面（B）、短轴（C 平面）（C），以及三个切面的显示（D）

- 在 2D 成像中调整增益，以实现最佳的心内膜清晰度。深度应设置为排除大部分左心房。
- 使用实时成像激活 3D 显示，为全容积数据集设置需要记录的心动周期数。
- 子容积越小，获取包含整个左心室容积所需的时间越长。然而，与在一个心动周期内采集整个左心室相比，在连续的心动周期中采集的小的子容积（拼接在一个"全容积"3D 数据集中）提供了更好的时间和空间分辨率。
- 使用 4 个连续的心动周期，容积率（对应于 2D 超声中的帧频）大于 20 容积 / 秒。

073

- 获取至少两个 3D 数据集，然后评估质量（2D 平面上的心内膜边界，拼接伪影）。拼接伪影在重建的短轴平面上最清晰可见。
- 如果存储的数据集不合格，则丢弃并获取另一个数据集。

2. **高容积率技术**
- 前三个步骤与全容积采集中的步骤相同。
- 屏息期间，至少以与全容积成像相同的方式记录和评估两个 3D 数据集。
- 当使用同时测量左心房和左心室容积的专用软件时，包括左心房在内的采集是必要的。

二维与三维容积测量
- 通过 3D 测量获得的容积明显大于通过 2D 技术测量的容积，对比剂增强的 3D 容积比未增强的 3D 容积大。
- 3D LVEF 阈值低于 2D。
- 对于序贯研究，理想情况下应使用相同的成像软件和后处理软件，以保持一致性。

（五）处理数据集

后处理系统通常会自动显示心尖四腔心切面、心尖两腔心切面和 C 平面（短轴切面）。处理图像的方式因软件而异，但通常包括以下方式。

- 操作员可以调整平面，以确保准确无短缩的心尖四腔心和心尖两腔心切面。
- 一旦确定心脏长轴，即可计算心室容积和射血分数。通常，对操作员存在以下要求。
  - 识别舒张末期和收缩末期的帧（一些软件会要求标记这些帧）。
  - 确定四腔心和两腔心切面上的解剖点（如左心室壁、左心室心尖或二尖瓣）（图 3-7），以便半自动程序能够描绘左心室边界。然后，软件将在其他切面和帧中描绘边界（图 3-8）。
- 然后软件将计算所有心动周期的左心室容积边界。
  - 检查计算的边界是否位于舒张末期和收缩末期致密心肌和小梁心肌之间。这可以通过将短轴切面从心尖移动到左心室底部来实现。应手动纠正主要误差（＞0.5cm），并再次应用 3D 分析软件。
  - 舒张末期和收缩末期容积及射血分数将自动计算和显示。

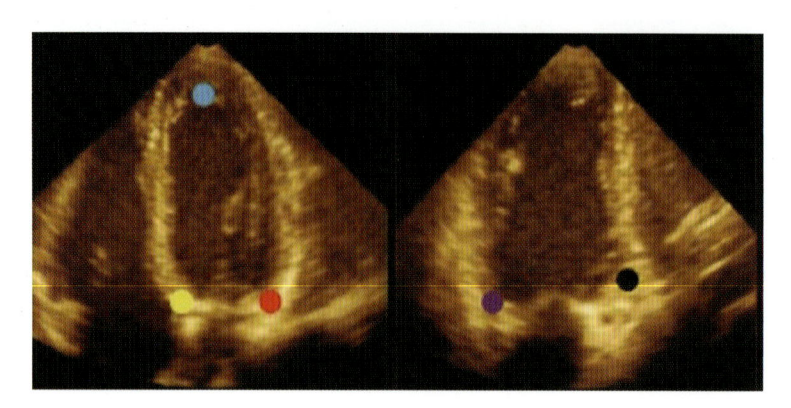

▲ 图 3-7 设置解剖标志用于估算三维舒张末期容积（飞利浦 QLAB）

一旦选择了适当的舒张末期帧，并调整图像以减少短缩，后处理软件会提示操作者标记室间隔基底段（黄点）、侧壁基底部（红点）、前壁基底部（紫点）、下壁基底部（黑点）和心尖（蓝点）

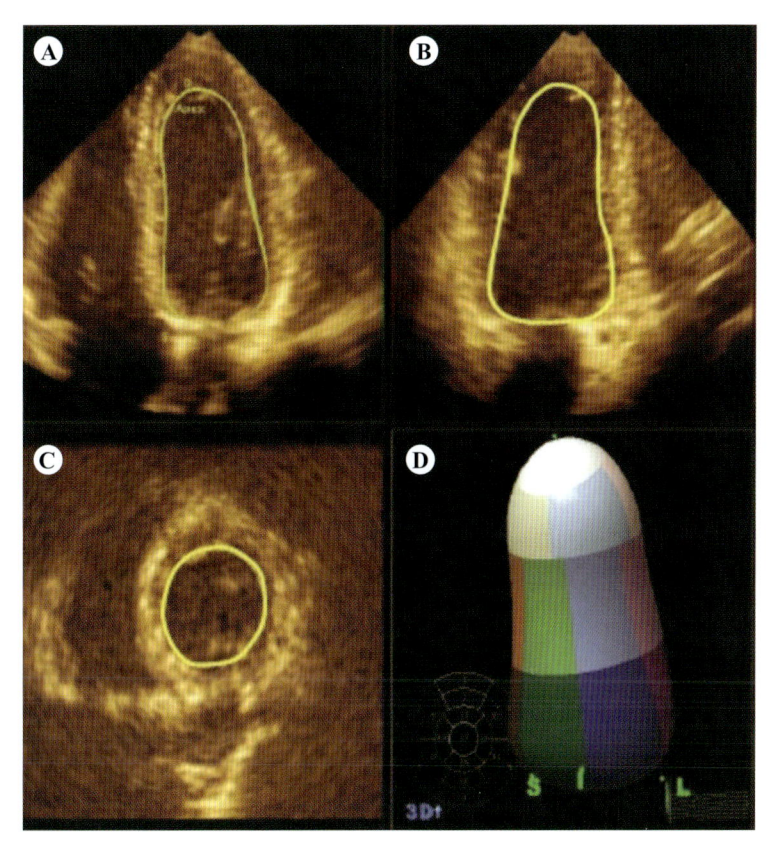

▲ 图 3-8 一旦确定初始解剖标志，后处理程序将在两腔心切面（**A**）、四腔心切面（**B**）和短轴切面（**C**）中勾画左心室边界。在此过程中，创建一个 17 节段的左心室模型（**D**）

（六）检查边界和计算容积

- 一旦后处理生成左心室边界，通过在短轴平面内切割腔室，检查是否准确描绘了真实的左心室边界。如果发现重大偏差，请进行纠正。
- 在标准心尖和连续短轴切面中目测评估左心室节段室壁运动，以确保计算的射血分数与操作员目测预期的相似。
- 左心室容积可细分为 16 或 17 个节段容积。这些形成了一个金字塔形，其最高点位于左心室中心，这通常由软件着色。
- 可以评估每个节段容积的舒张末期和收缩末期容积及射血分数，但目前还没有普遍接受的正常值。目前，节段容积的显示结合二维切面有助于识别室壁节段运动异常。
- 可使用节段容积曲线评估收缩达峰时间。
- 3D 分析软件测量从舒张末期到记录最小左心室容积（曲线最低点）的时间，并计算平均值和标准差。
- 男性 EDV/BSA 的正常范围 < 79ml/m^2，女性 < 71ml/m^2。ESV/BSA 对于男性的正常值通常 < 32ml/m^2，女性 < 28ml/m^2。

四、左心室厚度和质量

所有左心室质量测量均基于以下原则：估计心外膜和心内膜左心室容积之间的差，然后使用已知心肌密度（即体积 ×1.05）计算该"外壳"的质量。测量技术与左心室大小的量化相同，只不过要同时获得腔室容积和总容积。在舒张末期进行测量。

线性测量可以直接报告室壁厚度，也可以根据简单的公式用于估算质量，而不考虑左心室几何形状的变化。应首选容积测量。只要有良好的心外膜边界，三维超声心动图也可用于评估左心室质量。

（一）线性测量

室间隔和后壁厚度

最简单和最广泛使用的左心室厚度评估是 M 型或 2D 图像的室间隔和后壁厚度（图 3-9）。

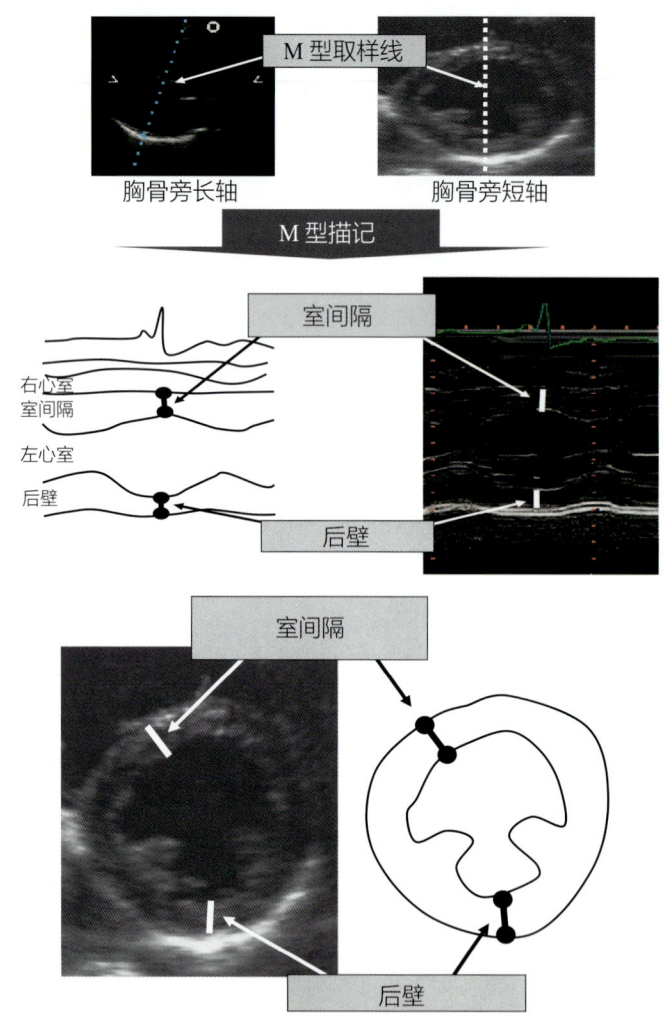

▲ 图 3-9 线性测量左心室厚度的位置

- 在胸骨旁长轴或胸骨旁短轴（中乳头肌水平）中，将 M 型取样线垂直于二尖瓣瓣尖水平穿过心室。
- 识别室间隔和后壁，并测量最薄部分（舒张末期）。
- 报告室壁厚度，如果增厚，考虑进一步对肥厚进行分类。
- 测量也可以直接从胸骨旁二维图像进行，在舒张末期冻结。用卡尺从边到边测量。

（二）来自线性测量的容积测量

Teichholz 法或椭球法

左心室质量可以使用"旋转椭球体"公式从线性尺寸来估算。传统上，这是基于 M 型测量。该方程使用立方测量，因此稍微偏离的切面或测量上的小误差将放大为容积上的大误差。该方法不考虑左心室形态异常，目前很少使用。

- 在胸骨旁长轴或短轴（中乳头肌水平）切面中，测量左心室舒张末期直径、室间隔厚度和后壁厚度（posterior wall thickness，PWT）。
- 在心尖四腔心切面中，测量舒张末期左心室长度（从心尖到二尖瓣环的中间）。
- 使用以下公式自动计算左心室质量（单位：g）。

$$左心室质量 = 0.8 \times 1.04 \times [(IVS+LVEDD+PWT)^3 - LVEDD^3] + 0.6$$

基于心脏尸检的研究，常数 0.8 和 0.6 提高了公式的准确性。

（三）二维容积测量（图 3-10）

1. 面积 – 长度法和椭球模型

基于面积 – 长度公式和截断椭球体模型，有两种经验性的方法可用于估计左心室心肌质量。两种方法在舒张末期测量相同的数据，即总面积和心室腔面积（中乳头肌水平短轴切面），以及左心室长度（心尖两腔心切面），仅在用于估计容积的方程上有所不同。

- 获得清晰的胸骨旁短轴切面（心室中间段水平），心内膜和心外膜边界清晰。
- 存储一段图像并滚动至舒张末期帧。
- 沿着心内膜边界描记并记录心内膜或左心室腔的横截面积。描记时不要包括乳头肌。
- 沿着心外膜边缘描记，记录心外膜或总横截面积。
- 心肌面积是总横截面积和空腔横截面积之间的差值。
- 在非短缩的心尖双腔切面中，存储一段图像并确定舒张末期帧（当心室最大时）。测量心尖到二尖瓣环中间的距离。记录左心室长度。
- 机器或离线软件将根据这些测量值自动计算左心室质量。
- 体积的截断椭球公式如下。

$$体积 = \frac{8 \times (胸骨旁短轴的横截面^2)}{3 \times \pi \times 左心室长度}$$

2. 双平面 Simpson 法

只要心外膜边界清晰，就可以使用双平面 Simpson 法从二维图像计算质量。该技术的准确性取决于在两个部位获得清晰的心外膜边界。但是与其他方法不同，它会考虑节段性室壁运动异常或室壁厚度的不对称变化。这项技术背后的原理也是在三维超声心动图中测量质量的基础。要通过 2D 实现这一点。

- 在心尖四腔心和两腔心切面中追踪心外膜边界，使用 Simpson 法测量舒张末期左心室总容积。
- 从总容积中减去 Simpson 法评估的 LVEDV。将差值乘以 1.05，得到左心室质量。

（四）三维容积测量（图 3-11）

三维质量评估（正常范围见表 3-5 和表 3-6）是对 2D 双平面 Simpson 法质量评估方法的改进，该方

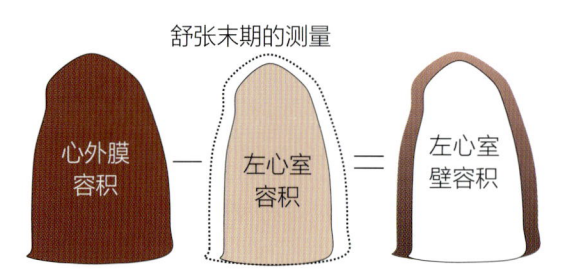

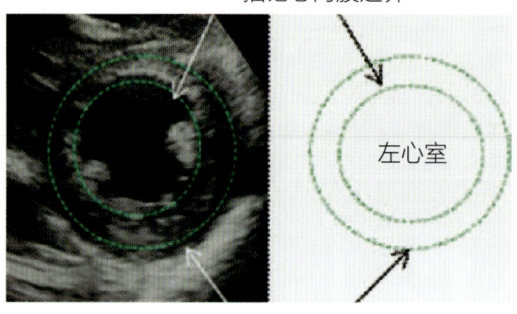

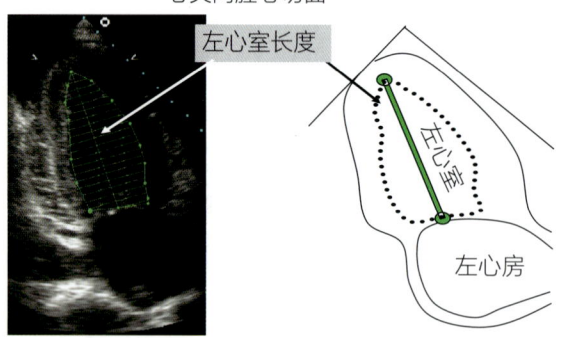

▲ 图 3-10　测量左心室心肌质量的方法

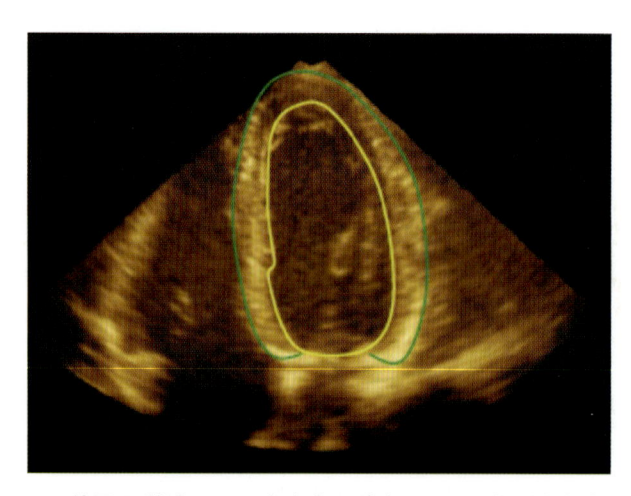

▲ 图 3-11　使用飞利浦 QLAB 在心尖四腔心切面 3D 估测左心室心肌质量
在心尖四腔心及心尖两腔心切面中选择舒张末期帧。标记二尖瓣环和心内膜边界（黄线）。在此基础上，描绘心外膜边界（绿线）。然后软件将计算舒张末期容积、基底部至心尖的长度和左心室心肌质量

表 3-5 左心室质量测量范围（女性）

左心室质量	正 常	轻 度	中 度	重 度
质量/BSA（g/m²）（线性）	43~95	96~108	109~121	>121
IVS 厚度（cm）	0.6~0.9	1.0~1.2	1.3~1.5	>1.5
PW 厚度（cm）	0.6~0.9	1.0~1.2	1.3~1.5	>1.5
相对壁厚度（cm）	0.22~0.42	0.43~0.47	0.48~0.52	>0.52
质量/BSA（g/m²）（2D）	44~88	89~100	101~112	>112

BSA. 体表面积；IVS. 室间隔

表 3-6 左心室质量测量范围（男性）

左心室质量	正 常	轻 度	中 度	重 度
质量/BSA（g/m²）（线性）	49~115	116~131	132~148	>148
IVS 厚度（cm）	0.6~1.0	1.1~1.3	1.4~1.6	>1.6
PW 厚度（cm）	0.6~1.0	1.1~1.3	1.4~1.6	>1.6
相对壁厚度（cm）	0.24~0.42	0.43~0.46	0.47~0.51	>0.51
质量/BSA（g/m²）（2D）	50~102	103~116	117~130	>130

BSA. 体表面积；IVS. 室间隔；PW. 脉冲波

法不只是使用两个平面，而是通过自动化软件三维识别心外膜和心内膜"壳"的边界。这种三维测量体积的技术是心脏磁共振能够如此精确地测量左心室心肌质量的关键原因。如果具有良好的图像质量，现在三维超声心动图左心室心肌质量测量与金标准技术一样好。要使用 3D 测量左心室质量，请执行以下操作。

- 获取心尖的 3D 全容积数据集。
- 持续丢弃并获取全容积数据集，直到拥有满意的无伪影且边界清晰的最佳质量 3D 数据集。
- 将数据集加载到后处理软件中。这将在标准切面中显示左心室，通常为四腔心切面、两腔心切面和短轴切面。
- 具体的分析方法取决于软件包。然而，通常存在以下情况。
  - 在四腔心切面中，操作员标记二尖瓣环和舒张末期心内膜边界。
  - 然后操作员识别心外膜边界。
  - 对于两腔心切面，重复此程序。
  - 然后，软件包自动测量舒张末期容积和心底到心尖的长度，以生成左心室心肌质量的测量值。

五、左心室肥大

（一）概述

左心室质量的临床重要性与病理性左心室肥大（left ventricular hypertrophy，LVH）的鉴别有关。LVH 可继发于其他病变（如主动脉瓣疾病或高血压），也可能是原发的心肌疾病（如肥厚型心肌病、浸润性心肌病）。肥厚型心肌病可能有不对称改变，包括室间隔或心尖改变。生理性肥厚也常被发现（如运动员或怀孕期间），这被认为是可逆的。在老年人中，有时存在室间隔增厚和成角，这造成了室间隔肥厚的印象，但左心室心肌质量通常不变。

（二）评估

如果存在肥厚，则根据下列进一步评估：①肥厚模式描述（整体或不对称）；②使用总体质量和相对于心室大小的质量描述严重程度；③相关病理特征（如瓣膜病或流出道梗阻）和其他少见表现（如淀粉样蛋白斑点结构、局部肿瘤）。

（三）表现

- 评估所有切面，对肥厚进行定性判断。胸骨旁短轴切面有利于观察向心性肥厚。胸骨旁长轴和心尖五腔心切面显示室间隔肥厚。心尖和剑突下切面可以查看心尖肥厚。报告肥厚模式，如果不对称，报告不同点的室壁厚度测量值。
- 淀粉样变的"斑点"为报告的常见异常纹理表征。这可能受对比度和增益设置影响。局部肥厚伴异常回声提示恶性浸润。

（四）严重程度分级

左心室心肌质量在临床上可分为四类：①正常；②相对壁厚增加伴质量增加（左心室向心性肥厚）；③相对壁厚正常伴质量增加（左心室离心性肥厚）；④相对壁厚增加伴正常质量（向心性重构）。向心性变化表明压力负荷过重（如主动脉瓣狭窄或高血压）。离心性变化提示容量负荷过重（如主动脉瓣反流）。根据总质量和（或）壁厚及相对壁厚对严重程度进行分级。

- 总体严重程度：图3-12、表3-5和表3-6提供了基于质量和壁厚进行肥厚分级的指导。
- 相对壁厚：使用左心室后壁厚度（PWT）和左心室舒张末期直径（LVEDD）。相对壁厚计算为（2×PWT）/LVEDD。
- 如果相对壁厚＞0.42，报告向心性肥厚。
- 如果相对壁厚＜0.42，报告离心性肥厚。

六、左心室功能

评估左心室功能是最常要求的超声心动图项目之一，射血分数是最常用的参数。这是由几个原因导致的。

- 出现呼吸困难和可能的充血性心力衰竭的患者数量正在增加，射血分数具有明确的预后意义。
- 帮助指导治疗（特别是决定心力衰竭的器械治疗和瓣膜疾病的手术）。记住，充血性心力衰竭是一种临床诊断，即使在临床症状明显之前，左心室功能异常也可能很明显。早期发现对防止心力衰竭进展至关重要。

评估

左心室功能的评估应该是全面的。但并非所有患者都需要全面评估，应基于临床表现来选择。然而，最低要求是评估以下方面。

- 左心室尺寸和形状。
- 收缩功能，包括节段活动异常。
- 舒张功能。

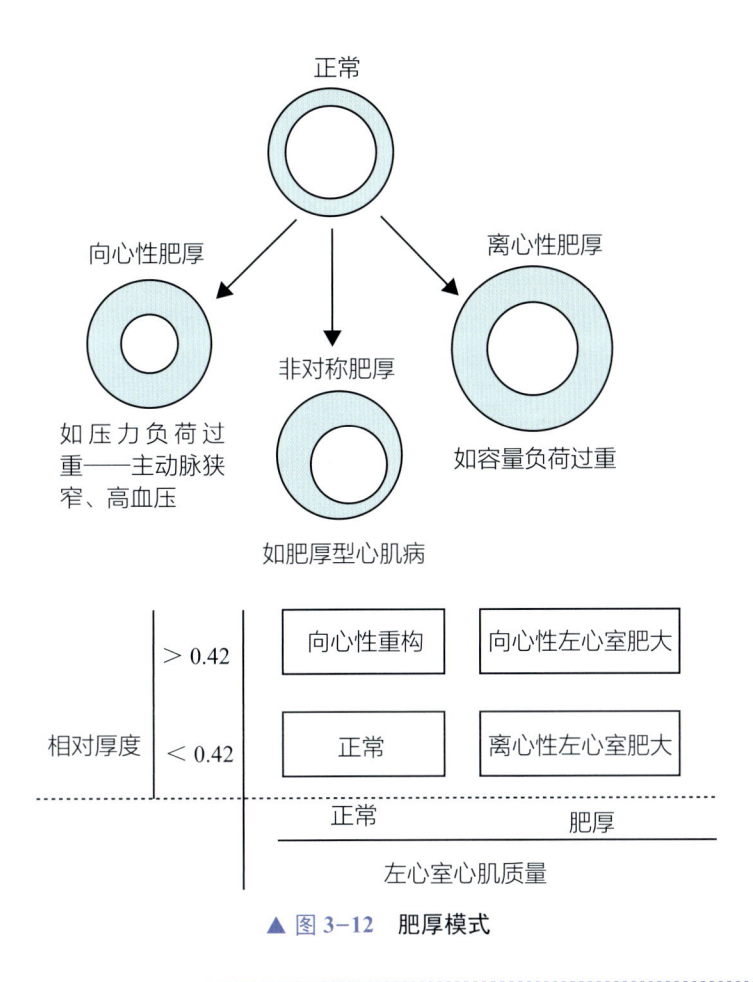

第3章 经胸解剖与病理学：腔室和血管
Transthoracic anatomy and pathology: Chambers and vessels

▲ 图 3-12 肥厚模式

> **左心室功能评估**
> - 整体收缩功能。
>   - 对大小、形状、节段和整体功能的主观评估。
>   - 测量左心室容积/尺寸、射血分数（Simpson 法或 3D）。
>   - 多普勒：容积测量、二尖瓣反流患者的 dP/dt。
>   - 心肌功能新技术（应变、应变率）。
>   - 左心室对运动负荷的反应。
> - 左心室形状和室壁应力。
> - 节段收缩功能。
>   - 节段功能的主观评估、室壁运动评分。
>   - 心肌超声造影。
> - 舒张功能。
>   - 二尖瓣血流图分类。
>   - 识别假性正常化的策略。
>   - 左心房大小（面积或容积）。
>   - 二尖瓣环组织多普勒（E/E′）。
>   - 对 Valsalva 动作的反应。
>   - 其他（肺静脉血流、二尖瓣血流传播）。

七、整体收缩功能

评估左心室收缩功能通常目测更佳。尽管有经验的读图者的眼球相当于轨迹球，但视觉评估的可行性取决于具体情况。在紧急情况下，仅进行视觉评估是合适的；但在大多数情况下，如需要择期决策时，仅仅目测是不合适的。应定量评估整体收缩功能。这里详细介绍了标准方法，最准确的方法（因此也是首选方法）是基于容积测量。

（一）2D 测量

1. EF 的目测评估

射血分数（EF）的半定量评估是可行的，以每 5% 为一阶梯。在紧急情况下，目测评估可能是合适的，但在其他需要做出择期决策的情况下，仅凭目测评估是不够的。应定量整体收缩功能。此处详细介绍了标准方法，最精确的方法（因此是首选方法）基于 2D 或 3D 容积测量。

2. EF

这表示在一个心动周期中排出的左心室内血液的比例。使用左心室舒张末期容积（LVEDV）和收缩末期容积（LVESV）。射血分数表达如下。

$$EF = \frac{LVEDV - LVESV}{LVEDV} \times 100\%$$

如果心尖图像不理想，使用左心室造影使 Simpson 法的使用成为可能，并且可以从胸骨旁声窗进行 3D 成像（图 3-13）。正常范围如表 3-7 所示。

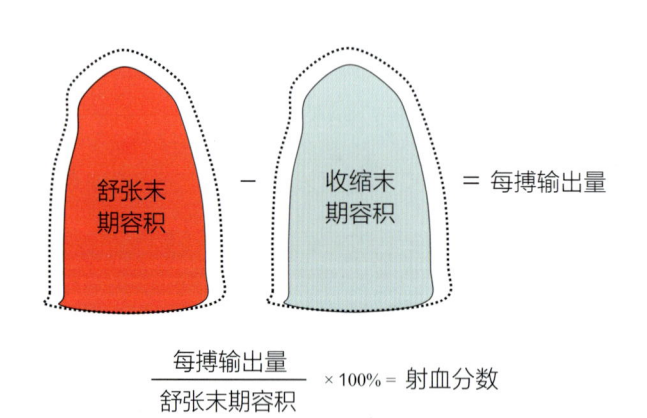

▲ 图 3-13　射血分数原理，也可以通过线性测量进行估计

表 3-7　2D 射血分数的测量范围

射血分数	正常（%）	轻度（%）	中度（%）	重度（%）
女性射血分数	54～74	41～53	30～40	< 30
男性射血分数	52～72	41～51	30～40	< 30

（二）短轴缩短率

这表示左心室尺寸变化的概括测量（心腔中段）（图 3-14）。短轴缩短率（fractional shortening，FS）基于标准线性测量。

$$FS = \frac{LVEDD - LVESD}{LVEDD} \times 100\%$$

面积如图 3-15 所示。

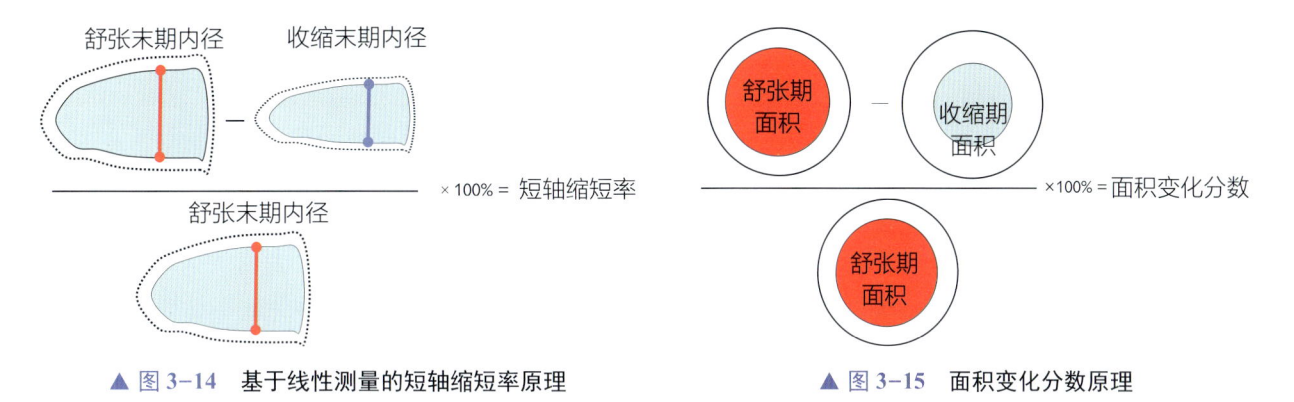

▲ 图 3-14 基于线性测量的短轴缩短率原理

▲ 图 3-15 面积变化分数原理

（三）心律失常患者的 EF 测量

- 室性心律失常：不应在期前收缩后的心动周期中测量容积，有必要记录超过两个心动周期的循环。
- 心房颤动：建议测量至少 5 次容积和 EF 并取平均值。

（四）心脏声学造影测量 EF

请参阅第 9 章。容积和 EF 测量值的操作者间变异性很高，尤其是在图像质量不理想的情况下。使用对比剂可以显著提高 EF 测量的准确性和重复性。当临床决策取决于 EF 的准确测量时，应考虑心脏声学造影（表 3-8）。

表 3-8 需要精确测量 EF 的情况

• 设备前治疗（CRT）	• CRT 后的随访
• 评估化疗患者的心脏毒性	• 如结果影响患者管理
• 中度和重度二尖瓣和主动脉瓣反流	• 重度主动脉瓣狭窄（也应通过 TDI 内侧和外侧 S 波评估纵向功能）

（五）三维测量

- 前面描述的测量误差是心脏 3D 结构投影在 2D 成像中所固有的，这需要几何假设和适当的切面位置。
- 这些注意事项对于重复成像尤其重要，因为精确的平面复制几乎是不可能的。大量证据支持 3D 成像作为一种比标准成像更准确的获取左心室容积的方法，尽管其益处在 EF 方面不太明显。参考值见表 3-9。

表 3-9 3D 射血分数的正常值范围

正常 3D 射血分数	
男性	女性
> 54%	> 57%

- 最有可能受益的患者是缺血性心肌病患者和重复研究的患者。由于小梁的分辨率不理想，左心室容积仍有一些低估。
- 需要进一步开发技术来提高成像质量和帧频，但该技术已准备好常规使用。

（六）多普勒评估

1. 每搏输出量和心排血量

- 形成射血分数的血液体积（LVEDV-LVESV）表示每搏输出量。通常为 75～100ml。这些测值随体型大小而变化，并应除以体表面积（BSA），分别得到每搏输出量指数（通常为 40～70ml/m²）和心脏指数（cardiac index，CI）[通常为 2.5～4L/（min·m²）]。体表面积（m²）计算如下。

$$体表面积 = \sqrt{\frac{身高（m）\times 体重（kg）}{36}}$$

- 如果二尖瓣功能正常，则可乘心率计算心排血量。通常是 4～8L/min。
- 每搏输出量可通过测量 EDV 和 ESV 得出，但这取决于良好的图像。
- 多普勒可能有助于评估每搏输出量，但取决于准确地测量流出道（误差将被平方以计算面积）。
- 对于严重二尖瓣反流患者，dP/dt 是一项有用的额外测量。

2. 计算每搏输出量（图 3-16）

- 在心尖五腔心切面中，记录 LVOT 的 PW 并描记频谱。记录速度 – 时间积分（velocity-time integral，VTI）。
- 在胸骨旁长轴切面中，放大并测量 LVOT 宽度（边对边，在主动脉瓣正下方）。

LVOT 横截面积 × LVOT VTI = 每搏输出量

每搏输出量 × 心率 = 心排血量

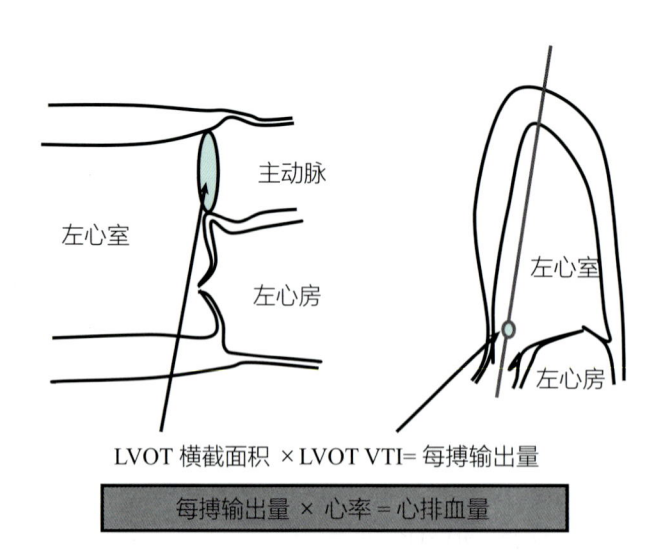

▲ 图 3-16 基于多普勒的每搏输出量可评估左心室功能

- 每搏输出量是 LVOT 面积 $[\pi \times （LVOT 内径 /2）^2]$ 乘流出道 VTI。
- 心排血量是每搏输出量乘以心率。

3. d*P*/d*t*

d*P*/d*t* 见图 3-17。d*P*/d*t* 描述了收缩早期心室压的升高。压力的变化取决于心肌收缩，因此上升越快，左心室收缩功能越好。只有在二尖瓣反流严重时才能测量。

- 在心尖四腔心切面中，连续多普勒取样线通过二尖瓣并对准反流束。
- 以 100mm/s 的扫描速度记录，以扩大跟踪范围。将量程设置为聚焦在 0～4m/s 范围内。
- 测量反流束速度从 1m/s 上升到 3m/s（从 4mmHg 上升到 36mmHg）所需的时间。如果标记了 1m/s 和 3m/s 点，机器或软件通常会自动计算 d*P*/d*t*，也可以手动计算。
- d*P*/d*t* ＞ 1200mmHg/s 符合功能正常，＜ 800mmHg/s 提示功能严重下降。

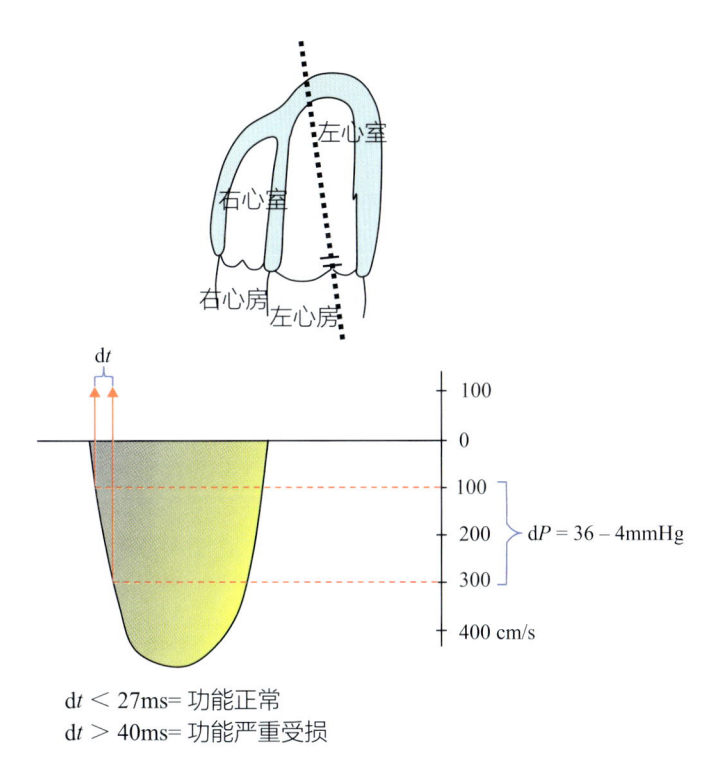

▲ 图 3-17 **d*P*/d*t*** 测量左心室内压的升高
在心尖四腔心切面上用连续波多普勒评估二尖瓣反流

4. LVOT VTI

为了获得心排血量是正常、低或高的印象，从心尖五腔心切面使用脉冲多普勒测量 LVOT VTI。在一般人群中，如果心率值在 60～100 次 / 分，则正常值范围为 18～22 次 / 分。该技术也可用于测量右心室排血量，方法是在胸骨旁短轴切面将脉冲多普勒取样容积置于右心室流出道处。正常值应为 LVOT VTI 的 76%（或 3/4）。

八、节段收缩功能

虽然心肌病也可发生节段性改变，但节段性左心室功能不全的最常见原因是冠状动脉疾病。成年男性致密心肌层的厚度为 6～10mm，成年女性致密心肌层的厚度为 6～9mm。收缩期心肌增厚达 50%，心内膜向左心室腔中间移动。运动和输注多巴酚丁胺时会增加室壁的厚度。

节段性活动异常通常通过目测评估，并取决于操作者的经验。基本评估是冠状动脉供血区域的室壁运动。这应该被细化以测量室壁节段的活动，然后可以用室壁活动分数进行半定量。也有完全定量的方法，虽然它们还没有常规用于临床实践。

（一）定性评估

报告节段活动异常的关键是使用标准系统给心脏划分节段。标准的 17 节段模型是全世界通用的（图 3-18）。它在三个水平（基底部、中间部和心尖部）划分下列室壁：前壁、下壁、侧壁（前外侧、下外侧）、室间隔（前间隔、后间隔）。这种分类将真正的心尖作为第 17 节段。

室壁运动（图 3-19 和图 3-20）
- 记录胸骨旁长轴和短轴及心尖四腔心、三腔心和两腔心切面。避免短缩，确保心内膜边界清晰。如果需要，用左心对比剂增强边界。
- 通常，前壁、心尖和室间隔由左前降支供血，侧壁和后壁（下外侧）由回旋支供血，下壁由右冠状动脉供血。然而，在心尖四腔心切面中，室间隔基底段是右冠状动脉供血，心尖和后壁的供血则取决于冠状动脉系统的优势型（左或右）。
- 由于运动可能是被动的，所以在不确定的部位要寻找节段室壁增厚。如有，报告为正常或运动减弱。
- 在采集的每个循环中，观察每个节段，并将其评分为正常、运动减弱（心内膜偏移 < 50%）、运动消失（无运动）或矛盾运动（收缩时心内膜向外移动）。
- 以图表形式展示结果。

（二）定量评估

1. 室壁运动评分指数（wall motion score index，WMSI）

室壁运动评分对单个节段活动进行半定量评估。计算（或使用软件计算）所有节段的平均得分，

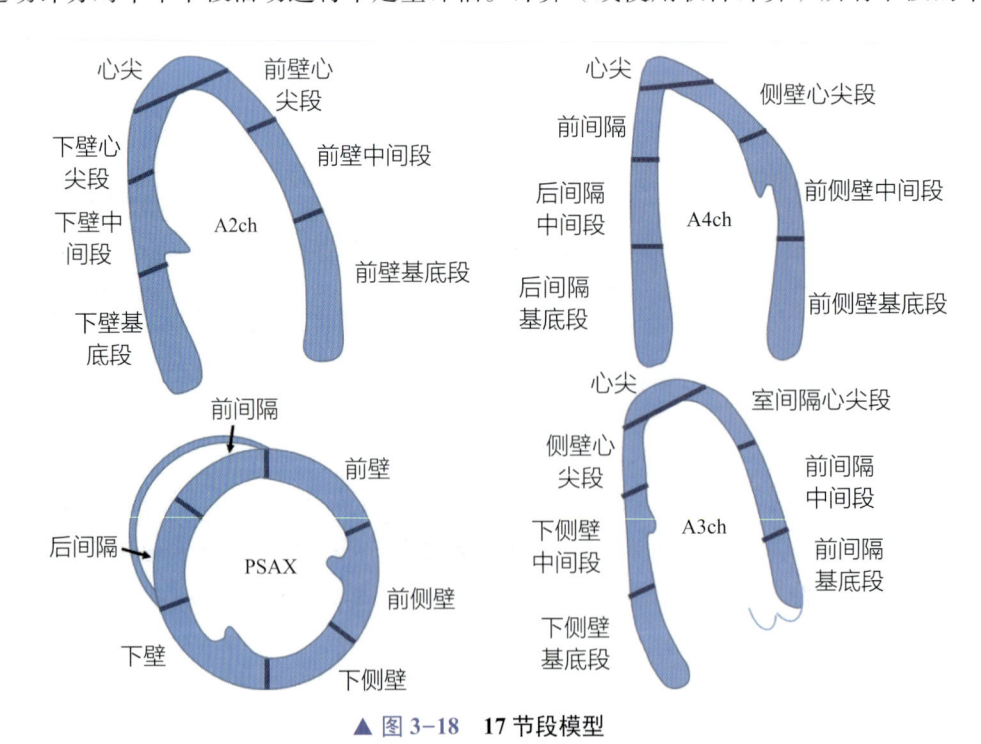

▲ 图 3-18 17 节段模型

A2ch. 心尖两腔心切面；A4ch. 心尖四腔心切面；A3ch. 心尖三腔心切面；PSAX. 胸骨旁短轴切面

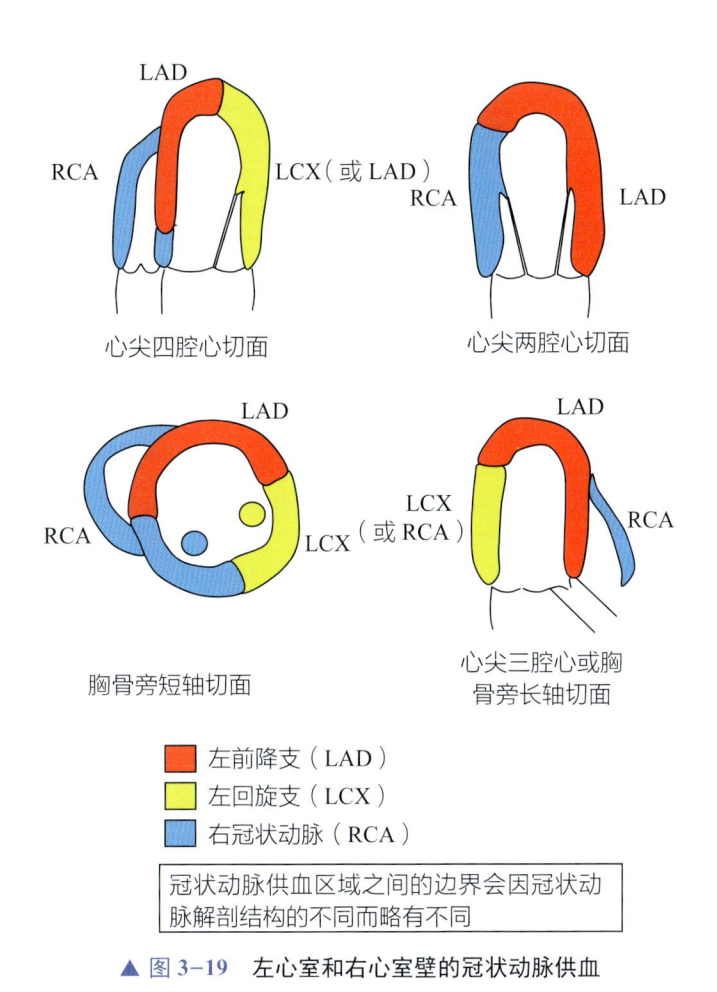

▲ 图 3-19　左心室和右心室壁的冠状动脉供血

从而得出室壁运动评分指数。这是一个半定量的整体收缩功能指数，类似于射血分数。评分如下：运动正常 1 分，运动功能减退 2 分，运动消失 3 分（伴室壁变薄 6 分），矛盾运动 4 分（伴室壁变薄 7 分），室壁瘤 5 分。

2. 3D 超声心动图中的节段室壁运动

3D 超声心动图中节段性室壁运动的评估和报告可以通过与 2D 超声心动图相同的方式进行目测。需要的切面是从 3D 全容积数据中提取的。可使用附加的短轴和长轴平面进行进一步评估。这有助于更清楚地显示节段性室壁运动异常，但并非所有患者都需要这样做。

3. 应变评价节段功能

当测量整体纵向应变（global longitudinal strain，GLS）时，分析程序还提供所有心肌节段的节段值。然而，通过组织多普勒成像测量节段应变值还没有准备好进行常规的临床应用。使用标准化读图可以改善中心间室壁运动评估的一致性，但仍不完善。适当的客观测量方法的好处是对室壁运动评分进行补充，并帮助经验较少的读图者。节段性功能的定量评估已尝试通过一系列超声心动图和多普勒方法进行。虽然有些方法的结果令人鼓舞，但仍没有一个进入主流的临床实践（表 3-10）。

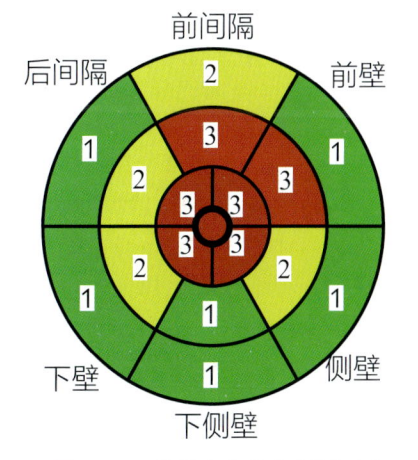

▲ 图 3-20　前壁心尖部心肌梗死后患者的室壁运动评分指数（WMSI）计算：WMSI=32/17=1.9

表 3-10 节段功能的评估技术

参 数	径 向	纵 向
位移与增厚	中心线（2D）	瓣环的 M 型
	彩色室壁动力分析（CK）	组织追踪
	解剖 M 型	
	斑点追踪	斑点追踪或 TDI
速度	斑点追踪	TDI 或斑点追踪
形变	斑点追踪	TDI 或斑点追踪
时间	TDI（达峰时间或舒张开始的时间）	TDI（达峰时间或舒张开始的时间）

九、左心室应变

影响容积变化和 EF 的心肌纤维呈放射状和环向分布。这些纤维在心肌的中层和外层更为常见。位于左心室心内膜下的心肌纤维对左心室的纵向缩短至关重要。心内膜下心肌是心肌中最脆弱的一层，因为它暴露在高腔压下。因此，GLS 可以在 EF 下降之前检测到心肌功能障碍。

（一）背景

应变是反映心肌在外力作用下变形的基本物理特性。使用两种方法：①组织多普勒，它从应变率得出应变，应变率是从采样距离上相邻位置的速度梯度获得；②斑点追踪，它从斑点偏移得出应变。

完整地评估径向、纵向和周向应变和剪切应力可能是可以实现的，但常规的临床应用并不需要那么多信息。最可靠和可重复的测量是纵向应变，它的临床数据最多。

（二）整体应变

- 尽管射血分数简单直观，并且有大量的预后信息支持，但它有重要的局限性，包括图像质量依赖性、几何假设、负荷依赖性和对早期疾病的不敏感性（以纵向应变减退为特征）。
- 整体应变避免了由于边界描记不准确而导致的不准确，但也依赖于负荷条件和图像质量。
- 整体应变是射血分数的类似物，可测量 GLS 或周向应变（global circumferential strain，GCS），以及作为解释节段性应变的手段。这些参数已经预测了两项研究的结果。
- 整体应变可能对序贯研究（如左心室对治疗的反应）和早期疾病检测（如浸润性心脏病、心脏毒性）有价值。
- 整体应变是所有 16 或 17 个心肌节段（或应变测量可用的节段）应变测量的平均值（图 3-18）。
- 有关推荐的适应证，请参见框 3-1。

框 3-1 推荐使用 GLS 的患者组
- 使用心脏毒性药物进行化疗，如多柔比星和曲妥珠单抗。
- 心肌病患者。
- 中度 / 重度二尖瓣反流（预后）。
- 负荷超声心动图期间的收缩储备。

第3章 经胸解剖与病理学：腔室和血管
Transthoracic anatomy and pathology: Chambers and vessels

（三）应变测量的正常值

到目前为止，关于所有参数的正常范围的可用数据非常有限。测量值因软件供应商而异；然而，Meta 分析建议 –20% 作为 GLS 的一般阈值（框 3–2）。GLS 为 –12% 对应于 EF ＜ 35%。

> **框 3-2　GLS 测量的正常范围**
> 正常 GLS 峰值＜ –18%

（四）哪种技术

- 斑点追踪更简单，可提供多维度，即三维的应变。斑点追踪应变在大部分情况下是首选选项，除了需要高帧频（例如用于应变率或负荷超声）时，此时组织速度的方法可能更好。
- 组织速度和斑点技术都不是完美的，它们需要进一步发展。例如，研究表明，同一患者的应变值因机器而异。

（五）节段性应变（图 3–21 和图 3–22）

- 节段性纵向应变测量的可变性很高，节段应变没有公认的正常值。
- 节段纵向应变可结合整体应变和目测节段性室壁运动一起使用。
- 在负荷超声心动图中，局部应变的变化可能是诊断性的：低剂量多巴酚丁胺负荷期间的应变增加提示心肌存活，缺血时的峰值负荷应变减小。缺血的另一个迹象是收缩后收缩（postsystolic shortening，PPS），可以在节段应变 – 时间曲线上检测到。
- PPS 发生在收缩期结束（或主动脉瓣关闭）后，可在局部收缩功能障碍的节段中发现。短暂性缺血恢复后，PSS 持续时间超过收缩峰值应变降低的时间。
- 局部纵向应变的评估在临床上有助于心肌病的诊断。

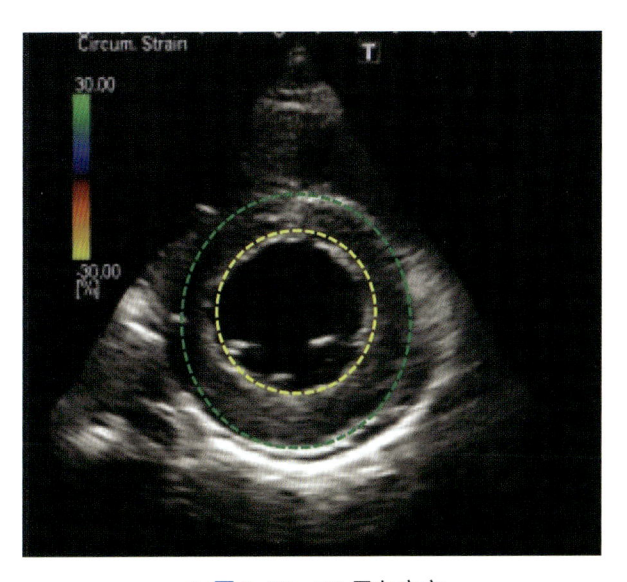

▲ 图 3–21　**2D 周向应变**
后处理软件描绘心内膜和心外膜边界（东芝 Artida 2D 室壁运动跟踪软件）

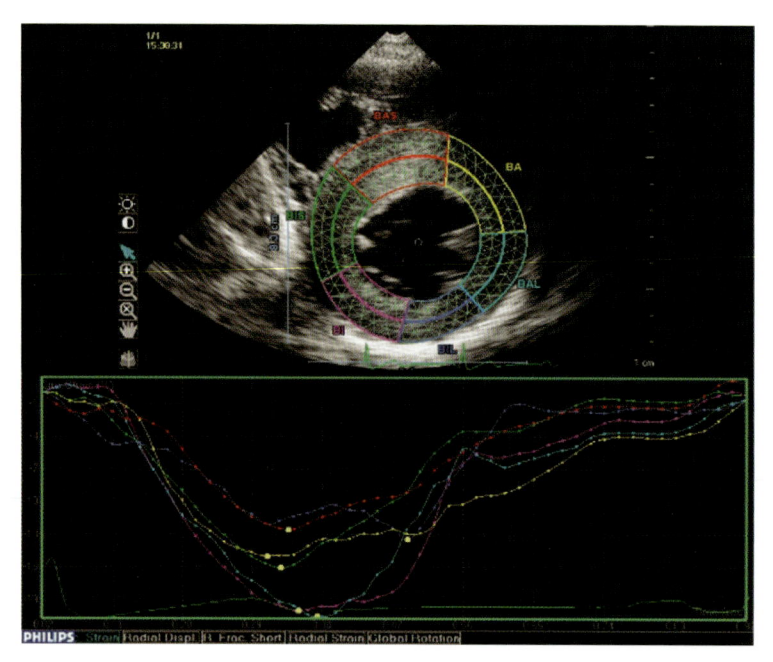

▲ 图 3-22　在 QLAB 上进行后处理的 2D 周向应变显示了左心室短轴基底段水平的节段性周向应变（飞利浦 QLAB 8.1）

- 将应变应用于局部收缩（机械离散）的时间，在心脏再同步化治疗中具有潜在的应用，并可能在室性心律失常的预测中具有潜在的应用。
- 右心室应变和心房应变也可能具有重要应用。

> **应变成像的优缺点**
> **应变的优点**
> - 节段和整体功能的敏感且自动的指标。
> - 在不同的节段中，相对同质化。
> - 它是收缩力的标志。
> - 它独立于被动牵拉。
>
> **应变的缺点**
> - 方法耗时、复杂，需要知识渊博的使用者避免因人为因素而产生的误导性结果。
> - 斑点追踪应变依赖于良好的图像质量。
> - 组织速度成像要求目标结构尽可能靠近声束。

（六）二维斑点追踪应变评估

1. 图像采集
- 良好的 2D 图像质量是确保心内膜清晰可见的必要条件。
- 对于完整的二维应变分析，需要获取评估左心室节段室壁运动的所有标准切面：左心室胸骨旁切面，左心室短轴切面（基底段、中间段和心尖段），心尖四腔心、三腔心和两腔心切面。
- 优化 2D 图像，调整扇区大小和深度以聚焦于左心室。
- 确保帧频在 50~90 帧/秒。

- 在呼气末获取图像。

2. 后处理（图 3-23）
- 目前有许多后处理软件。
- 加载左心室的适当切面后，软件将要求操作员确认它是哪个切面。
- 一些软件允许在必要时再次更改图像增益。
- 将提示操作员识别图像上要标记的特定点（通常最多三个点）。由此，软件将自动描绘心内膜和心外膜边界。
- 然后可以播放图像。操作员必须目视评估自动边界在整个心动周期中跟踪真实心内膜/心外膜的情况。
- 如果跟踪不良，则有必要根据需要调整自动边界。
- 如果满意，操作员可以选择要分析的应变类型。
- 将看到与屏幕左侧的颜色栏相对应的彩色叠加。

正在评估的左心室的每个切面都将分段显示，并显示在节段应变图上。

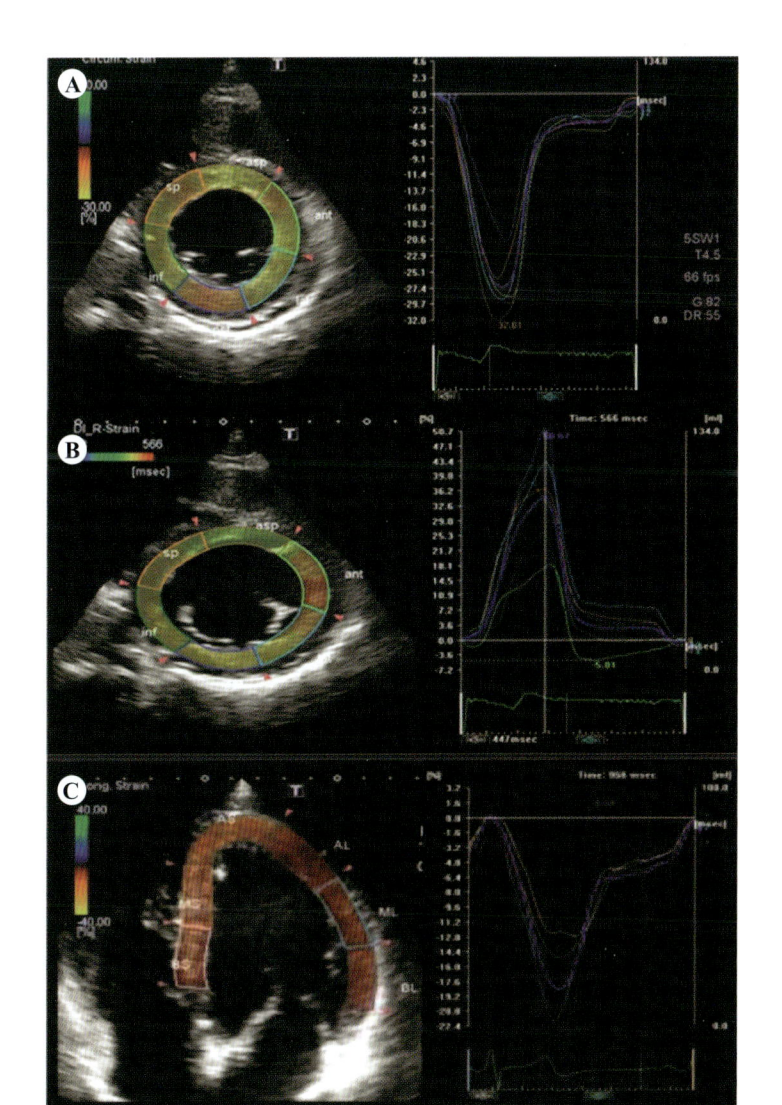

◀ 图 3-23 使用东芝 Artida 2D 室壁运动跟踪软件进行 2D 斑点追踪后处理

每个切面中的左心室都是分段的，并且有一个颜色覆盖，对应于颜色栏上的应变值（每个图像的最左侧）。图中还显示了节段应变曲线（右）。A. 正常周向应变，左心室基底段水平；B. 正常径向应变，左心室基底段水平；C. 正常纵向应变，心尖四腔心切面

（七）三维斑点追踪应变评估

1. 图像采集

- 为了进行满意的三维斑点追踪分析，重要的是二维声窗良好，以便看到心内膜边界。
- 获得最佳 2D 左心室心尖四腔心切面后，选择 3D 视图。
- 应使用 3D 全容积采集模式。
- 在双平面视图中，调整深度和扇区宽度，以确保聚焦于左心室。
- 对于 3D 斑点追踪，应优化图像分辨率，以便获得足够的帧频。根据患者的屏气能力，调整切片密度并使用尽可能多的子容积（心动周期）。
- 在呼气末获取全容积数据。
- 检查四腔心切面中是否存在拼接线，并在几个短轴平面上切割左心室进行查看。
- 如果合格，保存图像，否则删除并重新开始采集。

2. 后处理（图 3-24）

- 存在几种不同的后处理软件，虽然个别算法可能存在一些变化，但估测三维应变的一般原则是相似的。
- 选择要使用的 3D 全容积左心室数据集。
- 然后左心室将在多个平面上显示，通常为心尖四腔心切面、心尖两腔心切面和三个短轴切面。
- 可调整双平面切面中的左心室方向，以校正短缩。
- 还可以调整三个短轴平面的水平，以确保显示左心室心尖、中部（乳头肌切面）和基底部。
- 然后，软件将提示操作员在左心室双平面上识别和标记解剖标志（通常为 3～5 个）。然后，自动软件将在所有屏幕的左心室切面中描绘心内膜和心外膜。
- 然后，操作员可以播放动态图像，以查看是否正确跟踪心外膜和心内膜边界。
- 除了舒张末期容积、收缩末期容积和射血分数外，软件还计算左心室心肌质量。在心动周期期间测量左心室心肌质量，平缓的曲线提示心内膜和心外膜跟踪良好，因为质量是恒定的。在开始分析后的 30s 内，可获得以下参数。
    – 整体位移和节段位移。
    – 整体和节段应变率、位移。
    – 3D 应变，是一个特殊参数，它可能最接近于斑点的真实运动。
    – 旋转和扭转。

十、舒张功能

舒张功能评估是呼吸困难或心力衰竭患者检查的重要组成部分。舒张早期功能不全是心肌主动松弛问题所致。这通常出现在疾病发展的早期（如缺血、主动脉瓣狭窄、高血压和心肌肥厚），称为松弛异常。随着疾病进展，纤维化发展，腔室顺应性降低（也见于浸润性疾病）。这些变化影响舒张晚期，导致限制性充盈。在过渡期间，二尖瓣的一些超声心动图参数有一段明显的假性正常充盈期，尽管舒张功能已经受损。舒张期从主动脉瓣关闭到二尖瓣关闭，有以下四个不同的阶段。

- 等容舒张期：二尖瓣开放前。
- 早期充盈：占心室充盈的 80%。
- 缓慢充盈：当左心房和左心室压力相等时。

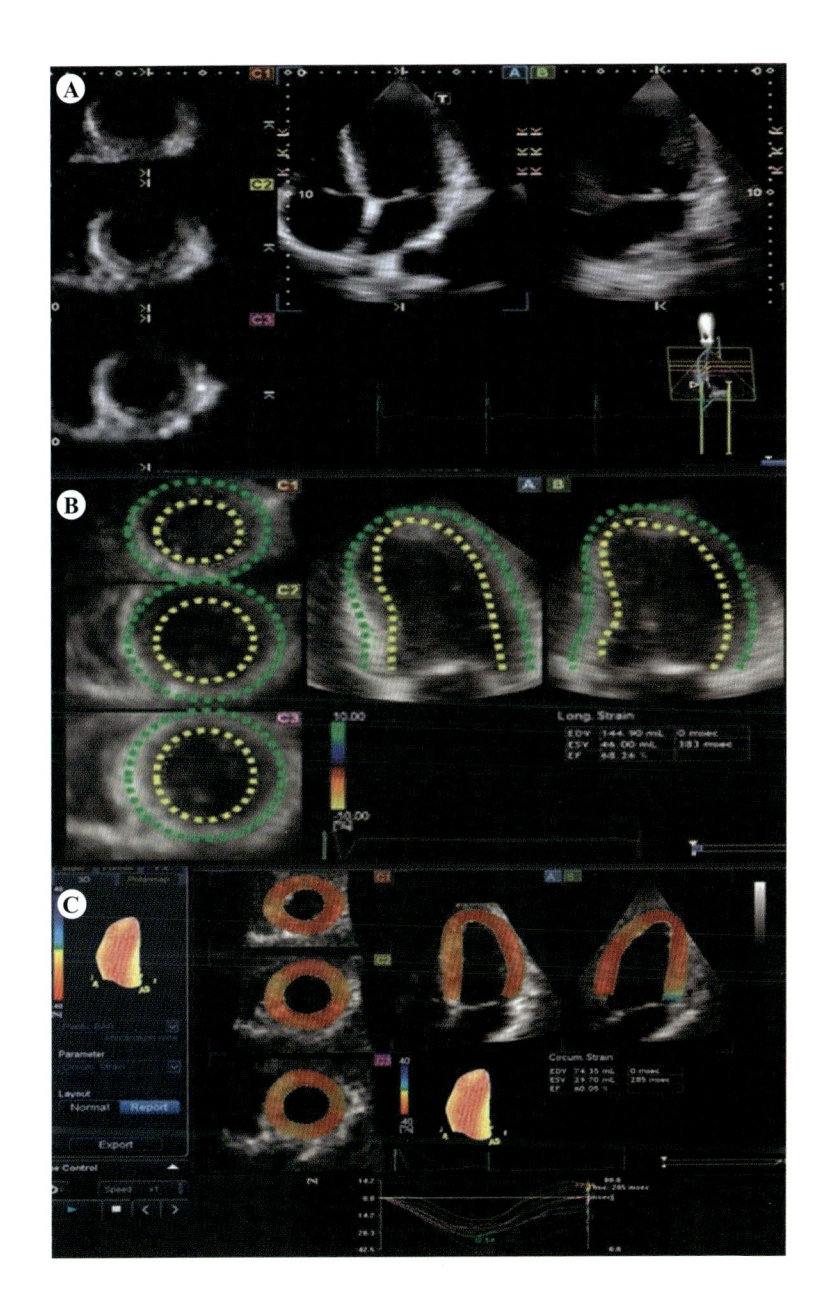

▲ 图 3-24 东芝 Artida 系统的三维应变采集和后处理
A. 从左心室心尖窗观察，左心室在 2 个心尖切面和 3 个短轴切面中显示；B. 心外膜和心内膜边界的描画；C. 正常左心室 3D 周向应变分析

- 心房收缩：负责心室充盈的剩余部分。

这些阶段由左心室抽吸和松弛、左心室和左心房之间的压差以及左心室顺应性和僵硬程度来决定。

（一）舒张功能评估

全面的舒张功能评估包括数个二维和多普勒超声心动图参数，如左心房容积、二尖瓣流入速度、肺静脉血流和组织多普勒速度。

- 二尖瓣血流图（图 3-25）：在心尖四腔心切面中，将 1~3mm 连续多普勒取样容积定位在二尖瓣瓣尖，以获得最佳的二尖瓣血流图。使用彩色多普勒优化二尖瓣血流图的声束方向并存储。根据该图像，测量呼气末的 E 峰和 A 峰，并计算 E/A 比。正常充盈的特征通常是 E/A 比为 0.75~1.5。减速时间是从 E 峰顶点到基线的时间斜率。160~260ms 的减速时间是正常的。A 波持续时间可在瓣环水平上取样进行测量。

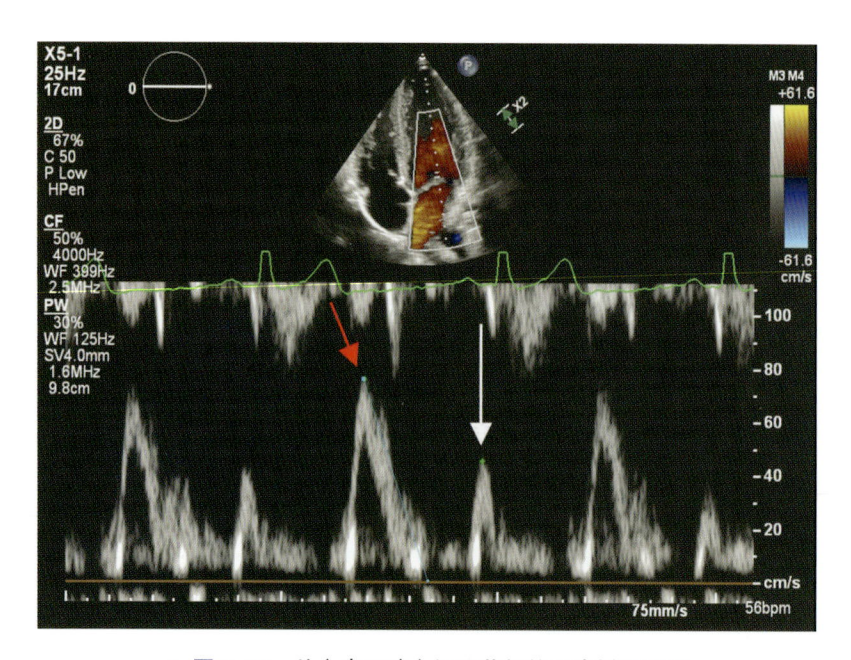

▲ 图 3-25 从心尖四腔心切面获得的二尖瓣血流图

E 波在心电图 T 波之后立即出现早期舒张（红箭），而 A 波在 QRS 波之前的心房收缩期出现（白箭）

- 二尖瓣 E 波速度：这反映左心房和左心室之间的压差，而 A 波反映心房收缩期。E 波速度和减速时间高度依赖于负荷情况。前负荷的变化对左心室被动顺应性有重要影响，因此 E 波速度与这些变化直接相关，减速时间与这些变化呈负相关。后负荷的变化则相反。例如，在后负荷增加的患者（如高血压患者）中，E 波速度降低，而减速时间增加。
- E/E′：可以计算 E/E′，并与左心房压有关。E/E′ < 8 提示左心房压正常，E/E′ > 15 提示左心房压升高。组织多普勒成像在舒张功能定量中的前负荷依赖性较低，不受平移运动的影响，可用于评估心房颤动患者的舒张功能。
- 左心房容积：在心室收缩期结束时，使用双平面法从心尖四腔心和两腔心切面测量左心房容积，并将数值用体表面积进行标化。标化左心房容积 > 34ml/m^2 被认为是左心室舒张功能异常。左心房容积增加意味着左心房压升高。
- 肺静脉血流：在心尖四腔心切面中，确保有足够的深度可以看到肺静脉血流。最容易看到（多普勒最容易对齐）的肺静脉是靠近房间隔的右上肺静脉。可通过优化彩色血流图，以显示肺静脉血流。将 PW 多普勒取样点正好放在肺静脉内，并记录频谱。良好的血流频谱证实取样点令人满意。频谱包括两个前向血流期，即收缩期和舒张期，然后是心房逆流（由于心房收缩）（图 3-27）。通常收缩波占优势或与舒张波相仿。显著的心房逆流（心房波峰值速度大于 30cm/s，或是与二尖瓣血流图 A 波持续时间相比，心房波持续时间大于 20～30ms）是充盈压升高的一个特异但不十分敏感的指标。收缩期血流减弱是收缩期功能障碍患者充盈压升高的可靠标志，但对功能正常的患者无效。
- 组织多普勒速度（图 3-26）：在心尖四腔心切面中，将组织多普勒的 2mm 的 PW 取样容积放置在二尖瓣环的室间隔侧和侧壁侧。组织多普勒频谱可以通过确保声束和瓣环运动之间的最佳对准和优化增益设置（增益过度导致频谱增宽）来优化。多普勒模式应与血流图的 E 波和 A 波相同（但低于远离探头的基线）。测量两者的峰值速度。它们通常被称为 E′ 和 A′。

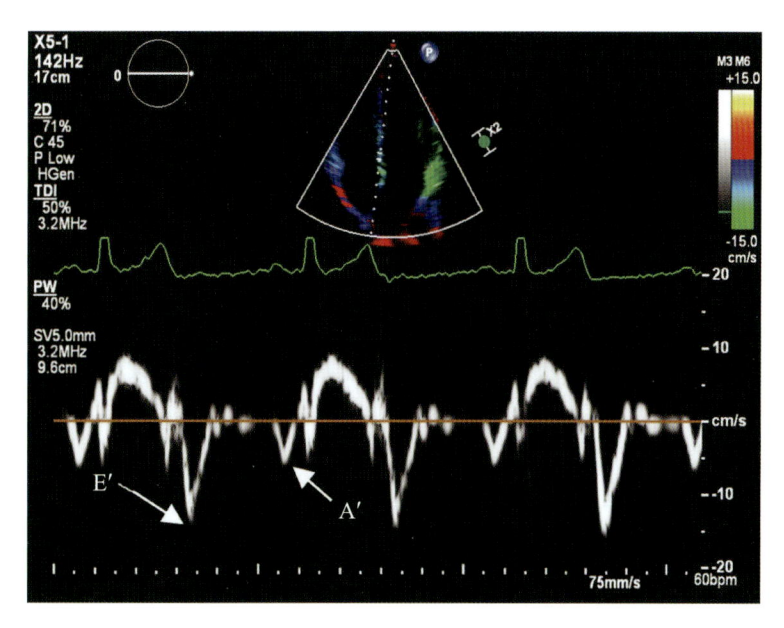

▲ 图 3-26 二尖瓣环处的组织多普勒 PW 频谱
图中指出了 E′ 和 A′ 速度

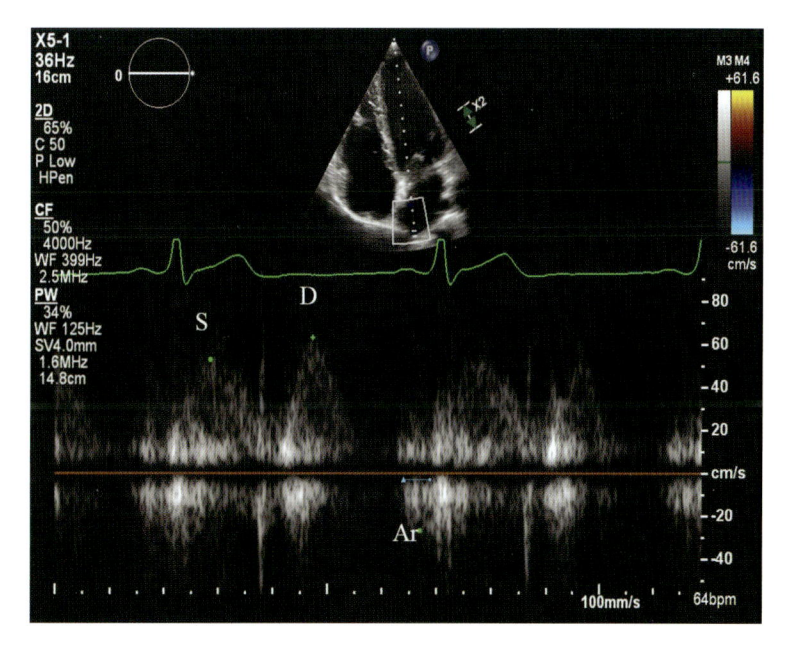

▲ 图 3-27 肺静脉血流频谱显示收缩波（S）、舒张波（D）和逆 A 波（Ar）

- 彩色 M 型传播速度（图 3-28）：在心尖四腔心切面中，在二尖瓣处放置彩色血流多普勒。更改彩色框大小，以包括二尖瓣环和左心室心尖。将 M 型取样线与血流对齐。调整彩色基线以优化二尖瓣血流图。测量二尖瓣环平面至左心室内 4cm 的早期舒张斜率。心房颤动患者的传播速度非常有用。
- 等容舒张时间（图 3-29）：在心尖五腔心切面中，将 PW 取样容积置于二尖瓣和主动脉瓣之间。获取包括二尖瓣流入和左心室流出的多普勒频谱。测量从左心室流出结束到二尖瓣流入开始的时间间隔作为 IVRT。该测值随年龄增大而变化。21—40 岁的正常范围为 67ms ± 8ms，41—60 岁为

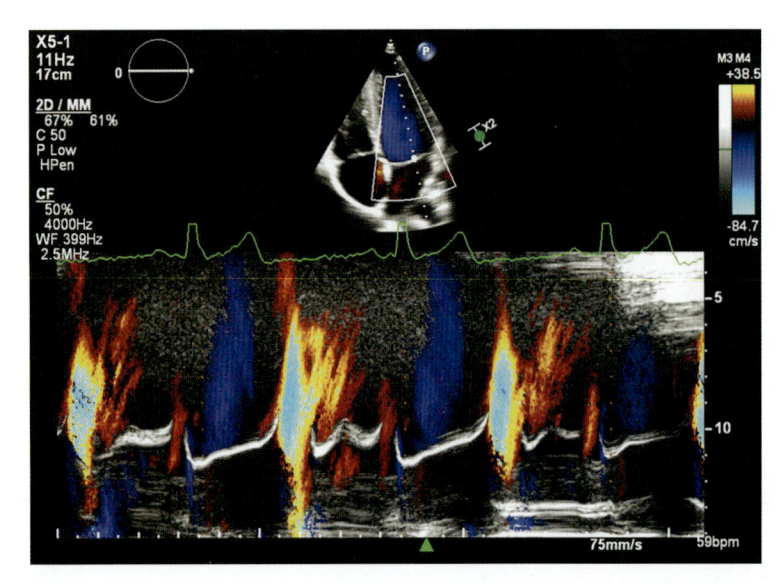

▲ 图 3-28 从心尖四腔心切面获得的彩色 M 型传播速度，调整彩色多普勒量程以优化舒张早期血流。M 型取样线与二尖瓣前向血流对齐

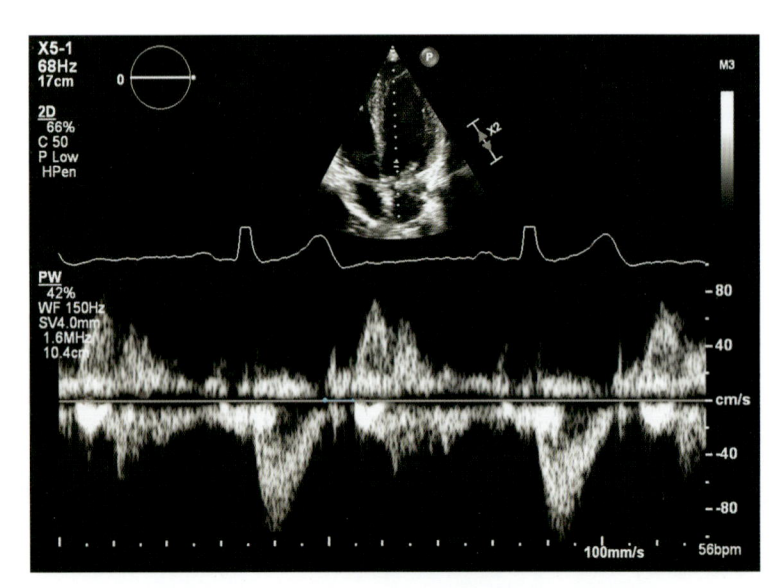

▲ 图 3-29 PW 频谱测量等容舒张时间（IVRT）
在心尖五腔心切面中，取样容积位于二尖瓣和主动脉瓣血流之间

74ms ± 7ms，60 岁以上为 87ms ± 7ms。

（二）舒张功能不全分级

诊断和评估舒张功能不全的关键参数是左心房容积指数、二尖瓣前向流速、E′ 速度和 E/E′ 比值。舒张功能不全的诊断由四个参数确定（图 3-30、表 3-11 和表 3-12）。

1. EF 正常和未知心肌病患者舒张功能不全的检测参数
- TDI 室间隔 E′ 速度 < 7cm/s 或侧壁 E′ 速度 < 10cm/s。
- 平均 E/E′ 比值 > 14。

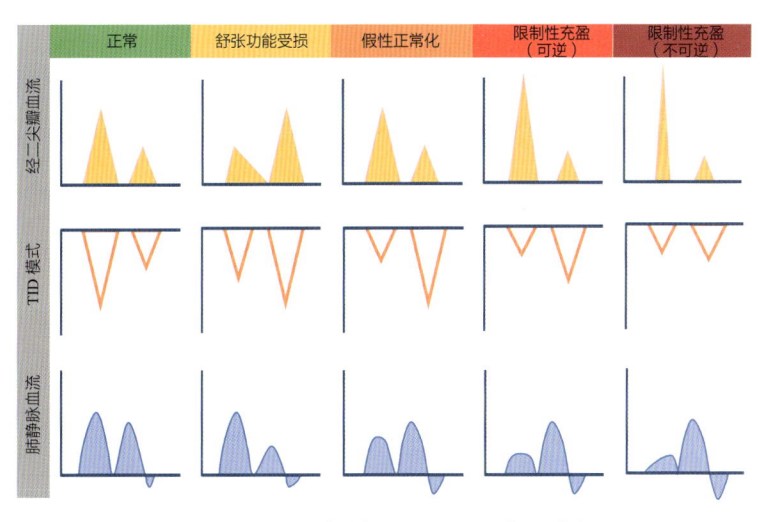

第3章 经胸解剖与病理学：腔室和血管
Transthoracic anatomy and pathology: Chambers and vessels

▲ 图 3-30 描述舒张功能的多普勒模式

表 3-11 年龄校正的舒张参数正常值

测 值	< 40 岁	40—60 岁	> 60 岁
E 峰减速时间（ms）	< 220	140～250	140～275
室间隔 E' 速度（cm/s）	> 9	> 7	> 6
侧壁 E' 速度（cm/s）	> 11	> 10	> 7

表 3-12 左心室收缩功能正常的成年受试者正常充盈和假性正常充盈的实用区分标准

测 值	正 常	假性正常化
侧壁 E' 速度（取决于年龄）	> 7～11	< 7～11
侧壁 E/E'	< 10	> 10
PV A 波速度（cm/s）	< 35	> 35
PV A 波持续时间（经二尖瓣）	< 30	> 30
Valsalva 动作	E/A 比值无显著变化	E/A < 1 或 E/A 减少 > 50%

- 左心房容积指数 > 34ml/m^2。
- 三尖瓣反流峰值速度 > 2.8m/s。

正常：0 或 1 个参数异常。

不确定：2 个参数异常。

舒张功能不全：3 或 4 个参数异常，按照 EF 降低或已知心肌病患者的分级进行。

2. EF 异常和已知心肌病患者左心室舒张功能不全的分级

这些患者至少存在 1 级舒张功能不全。首先，评估二尖瓣前向血流。

- E/A > 2：高左心房压（LA pressure，LAP），3 级舒张功能障碍。
- E/A < 0.8 和 E < 50cm/s：正常 LAP，1 级舒张功能障碍。
- E/A > 0.8 和 E > 50cm/s：参考附加参数。
  – 三尖瓣反流峰值速度 > 2.8m/s。

- 左心房容积指数＞ 34ml/m²。
- 平均 E/E′ 比值＞ 14。
- 如果有 2 或 3 个阴性参数：LAP 正常，1 级舒张功能不全。
- 如果有 2 或 3 个阳性参数：LAP 升高，2 级舒张功能不全。
- 当只有两个参数可用且只有一个为阴性时，无法评估舒张功能不全的等级。

（三）I 级舒张功能不全（松弛受损）

在早期，左心室松弛受损时，左心室舒张早期压力升高，因此左心房和左心室之间的压差减小。这导致二尖瓣 E 波降低，充盈时间延长（减速时间延长），A 波增高，以补偿左心室充盈。左心房压力保持正常，容积正常，E′ 速度正常，E/E′ ＜ 8。

（四）II 级舒张功能不全（假性正常化）

在这一阶段，由于左心室松弛受损且僵硬程度增加，左心房压力相对于左心室舒张早期压力升高。随着左心房压力和容量增加，二尖瓣 E 波增高，减速时间缩短（恢复正常）。要区分正常和假性正常化，请行以下检查。

- Valsalva 动作：增加胸腔内压力，降低前负荷和左心房压力，因此 E/A 降低。如果存在假性正常化，二尖瓣前向血流图恢复为异常舒张模式。
- 左心房容积：如果左心房容积指数＞ 34ml/m²，则高度提示为假性正常化。
- 组织多普勒成像：由于这是一种非血流依赖性技术，在假性正常期，E′ 降低（间隔 E′ ＜ 7 或外侧 E′ ＜ 10），E/E′ 升高（E/ 间隔 E′ ＞ 15 或 E/ 外侧 E′ ＞ 13）。
- 肺静脉血流：当左心房压力增加时，肺静脉收缩波将减弱，收缩与舒张比将小于 1。心房逆流速度将增加并延长。

（五）III 级舒张功能不全（限制性充盈）

在这一阶段，除了左心房压力增加外，左心室舒张早期压力和左心室僵硬度也增加，从而增加左心室舒张末期压力。充盈压力的持续升高导致 E 峰速度增加（E/A 增大 ＞ 2）和 E 峰减速时间缩短（＜ 150ms）。这一发现在正常射血分数（EF）（提示限制性心肌病）中不常见，在左心室扩张和严重收缩功能不全中更常见。可逆性（即 Valsalva 动作或利尿后）的存在对预后非常重要。

十一、射血分数保留的心力衰竭

- 心力衰竭（heart failure，HF）是由心脏异常引起的临床综合征，导致心排血量减少。
- 尽管大多数人认为心力衰竭与左心室收缩功能受损有关，尤其是与 EF ≤ 35% 有关，这一概念不考虑导致类似症状的其他异常。
- 瓣膜疾病和舒张功能障碍可能是导致慢性心力衰竭的潜在疾病。
- 为了临床应用，将 HF 患者分为三类。
  - EF 降低的 HF（HF with reduced EF，HFrEF）：EF ＜ 40%。
  - EF 中间值的 HF（HF with mid-range EF，HFmrEF）：EF 为 40%～49%。
  - EF 保留的 HF（F with preserved EF，HFpEF）：EF ≥ 50%。
- 区别如表 3-13 所示。

表 3-13 区分 HFrEF、HFmrEF 和 HFpEF 的标准

标　准	HFrEF	HFmrEF	HFpEF
体征和症状	有	有	有
左心室射血分数	< 40%	40%～49%	≥ 50%
利钠肽	—	升高	升高
其他超声表现	—	LVH 和（或）LAE；舒张功能不全	LVH 和（或）LAE；舒张功能不全

LVH. 左心室肥大；LAE. 左心房扩大；HFrEF. 射血分数降低的心力衰竭；HFmrEF. 射血分数中间值的心力衰竭；HFpEF. 射血分数保留的心力衰竭

（一）HFpEF 的诊断

- HF 的症状可能并不总是很明显，尤其是在其早期或利尿后。
- 然而，HFpEF 是一种慢性进展性疾病，主要影响老年人。
- 静息心电图可能显示心房颤动、左心室肥大或 ST 段 /T 波异常。
- BNP 或 NT-proBNP 升高。
- EF ≥ 50%：理想的测量方法是使用双平面 Simpson 法，必要时使用对比剂，以改善心内膜的识别。
- 超声心动图上的其他心脏异常。
- 左心导管检查或超声测得的充盈压升高（左心室舒张末期压力）。

（二）舒张功能

- 这些患者通常被认为患有"舒张性心力衰竭"。
- 基本要求是综合使用所有超声心动图参数评估舒张功能。

（三）右心和肺动脉压

- 由于原发性左心室或瓣膜功能障碍，或原发性右心衰竭，或肺动脉高压可能导致右心室功能降低，因此也需要对其进行全面评估。
- 除了最常用的参数外，还可能需要三维超声心动图。

（四）附加超声心动图参数

- 为确保完整性并监测随访，建议进行其他测量和计算。
  - 每搏输出量。
  - 心排血量。
  - GLS（使用同一厂家产品以提高重复性）。
  - 根据静息状态下的发现无法做出结论时，使用负荷超声心动图（见第 10 章）。

十二、右心室

（一）正常解剖

右心室由流入道（窦部）、心尖小梁和流出道（圆锥部）组成，尽管它们之间没有明确的界限。在

心尖，一条肌性调节束连接游离壁和室间隔。当在短轴观察时，薄的游离壁和厚的 IVS 组合的不对称收缩导致右心室不规则新月形。右心室维持血流从静脉系统到肺血管系统并从那里到左心房和左心室。因此，肺疾病（如肺动脉高压、肺栓塞）、左心疾病（如左心室衰竭、二尖瓣疾病）和右心室病变（如梗死、发育不良）都会影响右心室大小和功能。室间隔缺损时右心暴露于体循环压力下，因此对右心室功能有重要影响。

（二）正常表现

1. 切面

主要切面为胸骨旁长轴切面、胸骨旁右心室流入道和流出道切面、胸骨旁短轴切面（主动脉瓣、二尖瓣和乳头肌水平）、心尖四腔心切面和三腔心切面，以及剑突下切面（图 3-31）。

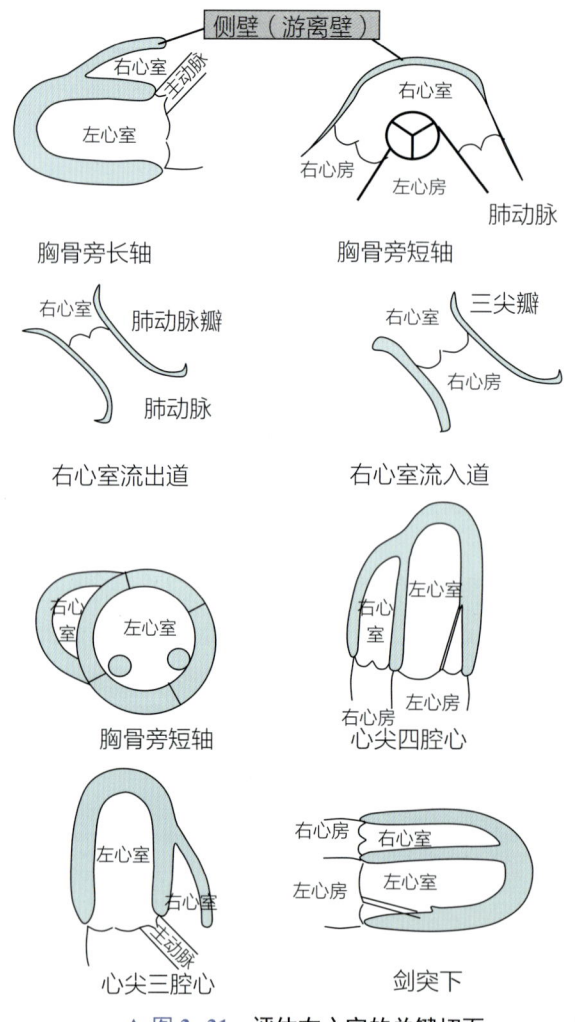

▲ 图 3-31 评估右心室的关键切面

2. 表现

- 胸骨旁长轴切面：右心室最靠近探头。该切面可用于右心室流出道近端的 M 型测量。
- 胸骨旁右心室流入道切面和流出道切面：三尖瓣和肺动脉瓣的视野极佳。如果与声束平行良好，则可以测量三尖瓣反流束速度。

- 胸骨旁短轴切面（主动脉瓣、二尖瓣和乳头肌水平）：右心室包裹在左心室周围，因此可以在多个层面进行扫描（如左心室）。在主动脉瓣水平，三尖瓣和肺动脉瓣都可以看到，可以进行多普勒测量。当切面向心尖移动时，右心室显示为左心室左侧的新月形。这些切面可以观察右心室的大小，结合室间隔外观，还可以提示右心室压力的大小。
- 心尖切面：基于三尖瓣环运动，可用于评估功能。探头向头侧倾斜可显示 RVOT。探头向内侧和头侧的移动可以改善三尖瓣反流（tricuspid regurgitation，TR）的显示。
- 剑突下切面：右心室最靠近探头，室间隔呈水平。显示室间隔缺损（彩色血流）及测量室壁厚度的最佳切面。某些患者可以获得右心室基底部的短轴切面，尤其是在较瘦的情况下。可以进行右心室流出道和主肺动脉的多普勒检查。

十三、右心室大小

右心室具有复杂的形状，因此大小通常是定性评估的。然而，右心室大小具有显著的临床相关性，现在需要进行更彻底的定量评估。这项任务得到了最新指南的帮助，这些指南提供了定量和正常值方面的指导。

（一）评估

从多个切面评估右心室。如果显示不正常，则说明腔室大小、室壁厚度、流出道大小和右心房面积。

（二）2D 尺寸

右心室腔大小（图 3-32）

- 心尖四腔心切面应聚焦于最大限度地扩大右心室的大小，以便在保留左心室心尖的同时横切右心室的锐性边缘。后者是关键，因为很容易人为地使右心室形成心尖，并比左心室大。
- 一个有用的经验是，正常右心室的尺寸应为左心室的 2/3。然而，这取决于左心室本身的大小是否正常。心尖的表现具有指导意义：中度扩张时，右心室游离壁和室间隔形成的锐角角度增大。在严重的右心室扩张中，心尖可以主要由右心室形成。如果是这样，则可报告为心尖形成。
  - 表 3-14 中给出了 2D 右心室测量值。
- 总体来说，使用基底段内径、中间段内径和 RVOT 内径定量评估右心室尺寸更有帮助。
  - 右心室基底段内径：在舒张末期紧靠三尖瓣正下方的右心室流入道中测量。
  - 右心室中间段内径：在心尖四腔心切面的右心室腔中测量，位于整个右心室长度的一半（从瓣环到右心室心尖部）。
  - 近端 RVOT（RVOT1）：在胸骨旁短轴切面（PSAX）的主动脉瓣水平测量。
  - 远端 RVOT（RVOT2）：在 PSAX 中肺动脉瓣和漏斗部交界处测量。

（三）三维容积

目前可以使用不同厂商提供的商用软件对 3D 右心室图像进行分析。只有图像质量非常好的患者才应考虑进行右心三维超声心动图检查。此外，为了准确评估，患者应无心律失常，且屏气能力应良好。采集初始 3D 数据集后，在短轴切面（以在最佳位置勾勒出三尖瓣）、心尖四腔心切面（勾勒出心尖）和冠状平面（勾勒出 RVOT）中检查。通过对全容积数据集中每个切片的面积求和，计算右心室容积。三维右心室测量结果如表 3-15 所示。

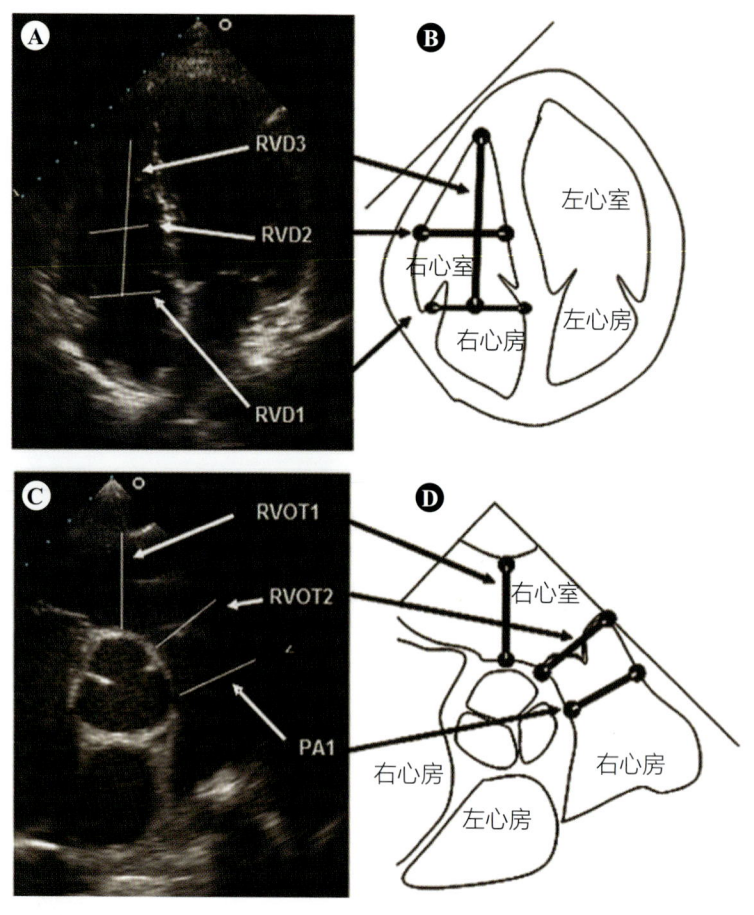

▲ 图 3-32　心尖四腔心（A 和 B）和胸骨旁短轴（C 和 D）切面中右心室尺寸的 6 个标准测量

表 3-14　2D 右心室测量值

	异　常
基底部内径	＞ 42mm
中间段内径	＞ 36mm
长度	＞ 84mm
RVOT（PLAX）	＞ 31mm
RVOT1（近端内径）	＞ 36mm
RVOT2（远端内径）	＞ 28mm
右心室壁厚（剑突下切面）	＞ 5mm
舒张末期面积（BSA 标化）	
女	＞ 11.6cm^2/m^2
男	＞ 12.6cm^2/m^2
收缩末期面积（BSA 标化）	
女	＞ 6.5cm^2/m^2
男	＞ 7.5cm^2/m^2

表 3-15 三维右心室测量

	异 常
3D 舒张末期容积（BSA 标化）	
女	> 75ml/m²
男	> 87ml/m²
3D 收缩末期容积（BSA 标化）	
女	> 36ml/m²
男	> 44ml/m²

1. 获取三维图像以评估右心室和右心房容积
- 将探头放置在与获取 2D 四腔心切面相同的心尖位置。
- 使用双平面预览（图 3-33），以便同时看到四腔心切面和两腔心切面，以避免短缩。

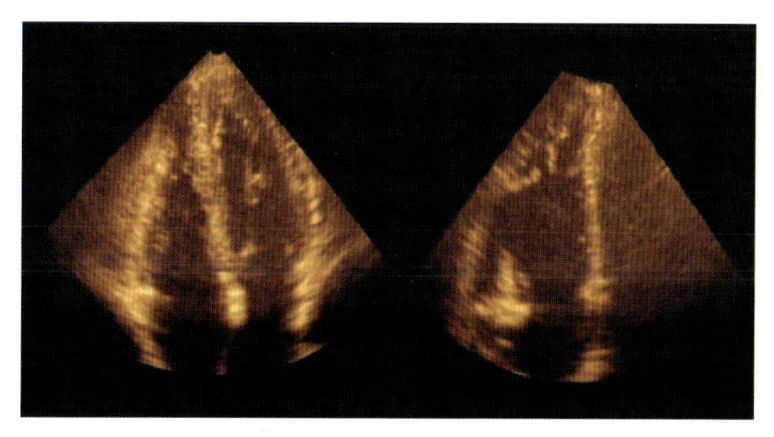

▲ 图 3-33　获取全容积右心室 3D 数据集，显示用于优化右心室和避免短缩的初始双平面切面：四腔心切面（左）和两腔心切面（右）

- 有时需要将探头向前倾斜至 RVOT。
- 在 2D 成像中调整深度、增益和 TGC，以获得最佳的心内膜清晰度。
- 对于全容积数据集，根据患者的屏气能力最大化用于生成 3D 图像的子容积（心动周期）数量。子容积的数量越大，时间分辨率就越好。
- 获取 2D 或更多 3D 数据集，因为拼接线很常见，然后检查数据集。
- 使用短轴平面，确保没有拼接线。使用裁剪工具确保心内膜边界清晰，并且右心室流出道包含在数据集中。
- 如果上述标准的获取不充分，请删除并重新获取。

2. 处理数据集（图 3-34）
解剖标志的图像定位和设置。
- 可用程序首先显示需要调整的几个重建（裁切）2D 切面（如四腔心切面、冠状切面、右心室短轴切面及左心室长轴切面）。

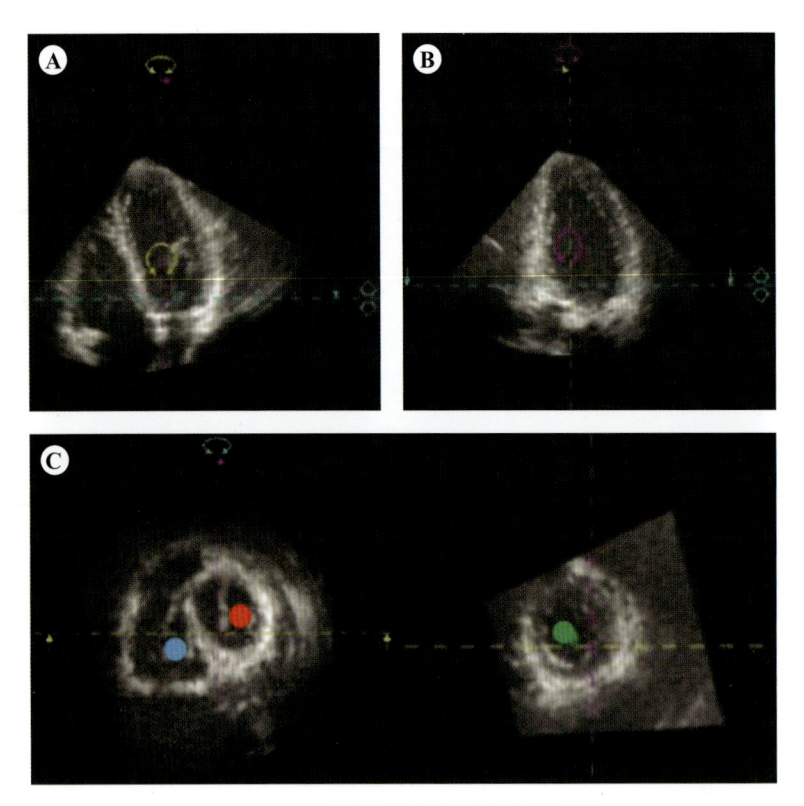

▲ 图 3-34　解剖标志的图像方向和设置

初始 3D 数据集显示为 3 个 2D 图像：四腔心（A）、两腔心（B）和 2 个短轴（矢状）切面（C）。在心室上下移动蓝色虚线光标将显示对应的冠状视图。程序提示操作者标记三尖瓣中心（蓝点）、二尖瓣中心（红点）和左心室心尖中心（绿点）。完成后，即可进行右心室边界测量

- 先播放数据集，确认所选的收缩末期和舒张末期帧是正确的，或者根据需要进行调整。
- 初始显示以三个 2D 切面的顺序显示 3D 体积：心尖切面、两腔心切面（冠状切面）和短轴切面（矢状切面）。
- 当激活裁切模式时，通常会显示这些切面，但通常必须进行调整，以获得右心室全长，包括 RVOT，并获得与心尖四腔心切面成 90° 的右心室中间段矢状切面。
- 后处理系统将提示识别矢状面上的某些解剖标志（如三尖瓣中心、二尖瓣中心和左心室心尖）。通过使用"切片"提示对心尖切面进行切片，可以获得标记。当三尖瓣的中心被定位时，该位置会标记在矢状切面上（蓝点）。然后标记二尖瓣中心（红点）。最后移动水平切割面（黄虚线），使矢状切面切割左心室心尖，并再次在矢状切面上标记（绿点）。

3. 右心室边界描记（图 3-35 和图 3-36）

- 在心尖四腔心切面中描记初始边界：收缩末期和舒张末期的矢状切面和冠状切面。
- 在矢状面和冠状面边界绘制过程中，该程序通过显示边界应通过的圆形目标，帮助操作员描绘心内膜边界。
- 心内膜边缘包括小梁，但右心室心尖的调节束部分不包括在腔内。然后，软件将计算其他切面和帧中的边界。
- 在三个平面获得边界后，参考右心室的真实解剖结构检查计算，通过切割右心室腔并在观察到重大偏差时进行校正。
- 然后，TomTec 软件会估算右心室舒张末期、收缩末期和每搏输出量，并计算右心室射血分数。

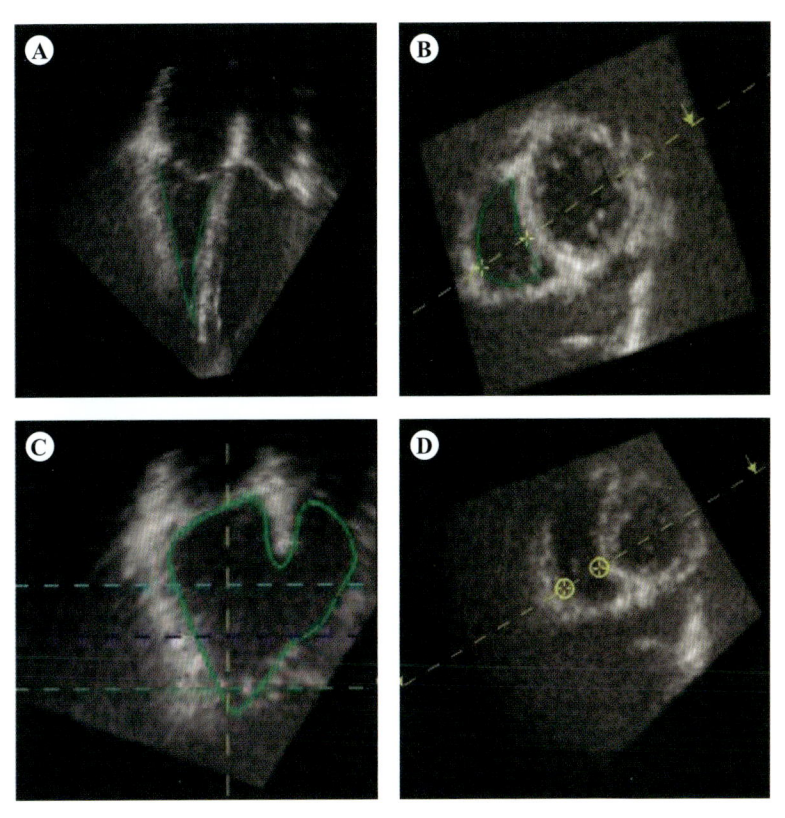

第3章 经胸解剖与病理学：腔室和血管
Transthoracic anatomy and pathology: Chambers and vessels

▲ 图 3-35 右心室三个切面的边界（绿线）：心尖（**A**）、矢状面（**B**）、冠状面（**C**）。软件创建黄色的圆形目标，帮助操作者勾画右心室（**D**）的边界

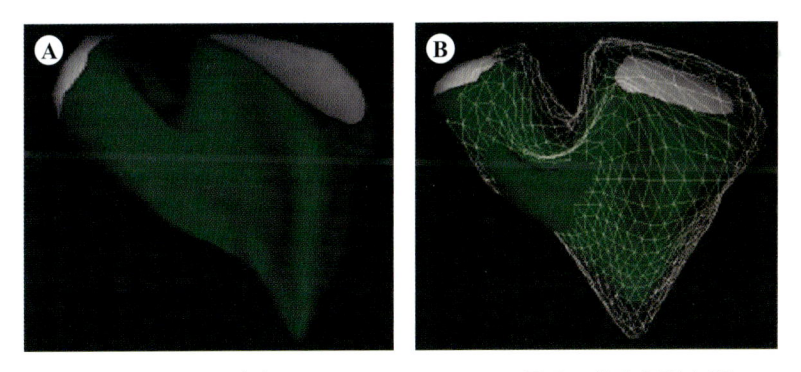

▲ 图 3-36 **A**. 右心室三维实心显示，称为 **Beutel** 显示；**B**. **Beutel** 显示，代表舒张末期 **Beutel** 的静态线框叠加动态 **3D** 表面模型（绿色）

- 可以在三维模型中查看右心室运动，并旋转以从不同角度观察。
- 还可以查看右心室运动，例如使用静态线框。

十四、右心室壁厚度

这可在舒张末期使用胸骨旁长轴切面中的 M 型成像进行评估，或可从剑突下切面进行评估，后者一致性更好（图 3-37）。正常值小于 0.5cm。

105

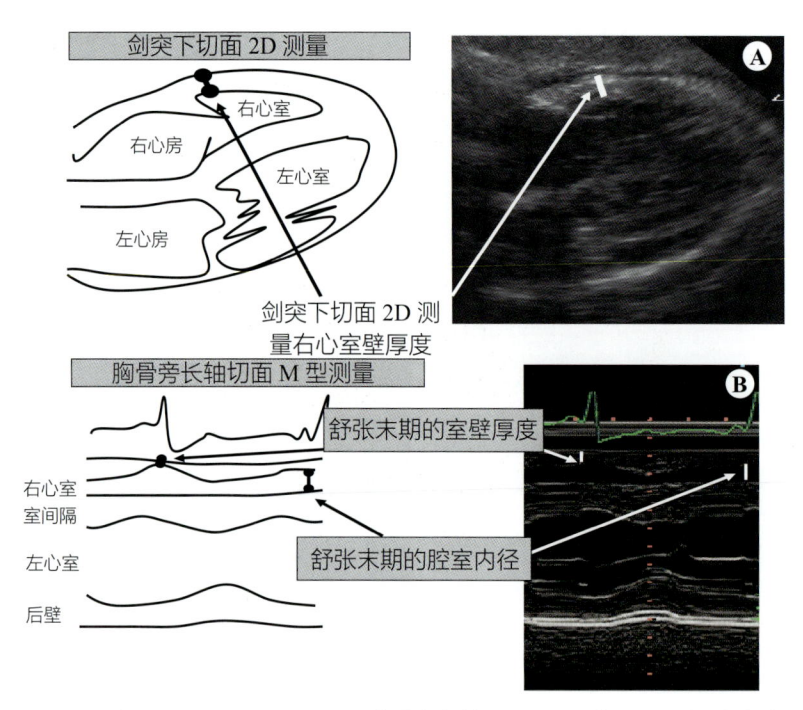

▲ 图 3-37 于剑突下切面（2D，A）及胸骨旁长轴切面（M 型，B）测量右心室室壁厚度

- 在剑突下切面中，使用舒张末期冻结的清晰 2D 图像（或垂直 M 型描记）。在三尖瓣前叶瓣尖水平处，从游离壁的边缘到边缘测量。
- 在胸骨旁切面中，使用二维图像或 M 型，取样线垂直于二尖瓣瓣尖水平的心室壁。
- 无论从哪种角度来看，都注意不要在测量中包括心外膜脂肪、粗糙的小梁或乳头肌。

起搏电极线（图 3-38）

起搏器是一种永久性或临时性装置，其脉冲发生器位于皮肤下，一根或多根导线通过静脉插入右心。由于潜在的缓慢性心律失常，患者可能有一根心室电极（通常固定在右心室心尖或被动固定在该水平的小梁上）和（或）一根心房电极（通常固定或被动固定在右心耳上）。导线约为 6F（约 1.98mm），在超声上显示为高回声。右心室导线最常见于心尖四腔心切面，穿过三尖瓣或平行于室间隔右侧。在一些患者中，也可以看到右心房电极。如果是内部除颤器和心脏再同步（cardiac resynchronization，CRT）系统，则在超声上与起搏器非常相似（右心室导线可能回声稍强，因为另有用于除颤器的附加线圈，增加了电极线直径）。CRT 系统有第三根电极线，通过冠状窦（coronary sinus，CS）植入。因此，在改良的心尖四腔心切面上，将探头方向向后偏转，可以在 CS 中看到该电极线。已经为特定患者开发了替代方法，例如通过房间隔和室间隔将 CS 导线植入左心室内膜。这些设备为感染性心内膜炎的发生制造了额外的表面，如果怀疑，可能需要修正切面观察电极线并识别可能的赘生物。其他不常见的并发症也可能存在，例如 TR 加重。应报告导线和并发症的存在。

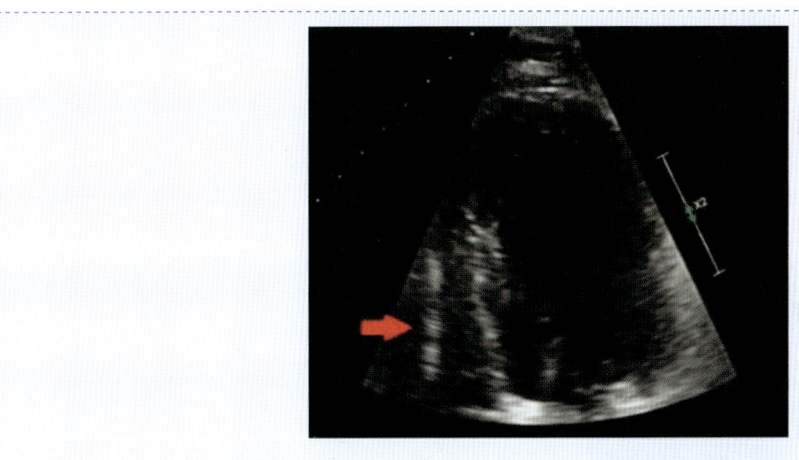

▲ 图 3-38 右心室的起搏电极：与室间隔平行的线状高回声

十五、右心室功能

- 尽管可以通过研究右心室游离壁的运动对右心室收缩功能正常或受损进行定性评估，但现在建议对右心室收缩功能进行定量。
- 已经制订了许多右心室收缩功能测量方法，原因是左心室中建立的容积技术使用在形态复杂的右心室中存在困难（表 3-16）。
- 右心室收缩功能替代指标的数量提醒我们，没有单一指标占主导地位。最近，三维成像采集和分析的进展简化了使用容积技术量化右心室收缩功能。

表 3-16 右心室功能测量

	异常
PW 多普勒 MPI	> 0.43
TDI MPI	> 0.54
右心室 dP/dt	< 400mmHg/s
TAPSE	< 17mm
三尖瓣环 TDI S 波速度	< 9.5cm/s
面积变化分数（FAC）	< 35%
游离壁 GLS	> -20%
3D EF	< 45%

评估

- 从心尖四腔心切面评估右心室功能。
- 在胸骨旁切面和剑突下切面中确认印象。
- 专注观察三尖瓣环的运动，以获得整体功能的印象。
- 通过观察节段性室壁运动异常和从游离壁至心尖的增厚来支持这一点，注意节段活动是否正常、无运动或矛盾运动（使用与左心室节段评估相同的标准）。

在评估局部室壁运动异常时，请记住，右心室游离壁主要由右冠状动脉供应，而室间隔、心尖及某些患者的游离壁远端则由左前降支供应。在可能的情况下，使用本节中描述的四种方法来量化右心室收缩功能。

1. 心肌做功指数（myocardial performance index，MPI）（Tei 指数）
- 这被认为是右心室收缩和舒张功能不全的总和效果。
- 通过将等容时间除以射血时间来计算。
- 这些测量值可通过脉冲多普勒获得。射血时间来源于 RVOT 中的频谱，等容时间来源于三尖瓣前向血流的脉冲多普勒。记录每个脉冲多普勒测量值时，确保心率相似，因为心动周期长度的变化会使测量值不准确。这意味着它在心房颤动中尤其不可靠。
- 或者，可以同时从三尖瓣环的 TDI 频谱获得这两个指数（图 3-39）。
- 脉冲多普勒法的 MPI＞0.40，TDI 法的 MPI＞0.55 是异常的。

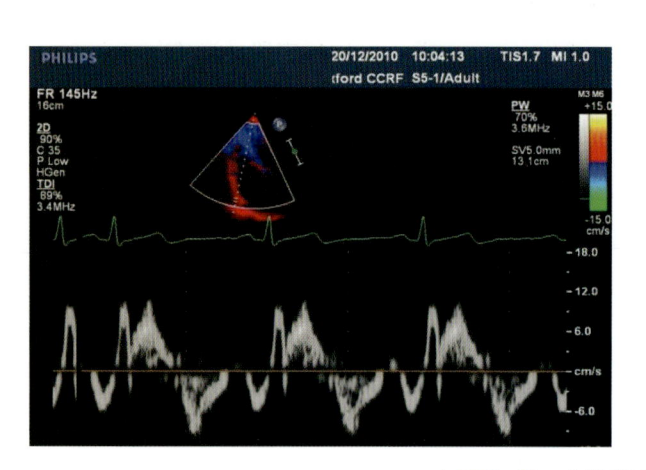

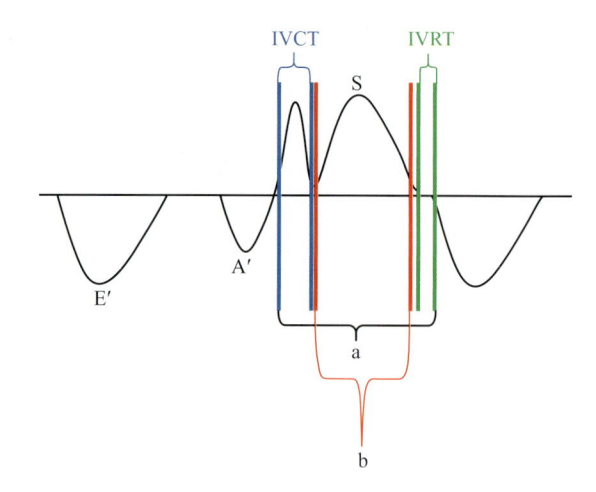

▲ 图 3-39　心肌做功指数（Tei 指数）

A′= 心房收缩时心肌延长的速度；E′= 舒张早期心肌速度；a=A′ 波结束到 E′ 波开始的间隔时间；S= 心室收缩时心肌缩短速度；b=S 波开始到结束的时间；IVCT= 等容收缩时间；IVRT= 等容舒张时间。心肌做功指数（Tei 指数），MPI=（a–b）/b

2. 三尖瓣环收缩位移（tricuspid annular plane systolic excursion，TAPSE）

在正常右心室中，三尖瓣外侧瓣环在收缩期向心尖移动，反映右心室的纵向功能。TAPSE 是一种右心室移动定量的方法（图 3-40）。
- 获得心尖四腔心切面。
- 将 M 型取样线穿过三尖瓣外侧瓣环，并记录频谱。
- 测量最大位移。
- TAPSE＜16mm 提示右心室收缩功能障碍。

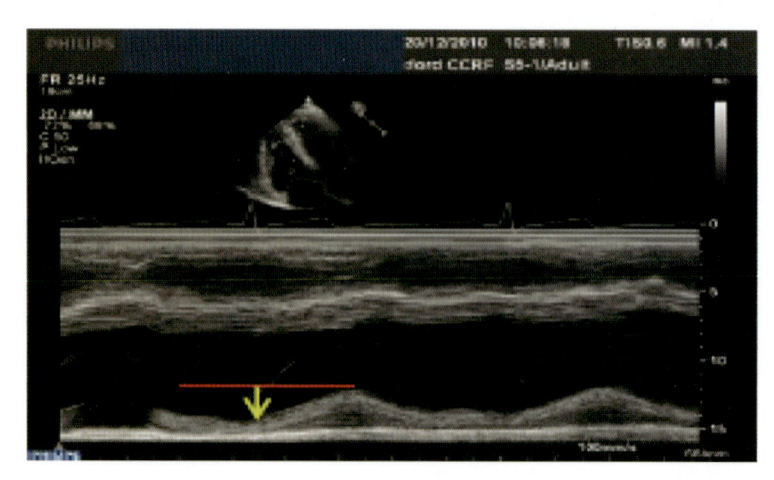

▲ 图 3-40　TAPSE 的计算：M 型取样线置于四腔心切面的三尖瓣外侧瓣环，测量其收缩期位移（黄箭）

虽然是一种简单、可重复的测量方法，但它依赖于将纵向运动作为右心室整体收缩功能的替代指标的假设。

3. 右心室游离壁基底部 TDI 收缩期峰值流速

与 TAPSE 类似，该测量评估右心室游离壁的移动。然而，它不是观察三尖瓣环移动的距离，而是使用组织多普勒成像来测量瓣环移动的速度。

- 获得心尖四腔心切面。
- 将 PW TDI 取样线放置在三尖瓣环的外侧或靠近瓣环的右心室游离壁的基底段（通常经胸超声清晰可见）。
- 获取组织多普勒频谱图，并测量右心室游离壁基底段的最大收缩速度。这被称为 S′。
- S′ ＜ 9.5cm/s 反映右心室收缩功能不全。

4. 射血分数和面积变化分数（fractional area change，FAC）

由于几何形态复杂，右心室射血分数难以在 2D 上测量，但如果可用，可使用专用软件对 3D 容积采集进行后处理，以计算整个心动周期的容积并得出射血分数。

在 2D 成像上，可从心尖四腔心切面评估面积变化分数（图 3-41）。可执行以下步骤。

- 获得清晰的心尖四腔心切面。
- 确定舒张末期帧（心室最大）。沿着心内膜边界描记，小心排除右心室小梁，并获得一个面积。
- 确定收缩末期帧并重复该过程以获得收缩末期面积。
- 两个测量之间的差异可以报告为相对于舒张末期面积的百分比。
- 2D FAC ＜ 35% 提示右心室收缩功能不全。

$$面积变化分数 = \frac{(舒张期面积 - 收缩期面积)}{舒张期面积} \times 100\%$$

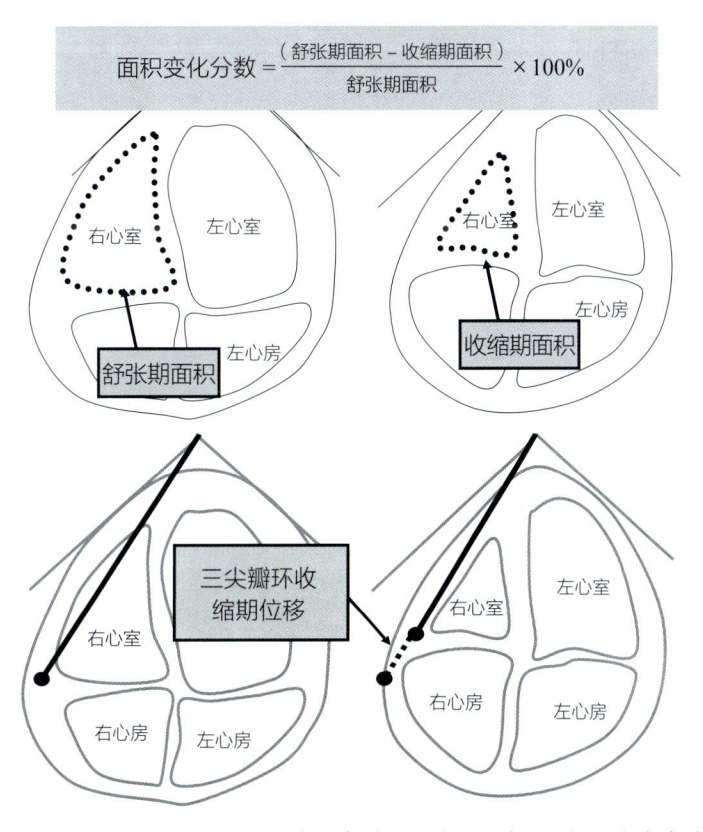

▲ 图 3-41 通过面积变化分数或三尖瓣环位移（更常用）评估右心室功能

十六、右心室过负荷

确定右心室中的容量或压力过负荷有助于右心功能的临床评估。虽然经常一起考虑，但它们通常代表两种不同的病理类型。右侧容量过负荷提示左向右分流或右侧瓣膜反流。压力过负荷提示肺动脉高压或肺动脉狭窄。压力过负荷可以从容量过负荷发展而来，反之亦然（偶尔），在这种情况下，两者的特征都会出现。

（一）评估

评估这两种情况时需要注意的关键点如下。
- 右心室尺寸和厚度会发生什么变化？
  - 容量过负荷导致腔室尺寸增大，压力过负荷导致室壁厚度增加。然而，一种情况可能导致另一种情况，这两者会共存。
- 在心动周期中，室间隔的表现如何？
  - 简单地说，容量过负荷与舒张期室间隔变平坦有关，而压力过负荷则在舒张期和收缩期均出现室间隔平坦。

评估右心室收缩压有助于支持对右心室压力或容量过负荷的印象。

（二）容量过负荷（图 3-42）

- 获得清晰的胸骨旁短轴（乳头肌水平）切面。
- 心室大小和室壁厚度：在容量过负荷时，右心室应扩张（大小与左心室相同或大于左心室），因此对大小进行评价。在慢性过负荷时，右心室可能开始肥厚，但这将是离心性的，因为扩张仍

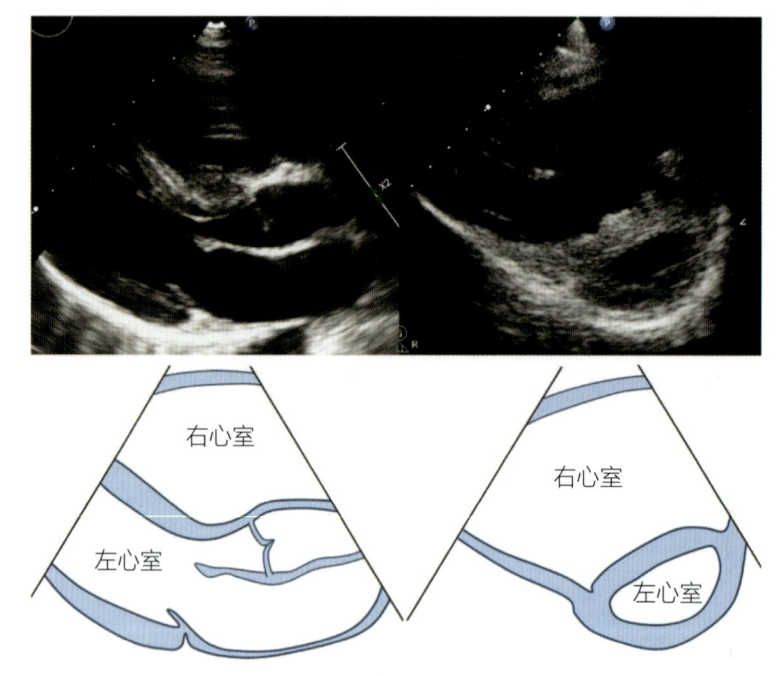

▲ 图 3-42 胸骨旁短轴切面右心室容量负荷过重的示例
提示右心室扩张，舒张期室间隔平坦

存在。
- 室间隔：由于右心室容量较大，室间隔在舒张期会变平，并形成 D 形心室（随着容量过负荷恶化，室间隔将开始凸向左心室）。但在收缩期，左心室恢复为圆形。这会产生异常的室间隔摆动，在舒张时朝向左心室，在收缩时朝向右心室。

（三）压力过负荷

- 获得清晰的胸骨旁短轴（乳头肌水平）切面。
- 心室大小和壁厚：在慢性压力过负荷时，右心室游离壁增厚（通常为左心室厚度的一半），但在右心室开始衰竭之前，腔室大小将保持不变。
- 室间隔：随着压力的增加，室间隔将在舒张和收缩期向左心室变平。随着慢性压力过负荷和室壁厚度增加，右心室将开始表现得更像左心室，在收缩期，室间隔将凸入左心室并向右心室收缩。这也会产生室间隔矛盾运动（但原因与容量过负荷不同）。

十七、肺动脉高压

肺动脉高压（pulmonary hypertension，PH）目前定义为在右心导管检查中确认的静息平均动脉压＞ 25mmHg。结合临床怀疑，超声心动图仍然是对这些患者进行结构化评估的关键成像方式。PH 可分为五个不同的组（表 3-17）。最常见的分类是继发于左心疾病的 PH。这种完整的超声心动图 PH 评估提供了重要的预后和病因细节。对于极有可能发生 PH 的患者，应进行排除左侧心脏病的详细评估，包括心内分流作为 PH 潜在原因的评估（表 3-18）。PH 的分类可能需要额外的附加数据，如肺动脉血流加速时间 / 收缩中期切迹，这在毛细血管前 PH 的病例中可能更常见。

（一）肺动脉高压的评估

肺动脉收缩压（pulmonary artery systolic pressure，PASP）的估测传统上是通过结合 TR 峰值速度和右心房压力（RA pressure，RAP）来评估的。然而，峰值 TR 的评估可能是有挑战性的，在某些情况下，如宽大的 TR，会产生误导。

表 3-17 肺动脉高压的分类

WHO 分类	病因学	平均楔压	病因示例
1	肺动脉高压	正常	特发性、遗传性、药物或毒素诱导和分流相关的先天性心脏病、结缔组织病、门静脉高压、慢性溶血性贫血
2	继发于左心疾病的肺动脉高压	增高	瓣膜性心脏病、收缩功能不全、舒张功能不全、心包疾病、先天性 / 后天性左心流入道 / 流出道梗阻、先天性心肌病
3	继发于肺部疾病的肺动脉高压	正常	慢性阻塞性肺病、严重哮喘、间质性肺病、睡眠呼吸暂停、长期暴露于高海拔、先天性肺异常
4	慢性血栓栓塞性肺动脉高压	正常	慢性肺栓塞
5	肺动脉高压病因不明和（或）多因素机制	正常或增高	系统性疾病、结节病、血管炎、血液系统恶性肿瘤、慢性肾衰竭、代谢紊乱、肺肿瘤

表 3-18 可能提示左心疾病引起 PH 的特征

继发于左心疾病的 PH	超声心动图特征提示左心疾病可能导致 PH
左心室收缩功能不全	左心室扩张；左心室射血分数降低
左心室舒张功能不全	E/E′ > 10；左心房扩张；左心室肥大
瓣膜性心脏病	轻度以上的瓣膜病
先天性心脏病	存在心内和心外缺损

现在建议使用超声心动图评估 PH 时，应根据 PH 出现的概率进行分级，而不是给出先前建议的确定的值或诊断（图 3-43）。当 TR 峰值速度 > 3.4m/s 时，超声心动图显示 PH 的概率较高。如果 TR 反流束较小或不存在，结合心室、肺动脉和右心房和 IVC 的测量分组，可以确定 PH 的高、中或低概率。

用于评估 PH 概率的超声参数
- TR 峰值速度。
- 心室。
  - 偏心指数。
  - 左心室／右心室基底段内径比值。
- 肺动脉。
  - RVOT 加速时间和（或）收缩中期切迹。
  - 舒张早期 PR 速度。
  - PA 内径。
- 右心房和 IVC。
  - 右心房面积。
  - IVC 内径和呼吸变异性。

（二）三尖瓣反流峰值流速

使用 CW 测量三尖瓣反流峰值流速，以获得最佳的频谱形状和通过三尖瓣的最高可能流速。由于速度测量值依赖于角度，因此可能需要使用多个切面和偏轴测量，以确保声束和反流束之间平行。这些可包括右心室流入道切面、胸骨旁短轴切面、心尖四腔心切面和剑突下切面。心脏超声中 TR 速度 > 3.4m/s 提示存在 PH 的概率很高。当临床高度怀疑 TR 束会对诊断有帮助时，可通过静脉注射震荡空气 – 血液 – 盐水混合物来改善多普勒频谱的密度。不要根据 TR 反流量的严重程度排除 PH。三尖瓣反流量大小与 TR 流速的高低不同，因为流速与右心室至右心房的压差有关。

（三）心室评估（图 3-44）

采用两种主要方法对 PH 患者的左心室和右心室进行评估：偏心指数（eccentricity index，EI）和右心室／左心室基底段比值。

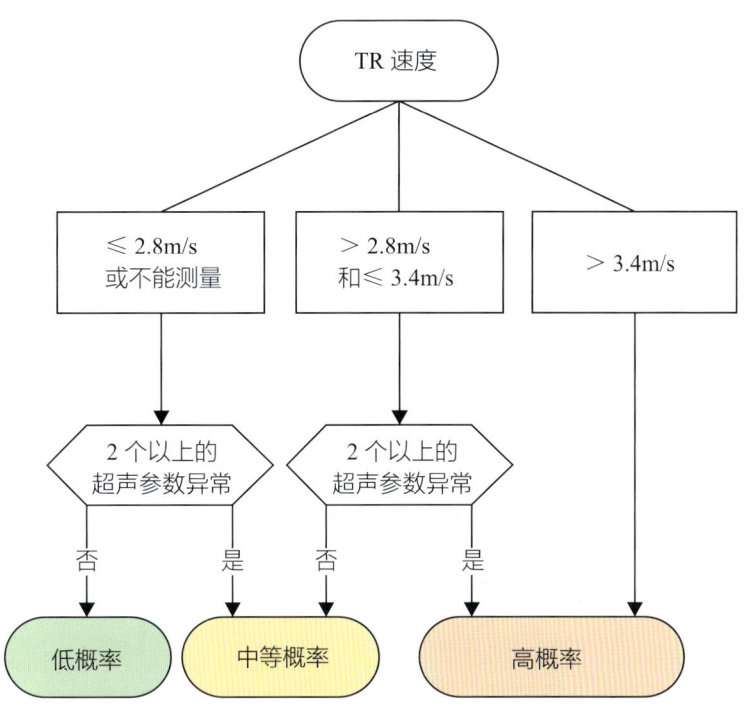

▲ 图 3-43 超声心动图预测肺动脉高压概率的流程图

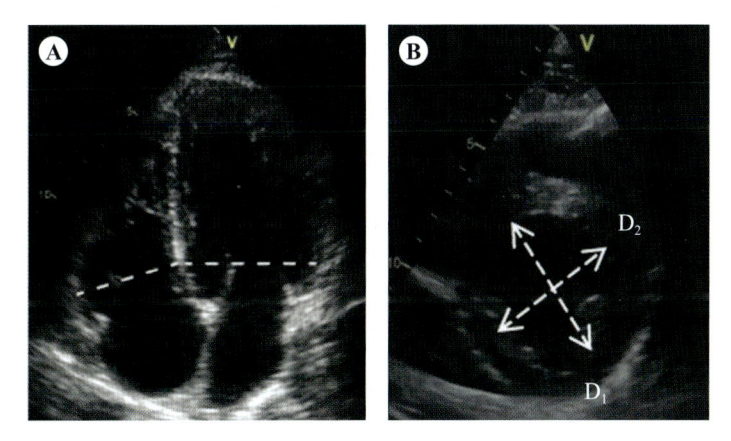

▲ 图 3-44 A. 心尖四腔心切面测量右心室 / 左心室比值；B. 胸骨旁短轴切面测量的偏心指数
D_1. 垂直于室间隔的左心室内径，D_2. 平行于室间隔的左心室内径

1. 偏心指数

从 PSAX 切面中，在舒张末期和收缩末期测量乳头肌和二尖瓣顶端之间的左心室中间水平处进行测量。在右心室中，异常的压力变化、容量变化或由 PH 引起的两者的结合可导致 PSAX 切面中左心室的球形度变化。这是使用一个简单的测量来评估的，它提示了左心室形状。

$$EI=D1/D2$$

D1 是垂直于室间隔的左心室内径，D2 是平行于室间隔的左心室内径。左心室偏心指数＞ 1.1 视为异常。
- 收缩期测量的 EI 异常是由右心室压力过负荷引起的。
- 舒张期测得的 EI 异常是由右心室容量过负荷引起的。与左心室相比，进入右心室的容量增加导致室间隔在舒张末期变平，在收缩末期形态正常。
- 右心室压力和容量过负荷共同导致收缩期和舒张期的 EI 均有变化。

2. 右心室/左心室基底段比值

使用标准的心尖四腔心切面，右心室基底段测量值除以左心室基底段测量值，以计算右心室/左心室比值。舒张末期测得的右心室/左心室比值＞1表明右心室扩张。

（四）肺动脉（图 3-45 和图 3-46）

来自肺动脉内部和周围区域的超声心动图测量通常有助于增加毛细血管前 PH 患者的评估权重。但是，还必须考虑间接测量左心室舒张末压升高的指标。这些征象通常有助于评估 PH，但不能确定确切的严重程度。肺动脉血流图的评估主要包括以下测量值。

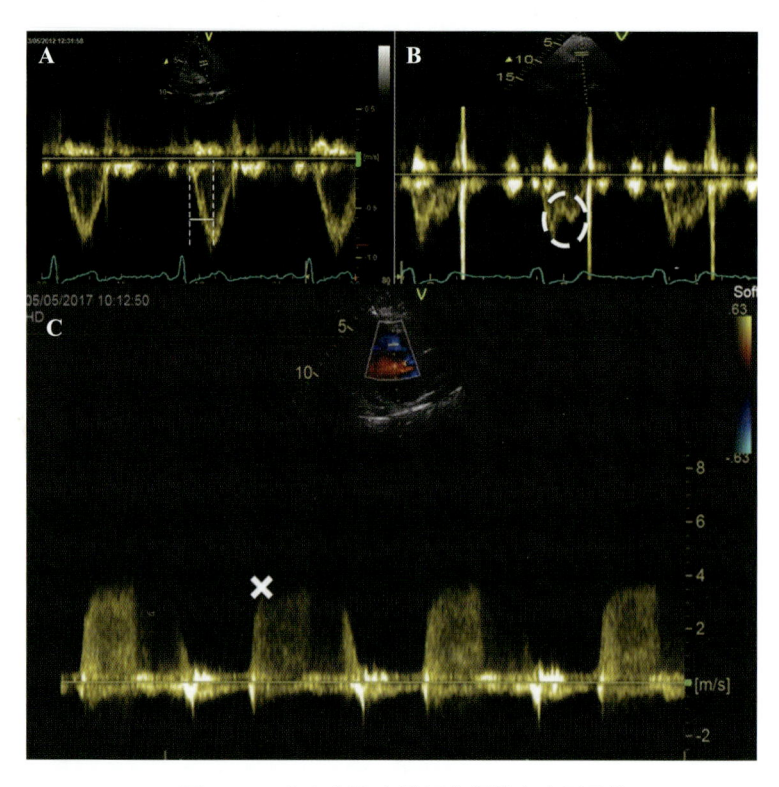

▲ 图 3-45 右心室流出道部获得的多个测量值
A. RVOT 加速时间（ms）；B. PW 显示血流图的一个切迹；C. 从反流束的 CW 信号上测量舒张早期的 PR

1. 右心室流出道加速时间（acceleration time，AT）

RVOT AT 是从右心室射血开始到速度峰值的时间测量值。在胸骨旁短轴切面中测量，PW 取样容积放置在肺动脉瓣（右心室侧）正下方的 RVOT 中，并在呼气末测量。随着肺动脉压力的增加，从血流开始到流速峰值的时间缩短。该测量值可能受心率的影响，对于心率每分钟＜70次或＞100次的患者，其准确性较低；可采用校正系数：RVOT AT 小于 105ms 时视为异常，认为是 PAP 升高的标志，可用 RVOT AT × 75/ 心率校正。

2. 肺动脉血流收缩中期切迹

这反映了肺血管阻力升高，可见肺动脉速度曲线收缩中期血流减速，导致 PW 信号内出现切迹（取样容积位于 RVOT 右心室侧肺动脉瓣正下方）。没有这种特征并不排除肺动脉压力升高。更可能出现在毛细血管前 PH 中。

3. 舒张早期肺动脉瓣反流

使用胸骨旁短轴切面或右心室流出道切面获得最佳的肺动脉瓣反流信号，将 CW 对准 PR 反流束，以测量 PR 早期的峰值。舒张早期 PR 速度＞ 2.2m/s 被认为是平均 PAP 升高的标志。

4. 肺动脉直径

PA 因容量和压力过负荷而扩张。PA 内径在舒张末期测量，位于 PV 和主 PA 分叉的中间。PA 直径＞ 25mm 视为异常。

（五）下腔静脉和右心房

1. 右心房（图 3-46）

右心房面积（RA area，RAA）（cm²）已被发现是提示高危患者群体 PH 的敏感标志。从心尖四腔心切面看，RAA 是在三尖瓣打开前的心室收缩末期（最大容积）测量的。从三尖瓣环的外侧到房间隔侧进行描记，不包括下腔静脉、上腔静脉和右心耳。RAA ＞ 18cm² 视为异常。

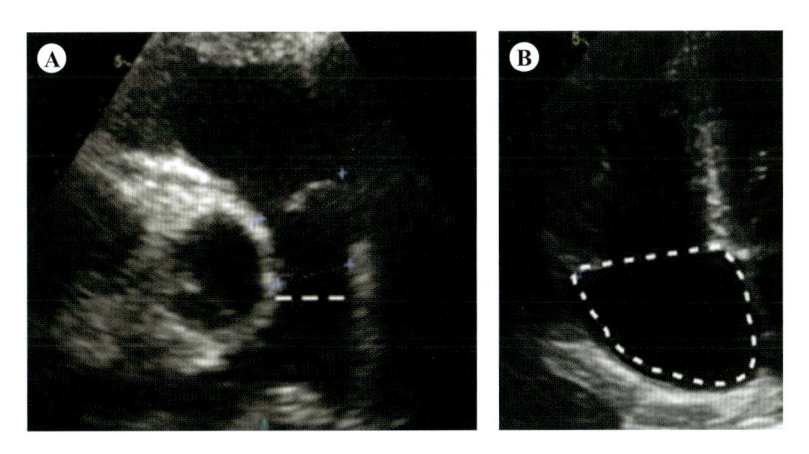

▲ 图 3-46　A. 肺动脉内径的测量；B. 收缩末期描记右心房面积

2. 下腔静脉

传统上，下腔静脉的内径和塌陷（作为对右心房压力的估计）与 TR 的峰值压差相结合，以给出肺动脉收缩压的总体估计。然而，鉴于已知的右心房压力估计不准确，结合 TR 压差的误差将放大，建议主要将 IVC 测量作为 PH 总体概率估计的证据。

（六）附加测量

在整个检查过程中，可以使用额外的测量来帮助评估右心；然而，这些不适用于评估 PH 概率。

1. 心包积液

心包积液在 PH 患者中很常见；然而，它很少有血流动力学上的后果。中等量心包积液与死亡率升高和右心房压力升高相关。应在舒张末期测量积液，并描述积液量和位置。

2. 右心室尺寸

随着 PH 的升高，右心室通常会增大，以适应前后负荷的变化。由于右心室呈新月形，因此获取聚焦于右心室的切面以获得最大右心室尺寸至关重要，以确保图像不会短缩。如前所述，所有测量均在舒张末期进行，包括右心室基底段内径（RVD1）、右心室中间段内径（RVD2）和右心室长度（RVD3）。

3. 右心室功能

可以进行右心室功能评估，包括面积变化分数、RV TDI S 波、心肌做功指数和 TAPSE。

4. 右心室应变

右心室应变是计算右心室整体性能的有用参数。在肺动脉高压患者中，使用 2D 斑点追踪的右心室应变具有重要的预后价值。在确诊肺动脉高压的患者中，右心室游离壁应变的测量值高于"整体"（包含了游离壁和间隔）的测量值。在肺动脉高压患者中，右心室游离壁应变低于 –12.5% 与 6 个月内更高程度的临床恶化有关；右心室收缩功能不全越严重，右心房压力越高。

用于右心室评估的附加参数
- 心包积液。
- RVD1、RVD2、RVD3。
- 面积变化分数。
- RV TDI S 波。
- 心肌做功指数。
- 三尖瓣环收缩期位移（TAPSE）。
- 斑点追踪。

评估 PH 患者血流动力学的附加参数

1. 肺动脉舒张末期压（PDP）：测量舒张末期的肺动脉瓣反流流速（PRV_{ED}）。

$$PDP = 4 \times (PRV_{ED})^2 + RAP$$

2. 肺动脉平均压：测量舒张开始时的肺动脉瓣反流流速（PRV_{BD}）。

$$\text{平均} PAP = 4 \times (PRV_{BD})^2 + RAP$$

3. 肺血管阻力（PVR）：可使用三尖瓣反流速度和 RVOT 的速度 – 时间积分（VTI）计算 PVR（对于 $TRV/VTI_{RVOT} < 0.2$ 的患者，PVR 值可能正常）。

$$PVR (\text{Wood 单位}) = 10 \times (TRV/VTI_{RVOT}) + 0.16$$

十八、肺栓塞

超声心动图在疑似肺栓塞（pulmonary embolus，PE）患者中的应用侧重于确认右心室大小和功能的急性变化，40%~70% 的病例出现右心室功能障碍，表现为急性压力过负荷状态。右心室衰竭程度和血流动力学不稳定性与 PE 死亡率密切相关。

评估

- 看到右心室或肺动脉中的血栓有助于诊断。
- 右心室扩张仍然是最具一致的特征，源于后负荷突然增加时腔室的适应性变化。这通常表现为右心室和左心室共用心尖区，或"M"形心尖。
- 由于 PE 的急性特点，如果没有先前的潜在原因，右心室壁增厚不太可能发生。
- 右心室游离壁基底段至中段的轻度至中度运动减退是一个常见特征，心尖部常表现为"正常"（常被描述为保留）。这被称为 McConnell 征，在评估大型 PE 时非常有特异性。
- 右心室与左心室基底段内径比右心室：左心室＞ 1 表明右心室扩张，结合聚焦右心室切面的 RVD-1 测量值＞ 41mm 为异常。
- 收缩期和舒张期都可能出现异常或矛盾的室间隔运动。
- 综合测量受影响的右心室射血模式，被称为 60/60 征，可用于评估急性 PE。TR 压差＜ 60mmHg 和 RVOT 加速时间＜ 60ms 是其特征。
- 超声心动图最适合于使用一系列测量方法对急性 PE 进行诊断时纳入；但由于影响右心室功能的栓子负荷等因素的变化，没有超声心动图的证据并不能排除 PE 的可能性。

十九、左心房

（一）正常解剖

左心房接收来自四个肺静脉的血液。它储存血液，充当把血液输送到左心室的管道。左心房具有收缩功能，心房收缩贡献了约 25% 的左心室充盈。在形态上，心房分为体部和附属物。心房常见的解剖变异是和房间隔相关，如房间隔瘤、卵圆孔未闭、房间隔缺损和脂肪瘤样肥大。罕见的解剖变异在心房内，如三房心，左心房被分成一个上心房腔和一个下心房腔。

（二）正常发现

1. 切面（图 3-47）
- 左心房的最好切面是胸骨旁长轴、心尖四腔心和两腔心切面。心尖切面是评估左心房容积和血流动力学最好的切面。
- 胸骨旁短轴（主动脉瓣水平）包含左心房，有助于观察房间隔。剑突下切面左心房和右心房垂直于探头，因此用于房间隔的多普勒评估。

2. 发现
- 胸骨旁长轴：左心房位于主动脉根部下方，用于简单线性测量左心房大小。
- 胸骨旁短轴（主动脉瓣水平）：左心房位于主动脉瓣下方。左侧可以看见房间隔，右侧偶尔可以看到左心耳。
- 心尖四腔心和两腔心切面：左心房位于图像的底部，可以评估左心房容积。也可以看到房间隔，但是在图像中呈垂直走向，很难识别房间隔缺陷，无法进行多普勒测量。心尖四腔心切面可以看见肺静脉位于心房后面（特别是紧邻房间隔的右上肺静脉）。在心尖两腔心切面，偶尔可以看见向右侧突出的左心耳。一般来说，经胸腔成像很少能看到左心耳。
- 剑突下切面：房间隔水平走向，是彩色血流及多普勒查找房间隔缺损的最佳切面。

二十、左心房大小

左心房扩大具有重要临床意义，它与很多疾病的不良心血管后果有关，包括心肌梗死、脑卒中、扩张型心肌病和充盈压升高的舒张性左心衰竭。心房扩大也与心房颤动有关。

评估（表 3-19、图 3-48 和图 3-49）

容积评估最好的切面是心尖切面。传统推荐的线性测量是胸骨旁切面，测得的是前后径。如果心

胸骨旁长轴切面　　　　胸骨旁短轴切面

心尖四腔心切面

心尖二腔心切面　　　　心尖三腔心切面

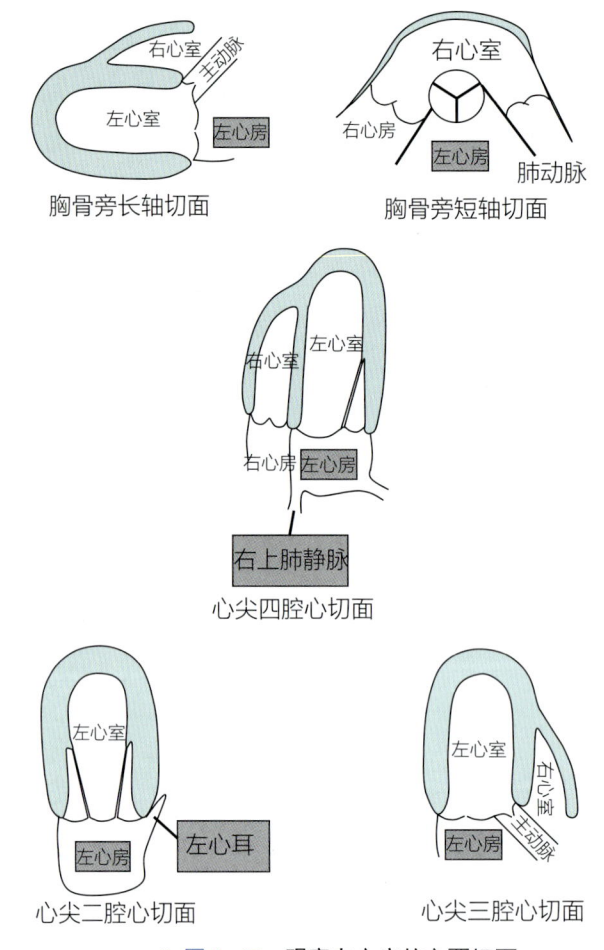

▲ 图 3-47　观察左心房的主要切面

房沿心脏长轴扩大，单独测量前后径会漏诊。

表 3-19　左心房容积 2D 测量范围

	正 常	轻 度	中 度	重 度
左心房容积指数（ml/m²）	< 34	35~41	42~48	> 48

1. 容积测量

左心房容积测量与测量左心室容积的原理和方程式相同。左心房可以用面积 – 长度公式、Simpson 法（将左心房切割成一系列盘片，最后叠加成容积）和椭圆球积法。所有的计算通常由机器软件自动完成，但需要测量心房长度和直径，或描记横截面的面积。如果在四腔切面中进行测量，则假定心房是球形的。同时使用四腔心和二腔心切面可以进行 3D 评估。

- 获得清晰的心尖四腔心切面，深度要足以包括整个左心房。
- 记录动态视频，滚动以识别收缩末期。
- 沿着左心房边缘描记，不包括肺静脉的交汇处和左心耳（如果可见），记录面积。
- 测量从左心房顶部到二尖瓣环连线中点的长度。
- 在心尖二腔心切面重复上一过程。

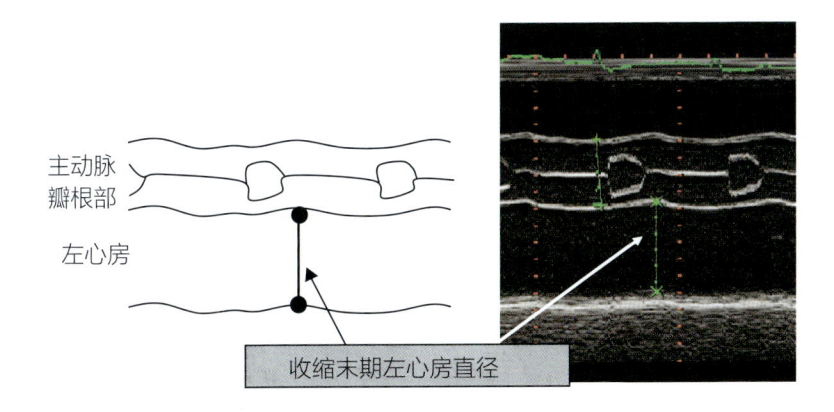

第3章　经胸解剖与病理学：腔室和血管
Transthoracic anatomy and pathology: Chambers and vessels

◀ 图 3-48　在胸骨旁长轴切面用 M 型测量左心房的前后径

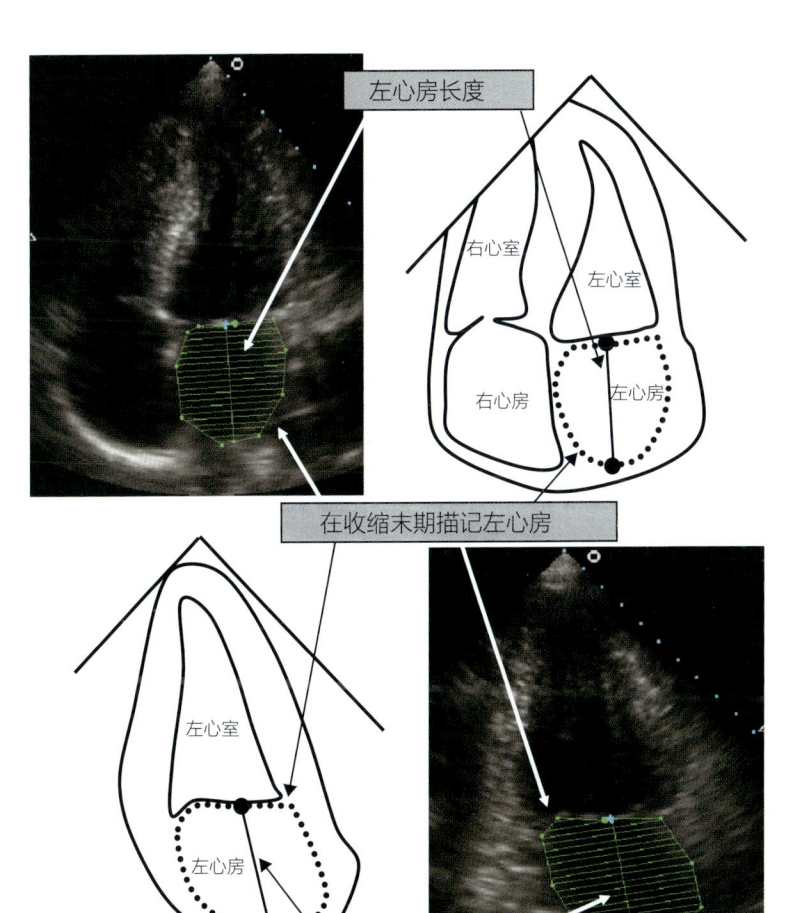

◀ 图 3-49　在心尖切面描记左心房面积可以更精确地测量左心房大小

- 用两个长度中较短的一个作为心房长度的量度。
- 软件用 Simpson 法计算体积。
- 左心房容积的面积 – 长度公式如下。

$$\frac{8 \times 心尖四腔心面积 \times 心尖两腔心面积}{3 \times \pi \times 左心房长度}$$

119

- 椭球公式如下。

$$\frac{4\pi \times \frac{(长度)}{2} \times \frac{(前后径)}{2} \times \frac{(心尖切面长度)}{2}}{3}$$

2. 线性测量

- 在胸骨旁长轴切面中，记录 2D 动态图像并识别收缩末期。从边缘到边缘垂直测量左心房大小。
- 或者将 M 型取样线在主动脉瓣尖水平跨过左心房，垂直于心房壁。在收缩末测量左心房大小（最大尺寸）。

二十一、右心房

右心房接受来自冠状窦、下腔静脉和上腔静脉的血液。它有一些独特的解剖学特征，可能被误认为是病理性的。其中包括下腔静脉瓣，它在胚胎时期引导下腔静脉的血液通过卵圆孔，出生后成为多余。如果它没有消退，可以看到它附着在下腔静脉和卵圆窝边界之间的右心房壁上。Chiari 网是在下腔静脉瓣形成之前胚胎阶段的残余物，是一种薄膜，通常有孔，靠近下腔静脉口，并延伸到比下腔静脉瓣更远的右心房。

正常切面和表现（图 3-50）。

- 在改良的右心室流入道切面和胸骨旁短轴切面（主动脉瓣水平）可以看到右心房。
- 心尖四腔心切面可用于容积测量，以及多普勒评估三尖瓣血流。
- 剑突下切面通常是观察右心房，以及下腔静脉流入右心房的绝佳切面。

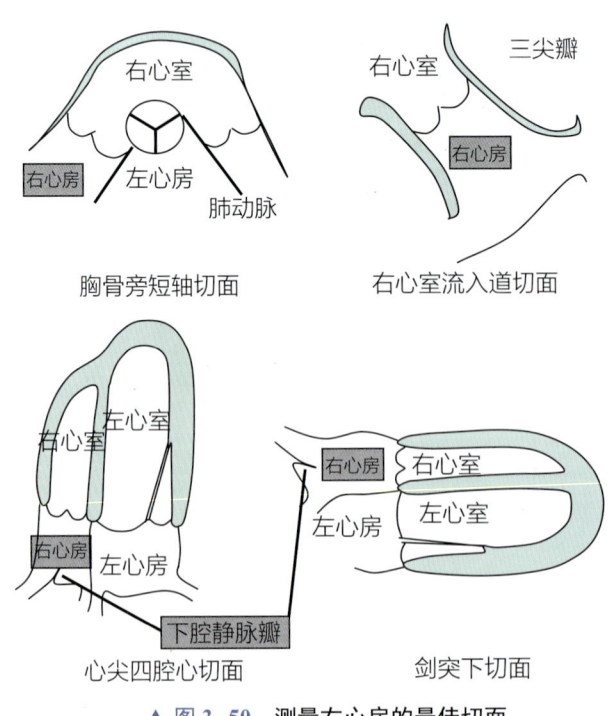

▲ 图 3-50　测量右心房的最佳切面

二十二、右心房大小

测量右心房的大小和测量左心房的技术一样，但缺乏临床相关性评估。测量右心房大小最常用于评估右心室收缩压。相关研究或临床数据极少，因此，正常范围过于简单，并未考量性别或体型。

（一）定性测量

- 最简单的评估是在心尖四腔心切面比较左心房和右心房。如果右心房看起来比左心房大，那它是扩大了。

（二）定量测量（图 3-51）

- 短轴径是简单的线性度量。在心尖四腔心切面，测量心房中部侧壁到房间隔距离。
- 可以测面积。在右心房边缘描记，用直线连接侧壁房间隔和三尖瓣环。面积 > 18cm² 是异常的。
- 在心尖四腔心切面使用面积 – 长度法计算容积。需要右心房长度，测量房顶到瓣环中间距离。

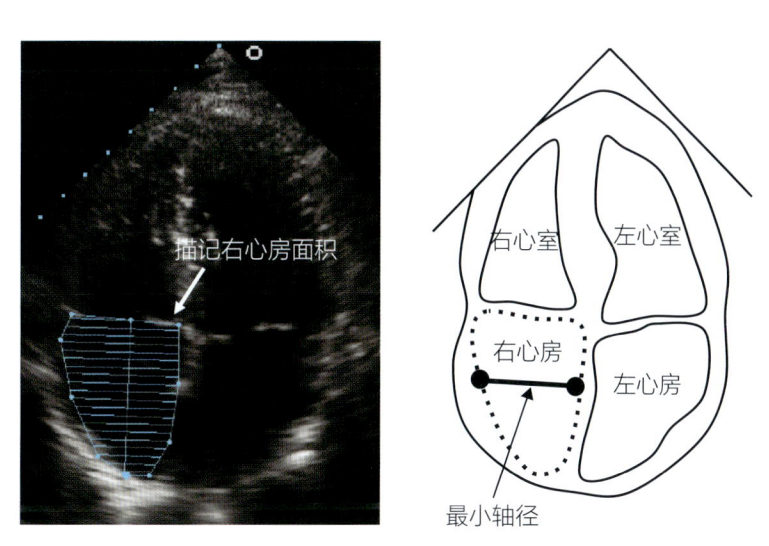

▲ 图 3-51 在心尖切面描记面积评估右心房大小

二十三、房间隔

（一）正常解剖结构

房间隔将左心房和右心房分开。在胚胎学上，它由两个单独的隔膜（即原发隔和继发隔）发育而来。在胚胎时期，房间隔特别是卵圆孔，是下腔静脉血流由下腔静脉瓣引导，绕过肺直接进入左心的必经大门。出生后，卵圆孔关闭。大约 80% 的人群中，它会闭合，但仍明显表现为房间隔中部的凹陷，称为卵圆窝。在约 20% 人群中，卵圆孔未关闭，成为左右心之间的潜在交通。

（二）正常发现

1. 切面（图 3-52）

剑突下切面是评估房间隔最好的切面。这是唯一一个使房间隔垂直于探头的切面，因此与多普勒声束对齐，允许对房间隔进行多普勒或彩色血流评估。也可以在胸骨旁短轴（主动脉瓣水平）和心尖四腔心切面中评估心房。震荡生理盐水造影可用于诊断是否存在卵圆孔未闭。

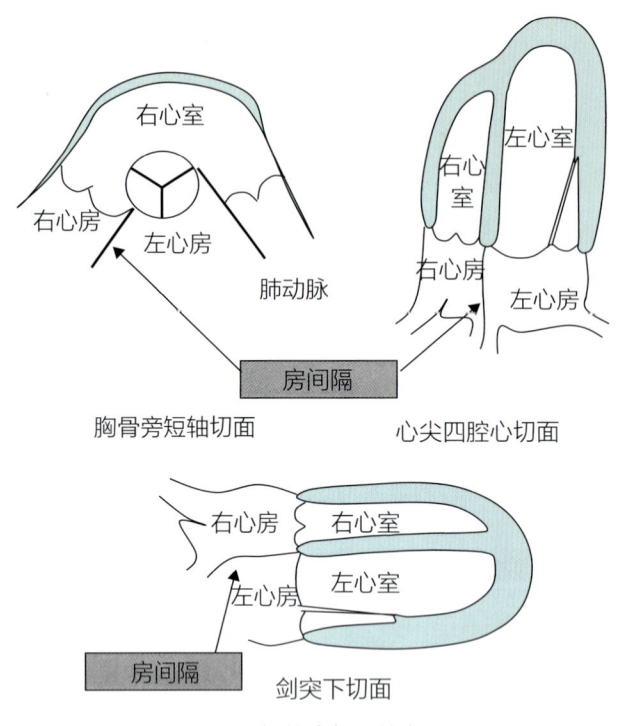

▲ 图 3-52 评估房间隔的主要切面

2. 发现

- 胸骨旁短轴（主动脉瓣水平）：房间隔从主动脉环（通常在左下角）延伸到远场，右侧为左心房，左侧为右心房。
- 心尖四腔心：在远场中可以看到房间隔位于心房之间。由于它与探头成一直线，因此可能存在回声失落区域，易与缺损混淆。这个切面可以尝试彩色血流成像。
- 剑突下切面：右心房最靠近探头，而房间隔横跨屏幕。该切面可用于彩色血流成像，及对穿隔血流进行多普勒校准。

二十四、室间隔

（一）正常解剖

室间隔将左心室和右心室分开。它可以简单地分为主动脉瓣下方的面积较小的膜部，形成左心室流出道的一部分，以及向下、向前和向心尖扩展的肌部。它们有不同的胚胎学起源。

肌部可细分为三个区域：二尖瓣和三尖瓣之间的流入道部，小梁部延伸至心尖并形成室间隔的主体，以及靠近主动脉瓣和肺动脉瓣的流出道部。主要用于对室间隔缺损进行分类。

（二）正常发现

1. 切面（图 3-53）

任何可以观察心室的切面都可用于观察室间隔。因此，胸骨旁长轴和短轴、心尖四腔心、五腔心和三腔心切面，以及剑突下切面都是有帮助的。

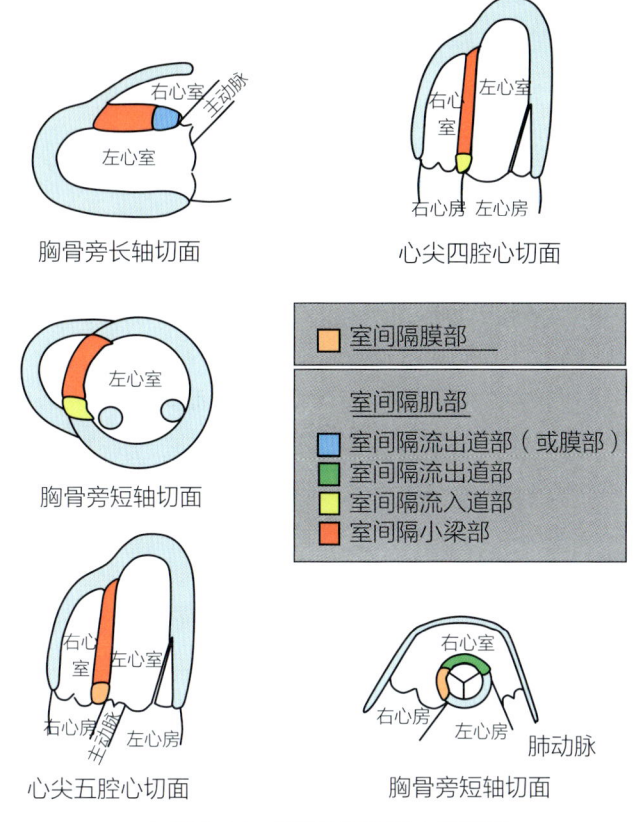

▲ 图 3-53 评估室间隔的主要切面

2. 发现
- 胸骨旁长轴：在 LVOT 中可以看到膜部（有时是肌部流出道部的一部分），小梁部（肌部）的中段位于左侧。
- 胸骨旁短轴（主动脉瓣水平）：主动脉环周围可见膜部和肌部的流出道部。
- 胸骨旁短轴（乳头肌中部水平）：室间隔位于左右心室之间，主要由肌部（小梁部）构成。在室间隔底部可以看到流入道部肌部。
- 心尖四腔心和五腔心：小梁部（肌部）垂直向上至心尖。在四腔心切面中，可见二尖瓣和三尖瓣之间的肌部流入道部。在五腔心切面中，可以看见主动脉瓣旁的膜部室间隔。
- 剑突下切面：室间隔与探头垂直，该切面穿隔血流与声束对齐，可以观察彩色血流图和多普勒。

二十五、心包

（一）正常解剖结构

心包是覆盖心脏表面的膜性"囊"。该囊是一种无血管的纤维结构，由两层组成：脏层和壁层心包/膜。脏层心包附着于心外膜，由单层间皮细胞组成，壁层心包是一种纤维结构，厚度< 2mm，含胶原蛋白和较少量的弹性蛋白。纤维性的壁层心包的上部与主动脉和肺动脉融合，下部通过韧带连接到横膈膜、胸骨和椎骨。心包两层被一个潜在的空间隔开，该空间通常可以容纳 15~35ml 浆液，主要分布在房室沟和室间沟。这种液体帮助心脏跳动。心包膜/层有两个不规则孔：一个包绕主动脉和肺动脉，另一个包绕肺静脉和腔静脉。两层心包在这两个孔的周围连接在一起，形成封闭的"泄气"囊。因为

心包包裹着血管，所以会产生两个口袋（或窦）：主动脉和肺动脉之间的横窦，以及肺静脉和左心房后方之间的斜窦。它们很重要，因为局灶性的心包积液常在这些窦里。

心包疾病在日常临床实践中并不少见。这些综合征包括急性和慢性心包炎、心包积液、缩窄性心包炎、先天性缺陷和肿瘤。自 2004 年欧洲心脏病学会发布第一个国际性的心包疾病处理指南，并于 2015 年更新以来，关于心包疾病的高质量的循证依据显著增多。

（二）正常表现

- 所有切面中均可看到部分心包，应在所有扫查平面上进行观察，可能只有部分心包受到疾病影响，或可能存在局灶性积液。
- 最佳切面是胸骨旁长轴和短轴、心尖四腔心和剑突下切面。

1. 心包

- 心包表面难以看到，因为它们黏附于周围结构，但可能会在心脏周围显示为一条细的、稍微亮一点的线。
- 心包厚度测量值与病理学相关性欠佳，但正常心包厚度通常为 1~2mm。应使用 CT 或 MRI 来测量厚度。

2. 心包腔

- 心包腔表现为围绕心脏的黑线。有几毫米的液体是正常的。

> **区分心包积液和胸腔积液**
> 在胸骨旁长轴切面中，使用降主动脉作为标志。心包囊位于降主动脉和左心房之间，因此心包液体会向上延伸至主动脉前方间隙。胸水在降主动脉后面和左心房上方。
> 如果怀疑同时有心包积液和胸腔积液，在心尖切面寻找心包，表现为液体中的连续的分界线。

二十六、心包积液

（一）心包积液量

- 在多个位置和切面中使用 2D 或 M 型测量液体深度。报告深度和进行测量的位置。
- 对于弥漫性积液，根据深度将其分为少量、中等量或大量（深度可近似估算液体体积）。
  - ＜ 0.5cm，极少量，50~100ml。
  - 0.5~1cm，少量，100~250ml。
  - 1~2cm，中等量，250~500ml。
  - ＞ 2cm，大量，＞ 500ml。
- 可在心尖切面描记心包和心脏边界，进行更准确的体积测量。使用 3D 超声心动图可以获得更准确的测量值，但通常没有临床指征。
- 急性心包炎常伴有少量心包积液，但不会发生填塞。
- 如果积液生成缓慢，1L 或更多的大量心包积液也不会出现心脏压塞。然而，有报道表明，在一组 28 名大量特发性心包积液患者中，居然有近 30% 患者发生了心脏压塞。

第3章 经胸解剖与病理学：腔室和血管
Transthoracic anatomy and pathology: Chambers and vessels

> **液体深度 / 体积与临床严重程度无关**
> 作为对长期压力的反应，心包慢慢扩张，这使得缓慢累积的心包积液变得非常多，而不会压迫心腔，在没有心包缩窄的情况下发生左心室重构。少量的快速积累可能与大量的缓慢积累一样具有严重的血流动力学效应。请记住，所有＞ 0.5cm 的情况下都应寻找心脏压塞的"超声"特征。

（二）心包腔的外观

- 液体是黑色的无回声区域，可以是浆液、血液或脓液。超声心动图难以区分。
- 条索（纤维蛋白）可以在任何引起炎症（感染、出血或尿毒症）的情况下出现（图 3-54 和图 3-55）。
- 肿块较少见，可能是血肿、肿瘤、囊肿，或与感染有关，如真菌。

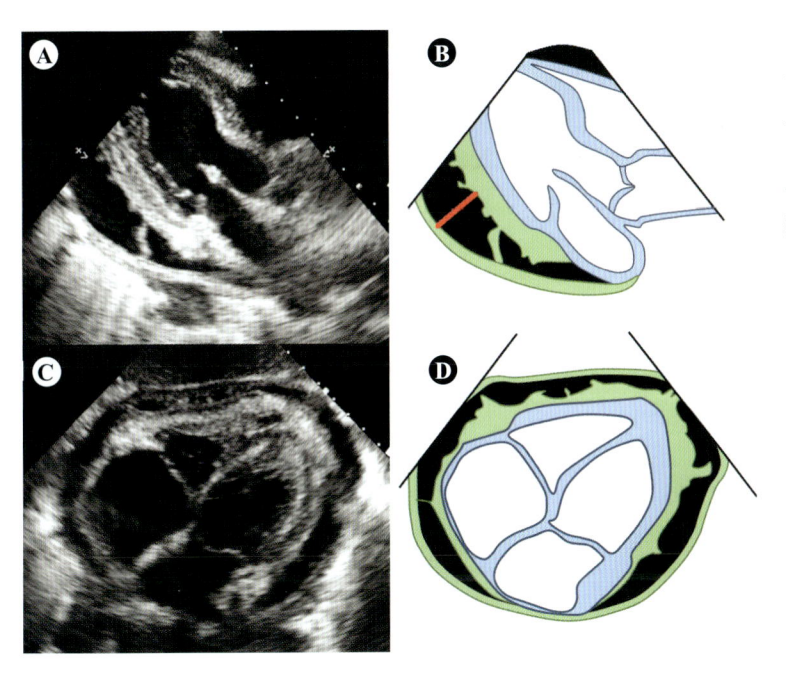

◀ 图 3-54 胸骨旁长轴切面（A 和 B）显示心脏位于大量心包积液中。在 2D（红线）或 M 型上测量深度并报告测量位置。剑突下切面（C 和 D），也显示环绕心脏的大量心包积液。注意条索状的纤维蛋白沉积（绿色，在心包腔中）

1. 关注要点
尺寸、形状、外观、活动度、附着的表面，如心包、心室。血肿的回声强度通常与心肌相同（因此可能难以看到），但提示心包积血。

2. 位置
在所有切面查看积液，并评论它是弥漫性的（最常见）还是局部积液，并对积液定位 / 最大位置。

> **局限性积液要考虑的要点**
> - 局部积液可能为心脏手术（出血）或感染（脓腔）。局限性心包积液可仅表现为肺静脉血流受限（斜窦）或心腔异常受压。在心脏手术后出现血流动力学问题的患者中应考虑采用经食管超声心动图寻找局部积液。
> - 后方明显的局部积液可能是仰卧患者因重力导致少量积液流向后面。
> - 胸骨旁切面的局限在前方的空间可能实际上是纵隔组织（如脂肪、纤维化、胸腺）。

125

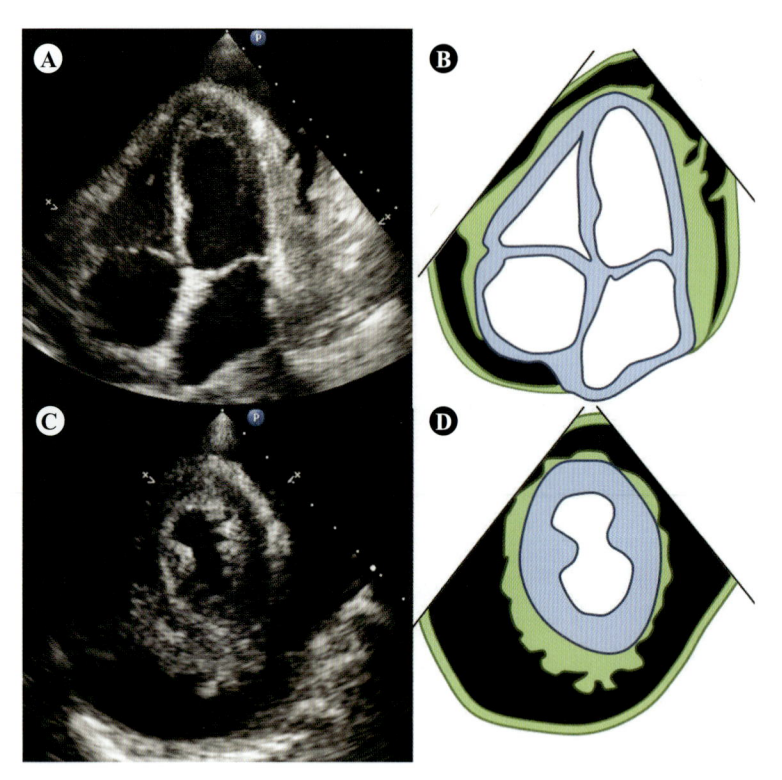

▲ 图 3-55　心尖四腔心切面（A 和 B）和胸骨旁短轴切面（C 和 D）显示弥漫性的心包积液（黑色）和纤维条索（绿色）。注意黏附在心室的絮状物

二十七、心脏压塞

当心包腔内积液增加导致心脏外周压力升高到限制心脏充盈时，就会发生心脏压塞。最终，心包积液对心脏的压迫会显著升高静脉压并降低心排血量，从而导致休克；如果不治疗，可能会迅速致命。心脏压塞是临床诊断，基于心动过速（每分钟 > 100 次）、低血压（收缩压 < 100mmHg）、交替脉（吸气时动脉血压下降 > 10mmHg），颈静脉搏动图曲线升高伴 X 点明显压低等表现。超声心动图提供支持证据。

（一）2D 提示压塞的表现

由于右心压力较低，最容易受到心包积液的压迫，因此右心异常充盈是心包积液血流动力学改变的最早迹象。心包内压力升高并开始超过右心压力时，心动周期中部分心腔塌陷。

- 部分右心室在心室舒张期开始塌陷：首先见于舒张早期（压力最低）右心室流出道部，然后塌陷扩展到整个右心室和整个舒张期。
- 在心房收缩期，右心房塌陷得更快。
- 心房收缩期心房快速塌陷，继以心室舒张期心室快速塌陷，产生"右心房和右心室游泳征"的现象。
- 右心房塌陷对压塞更敏感（图 3-56），但右心室塌陷持续超过 1/3 舒张期是心脏压塞更特征性的表现。

第3章 经胸解剖与病理学：腔室和血管
Transthoracic anatomy and pathology: Chambers and vessels

在心房收缩期右心房开始塌陷

右心房

左心室

左心房

在心室舒张期右心室塌陷

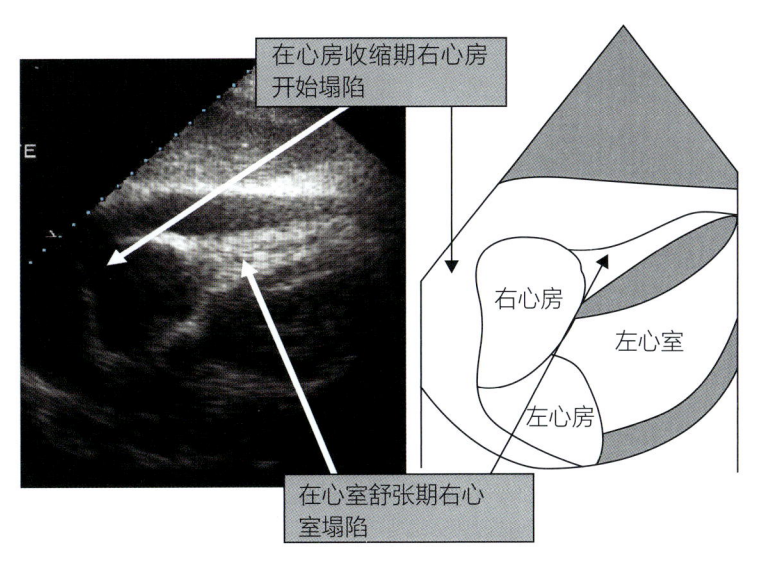

▲ 图 3-56 剑突下长轴切面显示早期心房收缩期塌陷和心室舒张期塌陷

（二）心脏压塞多普勒表现

心脏压塞的多普勒表现是呼吸过程中左右心室充盈量明显变化，临床上可表现为奇脉。
- 在心尖四腔心切面中，将 PW 置于三尖瓣流入处。调节呼吸描记曲线，扫描速度调慢至 25cm/s。
- 获取并测量最大和最小 E 峰速度（与呼吸对应：吸气时最大）。
- 重复记录二尖瓣血流 PW 频谱（呼气时 E 峰最大）。正常情况下二尖瓣的变异＜ 15%，三尖瓣的变异＜ 25%。大于此值支持压塞，但出现临床症状时二尖瓣变异通常约为 40%。
- 左心室和右心室流出道的血流频谱也可显示呼吸过程中心脏的血流变化加剧（右侧吸气流量增加，左侧呼气流量增加）。
- 在胸骨旁短轴切面的 RVOT 中使用 PW 多普勒。记录吸气和呼气时的 VTI 和峰值速度。
- 在心尖五腔心切面中的 LVOT 重复。
- 正常情况下，呼吸导致的 RVOT 和 LVOT 的 VTI 和峰值速度变化＜ 10%。

> **超声评估心脏压塞的问题**
> 　　2D 和多普勒测量只有在心包内、胸腔内和心室内的压力关系正常时才准确。当心室僵硬度增加（心室肥大、心室内血肿）或右心室压力增加（肺动脉高压），心室不太可能塌陷。低容量状态下多普勒测量心室充盈血流的变化不太明显。多普勒指数在通气患者中无效。
>
> **奇脉**
> 　　通常胸膜腔内压随呼吸波动 5mmHg。吸气会导致流入肺部的血流量增加，因此，流入右心的血流量增加，流入左心的血流量减少。呼气迫使血液从肺部流出增加流入左心的血流量，减少流入右心的血流量。这解释了呼吸所导致的血压（"左侧压力"）的正常变化。增加的心包液会增加心包内压。心包液量增加会增加心包内压。左心室和右心室充盈受损，吸气时左心室充盈受损加剧，导致吸气时动脉血压过度下降。

127

二十八、心包炎

(一) 急性心包炎

心包炎占急诊室因胸痛入院的 5% 和所有住院的 0.1%。2015 年 ESC 指南提出按病因学将心包炎分为感染性和非感染性。急性心包炎没有特征性的超声心动图诊断。怀疑心包炎时可用超声心动图探查以下迹象。

- 并发症（如积液）。
- 左心室功能（例如心功能异常可能提示心肌炎）。
- 心脏原因（例如肿瘤，或室壁节段运动异常提示心肌梗死，赘生物提示心内膜炎）。
- 全身性原因（例如大量心包积液可见于恶性肿瘤，应同时评估胸腔积液）。如果症状持续超过 3 个月，就会变成慢性心包炎。

(二) 心肌心包炎（心肌受累的心包炎）

现行指南为炎症同时涉及心包和心肌组织而专门设立一个新分型。

- ESC 工作组将其分为心肌心包炎（心包炎为主，心肌受累）和心包心肌炎（心肌炎为主，累及心包），认为严重的心肌病变（心包心肌炎）会导致心室功能下降。
- ESC 指南主张所有心肌受累的患者都应住院进行诊断和监测，在高敏肌钙蛋白值持续下降之前不应出院。
- 心肌受累会增加心包炎患者发生心源性猝死的风险，因此建议所有怀疑有心肌受累的患者限制体力活动至少 6 个月（表 3-20）。

表 3-20 临床特征相似的缩窄性心包炎和限制型心肌病的超声心动图鉴别

类别		限制型心肌病	缩窄性心包炎
相似点	E/A 比值	增大	增大
	减速时间	降低	降低
不同点	左心室功能	可能异常	通常正常
	心包	正常	可能变亮或增厚
	室间隔活动	通常正常	可能异常（室间隔抖动）
	心房	双心房增大	通常正常
	TDI 二尖瓣环速度	降低	正常
	心室充盈 MV 和 TV 血流图（PW）	随呼吸变化正常	随呼吸的变化加剧

二十九、缩窄性心包炎

当有瘢痕、增厚且经常是钙化的心包损害心脏充盈，限制了总心脏容量时，就会发生心包缩窄。

心包收缩的病理生理特征是所有四个心腔的舒张末期压力均等。发生这种情况是因为充盈是由有限的心包容积决定的，而不是由心室本身的顺应性决定的。缩窄性心包炎并不常见，并且通常具有模糊的体征和症状和长期的病史。它可能是由于感染（通常肺结核）、心胸外科手术、放射、结缔组织疾病或晚期慢性肾病引起。一般是临床诊断，但超声可以是支持诊断，并与限制型心肌病相鉴别。通常还需要 MRI 或 CT 来评估心包厚度和活动度（然而，要知道心包缩窄可以没有心包钙化，在某些情况下，甚至没有心包增厚）。

（一）提示心包缩窄的 2D 表现

- 心包厚度可以是正常（1~2mm）或增厚（最多 10mm）（图 3-57），使用其他方法进行实际测量。
- 可能是明亮的或有钙化影（慢性炎症的标志）。
- 左心室功能正常，如果不是，考虑其他病因。
- 胸骨旁切面评估室间隔运动。当左心室和右心室在舒张期充盈时，室间隔出现"弹跳"（可能是由于心室的竞争性充盈）。M 型上表现舒张早期切迹，或 2D 上的反常然后正常运动。

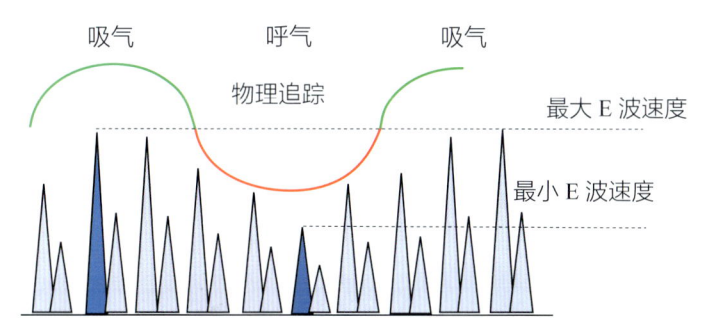

▲ 图 3-57　三尖瓣上的脉冲波多普勒示踪图

三尖瓣内血流量变化明显（＞ 25%），符合心脏压塞或缩窄性心包炎。同样的记录也可以在二尖瓣进行，但最大 E 波速度会在呼气时，正常变化小于 15%

（二）多普勒提示心包缩窄的表现

- 评估呼吸时的二尖瓣和三尖瓣血流。心包缩窄导致和心脏压塞相同的改变（三尖瓣呼吸变异＞ 25%，二尖瓣呼吸变异＞ 15%）。
- 寻找舒张功能障碍的特征，即二尖瓣血流的 E/A 比值过高和减速时间缩短（从 E 波峰值到结束的时间：正常＞ 150ms）。
- 使用组织多普勒，在心尖四腔心切面，将光标放在外侧二尖瓣环上。在缩窄性心包炎中，心肌纵向收缩功能正常，因此二尖瓣环的收缩期峰值速度正常（＞ 10cm/s）。如果降低，考虑限制型心肌病（图 3-58）。

（三）提示缩窄的临床表现

- 因为心脏所有的压力都是均衡的（包括右心房和左心房压力），全身充血症状比肺部充血更明显。
- 通常情况下，会出现明显的颈静脉怒张、肝淤血、腹水和外周水肿，而肺部是干净的。
- 长期的心包缩窄，胸腔积液、腹水和肝功能障碍是其主要的临床特征。

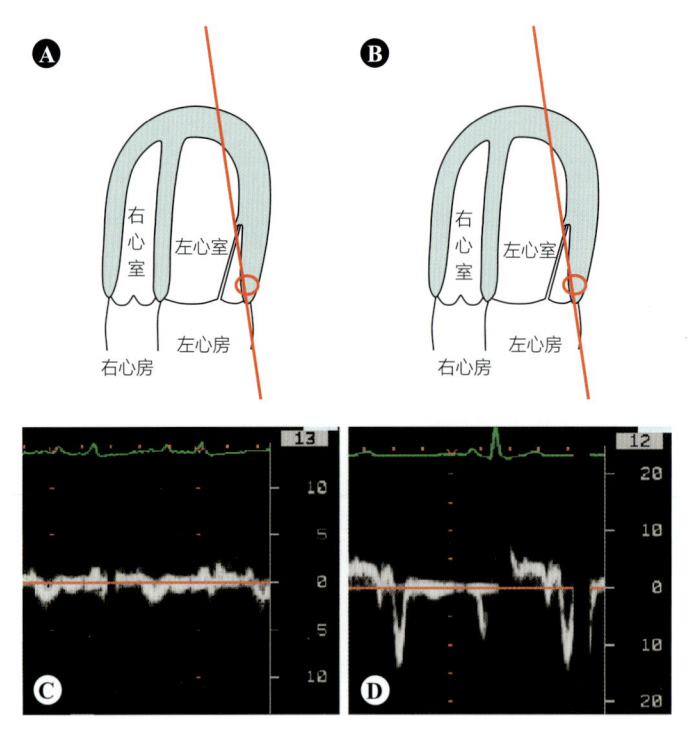

▲ 图 3-58　二尖瓣外环的组织多普勒成像显示，与正常人群（B 和 D）心肌功能相比，限制型心肌病患者（A 和 C）心肌运动减少。正常二尖瓣环收缩期峰值速度＞10cm/s

- 颈静脉怒张，具有明显的 X 和 Y 下降。因静脉压升高，吸气时颈静脉怒张（Kussmaul 征）。

三十、主动脉

（一）正常解剖结构

主动脉是身体的主要传输动脉，将血液从心脏输送到所有主要分支血管。它对维持循环系统功能起作用，通过收缩期膨胀和舒张期回缩，以推动血液。主动脉壁有三层：内膜，薄的内层，由内皮细胞衬里；中膜，较厚的弹性组织中间层，具有拉伸强度和弹性；外膜，薄的外层，主要是胶原蛋白，容纳血管滋养管和淋巴管。

分四个主要节段：①升主动脉，发自主动脉瓣环，包括 Valsalva 窦、窦管交界处（最窄点）和右头臂动脉；②主动脉弓，从头臂干到主动脉峡部（左锁骨下动脉的远端）；③（胸）降主动脉，从峡部到膈肌；④腹主动脉，从膈肌到主动脉分叉及髂动脉起源。

（二）正常表现

1. 切面（图 3-59）

所有切面中都可以看到部分主动脉。全面评估需要多切面联合，以及额外的非标准的探头位置。

2. 近端升主动脉

- 近端升主动脉最好在胸骨旁长轴切面观察。其他切面包括：更高肋间隙的右胸骨旁切面或左胸骨旁切面，可用于观察扩张的升主动脉（患者可处于极端左侧卧位以使主动脉更靠前）。多普勒检查仅限于定性评估血流和主动脉瓣关闭不全严重程度。

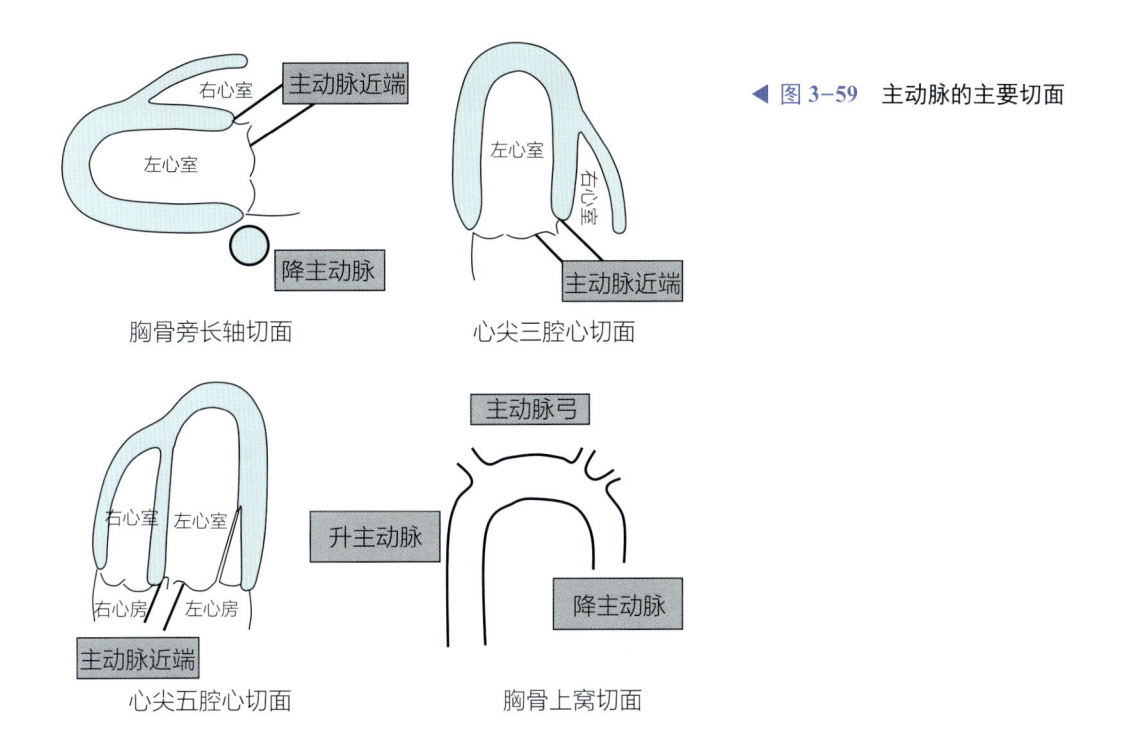

第3章 经胸解剖与病理学：腔室和血管
Transthoracic anatomy and pathology: Chambers and vessels

◀ 图 3-59 主动脉的主要切面

- 升主动脉也可以在心尖五腔心和三腔心切面观察。此深度的 2D 图像质量有限，但血流与声束角度最佳，有利于多普勒评估主动脉瓣反流。

3. 主动脉弓
- 胸骨上窝切面（和锁骨上窝切面）可以评估主动脉弓和头臂血管。横向和纵向切面都可以，但后者对于识别头颈部血管最好。降主动脉只能部分显现，并且逐渐变细。降主动脉血流可用于评估主动脉瓣关闭不全的严重程度和主动脉缩窄。

4. 降主动脉
- 在胸骨旁切面左心房后面的可以看到降主动脉横截面。在胸骨上窝切面可以看到降主动脉的近端。其他切面如胸主动脉的纵剖面，通常可以从心尖二腔心切面将探头向外侧成角并顺时针旋转而得到。从剑突下切面可以看到远端胸主动脉和近端腹主动脉。

> **主动脉峡部的病理意义**
> 峡部是相对活动的升主动脉和主动脉弓转变为固定在胸腔的交界点，因此主动脉在此处很脆弱，容易受到创伤。缩窄也常出现在这里。峡部就在左锁骨下动脉起始部的远端。

三十一、主动脉大小

近端主动脉或主动脉根部是指主动脉瓣环、主动脉窦、窦管交界处和近端升主动脉。主动脉根部的测量对于马方综合征的诊断，以及对升主动脉进行性扩张患者，或存在该风险的患者的连续监测至关重要。虽然在正常检查中近端主动脉单个测值就足够了，但在监测主动脉根部扩张时，应从胸骨旁长轴切面至少进行四个测值并记录。文献中引用了评估主动脉根部扩张的不同方法（例如收缩期与舒张期测量，内缘到内缘或前缘到前缘测量）。成人的正常值的数据使用了舒张期前缘方法计算。然而，为了与其他腔室测量和其他影像学方法保持一致，现在更常用的是测量内缘到内缘的最宽直径，即收缩期测量。这是 BSE 数据系统所推荐的方法。尽管不同方法之间的差异很小，但重要的是要说明所使用的方法，并在后续测量中使用一致的方法。

评估（图 3-60 和图 3-61）

- 胸骨旁长轴切面收缩期进行测量（瓣叶尖端打开到最大）。
- 在窦部进行 2D 测量的数值要高于 M 型测值，也更被推荐。在平行于主动脉环平面，从内缘到内缘进行测量。
- 完整的评估包括测量以下内容。
  - 瓣环。
  - Valsalva 窦，在主动脉瓣叶尖端水平。
  - 窦管交界处。
  - 近端升主动脉。
- 报告如何进行测量并使用适当的正常值。在一般研究中，单个主动脉直径就足够了。如果可能，要报告体表面积的标化后的大小。
- 需要时，在锁骨上凹切面测量主动脉弓、在胸骨旁切面测量降主动脉及在剑突下切面测量腹主动脉。

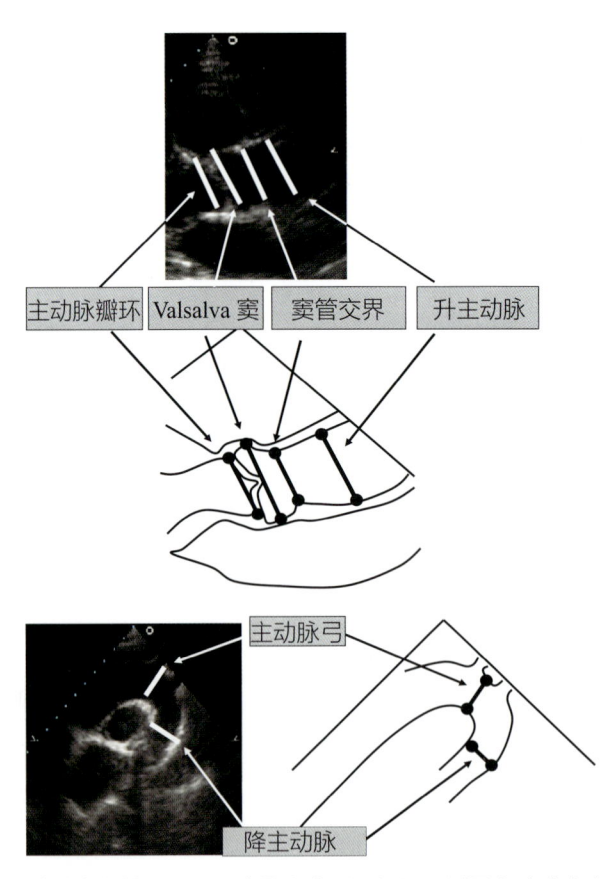

▲ 图 3-60 胸骨旁长轴（上）和胸骨上窝（下）切面测量主动脉大小的关键位置

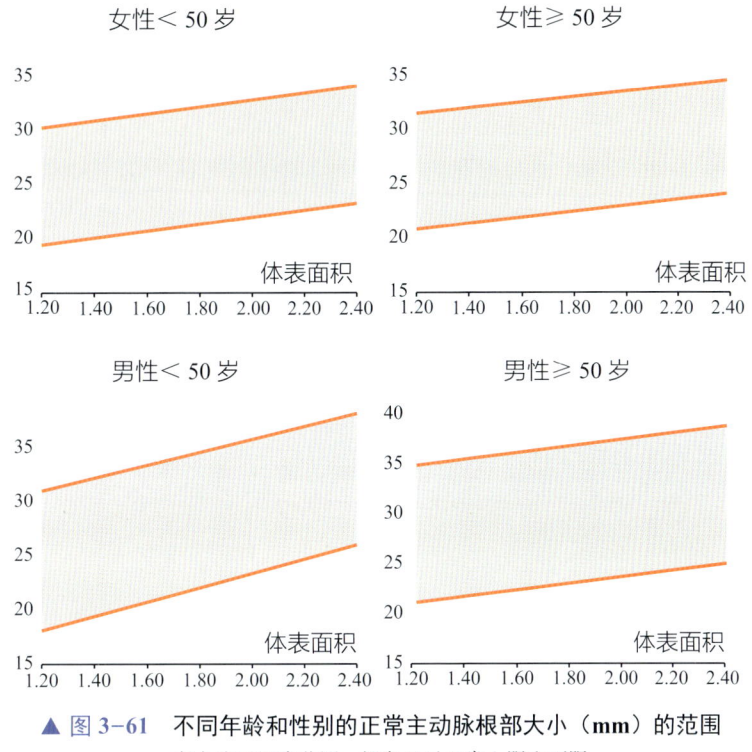

▲ 图 3-61　不同年龄和性别的正常主动脉根部大小（mm）的范围
灰色表示正常范围，橙色显示正常上限和下限

> **连续测量，识别主动脉扩张**
> - 在连续测量中，瓣环不易扩张。任何显著的变化应引起对方法错误的怀疑，解释测量结果需谨慎。实际上，主动脉瓣环可作为连续随访的参照。
> - Valsalva 窦的测量是关键，往往是马方综合征主动脉根部最早开始扩张的部位。正常成年人中，它的测量值 < 3.7cm，但根据体表面积可能会有所不同。体表面积校正的列线图最大限度地提高了检测成人主动脉扩张的灵敏度，但出于实用目的，成人的正常上限为 2.1cm/m²。最近的研究表明，不论 BSA 如何，直径绝对值 > 40mm 都是异常的。

> **计算 Z 值：基于康奈尔大学数据的适用于不同年龄段的儿童和成人的公式**
> 　　主动脉根部大小的 Z 分数在马方综合征的新根特标准中广泛使用。因此，了解他们是什么非常重要。
> 　　Z 分数是在测量中量预期变异的方法，可以评估获得的值究竟有多异常。Z 分数表示在其他因素水平不变的情况下，测值偏离其预期平均值的标准差的比例。例如，主动脉根部大小随年龄而变化。因此，无法知道测量的主动脉根部大小是否异常，除非知道正在研究的患者年龄组的正常范围是多少。由于主动脉根部尺寸也随体表面积而变化，因此这也需要在 Z 评分中考虑在内。此处列出的公式根据患者体表面积，不同年龄组计算"主动脉大小"的 Z 评分。要使用这些公式，需要了解患者的年龄、体表面积和测量的主动脉根部内径（最初在舒张期测量，即前缘到前缘，但现在推荐收缩期测量内缘）。然后，从以下适合患者年龄的公式中选择，并根据患者的体表面积计算预测的主动脉根部大小。然后，使用测量的根部直径和预测的根部直径计算 Z 评分。这个数字说明患者与平均值相差多少标准差。

（续框）

> 15 岁以下
>
> 平均预期主动脉根部直径（cm）=1.02+0.98
>
> Z=（测得的根部直径 – 预期根部直径）/0.18
>
> 20—40 岁
>
> 平均预期主动脉根部直径（cm）=0.97+1.12
>
> Z=（测得的根部直径 – 预期根部直径）/0.24
>
> 40 岁以上
>
> 平均预期主动脉根部直径（cm）=1.92+0.74
>
> Z=（测得的根部直径 – 预期根部直径）/0.37
>
> 平均预期主动脉根部直径是根据 Dubois 公式测得的。

> **计算新的 Z 评分：基于 Devereux 的公式**
>
> Devereux 及其同事最近的一项研究表明，原始 Z 分数（基于主动脉大小的小样本研究并使用外推）当 BSA 高于某个值时，可能会高估主动脉正常大小。在日益肥胖的人群中，这可能会导致评估中的不准确性。他们提出了新的公式，同时考虑到 BSA 和身高。
>
> 基于 BSA，平均预期主动脉根部直径（cm）=2.423+（年龄）+（BSA）–（性别）
>
> Z2（BSA 标准化的）=（测得的直径 – 预期主动脉根部直径）/ SD
>
> SD=0.261
>
> 基于身高的平均预期主动脉根部直径（cm）=1.519+（年龄）+（身高）–（性别）
>
> 性别：男性 =1，女性 =2
>
> Z3（身高标准化的）=（测得的直径 – 预期主动脉根部直径）/ SD
>
> SD=0.215cm
>
> 因此，BSA 比较大的患者，可以使用任何一种新的 Z 评分。

三十二、主动脉扩张

（一）概述

主动脉扩张是指直径增加超过年龄和体型的预期，是最常见的主动脉异常。当局限于 Valsalva 窦时，并发症的风险明显低于全身主动脉扩张，但仍高于没有扩张。原因包括退行性疾病（高血压、动脉粥样硬化、囊性坏死、狭窄后）、胶原血管疾病（马方综合征、Ehlers-Danlos 和 Loeys-Dietz 综合征、家族性主动脉瘤）、炎症性疾病（类风湿、系统性红斑狼疮、强直性脊柱炎、Reiter 综合征、梅毒、主动脉炎）和外伤（钝性或穿透性）。

（二）评估（图 3-62）

在多个位点测量扩张程度，并报告测量的部位和方式。

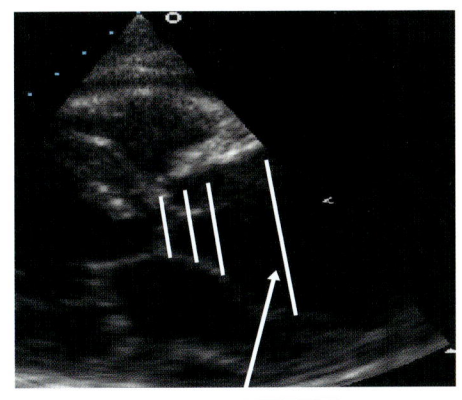

▲ 图 3-62 胸骨旁长轴切面中升主动脉近端扩张的示例

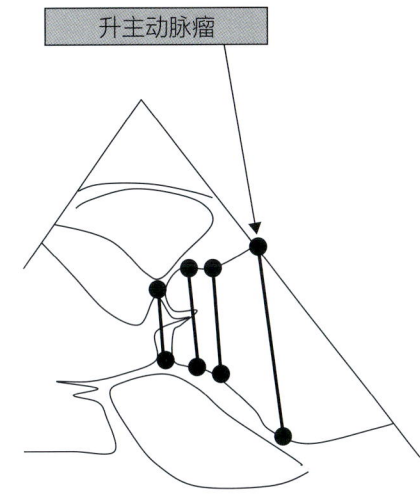

升主动脉瘤

（三）退行性扩张与马方综合征的鉴别

当主动脉因退行性疾病扩张时，保持正常时的 Valsalva 窦轮廓，以及窦管交界处轻微变窄。相反，马方综合征主动脉扩张的特征是 Valsalva 窦扩大，而正常的窦管交界处变窄消失。

（四）考虑选择性主动脉根部置换术的指征

- 患有马方综合征或结缔组织疾病的成人，主动脉直径 50mm（如果存在其他风险因素，即夹层家族史、每年增加 3mm 以上、严重主动脉瓣反流或计划怀孕，则为 45mm）。
- 二叶式主动脉瓣患者的主动脉直径为 55mm（如果有其他风险因素，如家族史、高血压，则为 50mm）。
- 任何病因，成人主动脉直径为 55mm。
- 直径快速变化应进行多模态评估，并根据个体情况考虑降低干预的阈值。
- 对于身材矮小或 Turner 综合征患者，应考虑 BSA。

如果有主动脉瓣置换的指征，如果主动脉直径＞ 45mm，则应考虑同时进行根部置换。

如果主动脉直径为 40mm，怀孕期间风险增加，应考虑每月进行超声心动图监测和临床检查。根部进行性扩张至 50mm，应在分娩之前或同时进行手术。分娩时也需要采取特殊的预防措施，这应该在管理复杂妊娠合并心脏病的专家团队的保护下进行。

三十三、主动脉夹层

(一) 概述

主动脉夹层起源于内膜撕裂,导致内膜下出血,可在假腔内延伸,逆向回主动脉瓣或向前遍及主动脉。主动脉夹层会危及生命,早期死亡率每小时 1%。常表现为严重的胸痛。鉴别诊断包括引起胸痛的其他原因,如急性心肌梗死或胸壁痛、主动脉壁内血肿或扩大的胸动脉瘤。夹层的危险因素包括马方综合征、主动脉扩张/动脉瘤、高血压和主动脉瓣疾病,尤其是二叶瓣(风险是正常的 5 倍)。

Stanford 分型是最简单和最实用的分型:A 型,累及升主动脉,不论其他部位是否受累;B 型,仅限于弓和(或)胸降主动脉。

(二) 评估

及时诊断至关重要,TTE 对初始治疗具有价值。探查具有诊断意义的特征和继发的并发症。对于涉及升主动脉的夹层,TTE 的敏感性为 77%~80%,特异性为 93%~96%。TTE 诊断远端胸主动脉夹层的成功率仅为 70%。阴性结果不排除主动脉夹层,如果高度怀疑,则需进一步使用 TOE、CT 或 MRI 进行成像。在急性夹层中,首选 CT,TOE 可能会使患者紧张并使疾病恶化。

1. 诊断特征

- 在所有主动脉切面(胸骨旁、胸骨上、剑突下)中寻找有无可能的夹层内膜片(图 3-63)。内膜片显示为线样活动的结构,其运动独立于主动脉壁运动的。

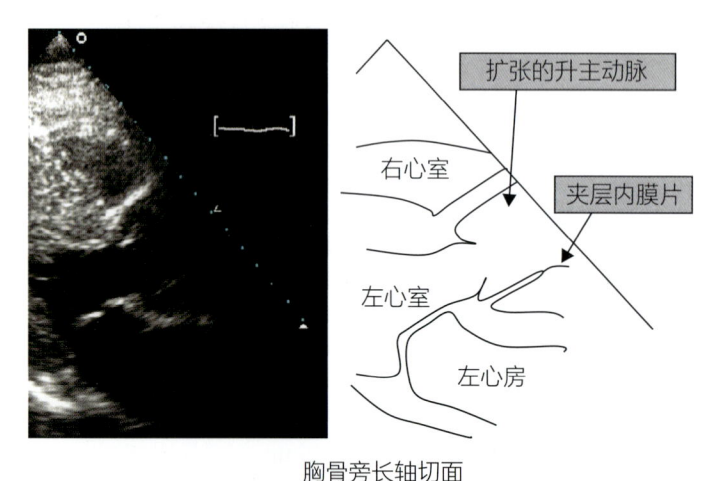

◀ 图 3-63 在胸骨旁长轴和胸骨上窝切面中显示主动脉夹层内膜片的例子

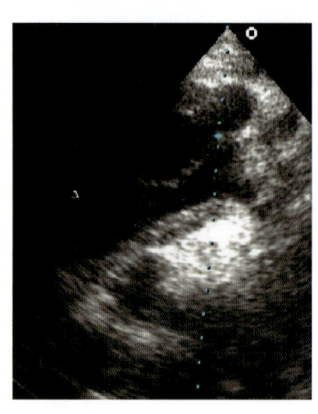

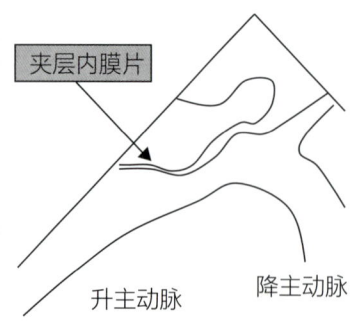

胸骨旁长轴切面

- 3DE 可以确认夹层内膜片的存在（为片状结构）及其范围，有助于排除或确认冠状动脉口受累。
- 在所有主动脉切面中，将彩色血流多普勒叠加在主动脉影像上寻找假腔。真假腔内会有不同的血流模式。

2. 继发的并发症
- 从胸骨旁切面测量主动脉根部大小，从锁骨上窝切面测量主动脉弓和降主动脉的大小，从剑突下切面测量降降主动脉和腹主动脉的大小。
- 描述和量化主动脉瓣关闭不全。
- 描述心包积液，并对二尖瓣和三尖瓣血流进行多普勒分析以诊断心脏压塞。少量的急性积液即可导致心脏压塞，而无须明显积液量。
- 评估左心室收缩功能，并描述室壁节段运动异常，后者可能提示冠状动脉受累。

（三）波束宽度伪影和混响

- 波束宽度伪影和混响可以误诊为夹层的内膜片。
- M 型上，主动脉壁的运动和假的内膜片与真正的内膜片的运动不同，真正的内膜片运动与主动脉壁不同，而混响伪影将随主动脉壁移动。

三十四、主动脉粥样硬化

（一）概述

主动脉粥样硬化可导致主动脉扩张、动脉瘤或夹层，是冠状动脉疾病和脑血管疾病共存的危险因素。

（二）评估

主动脉粥样硬化可见于 TTE（尽管 TOE 更合适）的升主动脉近端，但更常见于降主动脉中（图 3-64）。

动脉粥样硬化性胸主动脉瘤也可以通过经胸成像检测到，见于主动脉根部及左心房后面的胸降主动脉（胸骨旁长轴切面）。罕见情况下，降主动脉瘤也可在剑突下切面被发现。动脉瘤的范围通常无法

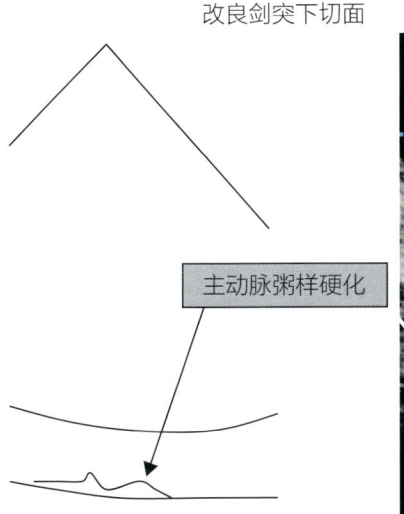

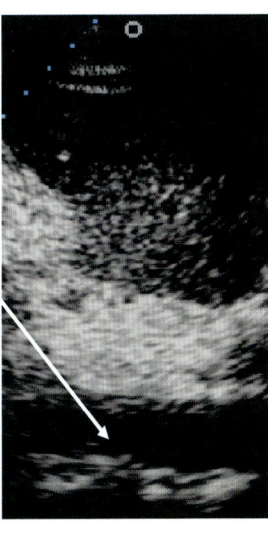

◀ 图 3-64 剑突下切面显示腹主动脉
注意管壁增厚和不规则外观，符合动脉粥样硬化斑块

准确量化，但可对扩张程度和是否存在层状血栓进行评论。常需进一步的影像学检查。

三十五、原发性心脏肿瘤（图 3-65）

在超声心动图中看到的最"令人兴奋"的事情之一是本不应该存在的心脏肿块。一旦看到，很容易忘记继续全面系统地收集信息，但这对了解肿块可能产生的后果至关重要。肿块包括赘生物、囊肿、肿瘤（良性和恶性）或血栓。

在过去 10 年中，心脏肿瘤的命名和诊断建议发生了重要变化，2015 年 WHO 心脏肿瘤分类修订版强调了这一点。与继发性（发生率 95%）转移性肿瘤相比，心脏原发性肿瘤（发生率 5%）罕见。

（一）恶性肿瘤（约占原发性肿瘤的 10%）

可以表现为与良性心脏肿瘤相同的非特异性的特征，或全身转移的表现。最终诊断通常需要活检。
- 肉瘤（未分化多形性）：是最常见的原发性心脏恶性肿瘤，常出现在左心。
- 血管肉瘤：多见于 40—50 岁的人群中，好发于右心房。病因不明，预后差。
- 横纹肌肉瘤：非常罕见。
- 原发性淋巴瘤：非常罕见，与播散性淋巴瘤不同，心脏淋巴瘤的心外受累有限或无。被认为源自心外膜淋巴网络内。通常表现为"B"型症状，如播散性淋巴瘤。

表现和评估
- 肉瘤：通常不规则，侵入心肌，可见不寻常的局部心肌增厚。

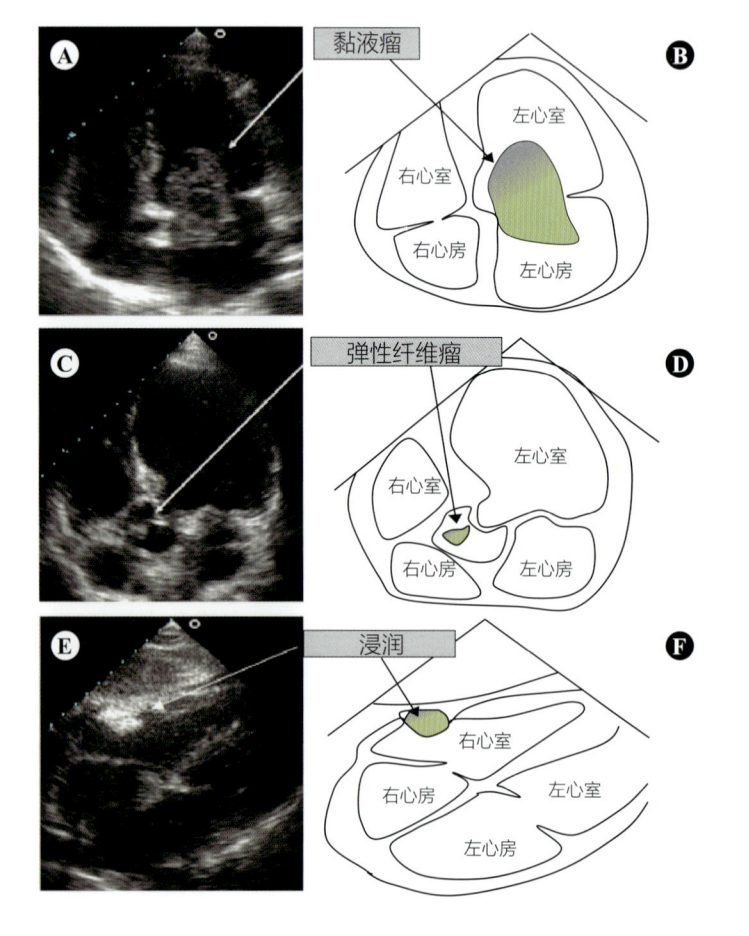

◀ 图 3-65　原发性心脏肿瘤示例
A 和 B. 脱垂进入二尖瓣的黏液瘤；C 和 D. 心尖五腔心切面显示主动脉瓣上的弹性纤维瘤；E 和 F. 剑突下切面显示浸润性肿块，可能是恶性肿瘤

- 血管肉瘤：诊断时可能很大（6~10cm），表现为致密且不规则的肿块，通常固定不动，基底广泛，附着在心内膜上并向心肌内延伸。
- 淋巴瘤：通常表现为心包积液和右侧肿块。

报告部位、范围和对功能的影响（瓣膜或心室功能障碍、限制性或收缩性生理、心包积液）。描述需关注其病因/是否可能恶性。

（二）良性/非肿瘤性（约占原发性肿瘤的90%）

1. 黏液瘤（图3-66）

这是最常见的原发性心脏肿瘤类型之一（约30%），尽管其他病因类型不明（如乳头状弹性纤维瘤）的发生概率更高，多见于40—60岁。

74%发生在左心房，18%发生在右心房，4%发生在左心室游离壁。10%是家族性的（Carney复合体，常染色体显性遗传），因此如果有其他家族性病例或内分泌疾病（库欣综合征或肢端肥大症），应考虑家庭咨询。

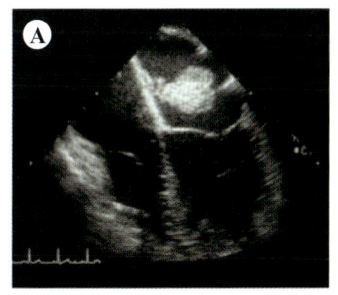

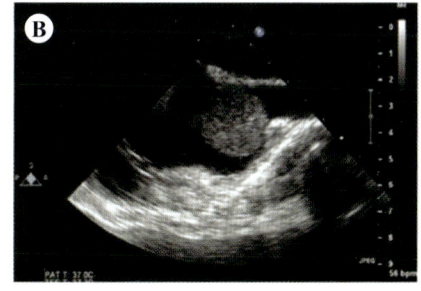

◀ 图3-66 通过TOE的四腔心切面（A）和双腔静脉切面（B）评估黏液瘤

表现和评估

球状、有细小斑点的肿块，边缘清晰。可能会脱入左心室。通常通过蒂附着于房间隔（90%在卵圆窝）。在心尖和剑突下四腔心切面中可以最好地观察其附着情况。很少见到肿瘤钙化。应使用超声来评估大小（长度和直径）、形状和血流动力学影响；例如，定量由黏液瘤引起的二尖瓣关闭不全或狭窄的严重程度。

接受心脏内黏液瘤手术切除术的患者应在手术后1年和此后每5年进行一次TTE随访。对于Carney综合征患者，建议每年进行一次TTE评估。

2. 乳头状弹性纤维瘤（占原发肿瘤的10%）

良性心内膜增生，是最常见的瓣膜肿块。很少附着于LVOT或乳头肌。通常出现在70—80岁，约1/3出现TIA或脑卒中综合征。

外观和评估

小的（直径很少>1cm）、活动的、有蒂的强回声肿块。细小的蒂最常附着于二尖瓣和主动脉瓣。可被误认为赘生物或Lambl赘疣。通常无其他瓣膜异常。评估大小、位置和对于功能的影响。鉴于乳头状弹性纤维瘤的生长与脑卒中相关，应考虑手术治疗。

3. 其他肿瘤

- 脂肪瘤（10%）：与心外的脂肪瘤一样，是由成熟（黄色）脂肪细胞组成的良性肿瘤。脂肪瘤相对罕见，通常是散发性的。
- 纤维瘤（4%）：良性（可能是错构瘤）增生。由单一的成纤维细胞和不同程度胶原化的基质组成。

与横纹肌瘤一样，最常见于儿童，在某些情况下，可能是先天性的，要注意，大的纤维瘤很难与心肌区分开来，患者可能误诊为肥厚型心肌病。
- 横纹肌瘤（9%）：错构瘤增生，包含扩大的空泡心肌细胞，占产前发现的心脏肿瘤的 90% 以上，主要影响婴儿和儿童。约 80% 的心脏横纹肌瘤与结节性硬化症有关。
- 成熟心肌细胞错构瘤（mature cardiomyocyte hamartoma，HMCM）：良性，分化并成熟心肌细胞的无序生长。男性的发生概率是女性的 2 倍，平均发病年龄为 25 岁。1998 年首次报道，这些肿块往往与室性心律失常有关。

> **黏液瘤还是血栓？**
> 没有特征性的表现可将两者区分开来，但血栓通常是不规则的、分层的、不动的、宽基底的（黏液瘤通常有一个蒂），并且位于左心房的后壁附近。左心房常扩张，常合并二尖瓣异常。使用心脏超声对比剂，心脏黏液瘤会增强。

三十六、其他肿块

（一）瓣膜囊肿

在瓣膜上可发现充满液体的囊肿，通常是由于黏液样变性所致。为圆形结构，通常以蒂附着。囊肿外观充满液体，内部可能有漂浮样结构。

描述其位置、大小和功能影响。

（二）心包囊肿

胸膜或心包可形成囊肿。囊肿最常见于右侧肋膈角（70%），然后是左侧肋膈角（30%），很少见于上纵隔、肺门或左心缘。心包囊肿表现为与心腔相邻的卵圆形空间。囊肿的鉴别诊断为局限性的心包积液、扩张的冠状窦或心室假性动脉瘤。

（三）血栓

血栓是最常见的心脏肿块之一，由不同数量的红细胞、纤维蛋白和血小板组成，它们可以附着在心内膜表面或自由漂浮在腔内。血栓生长是由多种因素引起的，如瘀血、高凝状态和心内膜损伤。因此，它们常见于急性心肌梗死时无运动 / 运动明显减退的部位，特别是在左心室心尖部。存在心内装置时也会发生。随着时间的推移，血栓会出现钙化和机化。这些患者通常伴有心房颤动，尤其是有心房血栓者。

外观和评估

血栓可以表现部分活动的致密的肿块，通常位于流速低的区域（表现为心脏超声上自发显影），如左心房或左心耳、左心室室壁瘤。超声造影可用于确认血栓的存在 / 与小梁鉴别。

（四）房间隔脂肪瘤样肥大（lipomatous hypertrophy of the interatrial septum，LHAS）

LHAS 与高龄、体重增加、女性有关。LHAS 通常是超声心动图偶然发现。像脂肪瘤一样，LHAS 很少有症状。

第3章 经胸解剖与病理学：腔室和血管
Transthoracic anatomy and pathology: Chambers and vessels

外观和评估

超声心动图上可见房间隔增厚，横径≥2cm。LHAS的特征是卵圆窝边缘增厚，而卵圆瓣不累及，房间隔呈现"哑铃状外观"（图3-67和图3-68）。

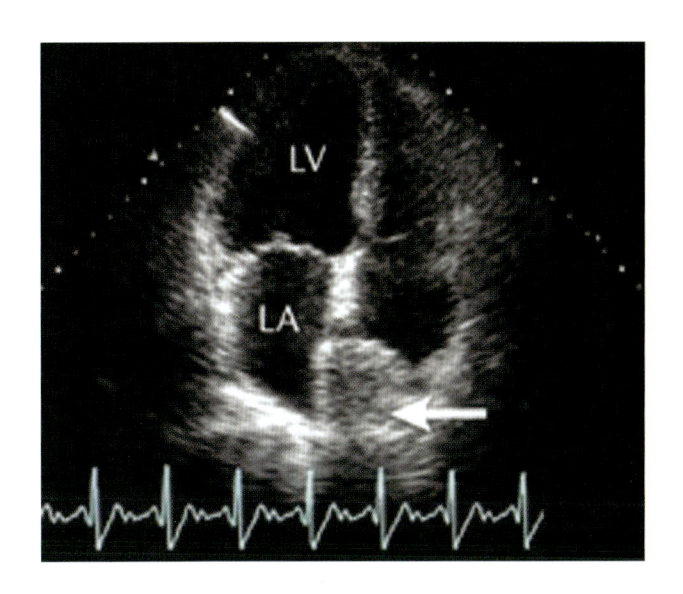

◀ 图3-67 房间隔脂肪瘤样肥大

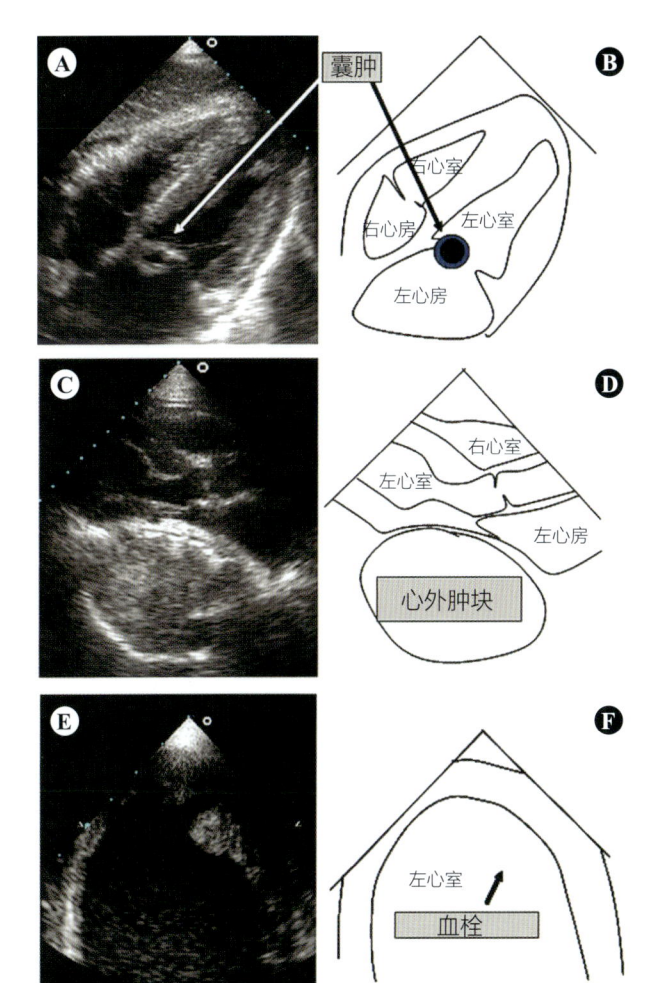

◀ 图3-68 肿瘤示例

A和B. 二尖瓣囊肿的剑突下观；C和D. 大的心外肿块导致心腔受压；E和F. 左心室心尖部血栓

141

三十七、心外肿瘤

超声心动图检查偶然可发现在胸腔内，但远离心脏的肿瘤。胸骨旁切面可识别纵隔囊肿或胸腺瘤。其他心外肿瘤包括血肿、畸胎瘤、膈疝和胰腺囊肿。

外观和评估

描述位置、可疑原因和对功能的影响。主要影响是心脏移位、心腔受压、上腔静脉阻塞、心脏压塞、缩窄性心包炎、肺动脉瓣或三尖瓣狭窄的表现。

三十八、继发性肿瘤：转移性肿瘤

远比原发性恶性肿瘤常见。高达 18% 的 Ⅳ 期癌症患者发生心脏转移。最常见的心脏转移肿瘤是黑色素瘤、支气管癌、乳腺癌、淋巴瘤、胃肠道腺癌、喉癌、胰腺癌和宫颈/卵巢黏液腺癌。

它们可以通过血行播散（肿瘤细胞侵入血流）、逆行淋巴扩散、直接延伸到心脏或静脉延伸（如肾细胞癌）传播。

临床表现通常是心动过速、心律失常或心力衰竭，最常见的发现是心包积液。

外观和评估

通常可见室壁增厚，可能伴有心包积液。肿瘤块可能突入心腔中。

评估大小、位置和对功能的影响。

三十九、肥厚型心肌病

（一）概述

肥厚型心肌病（hypertrophic cardiomyopathy，HCM）是一种常见的心血管疾病（患病率高达 1：500），表现为不能由异常负荷解释的左心室肥大。它的典型特征是不对称的左心室肥大（非对称性室间隔肥厚），但也可能累及任何心肌节段。症状、发病年龄和影像学检查结果通常存在异质性（即使在具有相同突变基因的同一家族内）。约 60% 的青少年和成人中，HCM 是一种心脏肌节蛋白基因突变导致的常染色体显性遗传疾病。5%～10% 的 HCM 是由其他罕见的遗传和非遗传原因（"表型"）引起的，需要进一步的实验室或基因检测来区分。随着年龄的增长，通常存在不完全的外显率和患病率变化，因此一次影像学评估并不能排除终生诊断。

超声是重要的评估 LVH 的初始方式，然后结合其他成像来进一步评估。具体而言，建议将 CMR 作为基线评估的一部分，尤其是在那些声窗较差的患者中，它可以帮助排除表型并提供有关心肌纤维化的存在和程度（通过晚期钆增强 LGE）。病情稳定的患者每 1～2 年复查超声，用于监测及风险分层。超声还用于评估/监测非侵入性和侵入性治疗（例如 LVOT 梗阻的药物/手术治疗）。

（二）症状和表现

- 无症状，由家族史或常规检查提示 [例如收缩期杂音提示 LVOT 梗阻或二尖瓣反流（mitral regurgitation，MR）] 或 ECG（LVH），继而通过诊断流程而被识别。
- 呼吸困难，通常是劳力性的（由于任何一种或多种原因导致：LVOT 梗阻、MR、舒张功能障碍或收缩功能障碍）。
- 心律失常 [心房颤动（atrial fibrillation，AF）、室性心动过速] 引起心悸，心律失常或 LVOT 梗阻引起的晕厥。
- 胸痛 [反映了由于 LVH、LVOT 梗阻引起的心肌缺血、微血管功能障碍、心肌桥和（或）快速心律失常]。
- 血栓栓塞并发症的症状（例如 AF 引起的脑卒中）。
- 心脏性猝死（SCD），后由尸检诊断。

（三）帮助诊断 HCM 的 2D 超声标准（图 3-69）

- 成人：一个或多个心肌节段不明原因的最大壁厚≥ 15mm。
- 确诊 HCM 患者的一级亲属：一个或多个节段不明原因的壁厚≥ 13mm 则高度怀疑。
- 儿童：室壁厚度 Z 评分＞ 2 分。

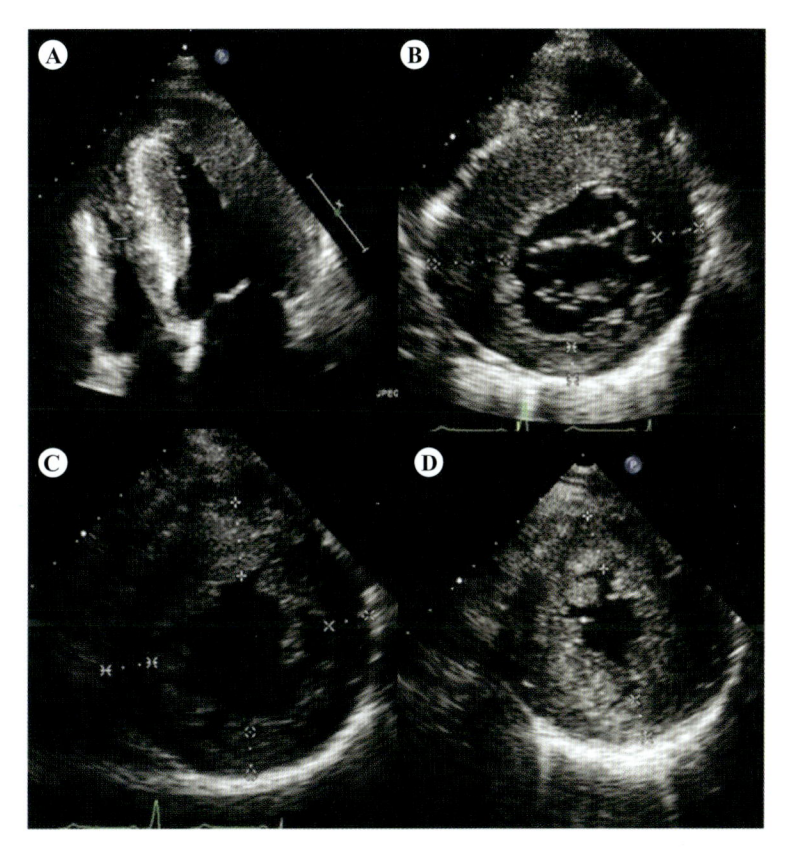

▲ 图 3-69　测量左心室壁厚度
A. 双心室肥大的 HCM；B 至 D. 在短轴切面上，分别在二尖瓣、中间和心尖水平测量室壁厚度（10 次）

（四）常见的鉴别诊断难点

- 终末期或"余烬"的 HCM 临床上表现为心力衰竭，超声表现为室壁变薄和心腔扩张。
- 并存的高血压，或与高血压的区别。
- 并存的瓣膜疾病（特别是主动脉瓣狭窄）。
- 运动员心脏。
- 孤立的间隔基底段肥厚。

- 在既往 LVH 或右心室肥大的情况下，由于下壁心肌梗死导致的不对称性室间隔肥厚。
- 表现为不明原因的心脏肥大的罕见表型（如 Anderson-Fabry 病），具有不同的预后和特殊的治疗方法（如酶替代疗法）。

（五）HCM 的左心室肥大

LVH 最常见于前间隔基底段，常延伸至后间隔和心尖。重要的是，肥大可见于任何节段（包括前壁和右心室）。应系统全面地评估从基底部到心尖的所有左心室节段，最好在两个平面上进行评估，并记录肥大是否存在、分布和严重程度。

- 测量应在舒张末期进行，如果从短轴切面获得，则精度更高，因为其他切面可能会产生斜切或透视缩短。左心室小梁和乳头肌束也可能被误解为肥大。
- 应在二尖瓣、左心室中段和心尖水平记录室壁厚度，诊断重点在于每个水平的最大壁厚。测量应在所有三个水平的 12 点钟和 6 点钟进行，左心室基底段和中段水平还应在 3 点钟位置和 9 点钟位置测量。
- 对于左心室节段显示不好的患者，可以使用超声造影（以增强心内膜清晰度）和（或）CMR。

（六）HCM 中的左心室流出道梗阻

HCM 中的 LVOT 梗阻通常是动态的，与 LVOT 变窄和二尖瓣异常有关。根据负荷条件和收缩力，收缩期间的压差会发生变化。这通常会导致 CW 频谱峰值延迟或"匕首形"图形。这不同于主动脉瓣下膜性固定性 LVOT 梗阻。要确保将 LVOT 压差度与 MR 区分开来，后者可能非常偏心，导致对梗阻的高估。

二尖瓣收缩期前向运动（图 3-70）

HCM 通常伴有二尖瓣瓣叶异常（> 50%），以及腱索或乳头肌的异常（> 25%）。因此，应系统地检查整个二尖瓣装置。收缩期二尖瓣瓣叶朝向肥厚的室间隔前向运动（systolic anterior motion，SAM）导致动态 LVOT 梗阻。

- 梗阻的程度受二尖瓣叶异常（延长或附瓣组织）和乳头肌（例如肥大、向前、向下移位、分叉和直接插入二尖瓣前叶）的影响。
- SAM 几乎总是导致瓣叶不能完全对合和 MR，通常是收缩中晚期和朝向下外侧方向。MR 是动态的，并随着 LVOT 梗阻的严重程度而变化。中央的或偏向前方的 MR 应考虑二尖瓣固有的器质性病变，并进一步评估（例如使用 TOE）。

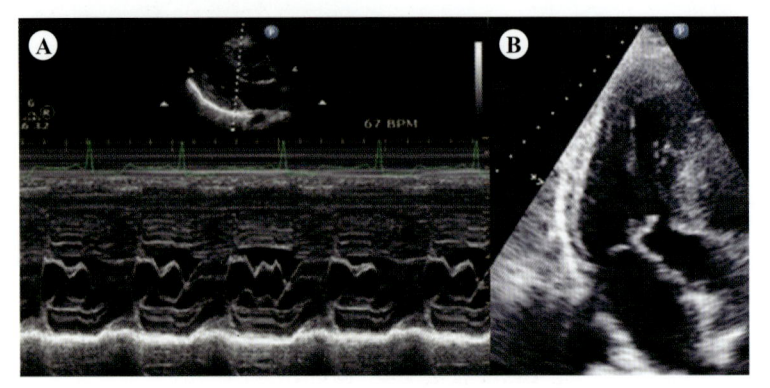

▲ 图 3-70 二尖瓣瓣叶收缩期前移
A. M 模式显示收缩期二尖瓣前叶和后叶的前向运动；B. SAM 的二维图像

- 虽然 SAM 通常在 PLAX、A5C 和 A3C 切面显示最佳，主动脉瓣水平和基底段的 PSAX 可以显示 SAM 的正视面，可以更好地了解 LVOT 梗阻。
- 鉴于其高时间分辨率，M 模式在识别和记录 SAM 的严重程度方面特别有价值（严重的 SAM 从收缩中期开始并持续超过收缩期 1/3）。

（七）HCM 中 LVOT 梗阻的类型（图 3-71）

- 静息时的梗阻：静息状态下，多普勒测 LVOT 瞬时峰值压差 ≥ 30mmHg。
- 隐匿性梗阻：仅在生理激发（例如 Valsalva、运动、站立）时，LVOT 峰值压差 ≥ 30mmHg。
- 有血流动力学意义的梗阻：峰值 LVOT 压差 ≥ 50mmHg。

1. 潜在的 LVOT 梗阻（图 3-72）

在休息时，大约 1/3 的 HCM 患者出现明显的 LVOT 梗阻；另有 1/3 患者，LVOT 梗阻是隐匿的，即仅在改变左心室负荷和收缩性的动作中才明显。识别 LVOT 梗阻对于告知管理和风险分层都很重要。但是，请记住，动态 LVOT 并非 HCM 特有，还可能发生在其他情况下（例如，高血压，尤其是左心室腔较小；收缩过度状态，如低血容量；使用正性肌力药物或二尖瓣修复手术后）。

- 所有患者均应评估是否有隐匿性梗阻，采用心尖切面，在坐位和半仰卧位进行 Valsalva 动作来评估；如果没有被激发，让患者站立。
- 对于有劳力性症状，而床边操作未能引起 ≥ 50mmHg 的 LVOT 压差的患者，应考虑进行运动负荷超声心动图检查，在运动和恢复早期测量压差，因为前负荷降低导致梗阻增加。
- 不推荐用多巴酚丁胺激发试验。虽然对于不能进行上述操作的患者有时会考虑使用硝酸盐，但它

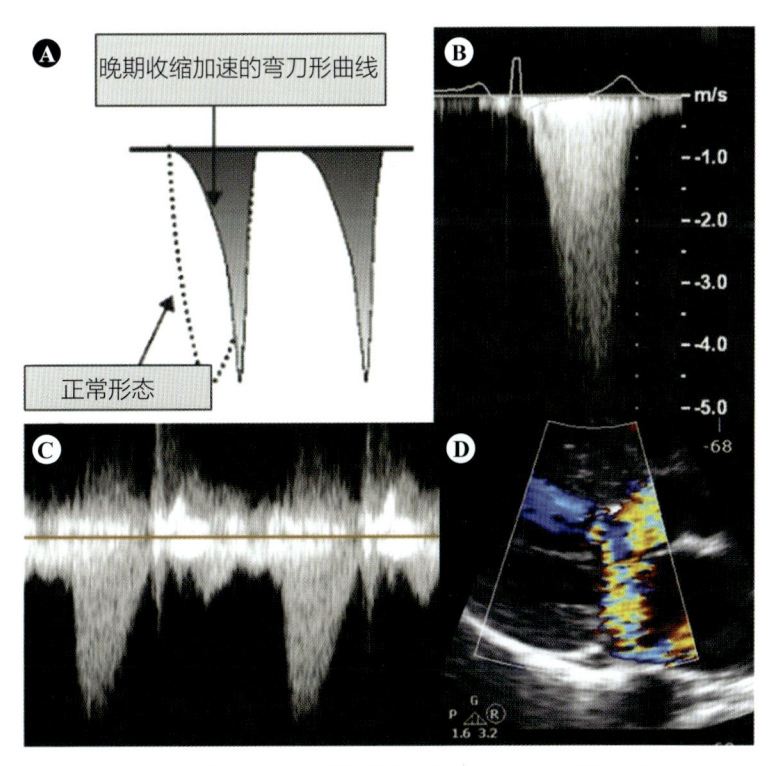

▲ 图 3-71 动态 LVOT 梗阻压差、固定 LVOT 梗阻压差和 MR

A 和 B. 晚期收缩加速的弯刀形曲线特征；C. 由主动脉瓣下的隔膜引起的固定 LVOT 梗阻的 CW 曲线；D. 向后偏心 MR，通常与 SAM 相关

们不能再现运动诱导的压差，它们还会诱导非生理性心室内压差（如多巴酚丁胺）引起混淆。
- 存在血流动力学意义的梗阻需考虑治疗，其中可能包括侵入性治疗（如心肌切除术或室间隔酒精消融术）。

2. 腔内压差（图 3-73）

腔内压差也可能发生，反映心室中段梗阻，但不如 LVOT 梗阻更容易识别。通过从心尖到 LVOT 进行连续的 PW 测量来评估。虽然腔内压差不是 SCD 风险计量的一部分（不像 LVOT 压差），但它们仍可能导致症状，并对药物治疗有反应。

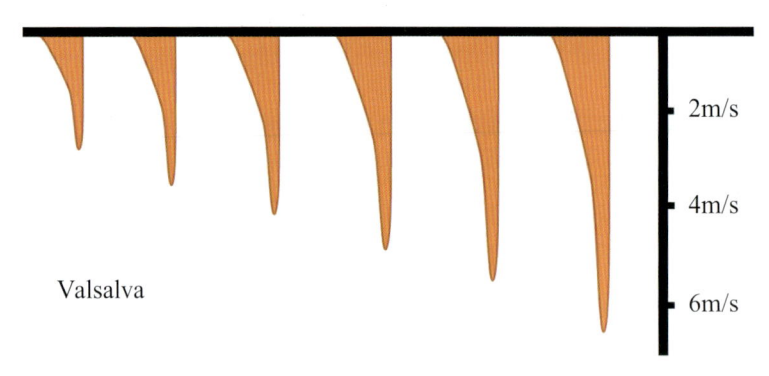

▲ 图 3-72 HCM 在 Valsalva 动作中的 CW 多普勒示意图，可以看到 LVOT 压差在 Valsalva 动作期间逐渐增加

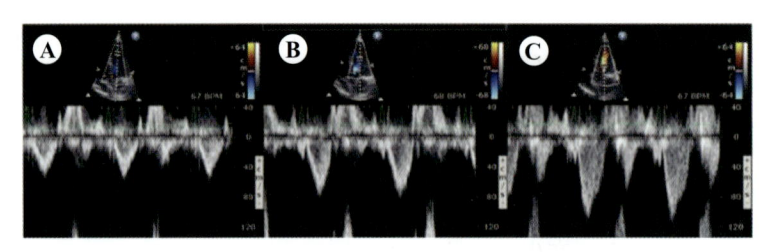

▲ 图 3-73 连续 PW 多普勒评估腔内压差
A. 心尖部 PW；B. 中间段左心室的 PW；C. LVOT 的 PW

（八）心尖 HCM（图 3-74）

是 HCM 的心尖形态变异型，特征是肥大主要影响左心室心尖，并且经常与 ECG 左侧导联中的"巨大"T 波倒置相关。心尖 HCM 的探查需要通过多个胸骨旁和心尖切面进行细致的评估。
- 在 A4C 上增加额外的壁厚测值，舒张末期左心室腔形态呈"铲状"。
- 如果节段未充分显示，应考虑心脏超声造影和（或）CMR。
- 虽然心尖型 HCM 患者没有 LVOT 梗阻，但他们可能有腔内梗阻伴腔内压差。
- 心尖型 HCM 可能与心尖室壁运动异常有关，包括运动减退和心尖室壁瘤，伴心尖压差。

（九）HCM 的其他超声发现

1. 左心房扩大

由于 LVEDP 升高和 SAM 相关的 MR，HCM 中可出现左心房扩大。左心房扩大为 SCD 风险和血栓栓塞性脑卒中风险提供了有用信息。应报告左心房重构，包括左心房前后径（从 PLAX 获得）和

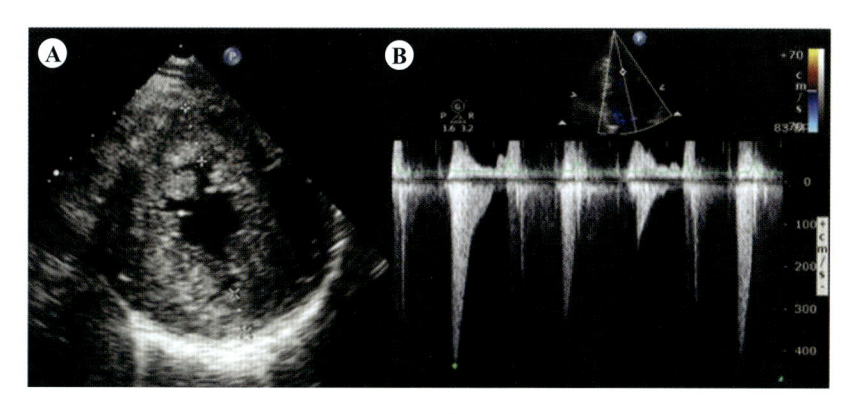

▲ 图 3-74 心尖 HCM

A. PSAX 图像显示心尖肥厚达 18mm；B. CW 多普勒显示从心尖室壁瘤进入左心室腔的血流峰值速度 > 4m/s

LAVI（体积/BSA），后者更好，且 LAVI > 34ml/m² 与不良结果相关。

2. 舒张功能障碍

HCM 影响舒张功能的所有阶段，TTE 是评估 HCM 舒张功能的首选技术。应进行舒张功能和左心室充盈压的综合评估。评估 HCM 舒张功能障碍的关键变量包括二尖瓣环的 E′ 速度、平均 E/E′ 比（> 14）、最大 LAVI > 34ml/m²、肺静脉心房逆流速度（Ar-A 持续时间 ≥ 30ms），TR 的峰值速度（> 2.8m/s）。

3. 心室大小和收缩功能

HCM 的左心室腔通常缩小，径向收缩剧烈，但纵向收缩功能降低。因此，LVEF（主要反映径向壁增厚）通常是正常的，甚至增加（"高动力左心室"）。因此，心肌收缩期速度 S′ 和变形（整体纵向应变，GLS）的评估可能是功能受损更敏感的标志，且有证据表明异常 GLS，预后不良。在部分晚期患者中，HCM 进入明显功能障碍的运动减退阶段（有时称为"倦怠"或"终末期"），分为限制型（残余 ASH、左心室小伴严重舒张功能障碍、轻度或中度收缩功能障碍）或扩张型（左心室扩张，壁变薄和收缩功能严重受损），这两者都可产生心力衰竭的症状。

> **3D 和 TOE 在 HCM 中的作用**
>
> 尽管 TTE（± 对比剂）仍然是评估 HCM 的主要依据（表 3-21），其他超声技术也有作用。3D TTE 可用于更准确地评估左心室几何形状、质量和功能。3D 超声在评估 LVOT 形态方面具有特殊用途，包括识别与 LVOT 梗阻相关的主动脉室间隔夹角增大。所有疑似 HCM 合并感染性心内膜炎的病例都应考虑 TOE，TOE 还用于对二尖瓣装置和 MR 机制的详细评估（特别是如果射流不是中晚期收缩期）。对于有创降低压差疗法：室间隔切除术（其中 TOE 是强制性的）或间隔酒精消融。TOE 和 3D 超声（TTE/TOE）还可用于评估和围术期监测，可对 LVOT 和 SAM 解剖结构进行更详细评估。

四十、扩张型心肌病

（一）概述

扩张型心肌病（dilated cardiomyopathy，DCM）是最常见的心肌病，临床上通常表现为心力衰竭。

表 3-21 HCM 的 TTE 参数

	PLAX
• 2D • M 型 • 彩色血流图	• 室壁厚度 　– 注意不对称的室间隔肥厚 • LVEDD • 左心房大小 • 右心室前壁厚度 • SAM 和 MR • AV 早期关闭 • AV 瓣下隔膜 • LVOT 湍流
	PSAX
• LVOT 2D/ 彩色	• SAM 正视面
• 2D • 左心室基底段 • 乳头肌水平 • 心尖	• 12 点钟、3 点钟、6 点钟和 9 点钟方向室壁厚度 　– 心尖切面：仅 12 点钟和 6 点钟方向
• 瓣膜水平	• 右心室壁厚度 • RVOT 速度
	心尖四腔心和心尖两腔心
• 2D • 彩色 • CW/PW	• 左心室大小和 LVEF • 左心房容积 /BSA • MR • 预期为偏心和中晚期收缩期 • 舒张功能 • 右心室壁厚度 　– 改良的右心室切面或剑突下四腔心切面
• TDI	• S、E' 和 A' 　– S 和 E' 的降低
	心尖五腔心和三腔心
• 2D • 彩色 • PW/CW	• 左心室和 LVOT • 定位左心室内的湍流和 LVOT 腔内压差；如果 PW 发生混叠，采用 CW 　– 坐位、半仰卧位和站立位 Valsalva 动作

它有多种原因，其中遗传性高达 30%。DCM 是指在没有慢性压力和（或）容量超负荷或冠状动脉疾病的情况下，表现为左心室腔扩大和收缩受损。一些病例存在前期表现，为孤立性的扩张，或孤立的运动减退（收缩活动减低的非扩张型心肌病，HNDC），或有时是心律失常，也可见于亲属中。有新的证据表明，对于通常被认为是"获得性"的原因存在有遗传易感性，即遗传易感性与环境 / 外在因素相互作用（例如肌联蛋白突变在酒精相关 DCM、某些化疗药物损伤、围产期心肌病中的作用）。超声在

DCM 的诊断和风险分层、侵入性治疗评估（例如设备植入 CRT/ICD）及家庭成员筛查中发挥着关键作用。病因见表 3-22。

表 3-22 DCM 的病因

类 别	病 因
基因	• 与主要心脏表型相关的突变（如肌联蛋白、核纤层蛋白 A/C、肌球蛋白重链、肌钙蛋白 T） • 神经肌肉疾病（如 Duchenne 或 Becker 肌营养不良症、肌强直性营养不良症） • 线粒体疾病
心律失常	• 心动过速性心肌病 • 心率控制的 AF
药物性	• 化疗（如蒽环类药物、曲妥珠单抗、单克隆抗体、酪氨酸激酶抑制药） • 精神科药物（如氯氮平、奥氮平）
毒性	• 酒精 • 可卡因、安非他明、摇头丸（长期使用） • 铁过载（输血、血色病） • 其他（钴、合成代谢类固醇、砷）
营养缺乏	• 硫胺素（酒精滥用）、硒（中国）、锌、铜、肉碱
生化/内分泌	• 低钙血症、低磷血症 • 糖尿病 • 甲减/甲亢、库欣综合征/Addison 病、嗜铬细胞瘤、肢端肥大症
感染	• 病毒（如 HIV） • 细菌（如莱姆病）和分枝杆菌 • 真菌 • 寄生虫（南美锥虫病）
心脏自身免疫	• 巨细胞心肌炎 • 炎性 DCM（非感染性心肌炎）
非器官特异性自身免疫	• 血管炎（如 Churg-Strauss 综合征、Wegener 肉芽肿） • SLE • 多发性肌炎、皮肌炎 • 结节病
围产期	—

（二）DCM 和 HNDC 的诊断和进展（图 3-75）

1. HNDC（收缩活动减低的非扩张型心肌病）

定义：左心室或双心室收缩功能障碍（LVEF < 45%）但不扩张，不能用异常负荷条件或冠状动脉疾病来解释。严格来说，LVEF 降低是诊断所必需的。

2. DCM（扩张型心肌病）

定义：不能用异常负荷条件或冠状动脉疾病解释的左心室或双心室收缩功能障碍和扩张。

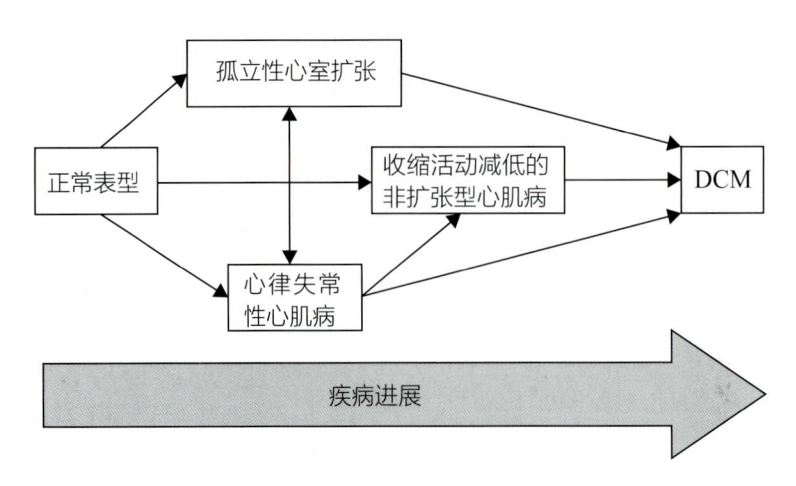

▲ 图 3-75 DCM 的谱系和进展

- 左心室收缩功能障碍："异常" LVEF。
  - 通过两种不同的成像方式测定。
  - 采用相同成像模式（超声或 CMR）测量两次。
- 左心室扩张：LVEDV 或 LVEDD＞2 标准差。

（三）DCM 的超声心动图

DCM 的超声心动图主要旨在评估心腔大小（主要是左心室）、心室收缩和舒张功能、瓣膜功能、壁厚及其他特征，例如心包积液或左心室血栓的存在。对比剂可用于帮助排除可疑血栓，以及提高 EF 测量的准确性。

1. 球形指数

随着左心室扩张，它的形状从子弹形变为类球形或球形，可用球形指数（SI）反映（图 3-76）。有多种计算方法，最常见的是 A4C 切面上长轴与短轴的比率，但有时会采用 A4C 和 A2C 切面的平均值。正常 SI＞1.5，而在 DCM 中接近 1。

2. 与不良预后相关的超声特征

- 左心室扩张。

> **3D 超声和 TOE 在 DCM 中的作用**
> - 3D 超声能够快速、准确和可重复地测量心室容积和收缩功能，优于 2D 超声，在声窗条件理想的情况下，与金标准 CMR 相当。鉴于 EF 在 DCM 的诊断和分类中的核心地位，该技术的应用可能会导致临床决策的改变。
> - TOE（2D±3D）用于疑似 DCM 和严重瓣膜疾病而声窗质量不佳，或无法量化瓣膜病变机制和（或）严重程度的患者。
> - 严重的冠心病虽然可根据超声的表现（例如室壁节段运动异常±冠状动脉供血区的室壁变薄）来疑诊，但排除诊断（包括偶发冠状动脉疾病）通常需要结合其他成像方式，来评估冠状动脉的形态，缺血/灌注，或心肌瘢痕（如 CT、CMR、SPECT/PET）；有时需要侵入性冠状动脉造影。

- 左心室收缩功能障碍。
- 左心室球形指数。
- 左心房扩张。
- 右心室扩张。
- 右心室收缩功能障碍。
- MR 严重程度。
- TR 严重程度和最大速度（PA 压力升高）。

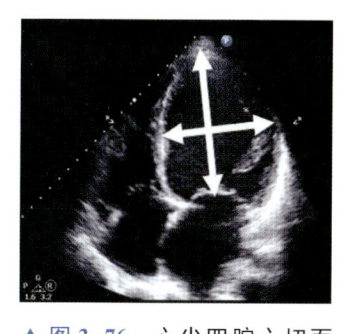

▲ 图 3-76 心尖四腔心切面中球度指数的计算

球度指数是心尖四腔心切面上左心室长轴与短轴之比，在本例中为 1.3

四十一、致心律失常型心肌病

（一）概述

致心律失常型心肌病（arrhythmogenic cardiomyopathy，AC）直到最近才被称为致心律失常性右心室心肌病（arrhythmogenic right ventricular cardiomyopathy，ARVC）。它是一种遗传性疾病（50%～60% 发现突变），导致心室心肌进行性纤维脂肪化。AC 的特征是存在室性心律失常、SCD 的高风险，很少有心室功能障碍和心力衰竭。

经典的 AC 累及右心室，但在大多数情况下也累及左心室（即 > 50% 是双心室受累），在 10% 的情况下仅左心室受到影响。2010 年修订版工作组标准（TFC）更适合诊断右心室受累的 AC，依据以下六类的主要和次要标准。

- 整体 / 节段功能障碍，通过超声或 CMR 或右心室血管造影检测。
- 组织特征，通过心内膜心肌活检。
- 复极异常，ECG。
- 去极化 / 传导异常，通过 ECG 或信号平均心电图（SAECG）。
- 室性心律失常。
- 家族史。

（二）症状和临床表现

- 通常无症状（高达 40%），通过异常心电图发现。
- 在其他情况下，可能表现为心悸和（或）晕厥（由于室性心律失常）、呼吸困难（由于心力衰竭，通常是右心衰竭）或非典型胸痛。
- 也是心脏性猝死的原因，经死后诊断。

（三）AC 的超声心动图

超声是评估 AC 的最初始成像方式，也是最常用的随访方法。高质量的超声心动图可以满足 AC 的诊断标准之一，但鉴于右心室几何结构的复杂性及其对负荷的敏感性，而具有挑战性。当前的诊断成像主要针对右心成像，包括心腔大小（特别是 RVOT 大小）、右心室功能和室壁运动异常。

- 建议先进行系统的定性评估，然后对右心室功能和大小进行定量评估。
- 除了工作组标准中列出的参数外，其他评估疑似或已知 AC 的常规参数包括：TAPSE、右心室基底直径、高级参数（如 RV GLS 和 LV GLS）和 3D 超声参数（3D RVEF）。
- 应考虑导致右心室病变的其他原因（如 ASD、肺高压、缺血）。
- 诊断标准见表 3-23。

表 3-23 诊断 AC 的超声心动图标准

标准	特征
主要标准	右心室节段运动消失、矛盾运动或室壁瘤，以及舒张末期出现以下情况之一： • PLAX RVOT ≥ 32mm 或 19mm/m^2 • PSAX RVOT ≥ 36mm 或 21mm/m^2 • FAC ≤ 33%
次要标准	右心室节段运动消失或矛盾运动，以及舒张末期出现以下情况之一： • 29mm ≤ PLAX RVOT < 32mm 或 16~19mm/m^2 • 32mm ≤ PSAX RVOT < 36mm 或 18~21mm/m^2 • 33% < FAC ≤ 40%

3D 超声和其他影像技术的作用

3D 超声可能有助于测量明显 AC 的右心室容积和腔室扩张（早期阶段罕见），以及识别右心室壁运动异常（如局部室壁瘤），但对于右心室严重扩大或图像质量差的患者可能具有挑战性。

CMR 还可以满足 AC 的诊断标准的影像组成部分（同样也基于右心室壁运动异常、右心室容积和 RV-EF），尤其适用于检测 AC 早期的细微的节段功能或结构变化，以及提示左心室受累（如存在晚期钆增强）。重要的是，AC 的诊断不仅仅依靠影像学，还需要与其他表现相结合（临床，ECG± 组织学）。

四十二、限制性心肌病（表 3-24）

限制性心肌病（restrictive cardiomyopathy，RCM）表现为广泛的心肌病变类型。"限制性"是一种功能特征，描述了由于心肌僵硬所导致的限制性心室生理，容量的小幅增加会导致左心室压力急剧上升。RCM 的特征是舒张容积正常/减少，左心室收缩功能和室壁厚度正常/接近正常。原发性心内膜心肌 RCM 非常罕见，通常与嗜酸性粒细胞升高有关。

表 3-24 RCM 的病因

类别	家族/遗传	其他
心内膜疾病	非常少见	• 药源性 • 类癌
特发性	少见	少见
淀粉样变性	转甲状腺素蛋白相关（TTR）	• 轻链（AL） • 老年淀粉样蛋白
其他浸润性	• Gaucher 病 • Hurler 病	—

（续表）

类　别	家族／遗传	其　他
炎症性	—	• 结节病 • 系统性硬化症
贮积性	• 血色病 • Anderson-Fabry 病 • 糖原贮积病	—
其他	弹性假黄瘤	• 放疗 • 毒性（蒽环类药物、麦角胺、血清素、汞、麦角新碱）

（一）超声心动图在 RCM 中的诊断作用

诊断依赖于心肌存在可识别结构和功能异常，而没有冠心病、动脉系统性高血压、瓣膜疾病或先天性心脏病（足以引起观察到的心肌异常）。

超声用于诊断和监测 RCM（尤其是评估左心室舒张功能和充盈压），将 RCM 与缩窄性心包炎区分开来，并识别可能提示病因的特征。关键的特征如下。

- 心室通常正常或略小。
- LVEF 通常保留，但纵向功能经常受损（并与异常应变模式相关）。
- 双心房扩大。
- 进行性舒张功能障碍（一些患者可表现为 1 级舒张功能障碍，可进展至 4 级）。
- 左心室和右心室壁厚可正常或增加。

RCM 和缩窄性心包炎都可以表现出相似的特征，因此它们的鉴别具有挑战性（表 3-25）。补充使用其他成像技术可能会提供有关心包增厚、钙化和血流动力学变化（呼吸中室间隔移位）的额外信息，帮助提高诊断信心并确定治疗方案。

表 3-25　RCM 与缩窄性心包炎的鉴别

特　征	RCM	缩窄性心包炎
舒张早期突然出现室间隔"切迹"或"弹跳"	少见	常见
吸气时室间隔向左心室移动	—	常见
左心房大小	扩大	正常
心包	正常	增厚
二尖瓣/三尖瓣血流的呼吸变异	< 15%	> 25%
呼气相肝静脉舒张逆流	+	+++
间隔 E′	< 8cm/s	> 8cm/s
E/E′	> 15%	< 15%
间隔 E′/侧壁 E′	> 1（"瓣环反转"）	≤ 1
长轴应变	降低	正常

（二）心脏淀粉样变性（图 3-77）

淀粉样变性是指淀粉样蛋白在任何组织的细胞外沉积而引起的病理生理过程。心脏淀粉样变性是 RCM 最常见的病因之一，其主要超声特征如下。

- 心肌呈典型"斑点"或"颗粒状闪光"外观；基波成像较谐波成像更为明显，但非常依赖图像质量，不是很可靠。
- 中度的向心性 LVH（但 ECG 上通常有小的 QRS 波群），以及右心室游离壁和两个心房。
- LVEF 保留，但纵向功能受损。
- 左心室基底段明显受累，心尖相对保留（在纵向应变的牛眼图上更明显）。
- 明显的舒张功能障碍，左心室充盈压升高。
- 瓣膜增厚（尤其是房室瓣）。
- 房间隔肥厚。
- 轻度心包[和（或）胸腔]积液。
- 心房内血栓（即使是窦性心律）。

（三）高嗜酸性粒细胞综合征（hypereosinophilic syndromes，HES）

HES 是罕见的多系统疾病，其特征是嗜酸性粒细胞数量增加，以及由于嗜酸性粒细胞浸润和（或）介质释放导致器官损伤。这可能导致 Löffler 心内膜炎（在发达国家很少见），以及常见于非洲、南美洲和亚洲的（热带）心内膜心肌纤维化（EMF）。除了 RCM 的其他超声心动图特征外，HES 通常会经历三个阶段（实际上不一定按顺序）。

- 急性坏死期：嗜酸性粒细胞性心肌炎。
- 中期血栓形成阶段：在受损心内膜处形成附壁血栓，通常在左心室心尖部（可能是双心室），这可能需要使用对比剂来识别。
- 纤维化阶段：心内膜瘢痕形成、心尖闭塞和 RCM。由于腱索/乳头受累引起的 AV 瓣反流。

其他检查可能没有诊断价值，包括 CMR 和心内膜心肌活检。

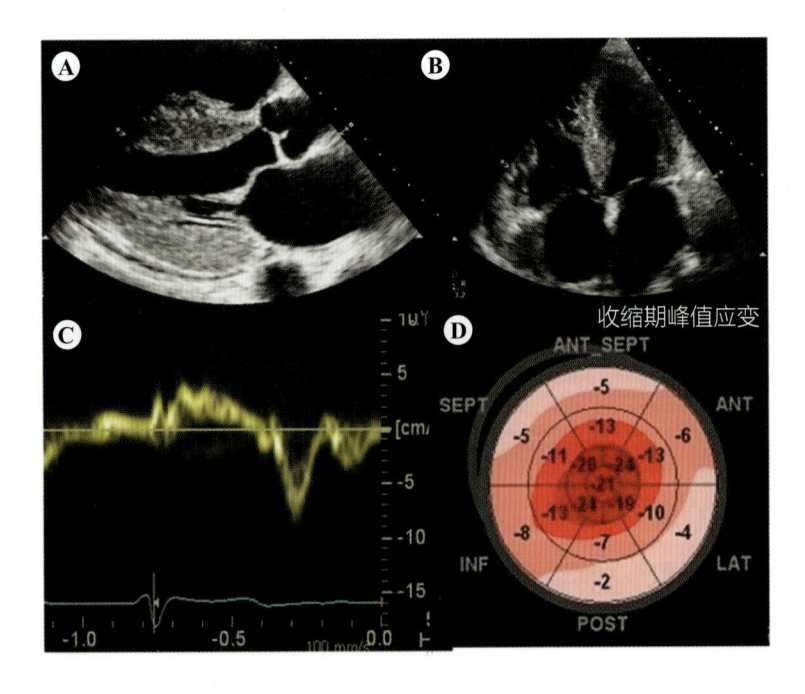

◀ 图 3-77　淀粉样变性的超声特征
A 和 B. PLAX 和 A4C 图像；C. TDI 显示基底段纵向速度严重降低；D. GLS 的应变牛眼图显示，与严重的基底功能障碍相比，心尖段收缩功能保留

（四）Anderson-Fabry 病（Anderson-Fabry disease，AFD）

AFD 是一种罕见的 X 连锁遗传性溶酶体贮积症，由 α- 半乳糖苷酶 A 突变引起，导致多个器官进行性鞘脂积聚，包括心脏、肾脏和神经系统，导致广泛的症状。心脏受累非常常见，实际上心脏可能是临床唯一受累的器官。

心脏受累的标志性超声表现是无法解释的进行性 LVH，可以表现为类似 HCM 的表型，包括梗阻。LVH 可以是向心性的、不对称的室间隔肥厚，甚至是心尖肥厚。其他特征包括 RVH、正常室壁厚度下 TDI 速度降低、瓣膜增厚和反流，以及高血压导致的主动脉根部扩张。

CMR 对诊断 AFD，以及与 HCM 鉴别具有重要作用，主要根据组织特征（T_1 成像和 LGE 的位置不同，典型 AFD 累及下外侧基底段）。

四十三、左心室致密化不全心肌病

（一）概述

左心室致密化不全心肌病（left ventricular non-compaction cardiomyopathy，LVNC）是一种心肌病，其特点是小梁显著，小梁隐窝陷深，以及由非致密层和薄致密层组成的双层心肌。这种情况会导致心力衰竭、心律失常（持续室性心动过速 < 10%，非持续室性心动过速约 25%，AF10%～30%），以及深隐窝内血栓形成和栓塞并发症。LVNC 可出现在任何年龄，表现从无症状或轻度，到严重并发症不等。辛辛那提 LVNC 分类法是一种查看 LVNC 亚型的实用方法。

- 小梁增多（或"良性 LVNC"）（图 3-78）：正常左心室和收缩功能，预后正常；许多心脏病专家认为这是一种正常的变异，而不是心肌病。
- LVNC 伴心律失常：收缩功能保留和左心室腔大小正常，但有心律失常。

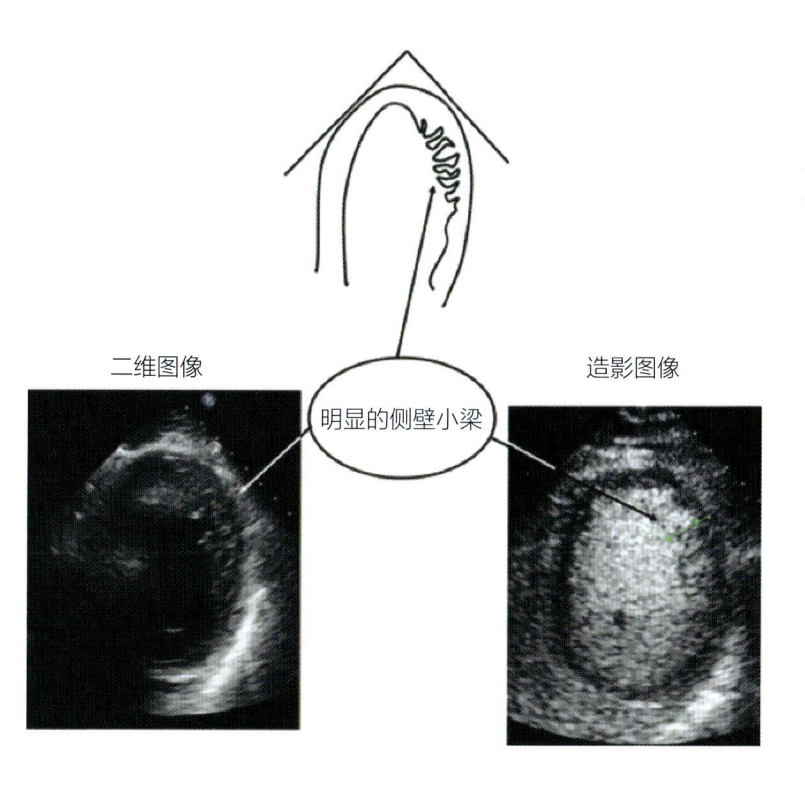

◀ 图 3-78 小梁增多
心尖四腔心切面显示侧壁小梁。左心室未致密化的异常小梁可以通过造影（注意和原始图像相比，造影图像的图像质量提高）或彩色血流图突出显示

二维图像　　造影图像
明显的侧壁小梁

- 扩张的 LVNC：按照 DCM 处理。
- 肥厚性 LVNC：按照 HCM 处理，也可以形成"终末"的 HCM，成为扩张的 LVNC。
- 限制性 LVNC：按照 RCM 进行处理。
- 右心室或双心室致密化不全心肌病：非常罕见。
- LVNC 与先天性心脏病相关。

（二）LVNC 的超声心动图评估（表 3-26）

有几种超声心动图和 CMR 诊断标准，但存在一些差异。仅有 LVNC 的影像学标准并不一定意味着患有 LVNC。必须警惕勿将小梁增生过度报告为 LVNC，既然两者都是小梁增生，而非致密化可能是对持续高心排血量（如怀孕、运动训练、镰状细胞性贫血）的正常副现象。

表 3-26 LVNC 的超声心动图诊断标准

标 准	细 节
Chin（1990） 8 例患者	• PSAX 或心尖切面舒张末期致密层 / 总的左心室厚度比值＜ 0.5

Jenni（2001）
7 例患者
27 例对照
	• 没有合并的心脏结构异常
	• 两层结构
	  – 致密的薄心外膜带
	  – 更厚的非致密心内膜小梁网层，心内膜间隙较深
	  – PSAX 收缩末期非致密层 / 致密层比值＞ 2
	• 彩色多普勒可见心室腔血流直接流入小梁间隙
	• 小梁位于侧壁中间段、心尖部和下壁中间段

Stöllberger（2013） 115 例患者	• 舒张末期从乳头肌到心尖水平可见＞ 3 个小梁从左心室壁突出，有别于乳头肌、假肌腱或异常肌束 • 小梁与致密的心肌同步移动 • 彩色多普勒可见小梁 – 隐窝间血流 • 两层心肌结构，收缩末期非致密心内膜层通常（但不是必须）比致密层厚

1. 查找 LVNC 的最佳切面
- PSAX 心尖水平。
- A4C 的深度减少。
- A4C 后倾显示冠状窦。

2. 观察小梁的最佳方法
- 最常见于侧壁中间段和心尖部。
- 有时会延伸至下壁和前壁。
- 通过降低彩色多普勒标尺，或使用对比剂，观察从左心室腔流入小梁内隐窝的血流。
- 造影还可以评估隐窝内的血栓。
- 如果左心室未扩张且功能正常，只需报告小梁增生或小梁明显，而不是报告心肌病。

四十四、心肌炎和炎症性心肌病

心肌炎是一种具有特征性组织学改变的心肌炎性疾病，可表现为胸痛、心律失常、心力衰竭或猝死和（或）伴全身基础疾病（表 3-27 和图 3-79）。全身性疾病与自身抗原有关，由于适应性免疫系统的激活，或由于耐受性的丧失和内在免疫系统的激活。遗传学也参与了疾病的发病机制。心内膜心肌活检是诊断的金标准，但由于斑片状心肌受累，假阴性率很高。

表 3-27 心肌炎和炎症性心肌病的病因

发病机制	病因
感 染	• 病毒（如流感病毒、肠道病毒、HIV、HCV、腺病毒、细小病毒 B19、EBV、VZV） • 细菌（如结核分枝杆菌、葡萄球菌、肺炎球菌、脑膜炎球菌、淋球菌） • 螺旋体（如 Weil 病、莱姆病） • 真菌（如隐球菌） • 原虫（如南美锥虫病、弓形虫病） • 立克次体（如 Q 热、Rocky Mountain 斑疹热） • 寄生虫
免疫介导	• 过敏原（如血清病、破伤风类毒素） • 同种异体抗原（心脏移植排斥） • 全身炎症性疾病的自身抗原
毒 素	• 药物或化合物（如安非他明、可卡因、乙醇、锂、儿茶酚胺、氯氮平、癌症药物） • 重金属（如铜、铁、铅） • 物理因素（辐射、电击） • 其他（如蝎子、蜜蜂和黄蜂的蜇伤，蛇咬伤，一氧化碳）

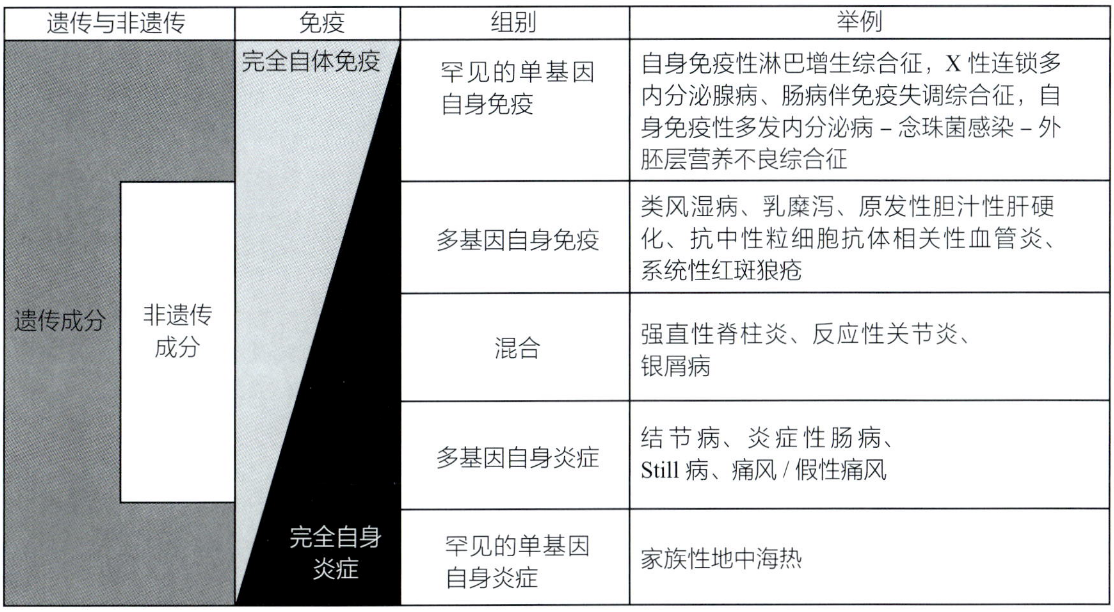

遗传与非遗传	免疫	组别	举例
遗传成分 / 非遗传成分	完全自体免疫	罕见的单基因自身免疫	自身免疫性淋巴增生综合征，X 性连锁多内分泌腺病、肠病伴免疫失调综合征，自身免疫性多发内分泌病 – 念珠菌感染 – 外胚层营养不良综合征
		多基因自身免疫	类风湿病、乳糜泻、原发性胆汁性肝硬化、抗中性粒细胞抗体相关性血管炎、系统性红斑狼疮
		混合	强直性脊柱炎、反应性关节炎、银屑病
		多基因自身炎症	结节病、炎症性肠病、Still 病、痛风/假性痛风
	完全自身炎症	罕见的单基因自身炎症	家族性地中海热

▲ 图 3-79 与免疫介导心肌炎相关的系统性疾病

诊断需要综合多种临床特征（如急性病毒性前驱疾病），以及包括超声心动图在内的各种检查。如果病情稳定，CMR 对于寻找心肌炎症和（或）由此产生的瘢痕也特别有价值。超声评估和（或）随访主要有以下三个原则。

1. **评估炎症特征**：心肌炎无特异性超声特征，但可有以下明显特征。
- 室壁由于心肌水肿而增厚。
- 心肌回声增强（不是非常可靠的征象）。
- 因水肿而出现心包积液和增厚。
- 不符合冠状动脉分布的心肌功能障碍。
- 纵向应变改变。

2. **评估心力衰竭严重程度**。
- 心室大小和功能（收缩和舒张）。
- 左心房大小正常提示更可能是急性心肌炎。
- MR 和 TR 的严重程度，它们通常是功能性的。

3. **监测心肌炎的治疗效果**。
- 心力衰竭恢复 / 进展。
- 受累心室节段长期变薄和运动功能减退（可能接近球形），随后发展为 DCM。

急性心肌炎、慢性心肌炎和 DCM

虽然通常是轻的，但少数情况下，心肌炎也可表现为潜在致死的急性暴发性心肌炎（通常急性病毒性疾病）。暴发性心肌炎可导致难治性室性心律失常和非常严重的急性心力衰竭 / 心源性休克，需要紧急循环系统支持，包括正性肌力药、主动脉内球囊反搏和（或）LVAD，以提供恢复时间。在最初的急性心肌事件后，持续的炎症可引起慢性炎症，对于病毒性心肌炎，炎症可能需要数月才能消退。心肌炎的康复可以是完全的，但有时是部分的，并且在初次发作多年后也可能复发。如果心肌炎没有消退，它可能会亚临床持续存在并导致 DCM。

四十五、心脏肿瘤学

随着新的肿瘤治疗的发展，人们对这些疗法的潜在不良反应有了更多的认识：肿瘤治疗相关的心功能不全（cancer therapeutics-related cardiac dysfunction，CTRCD）（表 3-28）。这导致心脏肿瘤学作为一门新学科出现，需要内科肿瘤学、放射治疗和多个心脏病学亚专业之间的协作。作为一般原则，心脏毒性在那些既往存在结构性心脏病、高龄、使用潜在心脏毒性药物和放疗的患者中更常见且更严重。

- 根据药物、剂量效应、可逆性和再激发的可接受性，CTRCD 大致分为 I 型或 II 型（表 3-29）。这可以明确后续超声检查的时间安排。一些药物的 CTRCD 发生率低（如有检查点抑制药的肿瘤免疫疗法），而其他药物（如蒽环类药物）的心脏毒性可表现为严重的急性心肌炎和致命的心力衰竭。
- 由于肿瘤治疗作用的多样性，其导致的心脏毒性的进程可能非常多变，可在多年后和（或）在出现其他心脏并发症的情况下，临床上变得明显。

（一）检测 CTRCD 中的心肌功能障碍

心脏成像，特别是超声心动图，用于以下原因。

表 3-28 已知可导致 CTRCD 的肿瘤治疗药物

分 类	举 例	左心室功能障碍的发生率
蒽环类药物	• 多柔比星 • 伊达比星	高（5%～48%）
烷化剂	• 环磷酰胺	高（7%～28%）
抗代谢药	• 氯法拉滨	高（27%）
抗 VEGF 药物	• 贝伐单抗	中（1%～10%）
抗微管药物	• 多西紫杉醇 • 紫杉醇	低（＜1%）至中（2%～13%）
检查点抑制药	• 伊匹单抗 • 纳武单抗	低（1%～2%）
Her2 靶向药	• 曲妥珠单抗 • 帕妥珠单抗	低（＜1.5%）至中（2%～20%）
酪氨酸激酶抑制药	• 伊马替尼 • 舒尼替尼	低（＜3%）至中（3%～19%）
蛋白酶抑制药	• 硼替佐米	低（＜5%）至中（11%～25%）

表 3-29 Ⅰ型和Ⅱ型 CTRCD 的特征

特 征	Ⅰ型	Ⅱ型
致病因素	多柔比星	曲妥珠单抗
剂量效应	累积剂量相关	与剂量无关
可逆性	永久，不可逆	中断后 2～4 个月恢复概率高
再激发	复发概率高，左心室功能障碍	一些证据支持再激发相对安全

- 风险分层（治疗前）。
- 心肌损伤的早期发现和随访。
- 预测恢复。

心力衰竭，通常称为心脏毒性，是最常见的 CTRCD，可由多种药物通过不同机制引起。CTRCD 的检测可以通过各种非侵入性成像方式进行，但对于连续比较，应采用前后一致的方式（即超声或 CMR 或核心脏病学）。对于超声，一致性还包括是否使用对比剂 /3D 超声（如果可以选择）。

- 指南指出，CTRCD 被定义为 LVEF 值降低＞10% 且 LVEF 值＜50%，即使患者无症状。
- 如果 EF 下降＞10%，而 GLS＞15%，2～3 周后重复成像。
- 已经表明，使用蒽环类药物后 LVEF 降低的患者心脏事件发生率较高。
- GLS 监测左心室功能障碍更敏感。虽然 GLS 相对减少＜基线值的 8% 没有意义，但从基线相对减少＞ 15% 很可能是异常的。
- 舒张功能和 LV TDI S′ 尚未证实能可靠地预测不良后果或检测亚临床左心室功能障碍。
- 虽然尚未明确证明右心室功能障碍对肿瘤患者具有预后价值，但应进行右心室腔室大小和功能的定量评估以明确右心室受累的情况。

通过 LVEF 降低确定 CTRCD 患者后，连续测量 LVEF 可用于监测恢复和可逆性（表 3-30）。

表 3-30 CTRCD 恢复的定义

可逆性	LVEF 的变化
可逆	在基线的 5% 以内
部分可逆	较最低值提高 ≥ 10%，仍低于基线 ＞ 5%
不可逆	较最低值提高 ＜ 10%，仍低于基线 ＞ 5%

（二）心脏肿瘤学中超声心动图的其他指标

左心室功能障碍以外的超声心动图评估内容应根据所评估的基础心脏结构来进行，包括根据临床指证合理使用超声造影、应变或 TOE。

（三）静脉血栓栓塞和肺栓塞

癌症具有血栓高风险，患者发生 PE 的风险很高，包括复发性 PE 的潜在风险。应考虑仔细评估右心，尤其是在急性恶化的情况下。

（四）肺高压

酪氨酸激酶抑制药达沙替尼可引起肺高压。烷化剂也可引起肺高压。相反，伊马替尼可以改善肺血流动力学。

（五）冠心病

心肌缺血和梗死可由加速进展的冠心病和（或）内皮损伤引起。多达 20% 使用铂类药物和氟嘧啶类药物的患者可能会出现缺血，有可能是无症状的。众所周知，放疗会导致冠状动脉病变恶化及各种其他心脏并发症，统称为放疗相关心脏病，包括急性心肌炎或心包炎、瓣膜疾病（通常进行性增厚和钙化）、冠心病、传导系统疾病和心肌纤维化。

（六）心包疾病

急性心包炎可发生在各种心脏治疗后，特别是使用蒽环类药物后，也可发生在心包肿瘤进行放射治疗后。延迟性心包疾病可能会在放疗后 6 个月到数十年发展。可以表现为伴有心包积液的慢性心包炎。高剂量纵隔放疗是公认的缩窄性心包炎的病因。

（七）其他疾病

一系列肿瘤疗法可引起不同的心律失常，包括 AF。高剂量纵隔放疗是心脏瓣膜病的公认原因。

四十六、运动员心脏

年轻运动员的心脏性猝死相对少见；然而，它对个人、家庭和更广泛的社区的影响是冲击性的。运动员人群中 SCD 的原因归因于一系列遗传条件（图 3-80）。对 14—35 岁运动员进行赛前筛查旨在识别或排除这些情况，其中超声起着重要作用（图 3-81）。这包括生理性的适应与病理性改变的鉴别，并且了解这两种类型在超声上的表现。

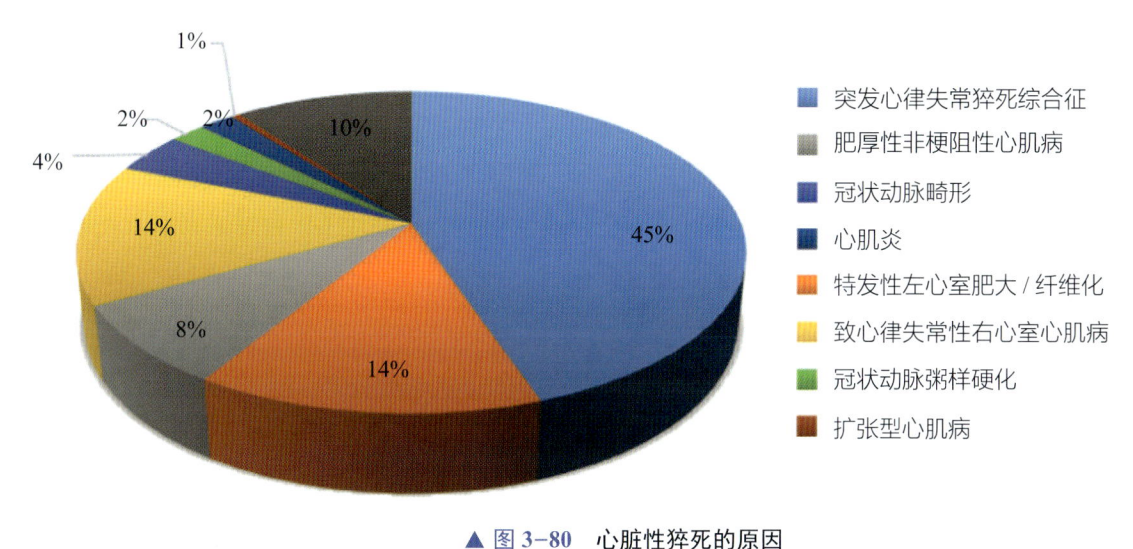

▲ 图 3-80　心脏性猝死的原因
引自 UK Registry，athletes 18—35 years of age

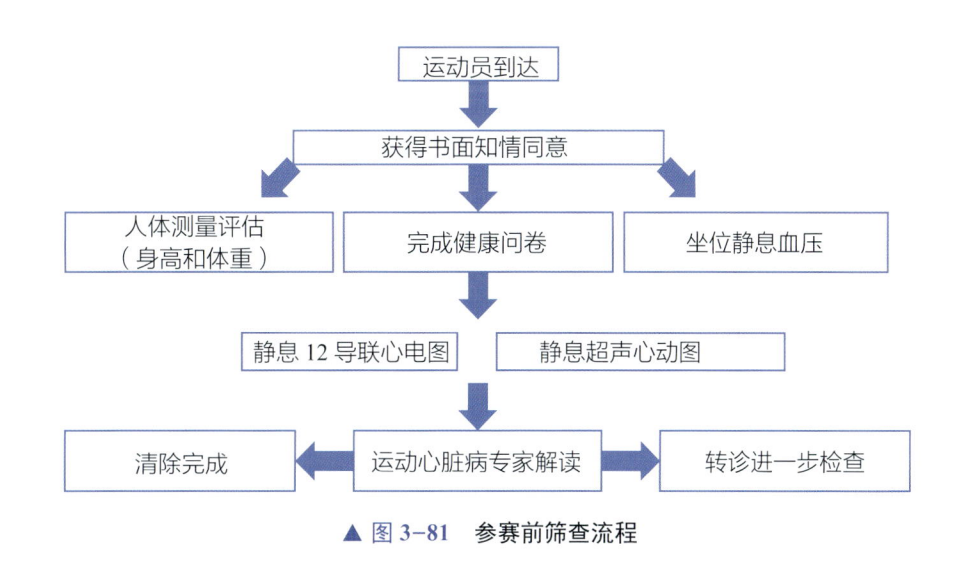

▲ 图 3-81　参赛前筛查流程

> **解读**
> 收集了完整的数据后,重要的是在运动员及其人口学特征的背景下加以解读。第一阶段是通过定量左心室质量指数和左心室的相对室壁厚度,以及线性测量右心室大小来确定是否存在左心室或右心室肥大。尽管线性测量内径的绝对值可能超过算法中的绝对值,但超声心动图指南使用的是非运动员的测值。这种保守的方法降低了假阴性结果的风险。在结构评估之后,需要进行功能评估,适当的时候可采用短期运动刺激。重要的是要注意,超声心动图的解读需结合临床相关性、心电图表现、症状或家族史等背景综合考量。

运动员反复进行运动训练可以刺激心脏的慢性生理适应,从而提高每搏输出量和心排血量。这是正常的适应,但其程度和幅度是可变的,取决于其他因素,包括年龄、性别、运动项目、种族、训练类型和量、遗传因素。所有心腔主要表现为结构上扩大。肥厚是心肌细胞大小和体积的增加,是由于长期的容量/压力过负荷而刺激发生。向心性和离心性肥厚都有可能,旨在平衡室壁应力(图 3-82)。

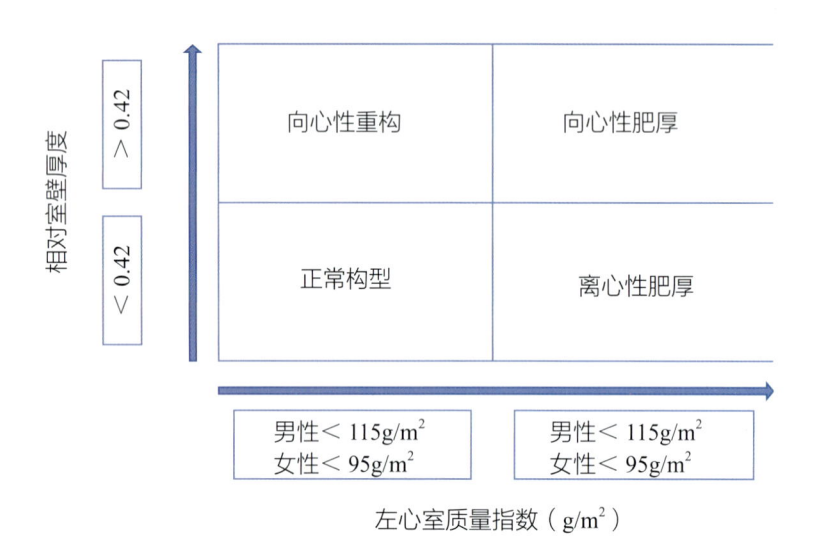

▲ 图 3-82 使用超声心动图计算左心室构型

(一)左心室

尽管运动员的左心室大小和质量比非运动员大,但根据 LVMI 和 RWT 的定义,大多数运动员左心室几何构型正常。一小部分运动员会出现离心性肥厚,通常是那些参与高动态或高动态/高静态混合运动的运动员,如自行车、跑步、拳击和划船。较少运动员会出现向心性肥厚/重构,通常是那些参与高静态运动的运动员,如体操和举重。左心室向心性肥厚在男性运动员中比女性运动员更常见。

运动员的左心室腔通常较大;然而,即使在身高和体重极端的情况下(BSA > 2.3m^2),非标化的男性的舒张期直径不应超过 64mm,女性不应超过 57mm。尽管非洲/非裔加勒比人和白人运动员的左心室腔大小相似,但前者的室壁通常更厚。室壁厚度的测值,白种人运动员 > 12mm,非洲/非裔加勒比男性运动员 > 14mm 或非洲/非裔加勒比女性运动员 > 13mm,都需要进行全面的功能评估。

- 室壁节段运动正常的左心室小梁增多(定义为心内膜面上三个以上突起,直径 > 3mm)是一个相对常见的发现(图 3-83)。

第3章 经胸解剖与病理学：腔室和血管
Transthoracic anatomy and pathology: Chambers and vessels

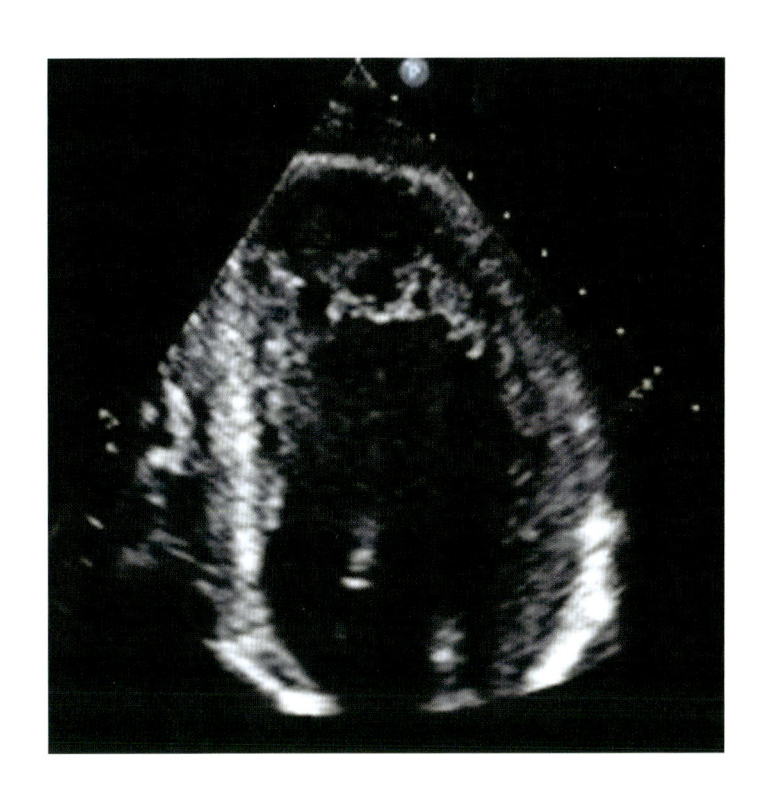

◀ 图 3-83 小梁增多

- 根据指南进行左心室结构的标准测量，并且腔室大小以绝对值和身体尺寸标化的指数表示。
- 还建议在胸骨旁短轴基底段水平的四个基底段心肌部位（前间隔、后间隔、后壁和侧壁），以及中间段的相同四个位置，测量室壁厚度（图 3-84）。
- 左心室收缩功能，通过射血分数（EF）和（或）组织多普勒（S'）来确定，通常是正常的。少数运动员会出现 EF（＜ 52%）和（或）间隔及侧壁 S'（＜ 9cm/s）降低。这是一种继发于大腔室的生理表现，在静息状态下，较低幅度的收缩就能产生足够的每搏输出量。在这种情况下，短暂的运动刺激就会显示收缩功能正常化。跨二尖瓣多普勒评价左心室舒张功能始终正常，没有舒张功能障碍的证据。可能会出现舒张早期低 TDI 速度（＜ 9cm/s），主要是间隔；然而，这也会随着运动而改善。

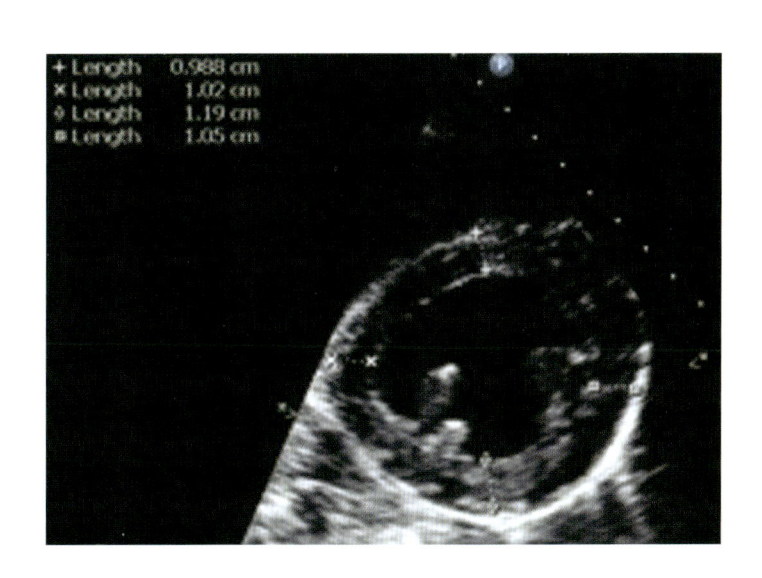

◀ 图 3-84 左心室壁厚度的测量

163

（二）右心室

- 运动员的右心室也经历了对运动的慢性适应；然而，在那些参与中等至高动态活动的运动员中，这种适应似乎是有限的。流出道和流入道都受到影响，流入道不成比例地增加。生理适应是离心性肥厚，没有证据表明运动员会发生右心室向心性肥厚；因此一旦出现，即视为异常。
- 似乎种群之间右心室的大小没有任何差异。关于女性的数据有限，因此应该对两性都应用单一的临界值。
- 在大多数运动员中使用常规指标测量右心室功能似乎是正常的；然而，与左心室一样，已经表明某些指标可能降低/临界，特别是在心腔大的运动员中。在这种情况下，短暂的运动刺激应该出现功能正常。

（三）左右心房

- 左右心房扩大是运动员一种常见的适应状态，虽然它仅限于那些涉及中高动态体育活动的运动员。没有证据表明种族之间或性别之间存在差异。如果没有相关证据表明心室松弛延迟或充盈压升高，出现心房扩张不应引起任何担忧。测量心房大小建议使用双平面法计算左心房容积；而右心房容积仅从心尖四腔心切面计算右心房面积来确定。

（四）冠状动脉开口和升主动脉

- 超声心动图可识别左右冠状动脉开口的准确位置，从而在排除冠状动脉解剖异常的方面发挥着重要作用。在主动脉瓣水平胸骨旁短轴切面定位冠状动脉的开口，需要小心倾斜和旋转探头以提供清晰的血管成像。当开口无法显示时，建议进一步检查。
- 主动脉根部和升主动脉不会因长期运动训练而扩张。因此，测量 Valsalva 窦水平的根部内径及升主动脉近端大小非常重要，并用 BSA 来标化。

（五）参考值（表 3-31 和表 3-32）

表 3-31 运动员右心室大小和功能的临界值 *

RVOT PLAX ＜ 44mm
RVOT1 ＜ 44mm
RVOT2 ＜ 41mm
RVD1 ＜ 49mm
RVD2 ＜ 44mm
RVD3 ＜ 92mm
右心室侧壁 S′ ＞ 9cm/s
RV FAC ＞ 33%
TAPSE ＞ 16mm

*. 译者注：原表格未对 RVOT 1/2 和 RVD 1/2/3 作说明

表 3-32 运动员左心室大小和功能临界值

测　值	男运动员	女运动员
左心室舒张期内径（mm）	＜ 64	＜ 57
左心室舒张期内径指数（mm/m^2）	＜ 33	＜ 34
室间隔厚度（mm）	＜ 12	＜ 11
后壁厚度（mm）	＜ 11	＜ 11
左心室质量（g）	＜ 263	＜ 243
EF（%）	＞ 52	＞ 54
平均 S'（cm/s）	＞ 9	＞ 9

第 4 章 经胸解剖和病变：瓣膜
Transthoracic anatomy and pathology: Valves

黄国倩　译
丁　方　朱　慧　程　蕾　校

一、二尖瓣（mitral valve，MV）

（一）正常解剖（图 4-1）

1. 二尖瓣环
- 左心房和左心室之间的分界。
- 1/3 为纤维体，位于主动脉 -MV 幕帘处。
- 后叶连接处的后瓣环可扩展。

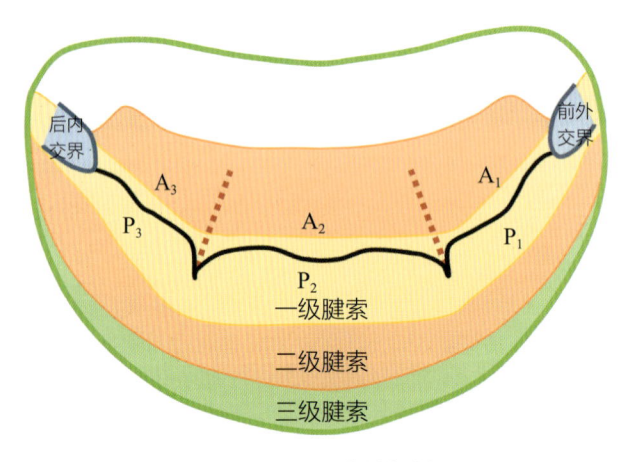

▲ 图 4-1　二尖瓣解剖

2. 瓣叶
- 后叶较短（深度为 11～14mm），天然分为 3 个区：P_1、P_2、P_3。
- 前叶更长（18～24mm），对应于后叶也分为 3 个区：A_1、A_2、A_3。

3. 交界
- 前后叶交汇的区域（前外交界：A_1-P_1；后内交界：A_3-P_3）。

4. 乳头肌（papillary muscles，PM）
- 后内 PM 及其腱索连接于后内交界，A_3、P_3 及 P_2 和 A_2 的内半侧。
- 前外 PM 及腱索连接于前外交界，A_1、P_1 及 P_2 和 A_2 的外半侧。

5. 腱索
- 由 PM 延伸而来，按照其连接二尖瓣（MV）瓣叶的部位分为：一级（连接瓣叶游离缘）、二级（连接瓣体）、三级（直接发自心肌 / 后外 PM，连接于后瓣环的边缘）。

（二）正常表现

1. 二维切面（two-dimensional，2D）（图 4-2）

- 需多切面综合评价，从胸骨旁和心尖声窗对整个 MV 复合体进行详细评估。

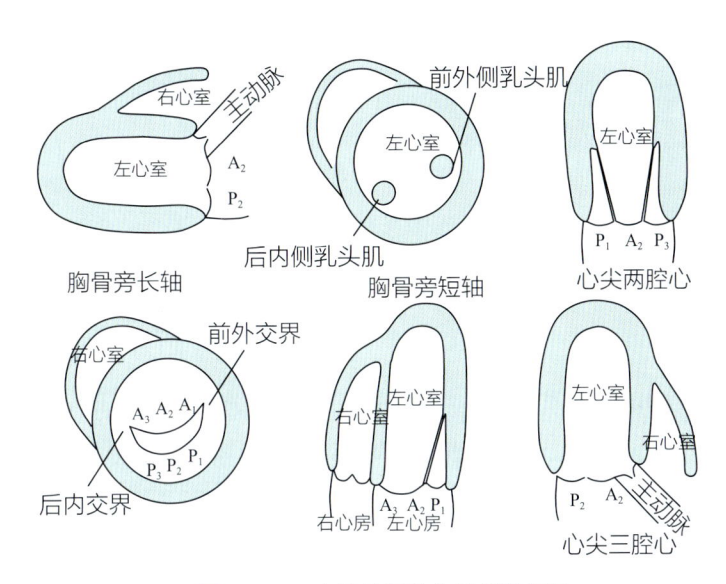

▲ 图 4-2 二尖瓣的标准心脏超声切面
$A_1 \sim A_3$：二尖瓣前叶分区；$P_1 \sim P_3$：二尖瓣后叶分区

2. 2D 表现

- 胸骨旁长轴（parasternal long axis，PLAX）切面：成像平面穿过 MV 的中心，显示较长的前叶 A_2 区，以及较短的后叶 P_2 区。后内 PM 发自左心室的下侧（后）壁。探头向下倾斜（切面朝向右心室流入道和三尖瓣）可以探查 MV 的 A_3/P_3 区。进一步倾斜可以看见后内交界。探头从 PLAX 切面向上倾斜（切面朝向右心室流出道和肺动脉）可以看到 A_1/P_1 区和前外交界。
- 胸骨旁短轴（parasternal short axis，PSAX）切面：切面与长轴平面垂直。在 MV 水平可以看到完整的瓣叶；注意，此处是从左心室面看 MV。可以评估瓣叶闭合线、脱垂、腱索断裂或瓣叶受限。彩色多普勒有助于识别病变的部位。从 MV 水平向下倾斜探头，朝向左心室心尖部，可以看到两组 PM。和它们所支撑的交界一致，后内 PM 位于左侧，而前外 PM 位于右侧。
- 心尖四腔心切面（apical 4-chamber，A4C）：A4C 成像平面与前叶垂直，可见 $A_2 \sim A_1$，以及 P_1。在此切面上，可见 MV 瓣环的前外和后外区域。
- 心尖两腔心切面（apical 2-chamber，A2C）：逆时针旋转探头直到右心不再出现就可得到 A2C 切面。此切面经过瓣叶闭合线，从左至右依次显示 $P_1-A_2-P_3$。
- 心尖三腔心切面（apical 3-chamber，A3C）：进一步旋转探头可显示 MV 的中央，可见 A_2 和 P_2 区，类似于 PLAX 切面所见。

> MV 瓣环较三尖瓣离心尖更远，正常时相差 5~11mm。假如两个瓣环位于同一水平，或者两者间距超过 11mm（$7mm/m^2$），可能存在先天畸形。

（三）三维（three-dimensional，3D）切面

- 3D 成像可以采集容积数据，允许从任意角度和平面观察瓣膜。对图像进行处理可以从左心房面观察 MV，这一特殊切面即所谓的手术野（图 4-3）。

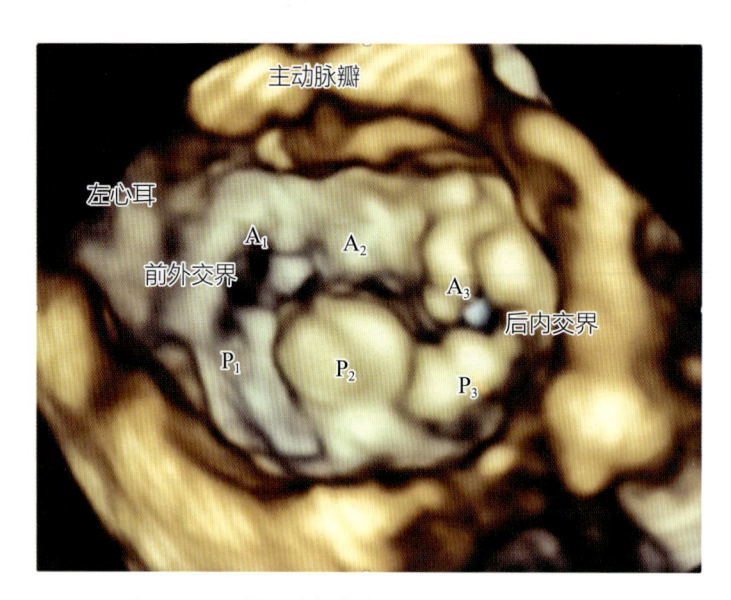

▲ 图 4-3 三维经胸超声心动图显示二尖瓣的手术野
这里显示的是二尖瓣左心房面的整体观。A_1～A_3：二尖瓣前叶分区；P_1～P_3：二尖瓣后叶分区

- 在这个切面上，主动脉瓣通常位于图像正上方（12 点钟位），左心耳位于左侧（9—10 点钟位），瓣膜从左向右分别为 1～3 区。尽管在经胸超声心动图上，从胸骨旁和心尖切面均可获取 MV 的 3D 图像，但由于图像的轴向分辨率优于侧向，故胸骨旁切面上 MV 的 3D 图像质量更好。和全容积成像和实时 3D 模式相比，三维放大（Zoom）功能可提供更优质的瓣膜成像。
- 调节容积图像的大小可优化图像，需在两个正交的成像平面上均包含完整的瓣环和瓣尖，以确保非平面形的瓣环完整地包含于其中。由两个、四个或六个心动周期拼接而成可增加容积成像的帧频（FR），提高时间分辨率，但是 AF 时 R-R 间期的变异会导致拼接伪像，以及各子容积块的运动不同步。

（四）3D 表现

- 压电晶体原件在 3D 探头的头端呈矩阵排列，使其可以生成锥状立体图像。生成 3D 图像时，矩阵内所有的原件均被用于产生容积数据。
- 而当两条垂直线上的原件同时被激活，就可同时生成正交的图像，可以更好地显示瓣膜病变范围，或提供更好的瓣膜解剖定位。
- 双平面成像 [如 X- 平面（X-plane）模式] 可以得到一个正交的扫描平面，通过旋转实时 2D 图像中的白线，可以从成像平面的一端扫查到另一端（图 4-4）。这样就可以沿闭合线从外向内观测整个 MV，可以详细地评估 MV 的解剖，以及瓣膜功能衰退的机制，对脱垂等病变进行精确的定位。

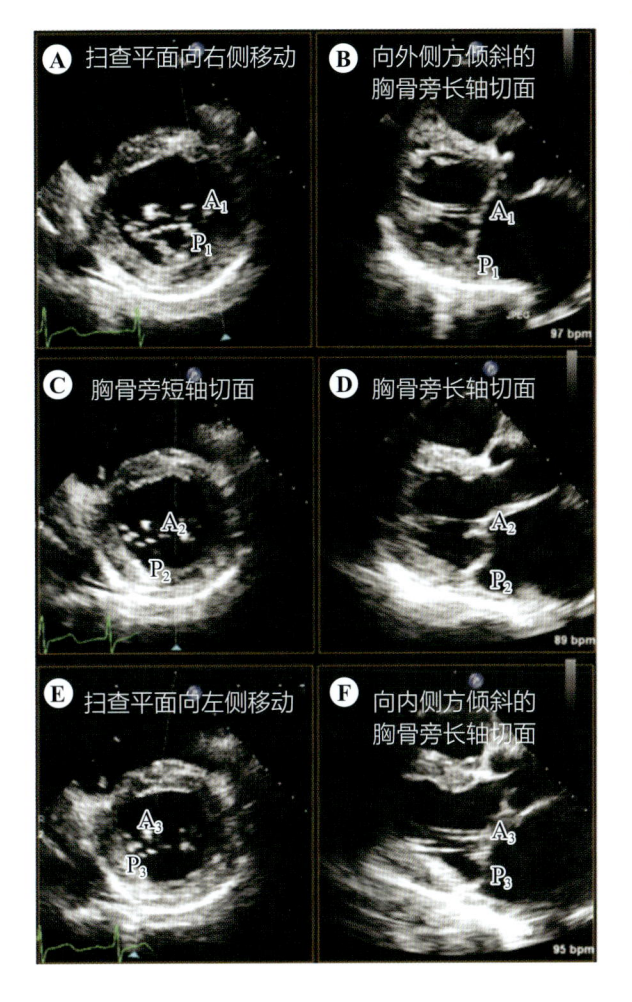

◀ 图 4-4 双平面成像

实时图像（A、C、E）及其正交扫查平面（B、D、F），将扫查线逐渐从外侧（A 和 B，A_1/P_1 和前外交界）向正中（C 和 D，A_2/P_2）至内侧（E 和 F，A_3/P_3 和后内交界）移动

二、二尖瓣狭窄（mitral stenosis，MS）

（一）概述

- 虽然风湿热的发病率在工业化国家呈下降趋势，但导致 MS 的最常见的病因仍是风湿性心脏病。尽管还有其他的病因，包括继发于炎症后（如系统性红斑狼疮或类风湿关节炎）、放射诱发的瓣膜病变、严重的瓣环钙化、先天畸形、肿瘤或血栓导致的机械性梗阻等，但是这些病因和机制较为罕见，在临床严重的 MS 患者中仅占极小的比例。

（二）评价

- 超声心动图被用于诊断 MS，并根据表现（瓣叶增厚、纤维化、钙化、活动度）识别可能的病因。
- 按照瓣口面积、压差，以及左心房、左心室和右心的变化对严重程度进行分级。
- 检查时还要寻找合并的瓣膜病变（特别是风湿性 AV 病变），以及并发症如心内膜炎。

（三）表现

1. 评价瓣膜

- 瓣叶根部相对于瓣尖活动度大。风湿性病变，瓣尖活动受限，瓣叶呈现"圆顶状"。也被称为"曲棍球杆状"或"肘弯状"（图 4-5）。

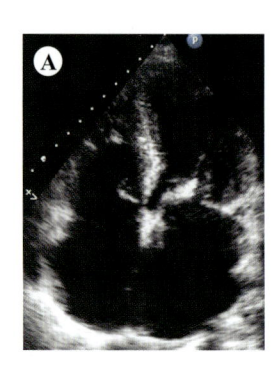

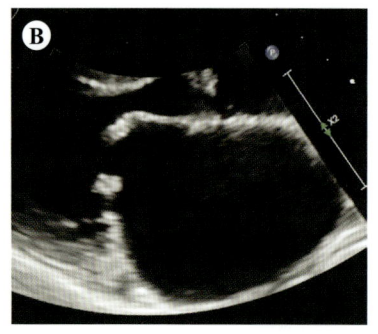

▶ 图 4-5　风湿性二尖瓣狭窄
A. 心尖四腔心切面；B. 胸骨旁长轴切面上二尖瓣叶的放大图像，显示前叶呈"曲棍球杆"样，左心房显著扩张

- 瓣叶、瓣环及瓣下结构增厚钙化。
- 短轴切面可见交界融合。
- 腱索增粗、挛缩、钙化。

2. 相关特征
- 合并其他瓣膜的病变（AV 风湿性病变）。
- 左心房。
  – 通常显著扩大，要给出测值。
  – 自发性左心房显影（通常见于显著狭窄，提示心房内血流缓慢或瘀滞）。
- 右心。
  – 三尖瓣反流（tricuspid regurgitation，TR）和右心室压。
  – 右心室及右心房的大小。
- 左心室的功能。

> **风湿性 MS 与钙化的鉴别**
> 风湿性病变（和退行性二尖瓣病变相比）的表现。
> - 首先出现增厚，然后再出现钙化。
> - 瓣叶增厚累及交界和瓣叶边缘，而二尖瓣环钙化很少累及瓣尖。
> - 瓣下结构受累，腱索挛缩。
> - 由于交界融合及腱索挛缩，导致瓣叶活动度降低，加上牵拉导致瓣叶出现的"圆顶"或"曲棍球杆"征，尤其是前叶。

（四）风湿性 MS（图 4-5）

- 瓣叶纤维化及增厚主要局限于瓣尖和交界（而 MV 钙化很少累及瓣尖）。瓣叶先增厚再钙化。
- 腱索增厚、融合、挛缩。
- 和瓣尖相比，瓣叶根部相对活动度较大。风湿性病变，瓣尖和交界趋于融合和受限，因而瓣叶呈现"圆顶状"（也被称为"曲棍球杆状"或"肘弯状"）。
- PSAX 切面或 3D 图像上可以看到交界融合的表现。

（五）MS 的分级（表 4-1）

- 根据瓣口面积可将狭窄分为轻度、中度或重度。可以通过二维面积描记或跨瓣压力减半时间

表 4-1　确定 MS 严重程度的参数

测　值	轻　度	中　度	重　度
MV 面积（cm^2）	> 1.5	1.0～1.5	< 1.0
MV 压力减半时间（ms）	100～149	150～220	> 220
平均跨瓣压差（mmHg）	< 5	5～10	> 10
PA 压力（mmHg）	< 30	30～50	> 50

（pressure half-time，PHT）来计算。需要报告实际的测值。
- 评估跨瓣压差也可支持分级。
- 评价相关变化也可支持判断，如左心房和右心压力的变化。

1. 2D 面积描记法
- 在 PSAX 切面的 MV 水平，向瓣膜的前后方扫查，寻找过瓣尖的平面。
- 一旦确认了瓣尖平面，放大瓣膜并冻结。
- 在循环动态视频中滚动查找舒张期瓣叶开放至最大的时间点。
- 描记瓣尖部的血液-组织界面（要点：不推荐在叠加了彩色血流的 MV 瓣口上进行描记，但使用彩色多普勒有助于识别瓣口的几何形态，从而指导更精确的测量）。
- 报告瓣口面积。

3D 评估 MS
- 可采用两种 3D 成像模式。
- 双平面成像可确保 MV 瓣口更垂直于扫描平面。
- 3D 实时放大（或全容积）模式图像。其优势在于可以从任意角度观察瓣膜结构。通过多平面重建软件对容积图像进行剪切，可以将成像平面放置于瓣尖水平（瓣口最狭小处），提供真正的瓣口的正面观，避免 2D 描记法对 MV 面积（mitral valve area，MVA）的高估（的缺陷）。

如何进行 3D 面积测量（图 4-6 和图 4-7）
- 在 PSAX 切面的二尖瓣水平采集 3D 放大模式图像；优化设置，确保整个 MV 瓣环包含其中，但只高出瓣叶高度几毫米。
- 采用多平面重建，剪切图像显示瓣膜的三个正交平面。
- 在循环动态视频中滚动查找舒张期瓣叶开放至最大的时刻。
- 调整成像平面获得瓣膜的正面观，平面平行对准瓣口（非斜视）。
- 沿瓣尖的血流-组织界面进行描记。
- 报告瓣口面积。

面积测量的注意事项
- 应合理设置图像的增益和压缩，避免瓣尖的信号"过亮"，确保血液-组织界面清晰。如果设置不合适，有可能低估 MVA，而高估 MS 的严重程度。
- 假如扫描平面没有正对瓣口，而是切割了瓣体，则 MVA 会被高估，而 MS 的严重程度被低估。

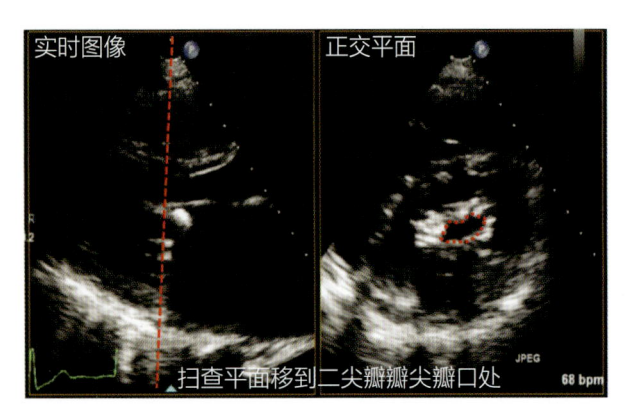

▲ 图 4-6 双平面成像显示 MS

左：胸骨旁长轴切面实时图像，将扫查平面（红虚线）放置于二尖瓣瓣尖瓣口处（尽量使二尖瓣瓣口垂直于扫描平面）；右：正交切面显示 MV 开口，在舒张期描记其瓣口面积

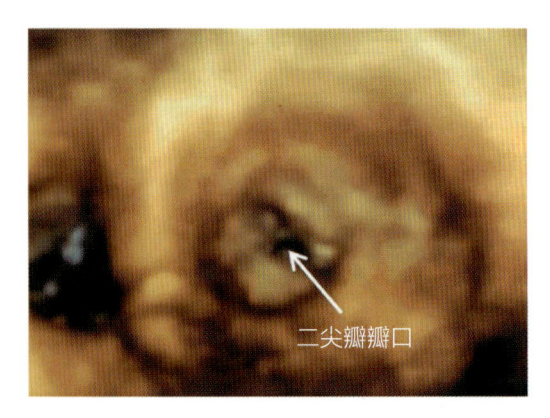

▲ 图 4-7 心尖四腔心切面采集得到二尖瓣的全容积图像

经过后续的旋转和剪切显示狭窄的二尖瓣。图示舒张末期从左心房侧观察

2. 压力减半时间（PHT，$P_{1/2}t$）（图 4-8）

当 MS 引起左心房压（left atrial pressure，LAP）升高，舒张早期跨 MV 的血流速度降低至起始的一半所需的时间，可用于估测 MVA。其基本原理在于，MV 狭窄不利于左心室早期的快速充盈，使得左心室充盈容量降低，导致左心房容量过负荷。而 LAP 升高使得 MV 开放期间左心房和左心室间的压差持续存在，持续的压差导致跨 MV 流速持续存在，MV 的 E 波减速越来越慢。MVA 可以用左心室松弛常数值 220 除以 PHT 来计算。

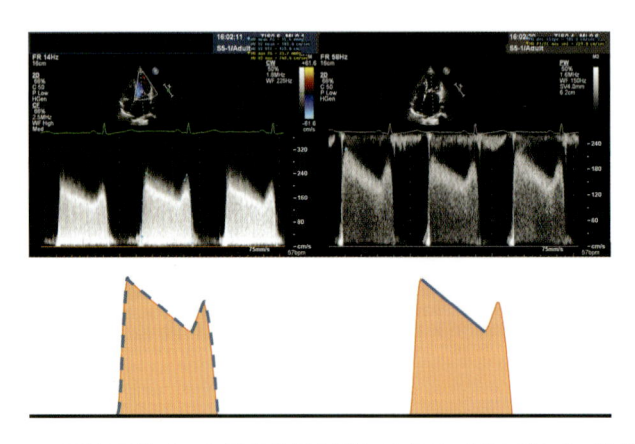

▲ 图 4-8 平均压差（二尖瓣多普勒频谱）和压力减半时间（E 波的斜率）

- 在 A4C 切面清晰显示 MV。
- 将 CW 多普勒对齐跨狭窄口的射流，尽可能缩小血流和声束的夹角。
- 记录频谱，测量舒张期跨瓣血流的斜率。
- 假如 E 波（舒张期充盈）和 A 波（心房收缩）均存在，则测量 E 波。假如波形开头比较陡直，继以轻度的曲线（"滑雪样 - 斜率"），则忽略开始部分，测量相对平坦段。
- 仪器自动报告 PHT 及 MVA，两者间的关系如下。

$$MVA（cm^2）=220/PHT（ms）$$

> **PHT 和压差的问题**
> - 压力下降减半所需的时间并不仅仅由 MV 瓣口大小决定，还受负荷条件改变的影响，而负荷本身会影响压力下降的速率，从而改变 PHT 和估测的 MVA 值。
> - 增加左心室舒张压（如重度主动脉瓣反流或降低左心室的舒张顺应性）会影响左心室和左心房压力趋于相等的时间，从而影响 PHT，MVA 会被高估。
> - 当合并中度或重度二尖瓣反流时，LAP 压进一步升高，PHT 延长，MVA 被低估。因此在所有参数中，PHT 估测 MVA 的精确性被认为是最低。心率和血压也会以同样的方式影响测值，因而必须记录在报告中，以便后续检查比较严重程度时，对当时的扫查提供背景资料。

3. 舒张期平均跨瓣压差（图 4-8）
- 采用的技术 / 记录图像与测量 PHT 相同。
- 描记舒张期跨 MV 血流的多普勒频谱。仪器自动报告平均压差（mean pressure gradient，MVP）。
- 压差会随充盈时间而明显变化，假如患者有 AF，压差也会变化，需报告 2～3 个心动周期的平均值。

4. 连续方程式
- 连续方程式估测瓣口面积多用于主动脉瓣狭窄（aortic stenosis，AS）。但也可用于 MS，尤其当其他参数不一致时。计算公式如下。

$$MV \text{ 的横截面积（CSA）} = \text{每搏输出量（SV）} / \text{速度 – 时间积分（VTI）}$$

局限性如下。
- 连续方程式估测 MVA 的前提是假设流经左心室流出道（LVOT）的 SV 和经 MV 的 SV 相等。如果存在主动脉瓣反流（aortic regurgitation，AR），LVOT 处的 SV 大于 MV 水平，那么 MVA 会被高估。
- 反之，假如存在 MR，流经 MV 的 SV 大于 LVOT，会导致 MVA 被低估（图 4-9）。
- AF 患者的每一次心搏的 SV 都明显变化，AF 时需要采用相似的 R–R 间期测量。

运用连续方程式的方法如下。
- 将 LVOT 的 CSA 乘 LVOT 的 VTI 来计算 LVOT 的 SV。
- 在 A4C 切面运用彩色血流图识别 MV 瓣口。
- 放置取样线通过瓣口的中央，对准血流 [要点：当左心房面显示近端等速表面积（proximal isovelocity surface area，PISA）时，将取样线放置经过其最高点]。
- 进入 CW 多普勒模式，按照上述的指导优化信号。
- 描记 MV 信号。AF 时选择相近的 R–R 间期测量多次，避免过短或过长的心动周期。

5. 近端等速表面积法（PISA 法）
- 虽然 PISA 法更常用于计算 MR 的反流口面积和反流量（regurgitant volume，R vol），它也可用于 MS 来计算 MVA。但是，MV 的心房面形态通常为漏斗样，而非平面状，因此 PISA 的几何形态更像椎体而非半球体，必须用校正因子以避免高估 MVA。
- 测量舒张期瓣叶心房面的夹角来决定校正因子。PISA 公式测量血流的流率和 MVA 是基于假设瓣口是平面的，等速面是 180° 的半球形的壳面；而对于非平面的几何体，可用以下公式来校正，以便更精确地估测 MVA。

$$2\pi r^2 \times \frac{V_r}{V_{max}} \times \frac{\alpha(in°)}{180}$$

6. 如何用 PISA 估测 MVA（图 4-9）

- 在 A4C 上用 Zoom 键局部放大 MV。
- 采用彩色血流图，沿血流方向调整（彩色）基线。
- 冻结图像，滚动至舒张中期。
- 测量 PISA 半径，从瓣尖顶点至半径最大处。
- 关闭彩色血流图，测量 MV 心房面夹角。这一测量需要专门的软件。
- 取消冻结，放置取样线经过瓣口正中。
- 进入 CW 模式，按上述指导优化信号。描记 MV 信号。AF 时选择相近的 R-R 间期测量多次，避免过短或过长的心动周期。

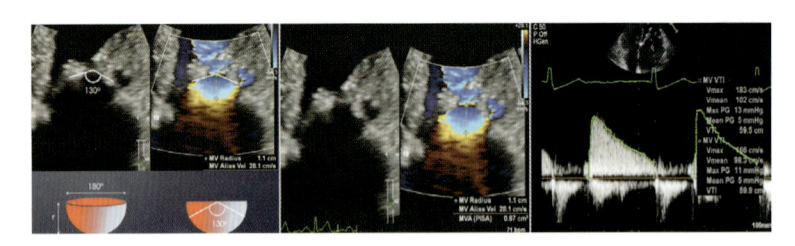

▲ 图 4-9　心尖四腔心切面，放大显示彩色血流多普勒

运用专用的软件进行角度校正（左）；通过移动彩色图标的基线显示 PISA（中间），校准连续波多普勒对齐穿过 MV，从而获得最大速度（右）。其中，$2\pi r^2$= 二尖瓣 PISA 的表面积（cm²），V_r= 尼奎斯特极限（cm/s），V_{max}= 最大二尖瓣前向血流速度（m/s），$\alpha°$= 二尖瓣左心房面夹角

三、二尖瓣反流（MR）

（一）概述

MR 是发达国家最常见的瓣膜病变，也是欧洲瓣膜手术的第二大指征。MR 可大致分为两个类型：原发性和继发性。原发性 MR 是由瓣叶或瓣下结构/功能本身异常所导致。继发性 MR，MV 本身的解剖正常，但由于左心室和（或）左心房功能异常干扰了瓣膜的功能。Carpentier 分型按照瓣叶的活动度对 MR 机制进行了详细的阐述（见第 8 章）。

（二）评估

- 在 PLAX 切面和心尖切面上，于 MV 和左心房上叠加彩色血流，可以轻松识别 MR。
- 一旦发现 MR，要对瓣膜、瓣下结构及左心室进行更广泛的探查，以明确病因及其对心脏功能的影响。
- 应结合所有主要的多普勒模式（彩色血流、CW 和 PW）的测值及 2DE 来判断其严重程度。

（三）表现（图 4-10）

- 胸骨旁和心尖切面的彩色血流可显示反流束，估测其形状和类型，评估内容如下。
  - 反流束从瓣膜何处发出，例如从中央、交界或经过穿孔。
  - 偏心性反流束的方向（向前还是向后）。（反流）向前提示后叶的病变，向后则提示前叶有问题。

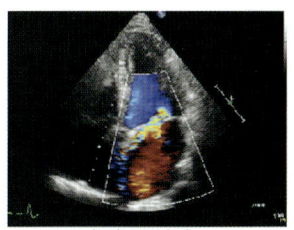

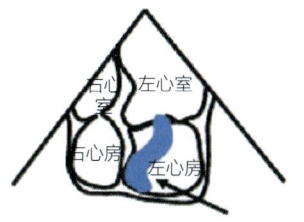

▲ 图 4-10 二尖瓣反流束的彩色血流图

心尖四腔心 — 朝前方的轻度二尖瓣反流

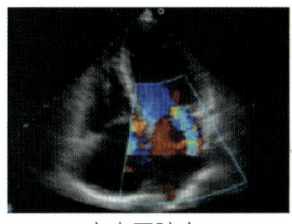

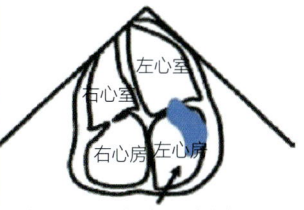

心尖四腔心 — 朝后方的中度二尖瓣反流

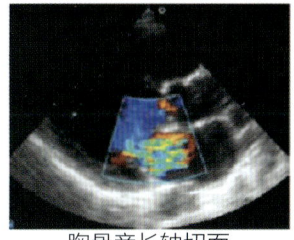

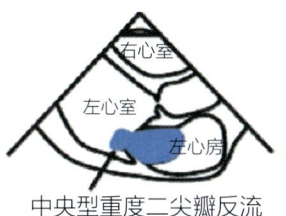

胸骨旁长轴切面 — 中央型重度二尖瓣反流

注意反流束朝向左心房哪一个壁，以及它多远后折返。
- 假如存在多束反流，需对每一束进行评估。
- 多普勒频谱和彩色 M 型超声可以明确反流的时相，例如局限于瓣膜关闭后较短时间（关闭血流）或持续至收缩晚期（常见于二尖瓣脱垂）。
• 在胸骨旁切面和心尖部切面，采用 M 型和 2D 探查两个瓣叶。评估内容如下。
- 活动、脱垂、钙化、占位、赘生物。
• 探查瓣下结构，评估内容如下。
- 乳头肌和腱索有无挛缩、断裂。
• 报告合并的特征如下。
- 左心房的大小、左心室的大小和功能（对决定手术非常重要）、右心房和右心室收缩压的任何变化。

生理性、轻度或轻微（微小）反流
当出现如下情况时，MR 为轻度。
• 反流束细小（反流束面积＜ 4cm² 或＜左心房面积的 20%），为中心性。
• 无血流汇聚区。
• 轻微反流是定性的描述，代表"严重程度不如轻度"。
所谓生理性 MR，需满足以下条件。
• 瓣膜形态正常。
• 反流持续时间短（通常仅见于瓣膜关闭后）。
• 轻度或轻微。

（四）严重程度分级（表4-2）

- 结合反流束面积、缩流颈宽度（vena contracta，VC）、血流汇聚（PISA）、收缩期的肺静脉血流的改变（技术可行时），将严重程度分为轻度、中度和重度（表4-2）。
- 明显的病变，如连枷瓣，提示严重反流。
- 一旦对严重度有了判断，可以用CW多普勒波形信号的浓密程度，经MV的左心室充盈血流的变化，以及左心室功能来支持判断。
- 可以进一步测量有效反流口面积（effective regurgitant orifice area，EROA）、反流量（Rvol）和反流分数（regurgitant fraction，RF）来定量评价反流。

表4-2 评价MR严重程度的指标

测　值	轻　度	轻度至中度	中度至重度	重　度
EROA（mm²）	＜20	20～29	30～39	≥40
PISA半径（mm）	＜3	3～9		≥10
反流量（ml）	＜30	30～44	45～59	≥60
慢性MR　左心房大小	除外重度反流，假如：左心房内径＜39mm；LAV＜36ml/m²			
慢性MR　左心室大小	除外重度反流，假如：EDD＜56mm；ESD＜40mm，EDV＜82ml/m²，ESV＜30ml/m²			

测　值	轻　度	中　度	重　度
VC（mm）	＜3	3～6.9	≥7
VTI MV/AV	＜1	1～1.4	＞1.4
肺静脉血流	S＞D	S波减弱	S波逆转
MV血流	多变	A波为主（＞50岁）	E波为主（＞1.5m/s）
MR反流束长度	小，中心性	居中	大的，或偏心性，达到左心房顶部
CW信号	微弱	浓密，抛物线	浓密，三角形

AV. 主动脉瓣；EDD. 舒张末内径；EDV. 舒张末容积；EROA. 有效反流口面积；ESD. 收缩末期内径；ESV. 收缩末期容积；CW. 连续波多普勒；MR. 二尖瓣反流；MV. 二尖瓣；PISA. 近端等速血流表面积；VC. 缩流颈；VTI. 速度 – 时间积分

> **瓣叶连枷**
> 　　虽然仅靠2D解剖表现并不能明确MR的严重程度，但是瓣叶部分连枷合并瓣尖翻转（朝向左心房顶部），存在明显的关闭对合缺损，常伴有重度二尖瓣反流。瓣叶或瓣区连枷常因一级腱索断裂而丧失了支撑结构所导致，可以继发于退行性变、心内膜炎的瓣膜破坏或心肌梗死后缺血。连枷的程度多变，可以仅限于瓣尖（由于腱索断裂），也可严重到累及整个瓣膜（多见于乳头肌断裂）。连枷的区域越广泛，反流的程度越重。

> **如何评价连枷的区域/瓣叶**
> - 如果收缩期部分瓣尖翻折进入左心房而不是朝向心室，则报告为部分瓣叶连枷。
> - 需描述哪个瓣叶受累、多大范围、哪一个分区。
> - 应存在反流，报告反流程度。
> - 评估乳头肌和腱索是否断裂。为显示瓣下结构，需从所有可用的切面观察。
> - 报告疑似病因的相关表现，例如心肌梗死时室壁运动异常及左心室功能，感染性心内膜炎时赘生物。

（五）彩色血流多普勒（图 4-11）

在所有可用的切面上评估反流束，包括与血流同轴向的切面和非血流轴向的切面，充分显示反流束的起源、大小和 PISA。需识别反流束的 3 个区域：瓣叶心室面的血流汇聚（PISA），反流束经过反流口进入左心房的较窄部分/颈部（缩流颈），以及其后的反流束发散区。最初的基本评估如下（注意，尼奎斯特极限需设置为 50~60cm/s 的范围，优化彩色增益）（图 4-11）。

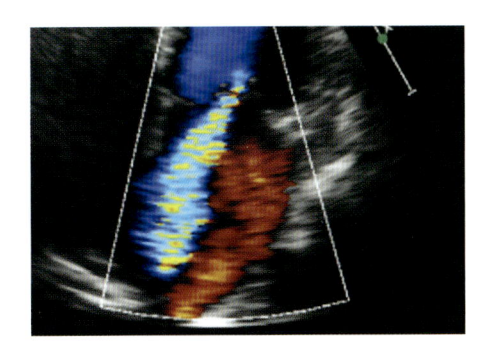

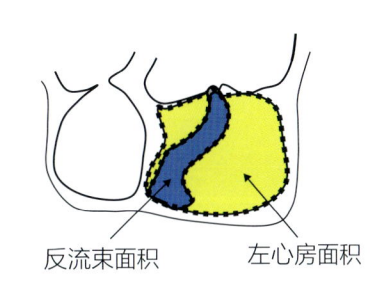

▲ 图 4-11　彩色反流束面积及其占左心房面积的百分比作为严重程度的标志

- 反流束大小：机制在于 MR 越严重，左心房内的反流束越大。但是，此方法是定性评估 MR，因此易产生观察者间变异。
- 反流束面积：通过描记左心房内的彩色多普勒信号（反流束面积），对 MR 彩色血流进行半定量分析，可作为判断 MR 严重程度的独立指标。结合左心房面积测值，可以计算反流束占左心房面积的百分比。

> **用反流束面积划分严重程度的问题**
> 　　两个方法都受到多种技术和血流动力学因素的限制，它们可以影响反流束的表现和大小。对于某一严重程度既定的二尖瓣反流，扫描设置不理想会导致对二尖瓣反流程度的低估和高估。在临床上，左心室收缩压降低、LAP 压升高或左心房增大、由于康达效应（Coanda effect）导致二尖瓣反流的反流束贴着左心房壁，都会导致二尖瓣反流看上去较实际严重程度小。因此，尽管彩色血流图被用于识别是否存在二尖瓣反流，它不可单独用于定量二尖瓣反流严重程度。

1. 缩流颈（图 4-12）
- 当 MR 从左心室内的血流汇聚区（PISA）流经瓣膜进入左心房时，在左心房内刚刚超出反流口

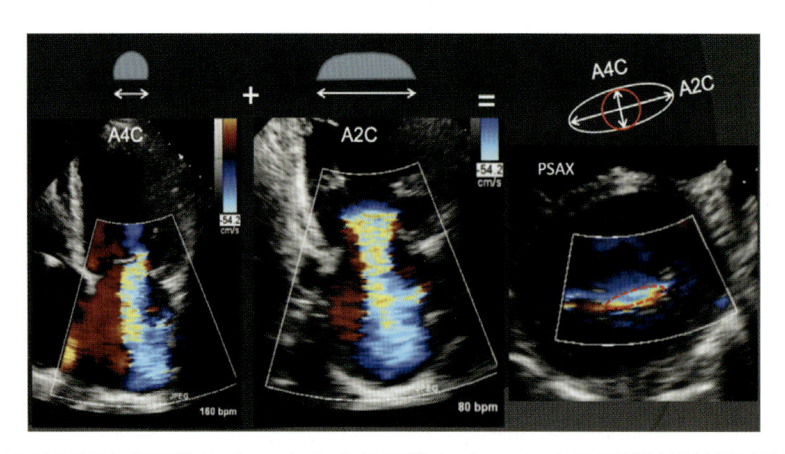

▲ 图 4-12 在正交的平面心尖四腔心（A4C）和心尖两腔心（A2C）上显示椭圆形的缩流颈（VC）和血流汇聚近端等速面（PISA）形态

的那一点，反流束会缩窄，这一点就是缩流颈（VC），代表了反流口的面积，可作为 MR 严重程度的指标。可在任意切面上测量，只要能清楚显示反流束的 3 个成分。如有可能，应在两个正交的切面上测量（A4C 和 A2C 切面），取 2~3 个心动周期的平均值。

- VC 测量是基于反流口是圆形的假设，在正交的两个平面上的测值近似。
- 虽然原发性 MR 的反流口大致为圆形，但继发性 / 功能性 MR 的反流口却多为椭圆形，即在 A4C 上较窄，而在 A2C 上较宽。

如何测量 VC

- 在 PLAX、A4C 及 A2C 切面上获取清晰的跨 MV 的彩色血流图像。
- 必要时，沿着闭合线扫查，确保得到反流穿过瓣膜的那一点，显示 PISA，VC 和反流束发散。
- 使用 Zoom 局部放大经过 MV 的彩色血流。
- 记录循环动态视频，滚动查找反流最大的图像。
- VC 是反流束最窄的区域（通常就在左心房内紧邻瓣膜下方）。
- 报告其平均径线值。平均径线＞ 0.7cm 提示重度反流。

> **用 VC 作为反流严重程度标志的问题**
>
> 该方法简便，不受血流动力学、压力、流率的影响。但是，彩色增益过低、声窗透声条件差或多束反流束无法评估时，会低估 VC；过高的彩色增益、反流束形态不规则或 AF，则会导致高估。

2. 肺静脉血流（图 4-13）

正常情况下，源自肺静脉的血流持续整个心动周期。当 MR 逐渐加重时，收缩期 LAP 迅速增高，降低了来自肺静脉的血流量（收缩期肺静脉血流减弱）。严重 MR 时，心房压明显升高，血流开始倒流进肺静脉（逆向的收缩期肺静脉血流）。

如何评估肺静脉血流

- 调整 A4C 的图像深度至足以看到左心房顶部。
- 在左心房顶部识别肺静脉入口。通常仅右上肺静脉可见（靠近房间隔）并可与声束对齐。
- 将 PW 取样容积置于距离肺静脉入口 1cm 以内。

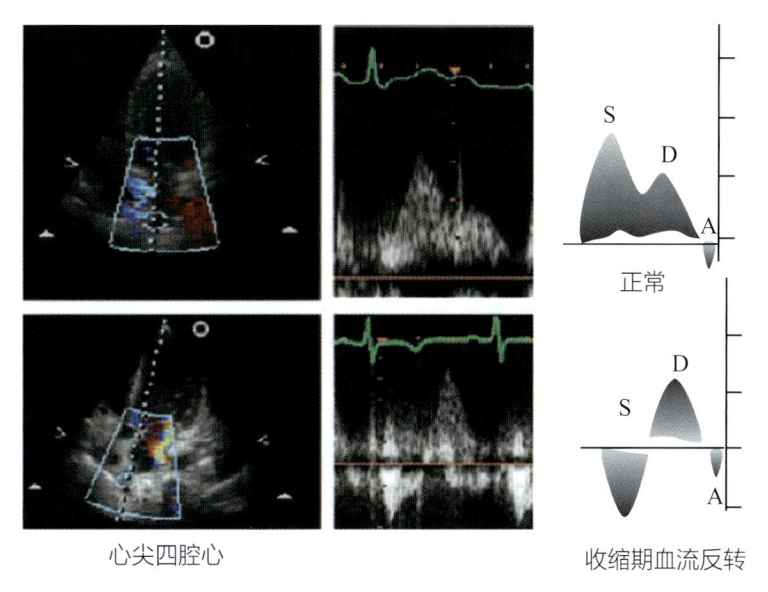

▲ 图 4-13 测量肺静脉血流

- 频谱波形良好证明位置正确。
- 观察其收缩期和舒张期成分。
  - 假如两者反向，且收缩期波形逆向探头，报告逆向收缩期血流。
  - 假如两者同向，测量两个波形的高度，判断收缩波相对于舒张波是否减弱，或两者比例正常（收缩波应略高于舒张波，即收缩期优势）。

> **肺静脉血流的问题**
> 任何增加 LAP 的病变都会导致肺静脉血流减弱。存在收缩期血流逆转对于重度 MR 非常特异，但不够敏感。

（六）支持的指标

1. MV 血流（图 4-14）

随着反流加重，收缩期进入左心房的血流量增加。容量增加导致 LAP 升高。因此，舒张期开始时

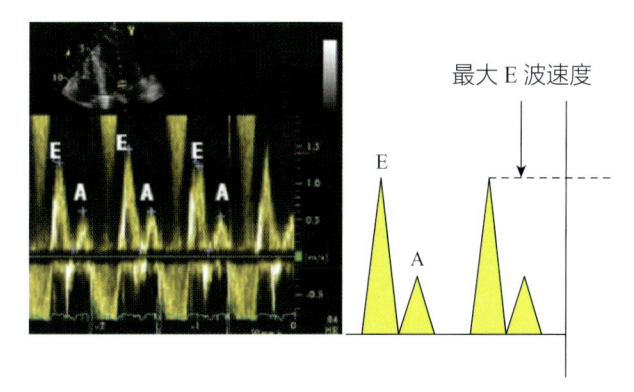

▲ 图 4-14 重度二尖瓣反流时二尖瓣的脉冲波多普勒频谱

E. 舒张早期充盈速度；A. 心房收缩时跨二尖瓣的速度

血液离开心房的速度加快，即舒张早期的峰值流速增加。
- A4C 切面，将 PW 多普勒的取样容积放置在 MV 瓣尖。
- E 波速度＞ 1.2m/s 提示重度 MR（图 4-10）。
- 然而，高动力状态或轻微的 MS 也会升高 E 波的幅度。假如 A 波更大，则可除外重度 MR。

2. CW 多普勒浓密程度 / 形态（图 4-15）

CW 多普勒信号的密集度也可用于定性评估 MR 的严重程度。CW 信号密集度和取样区内的血细胞数量成比例：信号浓密代表更严重的 MR，而信号微弱代表轻度 MR。三角形的波形伴收缩早期达峰提示极重度 MR，常见于急性大量的 MR。

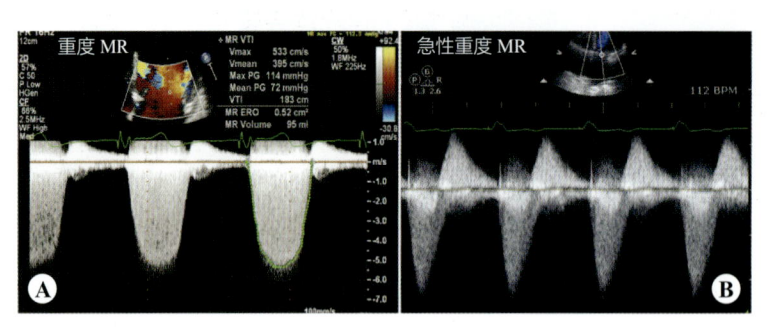

▲ 图 4-15 重度二尖瓣反流时浓密的连续波多普勒频谱信号（A）；急性重度二尖瓣反流时，反流速度于收缩早期达峰，波形呈三角形（B）

- 在 A4C 切面使用 Zoom 键局部放大 MV。
- 使用彩色血流多普勒识别 MR 反流束。
- 将取样线放置通过 PISA 和 VC。
- 进入 CW 模式，优化设置，确保在基线下方显示完整的 MR 信号，而前向的血流信号位于基线上方。
- 将反流信号的浓密程度和舒张期的前向血流信号比较。

3. 反流量 / 反流分数

反流量的机制在于，假设没有 AR 同时进入左心室，舒张期经 MV 流入左心室的血流量应该等于收缩期左心室排出的血流量。用舒张期经 MV 的血流量，减去收缩期经 AV 排出的血流量，后者可以通过计算得到，两者的差值就是经关闭不全的 MV 返回的反流量。反流量并不常用，其准确性取决于测量流出道和 MV 的面积的准确性。评估 MV 瓣环存在难度，因为它并非圆形，且在心动周期中不断变化。测量如下。

- 在 A4C 切面，记录 MV 的 PW 频谱（取样容积应置于瓣环还是瓣尖水平存在争议）。描记 VTI。估测 MV 的横截面积（cross-sectional area, CSA）。运用瓣环宽度，假设其为圆形开口（另一种方法是在两个垂直的切面上测量瓣环，按照椭圆形来计算面积）。

$$\text{MV 血流量} = \text{VTI} \times \text{CSA-MV}$$

- 在 A5C 切面，记录 LVOT 的 PW 频谱，测量 VTI。在 PLAX 切面测量 LVOT 内径，估测 LVOT 的 CSA（假设其为圆形）。

$$\text{LVOT 流量} = \text{VTI} \times \text{CSA-LVOT}$$

- MR 反流量如下。

第 4 章　经胸解剖和病变：瓣膜

Transthoracic anatomy and pathology: Valves

MV 反流量 =MV 血流量 –LVOT 流量

- 反流分数（RF）(＜ 20%= 轻度，＞ 50%= 重度）如下。

RF=MV 反流量 /MV 血流量

3D 在评估 MR 中的作用

　　3D 彩色血流成像可用于以下方面。

定性评估反流束

　　二尖瓣反流的 3D 彩色血流成像可从所有平面评估二尖瓣反流，对分析偏心性二尖瓣反流及多束反流有用（图 4-16）。

定量评估反流束

　　可用 3D 测量与 2DE 相同的参数。3D 并没有额外的独有的参数，但是 3D 对于提高测量的精确度格外有用。

- 操作者估测 PISA 值的前提是假设血流加速是对称的，朝向反流口的。这一几何假设并非永远正确，此时可以用 3D 的方法测量，因为 3D 可以显示整个血流汇聚区，可以从左心房切面观察，因此相对于 2D 法测量 PISA 值，3D 可以做出更好更精确的判断；理论上，3D 可以从 3 个维度测量面积，从而获得非常精确的 PISA。
- 3DE 可以通过描记反流口面积或跨瓣反流束的方法来直接测量反流口解剖面积。该方法被证实与 PISA 法计算得到的 EROA 相关性良好。

　　记住，采集 3D 的彩色血流比采集解剖图像需要更多的心动周期。因此，可能会因出现伪像而难以重建，特别是合并心房颤动时。但是，先进的技术正朝向实时 3D 彩色血流成像的临床应用方向发展。

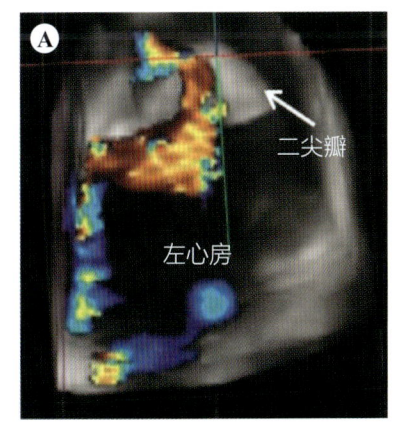

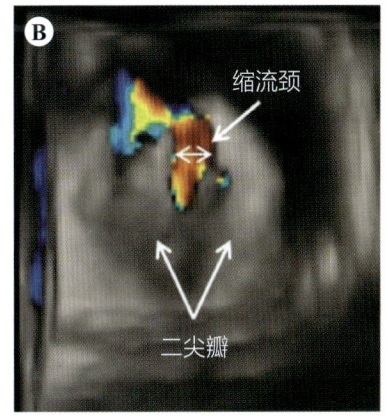

▲ 图 4-16　二尖瓣反流患者的三维彩色多普勒全容积图像，从心尖部采集
A. 向二尖瓣瓣尖剪切，以识别缩流颈水平；B. 然后倾斜缩流颈平面成正面视图，以便测量

（七）近端等速表面积法（PISA）

PISA 或血流汇聚区法，只要可行，是目前推荐的定量 MR 严重程度的方法。尽管 PISA 测量通常

181

在 A4C 切面进行，当前叶脱垂产生向后的偏心性 MR 时，PLAX 切面可以更好地对准反流束。正如上文所述，辨别血流汇聚的半球体需要朝向反流的方向降低尼奎斯特极限至 20～40cm/s。在收缩中期测量 PISA 高度用于计算 EROA。一旦得到 EROA，就可描记 MR 的 CW 信号来测量 VTI，运用连续方程式计算反流量（Rvol）。根据 EROA 和 Rvol 来定量 MR 的程度。

PISA 法假设反流口为圆形，其产生的血流汇聚的空间几何形态为半球形。这对于原发性 MR 是对的，其反流口大致为圆形；但是，对于继发性 MR，EROA 是椭圆形，因而生成的 PISA 是半椭球体。因此，由于半椭球体的水平方向的内径较垂直方向径线更大，如果仅仅根据 PISA 的高度来估测，那么继发性 MR 真正的反流严重程度会被低估。重点是要记住，PISA 的半径是动态变化的。虽然风湿性 MR 的 PISA 半径在整个收缩期通常是固定的；但是，对于瓣叶脱垂导致的 MR，PISA 在收缩期内进行性增加，而继发性/功能性的 MR 则表现为收缩早期和收缩晚期达峰。

1. 如何测量 PISA（图 4-17）
- 用 Zoom 键局部放大 MV，开启彩色血流成像。
- 降低尼奎斯特极限为 20～40cm/s。
- 一旦 PISA 清晰可见，将探头略微向后及向前倾斜，扫查整个 PISA 区以识别其最大半径。
- 冻结图像，滚动查看图像，寻找 PISA 半径最大的时刻。
- 测量从瓣尖至最大 PISA 高度（要点：测量 PISA 高度时抑制彩色血流多普勒，确保 PISA 的测量始于瓣膜表面而非左心房内）。
- 解冻图像，将取样线置于瓣口中央（要点：放置取样线经过 PISA 的最高半径）。
- 进入 CW 模式，按照前文的指导优化信号。
- 描记 MR 信号。尽量测量 R-R 间期相近的 CW 信号，如同测量 PISA 时一样。

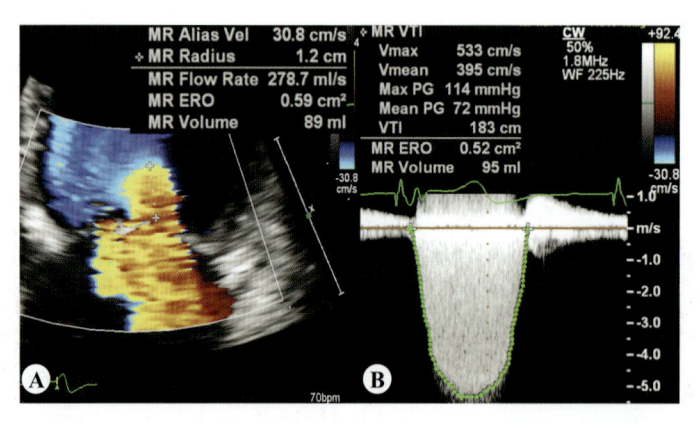

▲ 图 4-17 PISA 半径测量（A）；右：CW 多普勒，计算峰值速度和速度-时间积分（VTI），以及分别计算 EROA 和反流量（B）

2. 严重程度分级
- 半径：是非常简单的方法，仅仅记录混叠速度设置为 40cm/s 时的半径 r。如果 r > 1cm，则存在重度 MR，如果 r < 0.3cm，则为轻度。
- 反流量（Rvol）：计算为 EROA × MR-VTI。EROA，有效反流口面积见下文。
- 反流流率：计算为 $2\pi r^2 \times V_{混叠}$，被血管造影得到的 MR 程度证实有效。临床上，常结合 CW 多普勒速度用于测量反流口面积。
- 有效反流口面积（EROA）：反流流率结合 CW 峰值速度来计算 EROA。

第4章 经胸解剖和病变：瓣膜
Transthoracic anatomy and pathology: Valves

EROA= 反流流率 /CW 峰值速度

四、二尖瓣脱垂（图 4-18）

早期研究提示二尖瓣脱垂的比例高达 20%，但是按照新版的诊断标准则估计相对保守，大约为 2%。造成差异的关键在于，如何鉴别曲度超过正常的正常瓣膜和增厚瓣膜（如典型的黏液样变性，这是真正的脱垂）。这一点很重要，因为只有后者具有临床并发症。脱垂在 M 型超声上可见，但是在 2DE 上更易于识别评估。3DE 可以详细评估 MV 所有分区的解剖结构、瓣环的几何形态、瓣下结构的解剖。研究显示，图像质量良好时，3D TTE 识别局部脱垂具有和 2D TOE 类似的精确度。

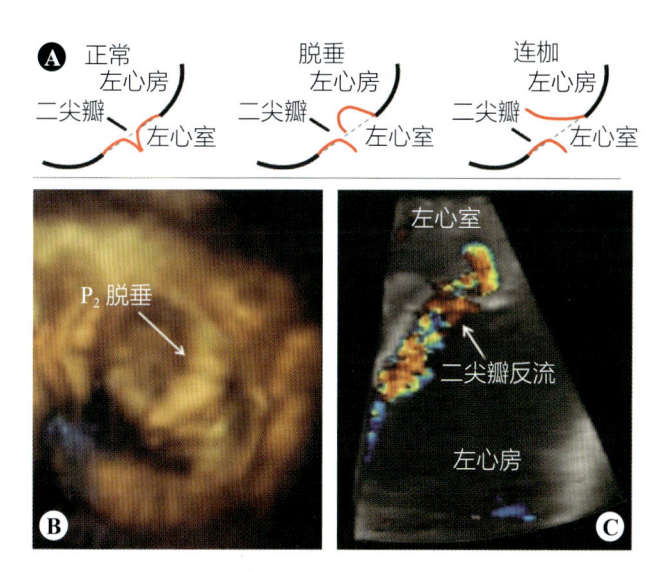

▲ 图 4-18 **A.** 正常、脱垂及连枷的二尖瓣示意图；**B.** 心尖窗采集的二尖瓣三维全容积图像。经过后续剪切及旋转得到瓣膜的正面观，显示二尖瓣叶 P₂ 区的脱垂；**C.** 心尖窗采集的二尖瓣三维彩色多普勒全容积图像

评估

- 在 PLAX 切面上观测瓣膜。
- 关注瓣膜增厚或异常表现。
- 如果一个或两个瓣叶收缩期完全超过 MV 瓣环平面进入左心房，且顶端进入左心房＞ 2mm，报告二尖瓣脱垂；如果瓣尖在瓣环平面内，MR 反流程度不超过轻微，报告为弯曲，无脱垂。
- 在瓣环的一侧到对侧画一条线，仔细确定瓣叶相对于瓣膜平面的位置。
- 关注哪一个瓣叶（可能的话，哪一个瓣区）脱垂，确认脱垂的部位是否存在连枷。
- 报告瓣下结构的相关改变（乳头肌或腱索断裂）。
- 报告反流程度（记住，前叶脱垂反流束是向后的，反之亦然）。

> **3D 在评价 MV 脱垂中的作用**
>
> 　　3DE 可以从多个平面，多个不同的方向评价 MV 的解剖，提高了手术医师对二尖瓣脱垂机制的理解。
>
> - 从胸骨旁切面而不是心尖部，获得 3DE 图像，因前者探头更靠近瓣膜，图像更佳。

- 旋转图像，获得从左心房入视的 MV 正面观或"手术视野"。
- 报告脱垂部位和程度。
- 使用重建的全容积图像显示和测量脱垂最大的部位（图 4-18）。
- 使用 3D 彩色血流，确定偏心性反流的方向、数目和范围。

MV 修复术的 TTE 评估
瓣叶活动度和结构
- 记录瓣叶活动是否正常，是否存在脱垂的过度活动，或活动受限。
- 要注意每个瓣叶的解剖结构及其完整性。正常的瓣叶厚度 < 5mm。

瓣环大小
- 精确测量瓣环大小，并记录。

钙化
- 瓣环、瓣叶和瓣下结构是否存在钙化及其程度必须予以详细记录。

MR 的严重程度和机制
- 应报告 MR 的方向、严重程度和机制。如果对 MR 的程度/机制存疑，或 TTE 图像质量不佳，应进行 TOE 检查。

五、MV 的修复

关于 MV 修复的讨论见第 6 章。其中，TTE 起着非常重要的作用，特别是功能性 MR 的评估和可修复性（图 4-19）。推荐使用以下指标评估功能性 MR 进行外科修复成功的可能性（表 4-3）。

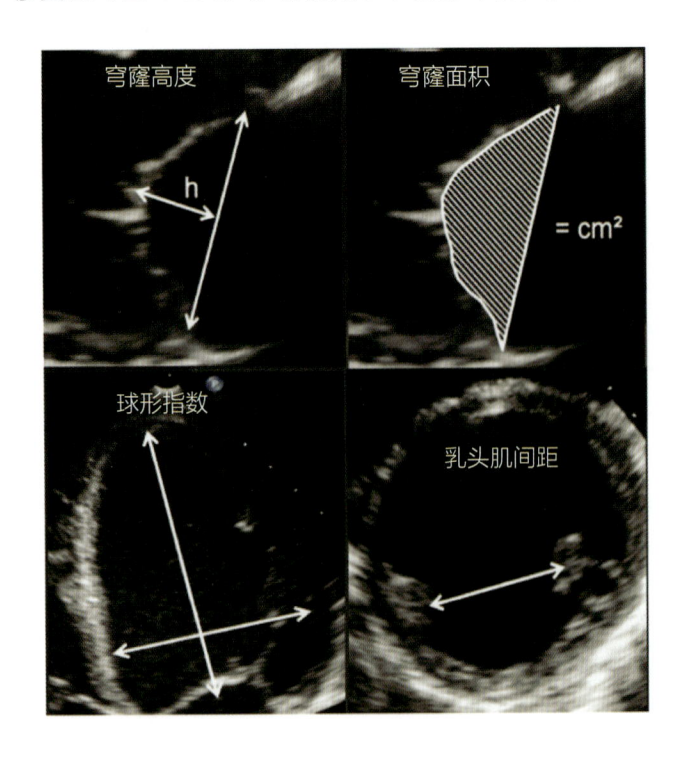

◀ 图 4-19 TTE 用于评价功能性 MR 手术可修复性的参数

表 4–3 外科 MV 修复成功的可能性

指　　标	获得方法	预测成功可能性低的临界值
穹窿 / 闭合高度	• PLAX 切面用 Zoom 键局部放大 MV • 冻结图像，滚动至收缩中期 • 在二尖瓣环的前缘、后缘划线 • 垂直于瓣环连线平面测量闭合高度	≥ 1cm
穹窿 / 闭合面积	一旦测量出穹窿高度，就可以测量瓣环平面和瓣叶左心房面之间的面积	> 2.5～3cm²
球形指数	• 在 A4C 切面，调节深度以突出左心室 • 冻结图像，滚动至舒张末期 • 测量基底横径和纵向长径 • 基底横径除以纵向长径	> 0.7
乳头肌间距	• PM 水平 PSAX 切面 • 冻结图像，滚动至收缩末期 • 测量乳头肌之间的距离	> 20mm

六、主动脉瓣（AV）

（一）正常解剖

AV 具有 3 个大小相近的瓣叶，关闭时呈 Y 型。每个瓣尖都有一个小的增厚的结节（半月瓣结节，*Arantius* 结节）。（关闭时）瓣叶的边缘彼此重叠 2～3mm，它们接触的线称为交界。瓣叶关闭称为闭合，打开称为开放。瓣叶附近的主动脉根部向外突出呈袋状，称为 Valsalva 窦。Valsalva 窦在舒张期会在瓣膜上生成一个血池，有利于血流进入冠状动脉，以及使瓣叶关闭更加严密。瓣叶及相对应的主动脉窦按照其所发出的冠状动脉而命名（右冠瓣、左冠瓣和无冠瓣）。在瓣膜之上，突出的主动脉窦在窦管交界部（sinotubular junction，STJ）之后形成管道状的升主动脉。瓣膜之下为 LVOT，是由膜部室间隔、二尖瓣前叶和左心室前壁构成。

（二）正常表现

1. 2D 切面（图 4–20）

- 可在 PLAX、PSAX（AV 水平）、A5C、A3C 和剑突下切面观察。
- 可在 A5C、A3C 和右侧胸骨旁切面来获得 AV 的流速。
- 胸骨上窝切面，可在主动脉缩窄时观测降主动脉内的朝前（前向）的血流，也可在评估 AR 严重程度时观测朝后的（逆向）血流。

2. 2D 表现

AV 的 2D 表现如下。

- PLAX：可以看到两个瓣叶（通常为室间隔侧的右冠瓣和 MV 侧的无冠瓣）。瓣叶开放时与主动脉平行，关闭时形成两条曲线。
- PSAX（AV 水平）：三个瓣叶均可见（左冠瓣位于右侧，右冠瓣在上方，无冠瓣在左侧），呈现经典的 Y 型。可以看到冠状动脉左主干发出，有助于识别左冠瓣。
- A5C 和 A3C：多普勒测量时声束易对齐瓣膜。可见两个瓣叶（通常紧邻 MV 前叶的无冠瓣，以

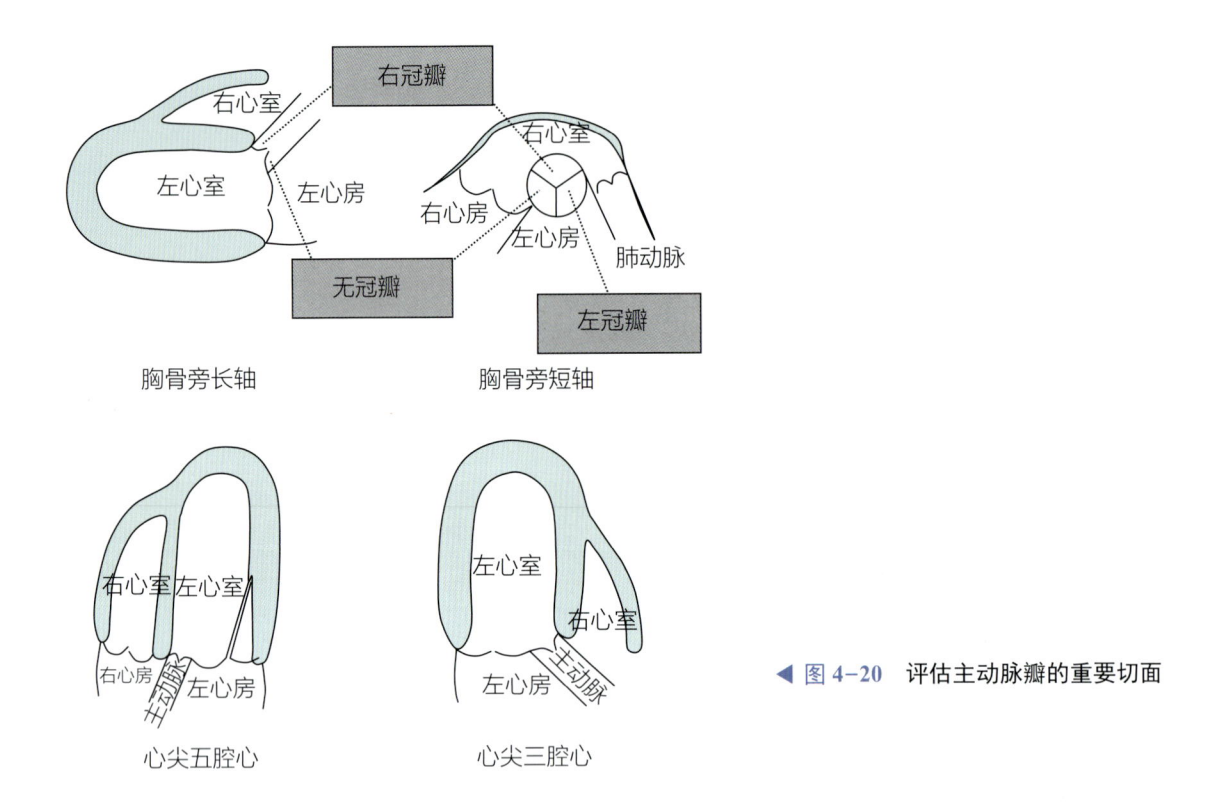

▲ 图 4-20 评估主动脉瓣的重要切面

及紧邻室间隔的右冠瓣）。

Valsalva 窦和窦管交界的 2D 表现如下。
- PLAX：Valsalva 窦向瓣膜右侧突出，而窦管交界是升主动脉的起始点。
- PSAX（AV 水平）：可见每个瓣叶及其对应的主动脉窦。

LVOT 的 2D 表现如下。
- 在 PLAX 显示最佳。由室间隔和 MV 前叶组成。绝大多数个体其内径范围为 1.8～2.8cm。

> **3D 图像和表现**
> 获取 3D 图像最佳的声窗为胸骨旁，可用于评估瓣膜的病变。准确的评估受图像质量限制，但对于测量大小非常重要。

七、主动脉瓣狭窄（AS）

（一）概述

在年龄＞ 65 岁的人群中，25% 存在 AV 的增厚，而年龄＞ 75 岁者重度 AS 的发生率为 3%。在西方社会，AS 是最常见的瓣膜病变，其最主要的病因是钙化性退行性病变。人群中二叶式 AV 的发生率为 1%～1.5%。而风湿性病变现已少见。

（二）评价

超声心动图的目的在于确定瓣膜的表现、狭窄的程度、对左心室的影响、合并存在的其他病变。

(三)表现(图4-21)

评估要点

- 瓣膜增厚的程度和分布。主动脉瓣硬化(aortic sclerosis)是指瓣膜增厚(> 2mm)但无明显的狭窄(多普勒测 AV 最大速度 V_{max} < 2.5m/s)。
- 多少有功能的瓣叶?(二叶式 AV 为两个,风湿性或钙化退行性变为 3 个)(图 4–18)。
- 关闭线是居中的(钙化退行性变或风湿性),还是偏心的(二叶式 AV)?
- 活动:正常还是降低?收缩期是否呈弓状(二叶式还是风湿性)?
- 交界融合(风湿性病变)。
- 合并风湿性 MS 提示病因为风湿性。

(四)严重程度(表4-4)

根据跨 AV 峰值速度,平均压差和有效瓣口面积(EOA,由连续方程式计算得到)对狭窄程度进行分级。有时还需进一步的测量,如运用 2D 或 3D 方法直接描记 AV 瓣口面积(AV area,AVA)。

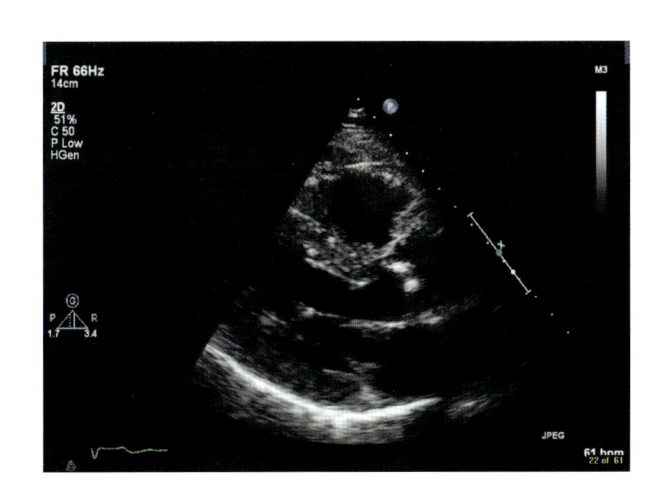

◀ 图 4-21 胸骨旁长轴切面显示钙化的主动脉瓣

表 4-4 评估 AS 严重程度的指标

测 值	轻 度	中 度	重 度
峰值流速(m/s)	2.6~2.9	3.0~4.0	> 4.0
平均压差(mmHg)(EACVI 指南)	< 20	20~40	> 40
平均压差(mmHg)(AHA 指南)	< 30	30~50	> 50
瓣口面积(cm^2)	> 1.5	1.0~1.5	< 1.0
标化瓣口面积(cm^2)	> 0.85	0.60~0.85	< 0.6
LVOT/AV VTI 比	> 0.50	0.25~0.50	< 0.25

AHA. 美国心脏病学会;AS. 主动脉瓣狭窄;AV. 主动脉瓣;EACVI. 欧洲心血管影像学会;LVOT. 左心室流出道;VTI. 速度 – 时间积分

1. **跨 AV 峰值速度**
- 在 A5C（或 A3C）切面进行，将 CW 多普勒取样线从心尖部对齐并经过 AV 进入主动脉。花些时间寻找最大速度。总是用独立非成像 CW 探头（stand-alone probe）从心尖部重复测量。
- 记录多个心动周期，在频谱上测量峰值速度，选取最大的速度。该测值会受到充盈时间影响，因此不能选用期前收缩或期前收缩后续的心动周期；AF 时，需采用 3 个心动周期的平均值。
- 至少从 1 个其他切面（例如胸骨上窝或右侧胸骨旁）重复测量。报告所有测值中的最大速度。

2. **峰值压差**
峰值压差通常由设备根据峰值速度自动计算得到。两者之间的关系非常简单（简化伯努利方程）。

$$峰值压差 = 4 \times 峰值速度^2$$

当流出道的血流增加（LVOT V_{max} > 1.5m/s）时，该公式不够精确，这时应采用长的（非简化）伯努利方程。

$$峰值压差 = 4 \times (V_2^2 - V_1^2)$$

V_2 是跨 AV 峰值流速，V_1 是 LVOT 峰值速度。

3. **平均压差（mean pressure gradient，MPG）（图 4-22）**
为获得平均压差，描记跨 AV 血流的 CW 频谱（图 4-20），仪器会自动计算 VTI（速度 – 时间积分）及 MPG（收缩期平均跨瓣压差）。

平均压差是通过对整个收缩期期间的峰值压差取积分后获得，因此对整个收缩期左心室和主动脉之间的压差更具代表意义（而与之相反，峰值压差代表的是测量时瞬时压差），这也是为什么指南采用平均压差对狭窄严重程度分级。

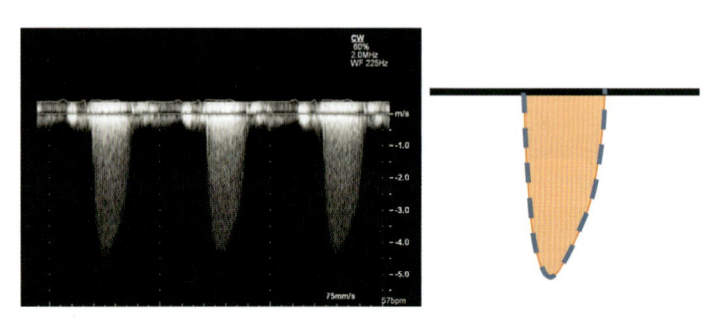

▲ 图 4-22　心尖切面的连续波（CW）频谱测量速度和压差（描记多普勒频谱获得平均压差和速度 – 时间积分）

4. **有效瓣口面积（EOA）/AV 瓣口面积（AVA）（图 4-23）**
连续方程式基本原理在于 1s 中内流经 LVOT 的血流量应等于 1s 内流经 AV 的血流量。
- 采集 AV 的 CW 多普勒频谱（图 4-20），测量峰值速度和 $VTI_{瓣膜}$。
- 在心尖切面记录 LVOT 的 PW 多普勒频谱，描记波形，测量峰值速度和 VTI_{LVOT}（图 4-21）。
- 在 PLAX 切面上放大 LVOT，测量其内径。在紧邻 AV 瓣叶植入点的下方测量最大的边对边内径。
- 计算 LVOT 横截面（CSA）

$$LVOT-CSA = \pi \times (LVOT 内径 /2)^2$$

- 将数值代入变换的连续方程式。

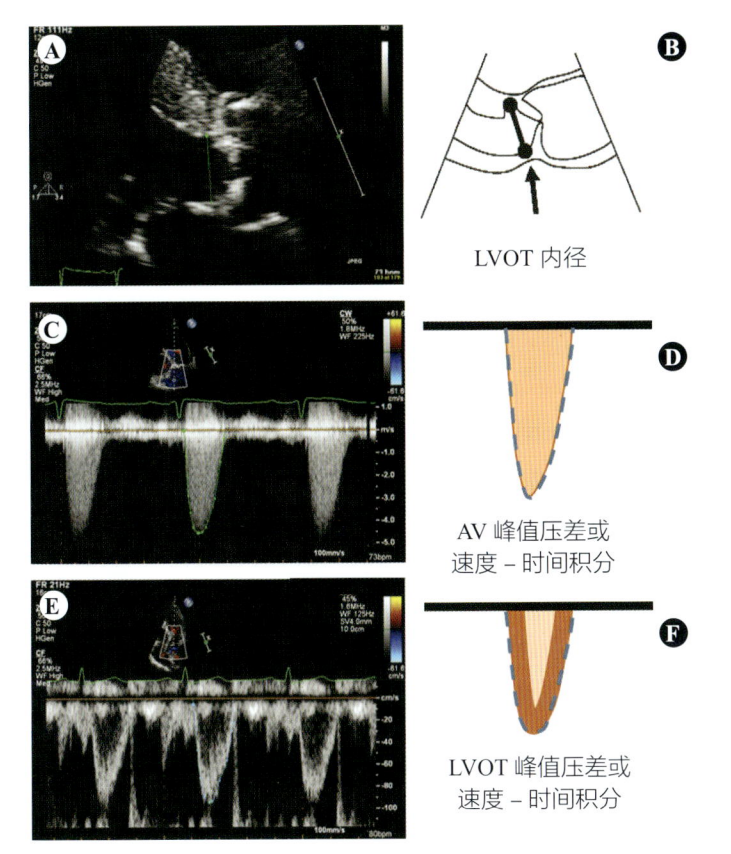

图 4-23 连续方程式需要的两个切面和三个测值

在胸骨旁长轴切面采用放大模式测量左心室流出道内径（A 和 B）。在心尖五腔心切面采集跨主动脉瓣的 CW 多普勒频谱（C 和 D）和 LVOT 的 PW 多普勒频谱（E 和 F）

LVOT 内径

AV 峰值压差或速度 – 时间积分

LVOT 峰值压差或速度 – 时间积分

$$瓣口面积 = LVOT\text{-}CSA \times VTI_{LVOT}/VTI_{瓣膜}$$

- 也可以用峰值速度来代替 VTI 进行计算。

（五）对其他腔室的影响

1. 左心室

在重度 AS 中，代偿性的左心室肥大或向心性重构（相对室壁厚度＞ 0.45 而不伴有肥厚）非常常见。严重的压力过负荷、过度纤维化及其他导致心室功能不全的因素（如心肌梗死）均可导致室壁张力升高，左心室继而扩张。

2. 右心室

肺高压是 AS 的晚期表现，提示疾病进展到相当严重的阶段，预后不佳。所有 AS 患者，都需通过心脏超声测量 TR 反流速度来估测右心室收缩压及肺动脉压力。

（六）其他疾病对 AS 诊断和分级的影响

- 中度或重度的 AR 会增加跨 AV 的血流，如果仅用压差一个指标，会高估狭窄程度。连续方程式仍然有效，应予使用。
- 左心室功能不全可降低跨 AV 和 LVOT 的流速，低估压差。连续方程式仍然有效，应予使用。
- AV 下隔膜或室间隔肥厚会被误诊为瓣膜狭窄。在 LVOT 的不同部位使用 PW 多普勒可以鉴别血流加速是始于瓣下还是瓣膜水平。
- 探查主动脉是否存在升主动脉扩张（常伴随二叶式 AV，但也见于钙化性退行性病变）。如果怀疑

189

二叶式 AV，使用胸骨上窝声窗查找是否合并主动脉缩窄。
- MR 常见于 AS，可以是原发的（MV 存在器质性病变），也可继发于向心性重构。显著的 MR 会降低搏出量（收缩期血流同时进入主动脉和左心房，而非只进入主动脉），低估 AS 严重程度。

> **3DE 在评估 AS 中的作用？**
> 在 2D 图像上可直接描记测量 AVA，但不够精确。如同 3D TTE 在 MS 中的应用一样，联合实时 3D 和全容积图像（图 4-23）也用于 AS，通过 3D 描记测量 AVA。近期的文献显示，在 3D TTE 图像上描记 AS 的瓣口面积与标准的 2D TOE 图像具有良好的一致性。但是，面积描记法受有限的空间分辨率限制，需要优质的图像才能保证精确。AS 合并瓣膜钙化很成问题，因为钙化会导致探头以远的瓣膜部分出现回声失落的伪像；有时候，心尖声窗（图 4-24）可提供更加有效的视窗，因为钙化导致的回声失落会落在主动脉内，而非遮盖瓣叶的后半部分。但是，由于探头和瓣膜之间的距离加大了，可能会降低分辨率。如果想通过 3D 来证实 2D 图像对严重程度的判断，可如下操作。
> - 采集 AV 的 3D 容积成像，理想部位是胸骨旁，因其距离瓣膜最近。
> - 使用后处理分析软件，将 2D 平面精确调整至通过 AV 的瓣尖。
> - 描记瓣膜和钙化的内缘，记录描记测量的瓣口面积。

八、低流量 AS

所有压差都是血流依赖的。临床上常面临的难题就是左心室功能不全患者的压差低于预期。

（一）低流量低压差 AS（low-flow, low-gradient aortic stenosis, LF-LG AS）

LF-LG AS 的传统定义包括以下三点。
- MPG < 30mmHg。
- LVEF < 40%。

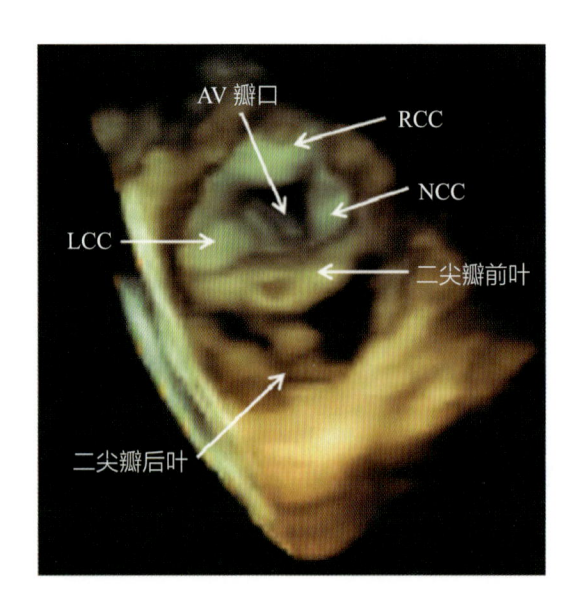

◀ 图 4-24 心尖窗获得的心尖部三维全容积图像
经过后续剪切和旋转，显示收缩期主动脉瓣瓣口，以及主动脉瓣的右冠瓣（RCC）、左冠瓣（LCC）、无冠瓣（NCC）

- 连续方程式估测 AVA < 1.0cm^2。

这一类患者，运用小剂量多巴酚丁胺负荷试验可鉴别 AS 是重度还是中度（假性重度），还可以检验是否存在收缩储备。

（二）矛盾的低流量低压差 AS

临床实践中越来越多发现，左心室收缩功能正常的患者合并钙化的活动受限的 AV，其压差会低于预期。研究显示，这其中某些患者虽然 EF 正常，却存在低流量状态。

"EF 正常的低流量低压差 AS"（也被称为"矛盾的 LF-LG AS"）的定义需满足如下三条。
- MPG < 30mmHg。
- LVEF > 50%。
- 连续方程式估测 AVA < 1.0cm^2。

这种情况最常见于心室较小且僵硬的老年患者，其典型表现如下。
- 左心室壁的厚度显著增加，而左心室腔较小。
- 径向收缩功能正常。
- 纵向的收缩功能显著降低。
- 舒张功能异常（心房扩大，左心室充盈模式异常）。
- 小的搏出量（因舒张期左心室充盈减低）。

关于低血流量和 EF 的假说

注意，实际上这三条中并没包含血流量的测值，而是假设患者 EF 受损时，血流量一定降低（反之亦然）。这并不总是正确。跨瓣血流量可以通过每搏输出量指数或跨瓣流率来定量。

每搏输出量指数

1. 测量患者的身高和体重，计算其体表面积（body surface area，BSA）。
2. 记录 LVOT 的 PW 多普勒，描记多普勒频谱信号得到 LVOT 的 VTI。
3. 在 PLAX 切面测量 LVOT 内径，计算 LVOT 面积。
4. 每搏输出量 SV=LVOT 面积（cm^2）×LVOT VTI（cm）。
5. 将 SV 除以 BSA，得到 SV 指数。正常时 > 35ml/m^2。

跨瓣流率

1. 按照上述 2~4 步骤获得 SV。
2. 测量 LVOT 多普勒频谱的持续时间，即射血时间（ejection time，ET）。
3. 跨瓣流率是指在特定时间间期（射血时间）内流经瓣膜的血流量（SV）。
4. 跨瓣流率 =（SV/ET）×1000。流率 < 200ml/s 代表低流量。

九、主动脉瓣反流（AR）

（一）概述

运用 AV 彩色血流多普勒很容易识别 AR，其敏感性为 95%，特异性为 100%。年龄越大，轻微的中心性反流越多见（小于 40 岁人群中 < 1%，60 岁人群中为 10%~20%，> 80 岁人群大多数可见），但无临床意义。

导致 AR 的原因列举如下，其基础病变既包括主动脉根部也包括瓣膜自身。通常是由于慢性疾病所致；不过偶尔，急性的 AR 可以发生于心内膜炎、夹层和主动脉外伤。

（二）评估

运用彩色血流图可识别和描述各种 AR（图 4-25）。2D 图像观察解剖，查找可能的原因及合并的病变。过 AV 的 CW 多普勒有助于定量反流程度。

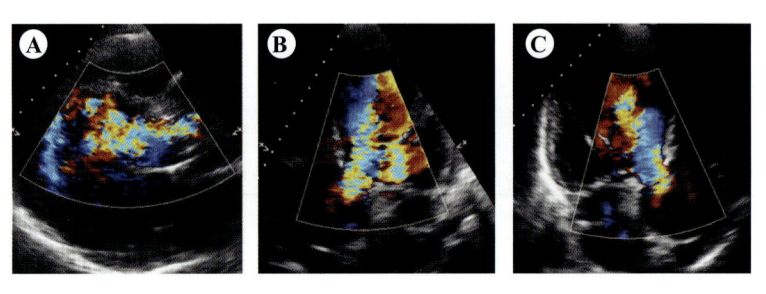

▲ 图 4-25 重度主动脉瓣反流的彩色血流多普勒示例
A. 胸骨旁长轴切面；B. 心尖五腔心切面；C. 心尖三腔心切面

（三）表现

- 运用 2D 彩色血流多普勒识别并描述 AR。
  - 显示反流的彩色血流。
  - 从所有切面观察反流束，确认其形态和反流的类型。
  - 关注其是否为中心性、偏心性、沿交界或流经（瓣膜）穿孔（在 PSAX 切面上最易观察）。
- 根据临床情况，系统性有步骤地探查以明确病因。
  - 主动脉根部：在 PLAX 切面，测主动脉根部内径，查找夹层的内膜片。在 PSAX 切面观察主动脉根部有无增厚或脓肿。
  - AV：PLAX 切面，观察异常的 AV 活动/脱垂、赘生物、钙化/风湿性改变。PSAX 切面，观察瓣叶的数目。
  - 观察其他心脏部位：与 AR 有关的先天性畸形的证据，例如有无室间隔缺损。
- 对于人工瓣反流，关注反流是否通过瓣膜（瓣膜的）还是在瓣膜周边（瓣周的），瓣叶相对于瓣环的任何程度的活动（"摇晃"）均需记录。
  - 由于图像质量受瓣环、瓣叶（机械瓣）及周围支架（如果是经皮植入的主动脉瓣）等结构的声影影响，评估人工瓣反流十分困难。尝试各种探头位置以尽可能获取最佳的切面，切记如果部分反流束被遮盖，有可能会低估 AR。

AR 的原因
主动脉瓣
- 退行性变：钙化。
- 感染。
  - 心内膜炎（急性）。
  - 风湿热后（慢性）。

- 先天性。
  - 二叶瓣。
  - 四叶瓣（罕见）。
  - 合并的其他先天畸形。

主动脉根部扩张 / 断裂

- 高血压。
- 动脉瘤。
- 遗传性疾病（如马方综合征和 Ehlers–Danlos 综合征）。
- 炎症。
  - 类风湿关节炎。
  - 系统性红斑狼疮。
  - 梅毒，赖特综合征。
  - 巨细胞动脉炎，强直性脊柱炎。
- 夹层（急性 AR）。
- 外伤（急性 AR）。

（四）反流严重程度分级（表 4-5）

根据反流束宽度、VC 和降主动脉血流来评价 AR 的严重程度。一旦对严重程度有了印象，使用 PHT 和左心室功能来进一步评估。

表 4-5　确定 AR 严重程度的指标

测 值	轻 度	轻度至中度	中度至重度	重 度
EROA（mm²）	< 10	10～19	20～29	≥ 30
反流量（ml）	< 30	30～44	45～59	≥ 60
慢性 AR：左心室大小	除外重度反流，假如：EDD < 56mm，ESD < 40mm，EDV < 82ml/m²，ESV < 30ml/m²			

测 值	轻 度	中 度	重 度
VC（mm）	< 3	3～5.9	≥ 6
PHT（ms）	> 500	200～500	< 200
AR 反流束宽度	小	居中	大
CW 信号	微弱	浓密	浓密
舒张期逆流			
降主动脉	短暂	中等	全舒张期
腹主动脉	缺如	缺如	存在

AR. 主动脉瓣反流；EDD. 舒张末内径；EDV. 舒张末容积；EROA. 有效反流口面积；ESD. 收缩末内径；ESV. 收缩末容积；CW. 连续波多普勒；PHT. 压力减半时间；VC. 缩流颈

1. 缩流颈宽度（图 4-26）
- VC 是彩色多普勒上反流束最窄的部位，也是发生血流汇聚的位置。PLAX 切面上的 LVOT 是最佳观测部位。
- 垂直反流束方向，测量 VC 宽度，报告绝对值。重度 AR 时≥ 0.6cm。
- 在 PSAX 切面上的横断面上也同样可以测量，但很难确定是否在正确的水平（最窄的点）。

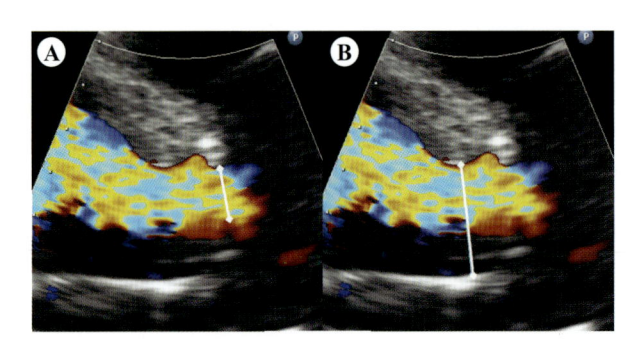

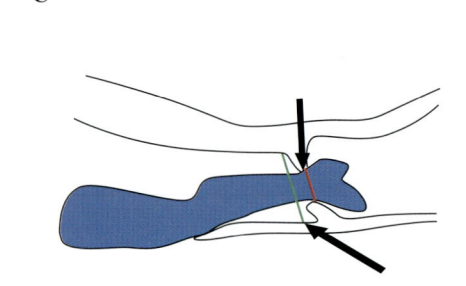

▲ 图 4-26 在胸骨旁长轴切面标识缩流颈（A）、主动脉瓣反流 / 左心室流出道内径比值（B）的声像图及示例（C）

2. 反流束宽度占流出道的比例（图 4-26）
- 测量 VC（反流束宽度）。
- 抑制彩色，在同一位点测量 LVOT 内径。
- 报告反流束宽度占 LVOT 的百分比。反流束占 LVOT 内径＞ 65%，提示重度 AR。
- 也可在 PSAX 切面测量反流束大小（但技术上难度更大，不能提供更多的信息）。报告反流束的横截面积占同一切面上 LVOT 面积的比例。

> **用反流束宽度评估 AR 的问题**
> - 偏心性反流束倾向于沿着流出道的内壁"扁平地"分布，在横断面上不再呈圆形，因此不同方向的成像平面上反流束宽度不同。
> - 改变增益和彩色标尺会影响反流束的宽度，因此要保持控制键的设置恒定（50～60cm/s），特别是随访时。

3. 降主动脉血流
- 在胸骨上窝切面，获得主动脉弓和降主动脉图像（图 4-26）。
- 将 PW 多普勒取样线放置到降主动脉中央，观察频谱。
- 正常情况下，在整个心动周期中降主动脉血流向下，背离探头（基线下方）。
- 检测舒张期血流：舒张期开始时可见到少量逆流（基线上方）。但是，重度 AR 由于大量的血流反流到左心室，因此整个降主动脉内所有的血流都逆向（返回心脏）。一旦发现，报告全舒张期主动脉逆流（图 4-26）。

（五）支持的征象

1. 压力减半时间（图 4-27）
采集多普勒频谱。
- 在 A5C（或 A3C）切面上，将 CW 多普勒对齐 AR 反流束（用彩色多普勒血流图识别）。尽量使

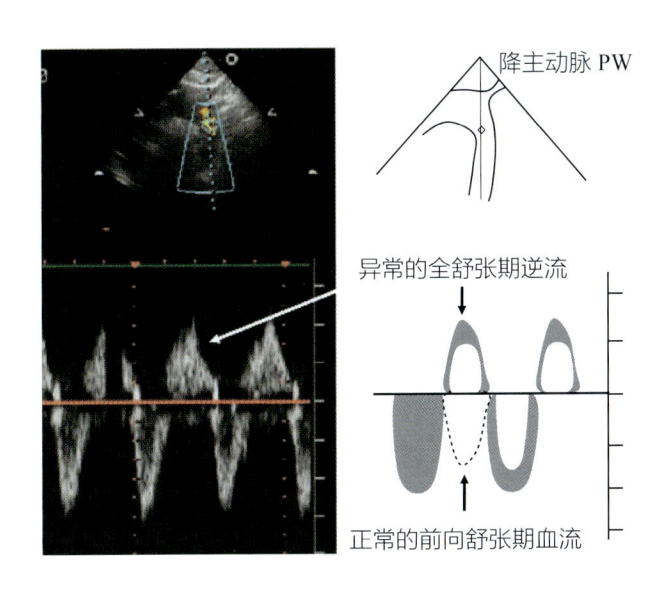

◀ 图 4-27 胸骨上窝切面脉冲波多普勒放置于降主动脉，显示全舒张期逆流的频谱

多普勒取样线经过瓣膜的反流口，并与反流束方向在一条线上（对于偏心性反流，可能需调整切面）。
- 在频谱上，反流束显示为与 ECG 舒张期同步、基线上方的宽大波形，其顶部为平坦的斜面（图 4-28）。
- 测量平坦部分的斜率。设备会自动计算减速斜率（曲线的斜率）和压力减半时间（压力降低至一半所需的时间），这两个测值通常是相关的。

评估指标如下。
- 与收缩期波形相比，波形的浓密程度。浓密程度相近，提示重度反流。
- 峰值舒张期速度（通常 4~6m/s）。
- 压力减半时间 < 200ms 反映主动脉和左心室间压力非常快速地达到相同（通常由于反流量大所

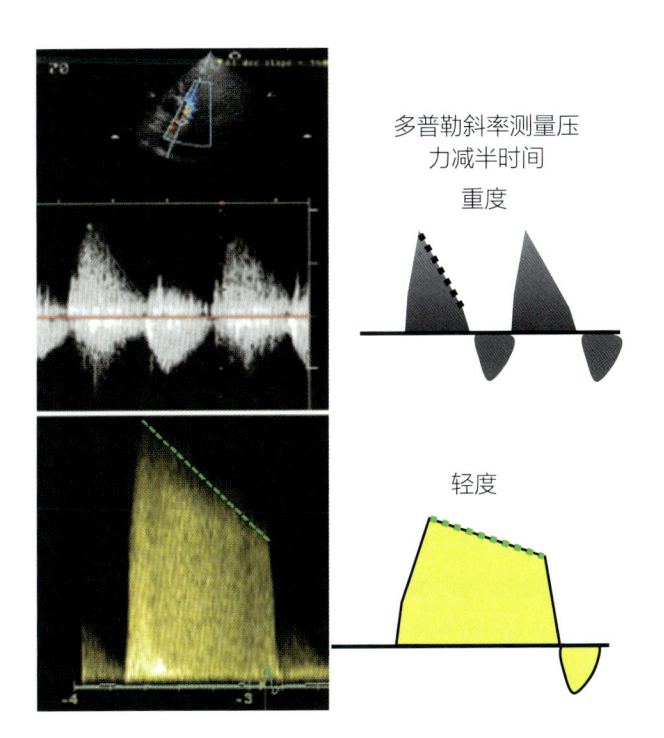

◀ 图 4-28 心尖五腔心切面获得（主动脉瓣反流）CW 频谱以测量压力减半时间

致），提示重度反流。
- 减速斜率＞400cm/s²，提示重度 AR（数值越大，斜率越陡）。

2. 左心室
- 随访左心室大小的变化对于监测 AR 的进展非常有用，有助于确定干预的时机。
- 评估基于标准的左心室大小测量（见第 13 章，表 13-1 和表 13-2）。
- 左心室舒张末内径（end-diastolic dimension，EDD）＞7cm 和（或）收缩末内径（end-systolic dimension，ESD）＞4.5cm 是慢性 AR 继发左心室严重扩张 ± 功能异常的标志。根据 2017 版 ESC 指南，当 EDD＞7.0cm 或 ESD＞5.0cm 时需考虑手术（Ⅱa 级指证）。

> **人工瓣瓣周 AR**
> - 非常具有挑战性，因为上述的许多定性指标都无法使用。
> - 最好的指标是在圆周方向上，AR 反流占瓣环/TAVI 支架周长的范围，以及降主动脉舒张期逆流 [根据 VARC-2 研究（*J Am Coll Cardiol* 2012；60：1438-54）；尽管该研究主要涉及 TAVI，但其评估方法适用于所有类型的瓣膜]。

（六）其他评价 AR 严重程度的可能指标

1. 反流束长度（图 4-29）
根据反流束的长度，可以对 AR 的严重程度作大概的估计：反流束长度到达 MV 前叶的瓣尖，反

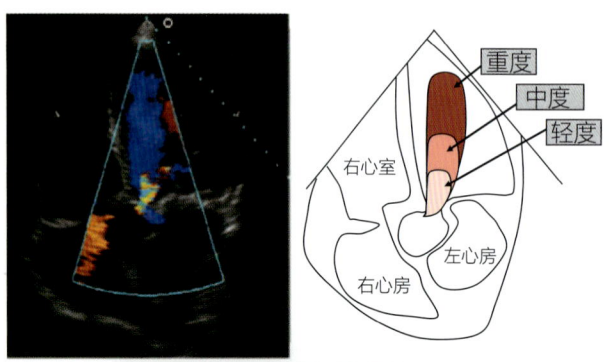

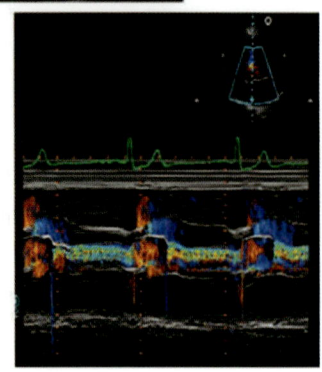

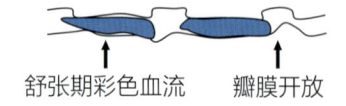

◀ **图 4-29** 其他评估主动脉瓣反流的测值
上：心尖四腔心切面上反流束伸展进入左心室的长度；
下：胸骨旁长轴切面的彩色 M 型超声显示舒张期左心室流出道内的反流

流量为中度；如果反流束进一步延伸进入左心室体部，则为重度。最初是采用 PW 多普勒来识别反流束，但是这一方法高度依赖于控制键的设置，后者会影响彩色血流反流束外缘低速血流层，导致反流束边界外溢，需引起注意。

2. 反流束面积

运用反流束的大小（面积）来判断 AR 的严重程度不够精确，因为该方法易受负荷条件、反流角度、成像平面和彩色血流设置等影响，并不可靠。此外，偏心性反流束贴着组织结构走行，因此更细长，其严重程度易被低估。

3. 彩色 M 型（图 4-29）

在 PLAX 切面彩色血流成像模式下，将 M 型取样线放置在瓣下，可以观察反流束在 LVOT 的位置，以及其舒张期的时相（例如舒张晚期的 AV 脱垂反流，或舒张早期的轻度反流）。理论上可以在同一描记曲线上同时测量反流束宽度和 LVOT。

> **3D 评估 AR**
>
> 3DE 模式（全容积成像、实时 3D 或彩色多普勒成像）可用于辅助定量 AR 的程度。采用的指标与 2DE 相同，但是 3DE 可以更好地校准成像平面。这是因为金字塔形的图像可以在任意平面切割，即使偏心性的反流束也可做到精确的平面对齐。研究证实，3DE 测得的 VC 宽度及面积与血管造影上的 AR 程度显示了良好的相关性。
> - 为了测量 VC，通常采用胸骨旁声窗获取 3D 图像。
> - 为测量 VC 面积，可采用后处理技术生成一个 2D 平面，其横跨 AV 瓣口和 LVOT 而正对反流束，然后沿反流束上下扫查，使平面穿过反流束最窄部位，描记 VC 外缘，报告 VC 面积，以及其相对于同一水平流出道面积的（比例）。
> - 为测量 VC 宽度，和测量 VC 面积一样进行 3D 图像的后处理，不过这次生成的成像平面平行于反流束。扫查反流束，识别经过最窄点的平面，测量反流束宽度，报告该测值相对于 LVOT 宽度的比例。

4. 定量反流量

由于收缩期流经 AV 的血流量和舒张期进入左心室的血流量相等，因此可以计算 AR 的反流量。（AR 时）舒张期进入左心室的血流包括经 MV 血流加上 AR。而收缩期经过 AV 的血流量和舒张期跨 MV 的充盈血流量都是可以计算的，那么 AR 的反流量就是两者之差。

反流量 =LVOT 血流量— MV 血流量

这和定量 MR 反流量的机制是相同的，所用的测量指标也相同（MV 充盈血流和 LVOT 血流）。

有趣的是，对于同一个心脏，只要瓣膜是完好的，且不存在分流，那么任何瓣膜的 SV 都应该是相等的。因此，如果测量 MV 有困难，那么肺动脉瓣或三尖瓣也可使用。理论上，近端等速表面积（PISA）法（见前述）可用于任何反流的瓣膜，但实际上只有 MV 才常常使用，并且有效。

但是，计算 AR 反流量有几个潜在的产生错误的根源，会导致测值不精确。
- 测量 LVOT 血流量和 MV 血流量都基于重要的假设和计算，这些都可能不够精确，从上述两个衍生的参数计算得到第三个指标会带来产生进一步误差的高风险。
- 严重的 MR 降低收缩期 AV 流量，使测值失真。

> **急性还是慢性反流？**
> - 急性重度 AR，左心室内径和厚度通常正常，左心室功能亢进；而慢性重度 AR，（左心室）有时间发生扩张和离心性肥大。
> - 急性重度（甚至中度）AR，由于左心室缺乏代偿的时间，患者常不能耐受，临床症状非常明显，常伴有心力衰竭。
> - 病因：夹层和心内膜炎是急性 AR 最可能的病因。
> - PHT 特别有用，可作为急性 AR 严重程度的标志；而慢性 AR，左心室功能和主动脉顺应性都发生改变以适应更大的反流量，这使得（左心室和主动脉）压力达到相同的时间减慢，PHT 更长。

十、二叶式 AV 和四叶式 AV

AV 的瓣叶可以多于或少于三叶。二叶式 AV 占人群的 2%，四叶式 AV 占人群的 0.04%（图 4-30）。单叶瓣（罕见）常导致 AS。五叶瓣也有报道，但极其罕见。大多数（90%）的二叶瓣是由于两个瓣叶交界融合所致（Sievers 1 型）：最常见的是 L-R（左冠 - 右冠）瓣融合，继之为 R-N（右冠 - 无冠）瓣融合，最少见的是 L-N（左冠 - 无冠）瓣融合。单叶瓣常由于 3 个交界中的两个发生融合，形成小的裂隙样瓣口位于瓣膜的一侧（Sievers 2 型）。

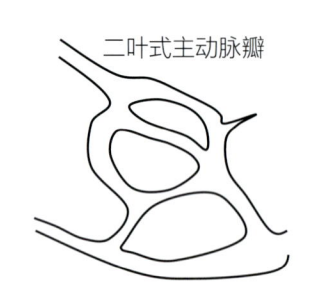

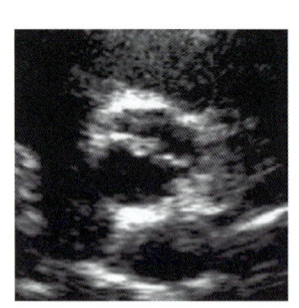

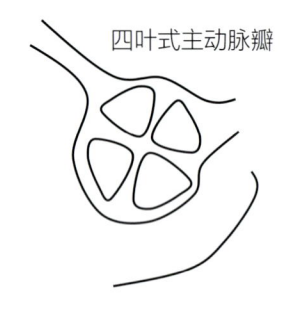

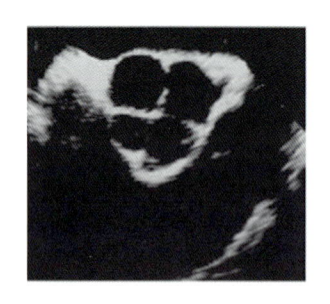

▲ 图 4-30　二叶式和四叶式主动脉瓣示例

老年患者（发生退行性变）有时难以区分是二叶式 AV，还是三叶瓣。由于瓣叶随时间发生融合而形成功能性二瓣化。二叶式 AV 更常出现 AS（但也可发生 AR），而多叶瓣则几乎总是伴发 AR。

二叶式 AV 和主动脉缩窄具有很强的关联，50% 的主动脉缩窄合并二叶式 AV。

在 PSAX 切面上，如果平面轻微的偏离轴线，三叶瓣很容易表现为二叶瓣。当怀疑为二叶式 AV 时，必须确保多个切面上都符合。提示瓣膜是真的二叶瓣的线索如下。

- 瓣叶大小不等。先天性二叶瓣最常见于两个瓣叶不能分离所致。
- PSAX 上不典型的交界走向。可以是近乎水平（10 点钟位置至 4 点钟位置）或近乎垂直。这更常见于那些真正两个瓣叶的 AV（而非三个瓣叶中两个融合），即 Sievers 0 型。
- 瓣膜运动异常（PLAX 切面观察最佳）。典型表现是瓣叶呈圆顶状，开口不在中央。

评价二叶式 AV 时，需报告其解剖，例如是"真正的"先天性的（Sievers 0 型）还是由于瓣叶融合所致，钙化的程度（二叶瓣更易发生退行性变），合并的瓣膜功能问题（反流和狭窄），合并其他先天性问题（常合并主动脉缩窄），以及主动脉病变（如扩张或夹层）。

十一、兰伯赘生物（Lambl's excrescences）

附着在 AV 瓣叶上，沿关闭线生长，为几毫米长的细丝。也常见于 MV。虽不具有临床意义，但重要性取决于临床背景，重要的是不要漏诊心内膜炎赘生物。

十二、三尖瓣

（一）正常解剖

三尖瓣具有大小不等的 3 个瓣叶：前叶（最大）从前方的漏斗部延展到后方下侧壁，后叶沿瓣环后缘（从间隔至下侧壁）发出，隔叶（最小）从室间隔发出至心室后缘。它们的解剖结构多变。瓣叶的游离缘附着于腱索，它们依序成组附着于由室间隔及右心室游离壁发出的 3 个乳头肌上（前、后及间隔）。每一个乳头肌发出的腱索连接于所有的瓣叶。正常的瓣环面积为 5~8cm^2。舒张期血流从右心房经瓣叶自由流入，收缩期心腔内压力升高时瓣叶关闭。三尖瓣病变不容忽视，尤其是合并 MV 病变时。

（二）正常表现

1. 2D 切面（图 4-31）
- 最佳观测切面为 PSAX（AV 水平）、右心室流入道切面、A4C 切面及剑突下切面。

2. 2D 表现
- PSAX 切面（AV 水平）：三尖瓣位于主动脉右侧。前叶位于其左侧，隔叶靠近房间隔。所有切面上，舒张期三尖瓣大幅度开放，而收缩期正常闭合。
- 右心室流入道切面：这是观察后叶（左侧）和前叶（右侧）非常好的切面，还可见右心房、右心室，有时下腔静脉、冠状窦和下腔静脉瓣（也能显示）。

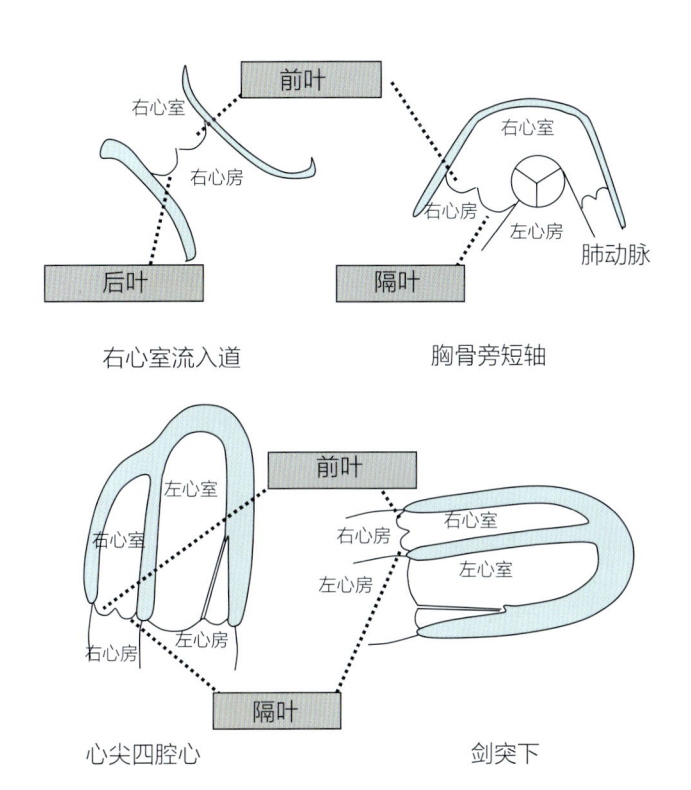

◀ 图 4-31 评估三尖瓣的重要切面

- A4C 切面：可以看见前叶和隔叶（隔叶靠近室间隔）。在此切面，三尖瓣环 [正常成人为（28±5）mm] 比 MV 瓣环更靠近心尖（1cm 以上）。该切面还可用于观测右心。
- 剑突下四腔心：可以非常好地评估右心房、房间隔和下腔静脉。三尖瓣（前叶和隔叶）通常显示清晰，类似于 A4C 所见。

3. 3DE 切面和表现

- 3D 最好的采集部位是心尖部切面。但也可采用胸骨旁变异切面，因为这里更靠近三尖瓣，或偶尔采用剑突下声窗。
- 三尖瓣及其附属结构几何形态复杂，3D 切面可以在手术干预前更详尽地定量评估其解剖结构。

十三、三尖瓣反流（TR）

（一）概述

TR 非常常见。由于瓣叶不规则，少部分位于中央，因此 70% 以上的正常人中存在生理性 TR。生理性 TR 瓣膜的解剖正常，右心室也不扩张；而病理性的 TR 常继发于右心室和三尖瓣环的扩张。TR 的原发病因是瓣膜或瓣下结构的改变。

TR 常伴发多瓣膜病变，包括 AV 和 MV。

（二）评估

"生理性"反流应被评估（通常长度距瓣膜闭合口 < 1cm）。TTE 有助于明确病理性 TR 的病因，提供严重程度的定量评估。评估的内容必须包括右心腔（表 4-6）。

表 4-6 确定 TR 严重程度的指标

测 值	轻 度	中 度	重 度
EROA（mm²）	不明确		≥ 40
反流量（ml）			≥ 45
VC（mm）		≤ 7	> 7
PISA（mm）	≤ 5	6~9	> 9
肝静脉血流	S > D	S 波减弱	S 波逆转
TV 血流	正常		E 波明显（≥ 1m/s）
TR 反流束	小，中心性	居中	大，或偏心性及贴壁
CW 信号	微弱，抛物线样	浓密，抛物线样	浓密，三角形
慢性 TR			
右心房容积	除外重度反流，假如：≤ 33ml/m²		
右心室大小	除外重度反流，假如：右心室中部内径 ≤ 33mm；EDA ≤ 28cm²，ESA < 16cm²，FAC > 32%		
IVC 大小	正常：< 2.1cm		

CW. 连续波多普勒；EDA. 舒张末面积；EROA. 有效反流口面积；ESA. 收缩末面积；IVC. 下腔静脉；PISA. 近端等速血流表面积；；TR. 三尖瓣反流；TV. 三尖瓣；VC. 缩流颈

（三）表现

- 解剖：检测脱垂（隔叶和前叶多见）、连枷或瓣膜卷曲。心尖部的 3D 全容积成像可从多个视角详细评估三尖瓣装置，可从正面观直视交界融合 / 瓣叶闭合情况。
- 彩色血流多普勒可从不同切面观察反流束，评估其方向和大小。
- 报告异常的瓣膜表现（类癌样变导致的活动受限和增厚，心内膜炎导致的赘生物或瓣叶破裂）。
- 报告三尖瓣环的大小（A4C 切面）。
- 报告右心的大小和功能。
- 报告肺高压的可能性。

起搏器和 TR

在起搏电极植入（不论是临时还是永久）的患者中，由于破坏了瓣叶的对合，TR 更为常见。但是，三尖瓣的速度并不受影响，因其取决于右心室收缩压。

导致 TR 的原因

- 瓣膜和附属结构
  - 感染。
  - 心内膜炎。
  - 风湿性病变。
  - 先天性：Ebstein 畸形。
  - 代谢性：类癌。
  - 结缔组织病。
  - 瓣下结构。
  - 腱索断裂。
  - 乳头肌功能异常。
  - 浸润性病变。
  - 恶性肿瘤。
  - 非穿通性外伤。
- 右心
  - 肺高压。
  - 肺部病变导致右心衰竭。
  - 缺血性心脏病。
  - 肺动脉瓣病变。
  - 心肌病。
  - 容量过负荷。
  - 起搏电极。

（四）严重程度

- 严重程度的分级方法借鉴 MR。彩色多普勒用于检测 TR。TR 的定量评估包括缩流颈、CW 多普勒频谱信号浓密和形态，还包括肝静脉血流的变化，类似于 MR 中肺静脉血流（表 4-5）。重要的是采用多个切面来综合评价严重程度。

1. 缩流颈（图 4-32）

- A4C 切面将彩色血流置于三尖瓣上，显示反流口。
- 使用 Zoom 键局部放大瓣膜，测量 VC（彩色血流经过瓣口时最窄处内径）；＞7mm 提示重度反流。
- VC 包含高速血流，对彩色增益和脉冲重复频率等技术因素不太敏感。

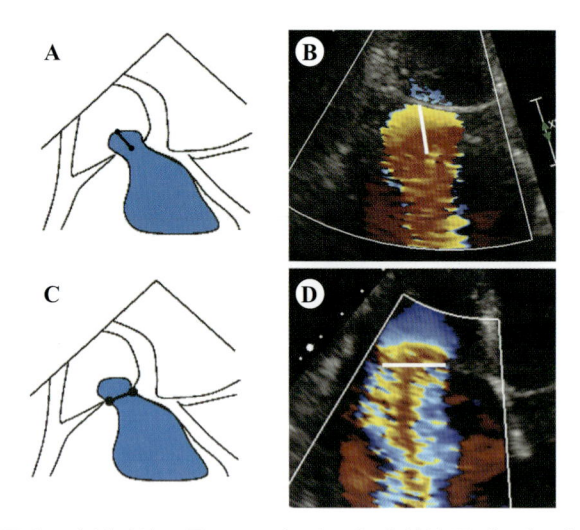

▲ 图 4-32 严重三尖瓣反流，用 PISA（A 和 B）和缩流颈（C 和 D）来定量

2. CW 多普勒波形（图 4-33）

- 在 A4C、胸骨旁短轴或右心室流入道切面，将 CW 取样线通过三尖瓣，与反流束对齐。
- 报告 TR 信号相对于前向血流的浓密度，评估波形（抛物线状或三角形）。三角形及信号浓密提示重度反流。
- 根据 TR 测量右心室或肺动脉收缩压。

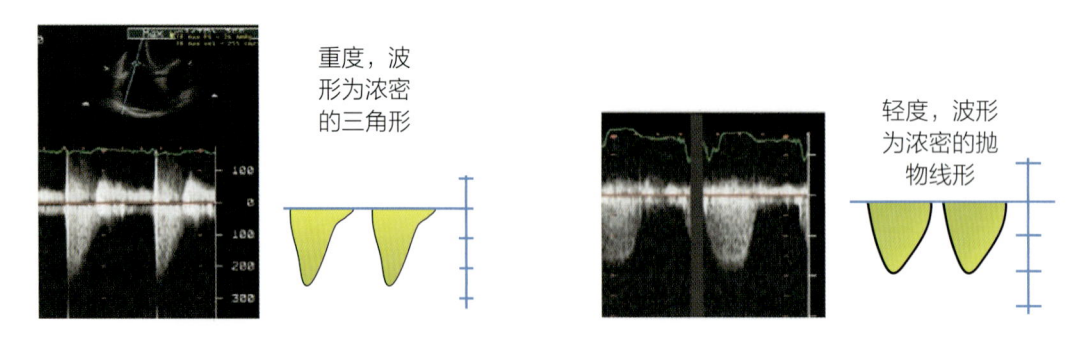

▲ 图 4-33 多普勒的信号强度和形状可为三尖瓣反流的严重程度提供线索

3. 反流面积（图 4-34）

- 在 A4C 切面采集包含整个右心房和最大反流束在内的图像。
- 记录循环动态视频，逐帧滚动寻找反流束最大的一帧。描记并报告反流束面积。
- 注意：通常，反流束面积越大意味着反流越严重。但是，许多技术、生理和解剖因素会影响反流

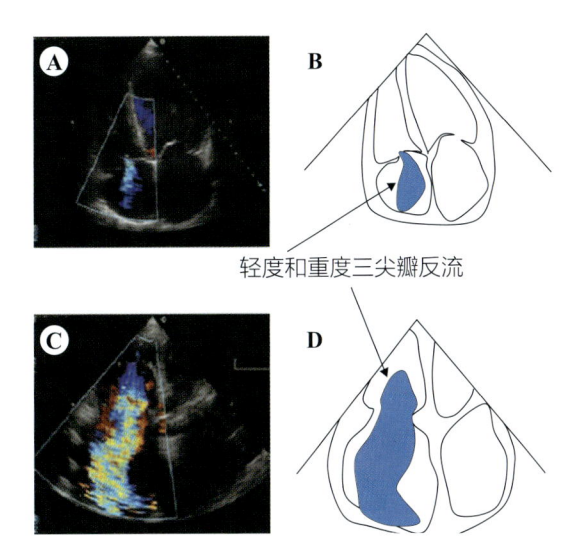

▲ 图 4-34　轻度（A 和 B）和重度（C 和 D）三尖瓣反流的心尖四腔心切面彩色血流图示例

面积的大小，从而影响其精确性。因此，不能单独采用该指标来评估反流严重程度。

4. 右心室充盈血流
- 进入右心室的血流可以评估严重程度（相当于 MR 时测量 E 波速度）。跨三尖瓣 E 波峰值速度 ≥ 1m/s 提示重度 TR。

5. 肝静脉血流
- 剑突下切面用 PW 测量肝静脉血流频谱。正常情况下，收缩期和舒张期血流均朝向右心房。重度 TR 时，右心房压升高导致收缩期肝静脉血流逆向离开右心，假如见到，报告收缩期逆流。

> **3D 评估 TR（图 4-35）**
> 3DE 有助于定量 TR 的严重程度，明确反流机制，特别是瓣环大小。
>
> **彩色血流多普勒**
> - 如同 3D 评估 MR，全容积彩色多普勒成像可以旋转并剪切反流束，确保 VC 的测量平面与反流束平行，并经过最大反流束的最窄的点（图 4-32）。
> - 3DE 可以从正面观测瓣膜，有助于精确识别瓣叶脱垂的区域。
>
> **三尖瓣环**
> - 常规使用实时 3D TTE，可同时评估三个瓣叶的形态、运动及其与三尖瓣环的附着。
> - 研究显示，不论瓣环扩张还是正常，3DE 可显示整个椭圆形的瓣环并进行测量，而用 2DE 常会导致低估。

十四、三尖瓣狭窄（tricuspid stenosis，TS）

（一）概述

TS 极为罕见。最常见的病因为风湿性心脏病，常和 MS 并存。其他原因包括类癌综合征（图 4-36）、狼疮性瓣膜炎、起搏器或瓣膜心内膜炎、右心房肿瘤、右心室流入道梗阻。常伴有 TR。

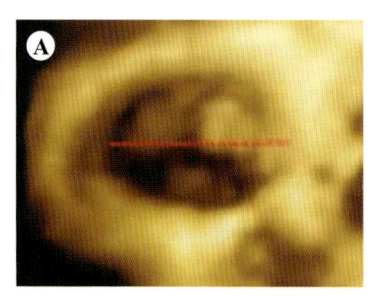

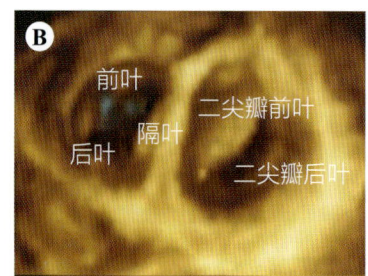

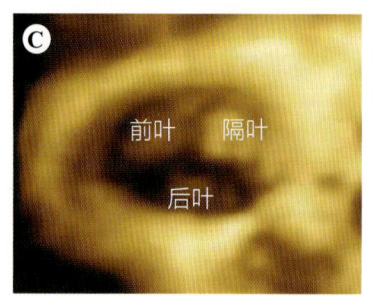

▲ 图 4-35 三尖瓣（TV）的三维容积图像，原始图像由心尖四腔心采集
A. 充分显示了椭圆形的瓣环；B. 经剪切和旋转后显示 TV 的心室面，显示前叶、隔叶和后叶，可同时显示二尖瓣的前叶及后叶；C. 旋转 TV，从右心房面观察瓣叶

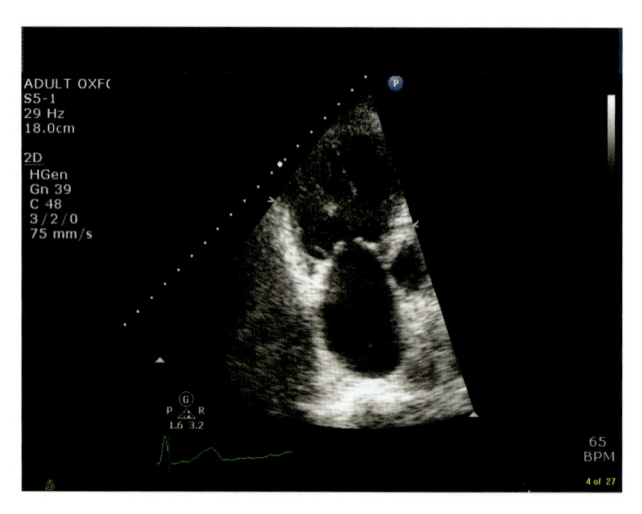

▲ 图 4-36 心尖四腔心切面显示心脏类癌综合征引起的三尖瓣狭窄

（二）表现

关注要点如下。
- 瓣叶厚度及钙化。
- 瓣叶活动度：典型表现为一个或多个瓣叶（尤其是前叶）舒张期开放受限，呈圆顶状。
- 右心房扩张。
- IVC 扩张。
- 3DE 可提供瓣叶和瓣口面积的解剖细节。

第4章 经胸解剖和病变：瓣膜
Transthoracic anatomy and pathology: Valves

（三）严重程度（表 4-7）

- 根据跨瓣压差确定严重程度。

表 4-7 评估 TS 严重程度的指标

指 标	重 度
TV 面积（cm²）	≤ 1.0
TV 压力减半时间（ms）	≥ 190
峰值压差（mmHg）	> 7
平均压差（mmHg）	≥ 5
VTI（cm）	> 60

TS. 三尖瓣狭窄；TV. 三尖瓣；VTI. 速度时间积分

- 在 A4C 切面上将 CW 多普勒对齐三尖瓣（取一个呼吸周期的平均值）。
- 测量峰值速度（图 4-37），根据伯努利方程计算峰值压差。

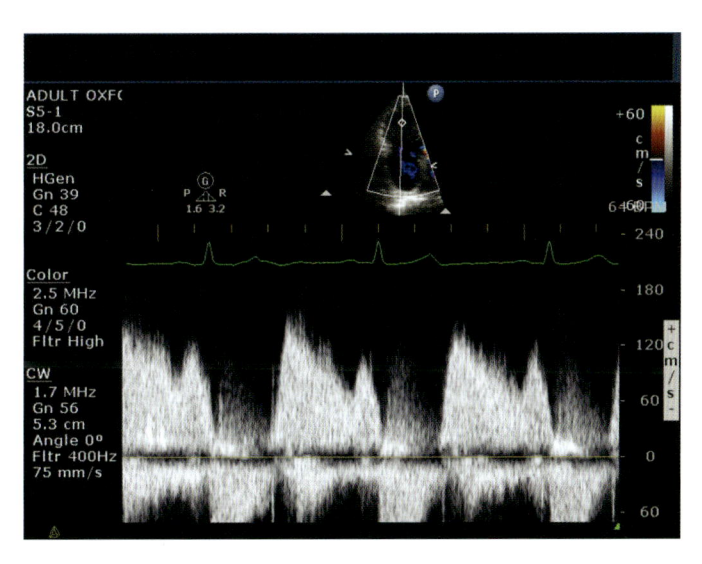

▲ 图 4-37 心尖四腔心切面 CW 多普勒频谱记录跨三尖瓣峰值速度，可用于估测三尖瓣狭窄的压差

- 重度 TS 时，瓣口面积 < 1cm²，或峰值压差 > 7mmHg（平均压差 > 5mmHg），流入道的 TVI > 60cm。
- PHT > 190ms 提示重度狭窄，但不能用于测量瓣口面积，因为三尖瓣的常数还不明确。
- 严重程度还可以根据瓣口面积来评估。可以通过连续方程式来计算。在瓣环水平测量 PW 多普勒 VTI，假设瓣口为圆形，根据瓣环内径计算三尖瓣环的 CSA。这些测值结合跨瓣膜的 CW VTI，计算三尖瓣瓣口面积如下。

三尖瓣面积 =（瓣环 PW VTI × 瓣环面积）/ 瓣膜 CW VTI

> **3D 评估 TS**
> - MS 时，在 2DE 的短轴切面上可以精确地描记瓣口面积；由于三尖瓣的几何形态更加复杂，因此无法运用 2D 短轴切面进行精确评估。
> - 3DE 可以在任意切面旋转及剪切三尖瓣，可以从短轴图像观察瓣膜形态，还可以正视瓣膜，区分每个瓣叶。这些 3D 工具可用于描记瓣口面积。

十五、心脏类癌综合征（图 4-38）

心脏类癌综合征（carcinoid heart syndrome，CHS）是神经内分泌肿瘤所导致，它们可以释放血清素（5-羟色胺）和其他成分到体循环。最常见于胃肠道和支气管肺部肿瘤。这些患者一半会出现类癌综合征。

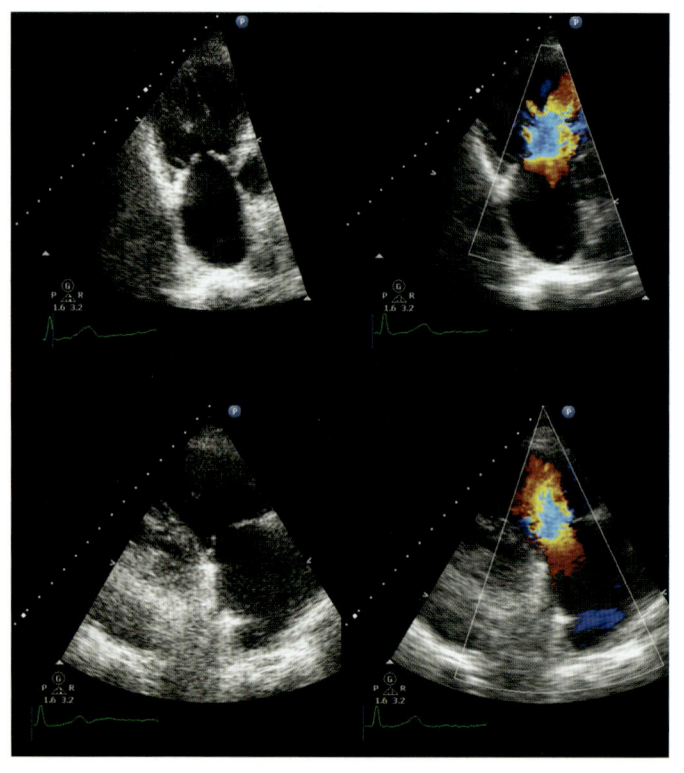

▲ 图 4-38　心尖四腔心（上）和右心室流入道（下）切面显示三尖瓣增厚，活动受限。彩色多普勒图像可见三尖瓣流速升高

- 通常，只有肝脏的神经内分泌肿瘤出现 CHS。
- 约 20% 的患者 CHS 是类癌综合征的起始表现。
- 症状包括腹泻、支气管痉挛和潮红。
- 一旦确定心脏受累，常可见到右心衰竭的体征。
- CHS 包含纤维沉积在三尖瓣和（或）肺动脉瓣，使其增厚挛缩。
- 这引起严重的 TR 和（或）肺动脉瓣反流，导致严重的右心室和右心房扩张。
- 这种沉积也可见于瓣下结构，可能引起瓣膜活动受限和明显狭窄。
- 5%~10% 的 CHS 可累及左心，通常合并支气管肺部肿瘤或心内分流。

> **三尖瓣手术**
>
> 以下情况需考虑三尖瓣手术，即置换术或瓣环成型：①重度 TR 伴有血流动力学后果（Ⅰ级，C 水平）；②轻或中度继发性 TR，舒张期瓣环内径≥ 40mm 或 21mm/m²，在进行 MV 病变的左心手术时（Ⅱa 级，C 水平）。

十六、肺动脉瓣

（一）正常解剖

肺动脉瓣包含三个瓣叶：前叶、左叶和右叶。位于 AV 旁边，右心和肺动脉围绕左心和主动脉扭转。瓣叶位于 RVOT 和肺动脉干的连接点，因右心压力较低，因此比 AV 更菲薄。

（二）正常表现

1. 切面（图 4-39）

- 显示肺动脉瓣的切面有限。最好的切面是 PSAX（AV 水平）和 RVOT 切面。也可采用剑突下短轴切面（AV 水平），但类似于 PSAX 切面。

2. 表现

- PSAX（AV 水平）：该切面可以看到三尖瓣、右心室和肺动脉瓣包绕 AV。肺动脉瓣位于右侧。这一切面上多普勒声束平行于 RVOT、肺动脉瓣和肺动脉。
- RVOT：某些人在此切面可以非常好地显示肺动脉瓣、肺动脉和肺动脉分叉。这一切面同样多普勒对位良好。

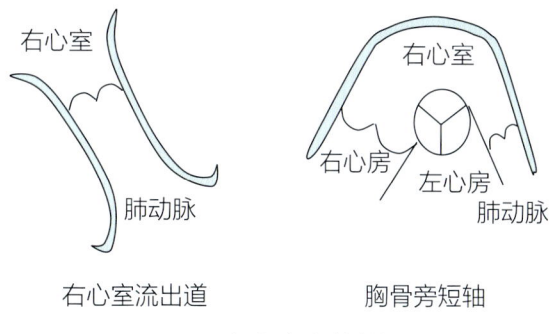

▲ 图 4-39 评估肺动脉瓣的重要切面

十七、肺动脉瓣反流（pulmonarg regurgitation，PR）

（一）概述

大多数人的肺动脉瓣彩色血流图上可以看到小的反流束（图 4-40），它们经常是偏心的。PR 的病理原因类似于 TR。

原发性瓣膜病变包括风湿性心脏病、感染性心内膜炎、类癌综合征、医源性（瓣膜成型术后）、先天性（法洛四联症术后、瓣叶缺如）。继发性原因是肺动脉扩张（如肺高压、马方综合征）。

（二）表现

- 探查解剖异常，识别反流机制，包括瓣叶数量的异常、结构和活动。关注任何可见的瓣膜病变（如增厚、赘生物）。
- 在 PSAX 和 RVOT 切面上用彩色血流图来观察反流。关注其大小、位置和方向。
- PR 常见于交界的边缘，看起来紧贴着主动脉。注意不要和主-肺动脉交通混淆，后者血流贯穿整个心动周期，而非仅见于舒张期。

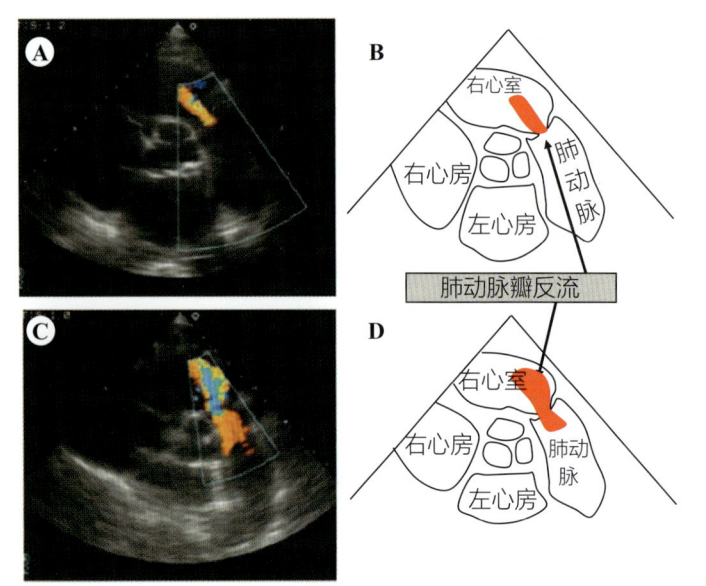

◀ 图 4-40 胸骨旁短轴切面肺动脉瓣反流的彩色血流图
显示轻度反流（A 和 B）和重度反流（C 和 D）

（三）严重程度分级（表 4-8）

- 评估标准借鉴 AR，但更偏重定性。
- 根据以下标准分为轻度、中度、重度。
  - 反流束长度和相对于流出道的宽度：在肺动脉瓣水平测量反流束的内径：内径＞ 1.0cm 提示重度反流；反流束宽度＞ 50%～65% 的 RVOT 内径提示重度 PR。
  - PR 指数：PR 指数是指 PR 持续时间占整个舒张期的比值。PR 指数＜ 0.77 提示重度 PR，数值越低，反流越严重。
  - VC 宽度：未经证实。3D 测量 VC 为评估 PR 提供了更加定量的方法。建议根据 EROA 测值分级，＜ 20mm² 为轻度，21～115mm² 为中度，＞ 115mm² 为重度。

表 4-8 评价 PR 的参数

指 标	轻 度	中 度	重 度
PHT（ms）	不明确		＜ 100
反流束宽度比			＞ 50%～65%
PR 反流束	小，窄	中等	大，宽
CW	微弱，减速缓慢	浓密，多变	浓密，减速陡直

CW. 连续波；PHT. 压力减半时间；PR. 肺动脉瓣反流

  - CW 反流信号浓密度和形态：多普勒信号浓密，（减速时间）斜率加大提示重度 PR（图 4-41）。
  - 异常的肺动脉解剖：提示更严重的反流。
  - 跨肺动脉瓣血流相对于体循环的比值，以及右心室扩张的证据。
  - 肺动脉主干内全舒张期逆流：等同于主动脉逆流，提示重度反流。
- 关注右心改变：重度 PR 时，由于右心室容量过负荷，三尖瓣环扩张及 TR 而常出现右心室扩张。

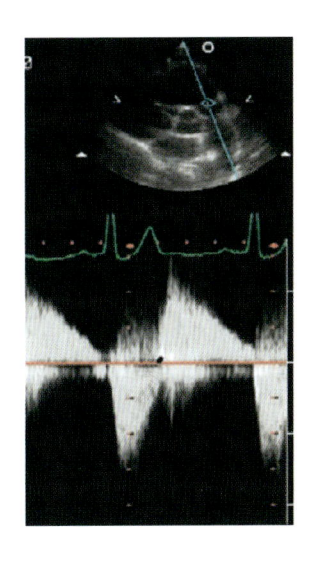

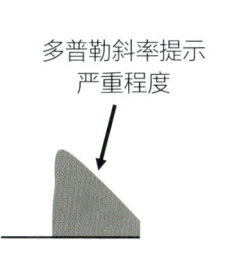

▲ 图 4-41 肺动脉瓣反流的多普勒频谱特征

多普勒斜率提示严重程度

（四）肺动脉舒张压

- PR 速度可用于定量舒张期肺动脉和右心室之间的压差（采用伯努利方程）。
- 肺动脉瓣压差加上右心室舒张压可以计算肺动脉舒张末压。

十八、肺动脉瓣狭窄（pulmonarg stenosis, PS）

（一）概述

PS 通常为瓣膜性的和先天性的（如风疹相关的、Noonan 综合征和法洛四联症）。瓣膜通常存在多个瓣叶融合，形成漏斗状。PS 也可由肺动脉主干的狭窄（如继发于风疹、肺动脉束带术后）或瓣下的异常（如先天性畸形合并瓣膜性狭窄、法洛四联症和大血管转位）而导致。

风湿性的 PS 极为罕见。类癌病变是获得性 PS 的最常见的病因。功能性 PS 可因肿瘤压迫 RVOT 而导致。

（二）表现

- 评估瓣膜。
  - 瓣叶数量。
  - 瓣叶增厚、发育不良、钙化。
  - 活动：收缩期圆顶状，活动受限。
  - 测量肺动脉瓣环的大小。
- 评估相关结构。
  - RVOT 及其狭窄的证据，例如漏斗部/瓣下狭窄。
  - 肺动脉狭窄后扩张。
  - 右心室肥大。
  - 由于压力过负荷产生功能性 TR。

（三）严重程度分级（表 4-9）

依据峰值压差进行严重程度分级。可以通过计算 EOA 来证实。

表 4-9 确定肺动脉瓣狭窄严重程度的参数

测 值	轻 度	中 度	重 度
峰值速度（m/s）	< 3	3~4	> 4
峰值压差（mmHg）	< 36	36~64	> 64

- PSAX（AV 水平）或 RVOT 切面，注意 CW 多普勒声束与 RVOT、肺动脉瓣及主肺动脉对齐，测量跨肺动脉瓣速度。
- 报告跨瓣速度和压差（运用简化的伯努利方程计算）。描记频谱波形，可以得到 MPG 和肺动脉瓣 VTI（图 4-42）。

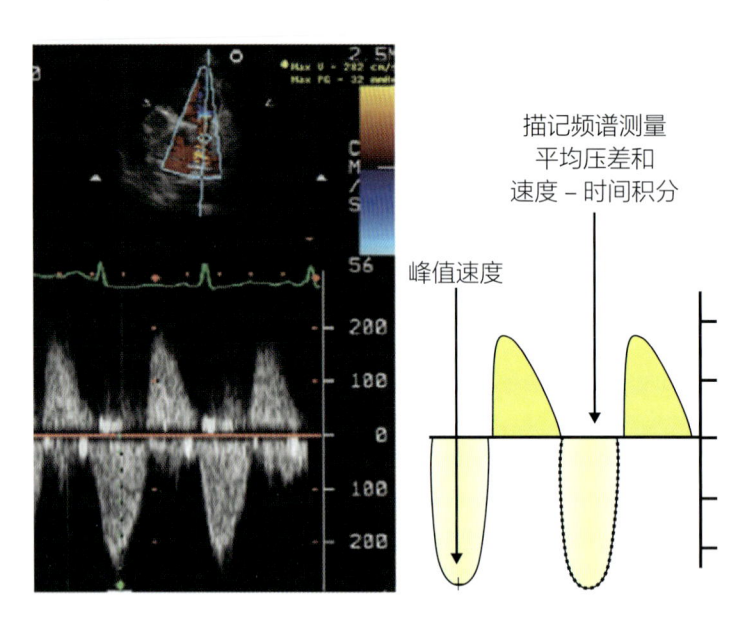

▲ 图 4-42 评估肺动脉瓣狭窄的严重程度可采用与评估主动脉瓣狭窄相同的方法
如图所示，在胸骨旁短轴切面采集 CW 多普勒频谱。测量峰值速度来计算压差，或使用连续方程式法

- 测量右心室收缩压。
- 用连续方程式测量肺动脉瓣的 EOA。在 PSAX 切面，记录 RVOT 的 PW 多普勒峰值流速或 VTI（V_{RVOT}）。在该处测量 RVOT 内径，假设其为圆形，计算横截面积（CSA_{RVOT}）。用连续方程式纳入这些测值，以及跨肺动脉瓣的 CW 峰值速度或 VTI（$V_{肺动脉瓣}$）。肺动脉瓣的 CSA 如下。

$$V_{RVOT} \times CSA_{RVOT}/V_{肺动脉瓣}$$

十九、人工机械瓣

所有的人工机械瓣都包含一个活动的部分（活瓣），一个限制的系统（限制活瓣的运动），一个缝合环（连接人工瓣和血管）。血流通过这些结构时受阻，因此正常跨机械瓣的压差略高。瓣膜由覆盖着碳涂层的金属或塑料组成。这会导致声影和混响，因此评价机械瓣需要从不同的位置进行扫查。特别是在 TTE 上，经过人工 MV 反流或其瓣周漏有可能会被遮挡，因此当怀疑瓣膜功能异常时，需要进一步 TOE 检查。

(一) 球笼瓣 (Starr Edwards)

球笼瓣包含一个缝合环连接于一个由 3 个或 4 个支柱构成的笼。笼内有一个硅胶的球形活瓣，血流从其边缘围绕其流动。血流从侧面进入瓣膜，在下游汇聚（图 4-43，上图）。

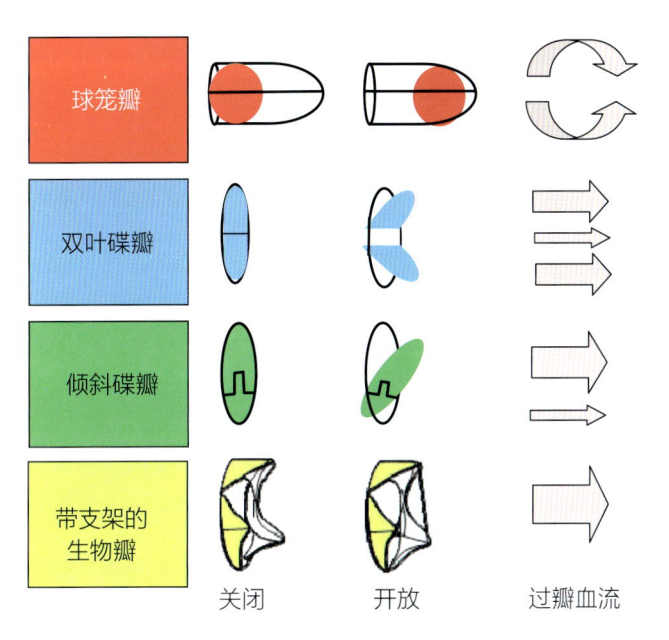

▲ 图 4-43　机械瓣的设计及血流示意图

1. 评估

采用所有的标准成像平面，必要时通过轻微旋转或倾斜进行调整以尽量减小声影。

2. 正常表现

不论瓣膜是开还是关，缝合环都会产生明显的声影，而球形活瓣会产生混响。使得瓣膜后方的结构和血流被遮挡。生理性反流为轻微的中心性反流。

(二) 倾斜碟瓣 (如 Medtronic-Hall, Omniscience)

单叶碟瓣悬浮于支架内，通过一个偏心的铰链连接。开放时产生两个瓣口：一个较大（主瓣口），而另一个较小（次瓣口）。

1. 评估

采用所有的标准成像平面，必要时通过轻微的旋转或倾斜进行调整。当平面经过铰链中心或垂直于闭合的盘片时，图像显示最佳。对于 MV 位人工瓣，采用心尖切面评估。对于 AV 位的人工瓣，采用心尖切面进行多普勒测量，而鉴别是瓣膜反流还是瓣周反流时需采用胸骨旁切面。

2. 正常表现

整个心动周期都存在缝合环的声影及盘片的混响伪像。
- 瓣膜关闭：瓣膜后方的结构和血流被遮挡。生理性反流为盘片和瓣环之间两束小的反流束。中央支架可见一束反流束，偶尔可以出现非常长的中心性反流束。
- 瓣膜开放：盘片开放角度为 55°～75°。在缝合环的下方正中位置可见到支架。可见两束彩色血流，CW 多普勒测量经过主瓣口和次瓣口的血流速度相似。

> **什么时候需要进行 TOE？**
> TTE 声束方向与跨瓣血流对齐良好，易于检测人工瓣膜狭窄。但是 TTE 评估反流会受声影和探头距离的限制。对于 AV 位人工瓣的血流动力学评估通常 TTE 更好。使用 TOE 的指征如下。
> - TTE 图像无结论或无诊断价值。
> - TTE 表现和临床不符合。
> - 怀疑人工机械 MV 病变。
> - 怀疑人工瓣感染性心内膜炎。
> - 怀疑人工瓣血栓形成。
> - 术中应用（指导修复，评估手术是否成功，监测并发症）。

（三）双叶瓣（如 Carbomedics，St. Jude）

包含两个瓣叶，各自以铰链连接于瓣膜中央。开放时产生 3 个瓣口：两个大的侧瓣口，一个小的中央瓣口（图 4-44B）。如用于 AV 位置，在双瓣膜植入手术时常被植入于瓣环上方，以保证双瓣膜间更大的距离。

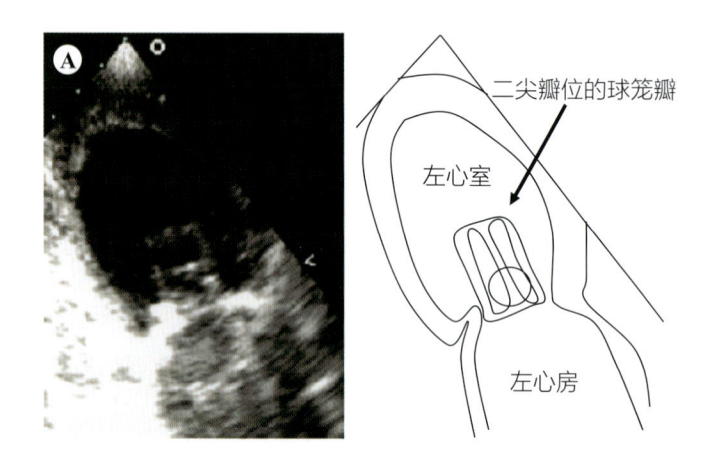

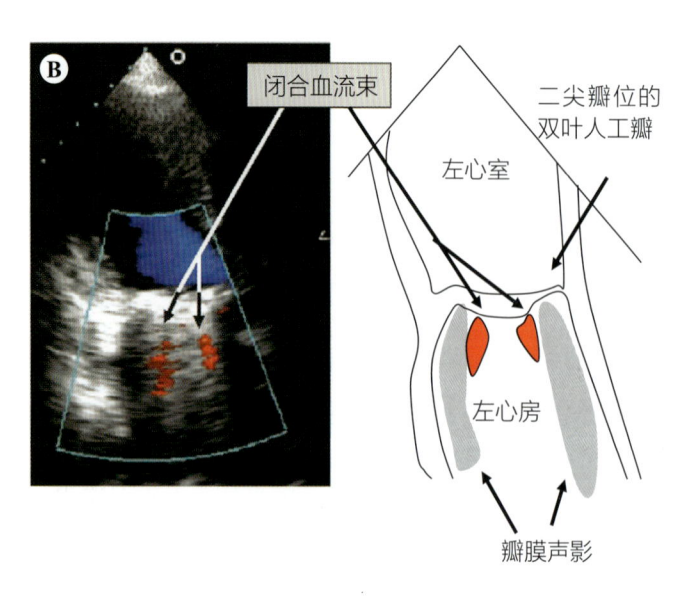

◀ 图 4-44 人工机械二尖瓣心尖切面示例
A. 球笼瓣；B. 双叶瓣产生两束闭合血流。注意缝合环后方的声影

1. 评估

和单叶碟瓣相似，采用标准的成像平面，对于人工 MV 主要采用心尖切面，而对于 AV，心尖和胸骨旁均可采用。在诊断一个或两个碟瓣活动受损之前，需确保探头旋转到位，取样线（声束）垂直于碟瓣闭合的中心线。

2. 正常表现

整个心动周期都存在缝合环的声影以及盘片的混响伪像。

- 瓣膜关闭：瓣膜关闭时角度约为 25°。瓣膜后方的结构和血流被遮蔽。生理性反流可多达 4 束，起源于瓣叶边缘的支点。
- 瓣膜开放：盘片开放角度为 55°～75°，常可看到两个分开的碟瓣。经过狭小的中央瓣口的血流增速更明显。因此，CW 多普勒测量时如经过瓣口中心会高估整体的跨瓣压差，尤其是对于小的人工 AV。应使用平均压差而非峰值压差。

生理性反流

对于倾斜碟瓣和双叶人工瓣来说，生理性反流是正常的。它们主要包括两者成分：①瓣膜开始关闭时产生的向后血流；②全收缩期血流，"设计"用于"冲刷"瓣叶，以降低血栓形成的风险。它们被称为"冲刷"或"关闭"反流。

闭合和生理性反流与病理性反流的鉴别

生理性反流

- 血流位于缝合环内。
- 彩色血流特征通常细束，层流。
- 反流束长度通常＜3cm。

病理性反流

- 任何来源于瓣周的反流束（缝合环以外）。
- 与瓣膜生理性反流特征不同。

二十、人工生物瓣

人工生物瓣是由猪的 AV 或牛心包制成。瓣叶较天然瓣膜更硬。生物瓣可以有支架，也可无支架。经导管途径植入的瓣膜（TAVI）是放置在一个可膨胀支架内。支架和支柱支撑瓣叶，并向下游突出（如果是人工 AV 则进入主动脉，如果是人工 MV 瓣则进入左心室）。支柱和瓣环都是金属的，因此会产生声影（但是比机械瓣少一些）。某些型号可植入于瓣上。尽管它们的血流特征类似于天然瓣，但跨瓣压差升高，特别是带支架的生物瓣。其表现类似于带支架的人工生物瓣。

（一）带支架的人工生物瓣（图 4-45）

1. 评估

使用标准的扫查平面。从心尖部对生物瓣成像，声束垂直于关闭的瓣膜。当进行彩色血流成像时需旋转探头以评价瓣周的反流。

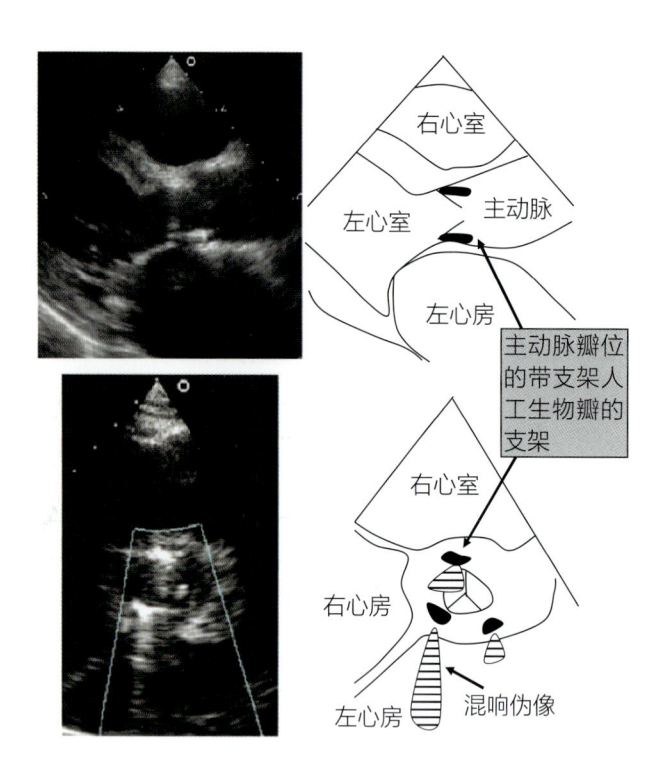

▲ 图 4-45 带支架的人工生物瓣示例
上：胸骨旁长轴切面显示人工主动脉瓣；下：胸骨旁短轴切面。注意明亮的支架及其延伸到远处的伪像

2. 正常表现

缝合环和突入下游腔室的支架会产生声影，贯穿整个心动周期。在心尖切面，通常可以看到两个支柱，而在短轴切面，可以看到缝合环和三个支柱。如果主动脉根部扩张，在主动脉根部和缝合环之间可以看到空隙。

- 瓣膜关闭：瓣叶菲薄，如同天然瓣膜。可存在生理性反流，为小的中心性反流束（通常见于术后早期）。
- 瓣膜开放：瓣膜开放幅度大，瓣叶平行于支架（间隔 2~4mm 距离）。

（二）无支架人工生物瓣

1. 评估
使用标准的扫查平面。一般无声影。

2. 正常表现

极似天然 AV。瓣叶看上去增厚，瓣叶和瓣环的连接部位由于缝合也增厚。同种异体移植的肺动脉瓣可伴有瓣上增厚和狭窄。理想状态下没有反流。但有时候，由于瓣膜植入时出现轻微的扭曲变形，或者人工瓣不匹配，可出现轻度的中心性反流。如果瓣叶明显扭曲也可出现偏心性反流。

（三）同种异体移植瓣膜和自体移植瓣膜

可用于治疗心内膜炎，或者自体移植瓣膜治疗年轻患者合并 AV 病变（Ross 手术：用自体的肺动脉瓣置换 AV，肺动脉瓣植入人工生物瓣）。扫查平面和表现类似于无支架人工生物瓣。

经皮主动脉瓣植入
评估
采用标准的扫查平面。瓣周反流的最佳检测切面为心尖声窗。

> **正常表现**
>
> 支架导致一定程度的声影，常使得瓣叶难以显现。由于一部分支架伸展至瓣下进入 LVOT，血流在进入支架内部而未到达瓣叶（瓣叶的前端）时发生加速，因此用多普勒计算瓣口面积时，重要的是要测量在加速进入瓣膜支架之前的 LVOT 血流。

二十一、人工瓣异常

（一）赘生物、血栓、瓣周纤维增生

这是人工瓣上广义的占位。瓣周纤维增生是由于内膜过度增生，导致梗阻和（或）瓣膜不能完全关闭。瓣周纤维组织增生有时很难和血栓鉴别。两者可同时存在。无特异性表现可以鉴别。评估如下。

- 表现：血栓通常更大，从缝合环突出，超声回声更低。
- 临床信息：抗凝治疗不佳则血栓可能性更大，有菌血症则赘生物更加可能。
- 合并的异常：赘生物常合并瓣周脓肿或瓣周漏。

（二）生物瓣退化

大多数瓣膜于数年后可见，极少见于术后前 3 年。瓣叶钙化导致瓣膜不规则增厚（厚度常 > 3mm）。瓣叶僵硬，活动度降低，导致狭窄，或破裂导致脱垂（或连枷），以及瓣膜反流。

（三）人工瓣裂开："摇晃"瓣（图 4-46）

瓣环活动度过大提示裂开。用 2D 评估。通常伴有严重的瓣周反流。瓣膜裂开之前常有瓣周漏。

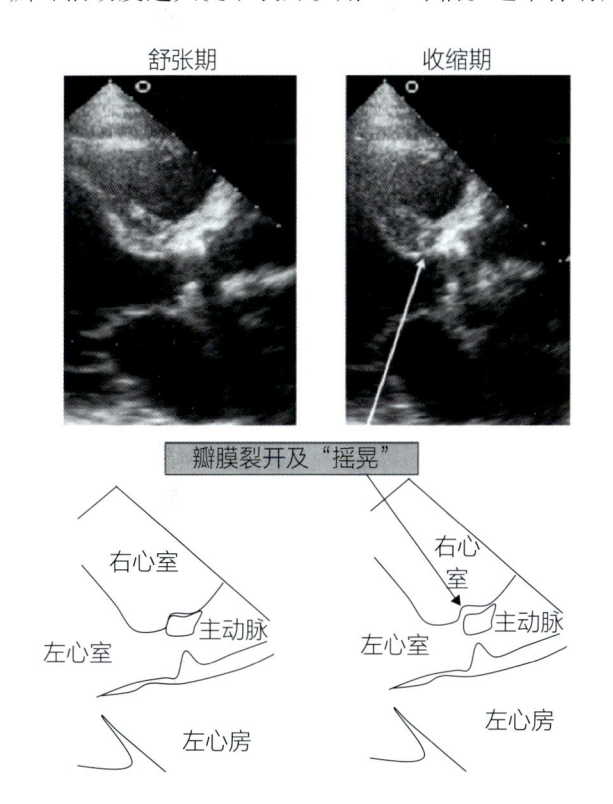

◀ 图 4-46 人工主动脉瓣摇晃的示例

（四）瓣膜脱垂

生物瓣可能出现瓣叶组织脱垂，可在标准切面观测。通常瓣叶退化（不规则增厚和钙化），常合并瓣膜反流。

（五）结构损毁

例如，活瓣或限制系统的破碎。可伴有瓣内的反流。

（六）缝线

为缝合环内不活动的，致密的结构。很难和局部纤维条索区别，后者断裂后可以是活动的。

（七）丝状物

可见于正常或异常的瓣膜（极少见于天然瓣膜上），为活动的纤细的丝状。被认为是纤维蛋白条索（如在血栓形成的人工瓣上，溶栓后可消失）。这些结构很难重复成像，显像高度依赖于设备的设置。

（八）假性微泡（图 4-47）

看起来像单个的造影微泡。可能是微空化作用所致。可见于正常的瓣膜，但更常见于功能异常的瓣膜。呈点状，从人工瓣移开，仅在瓣膜闭合后短期可见（除非合并瓣膜性反流或瓣周漏）。而作为对照，超声自发显影仅见于低速血流区域（因此，不会出现在人工瓣的瓣口或瓣周漏处），呈烟雾状盘旋。

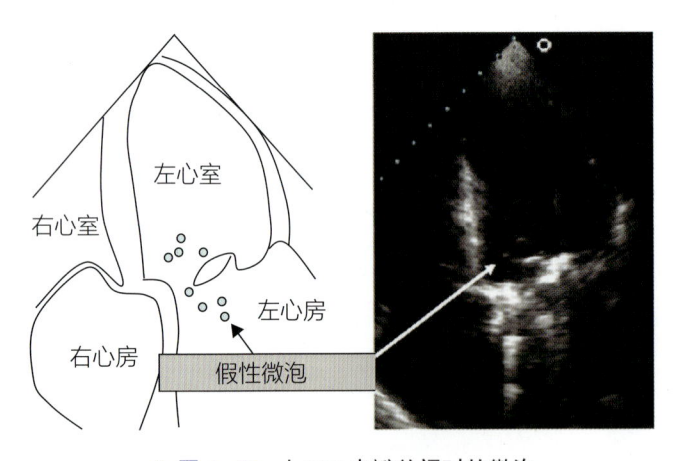

▲ 图 4-47　人工二尖瓣关闭时的微泡

二十二、人工瓣狭窄

人工瓣狭窄表现为因某些病变导致跨瓣血流速度增快，压差升高，常伴血栓/纤维增生，少见情况下可见赘生物或瓣膜退化。

（一）评估

如果怀疑狭窄，最初的评估应是寻找可以解释狭窄的病变（血栓、赘生物、瓣膜功能异常），以及检测梗阻的水平（流出道、瓣膜水平）。然后收集有关狭窄程度的信息。

（二）狭窄程度分级（表4-10和表4-11，图4-48）

1. 压差和速度

采用的技术与天然瓣膜相同（CW多普勒），但机械瓣可以有2个或3个大小不同的瓣口，因此伯努利方程并不直接有效，计算结果受多普勒成角的影响。对于球笼瓣而言，多普勒几乎不可能满意的对齐（血流）。在临床实践中，计算EOA是有用的。

表4-10　人工主动脉瓣有效瓣口面积的正常参考值

人工瓣尺寸（mm）	19	21	23	25	27	29
带支架的人工生物瓣膜							
Carpentier-Edwards Perimount	1.1 ± 0.3	1.3 ± 0.4	1.5 ± 0.4	1.8 ± 0.4	2.1 ± 0.4	2.2 ± 0.4
Carpentier-Edwards Magna	1.3 ± 0.3	1.5 ± 0.3	1.8 ± 0.4	2.1 ± 0.5	—	—
Medtronic Mosaic	1.1 ± 0.2	1.2 ± 0.3	1.4 ± 0.3	1.7 ± 0.4	1.8 ± 0.4	2.0 ± 0.4
Medtronic Hancock Ⅱ	—	1.2 ± 0.2	1.3 ± 0.2	1.5 ± 0.2	1.6 ± 0.2	1.6 ± 0.2
SJM Biocor	1.0 ± 0.3	1.3 ± 0.5	1.4 ± 0.5	1.9 ± 0.7	—	—
SJM Trifecta	1.4	1.6	1.8	2.0	2.2	2.4
Sorin Mitroflow	1.1 ± 0.2	1.2 ± 0.3	1.4 ± 0.3	1.6 ± 0.3	1.8 ± 0.3	—
无支架的人工生物瓣膜							
Edwards Prima	—	1.3 ± 0.3	1.6 ± 0.3	1.9 ± 0.4	—	—
Medtronic Freestyle	1.2 ± 0.2	1.4 ± 0.2	1.5 ± 0.2	2.0 ± 0.4	2.0 ± 0.5	—
SJM Toronto SPV	—	1.3 ± 0.3	1.6 ± 0.5	1.7 ± 0.8	2.1 ± 0.7	2.7 ± 1.0
人工机械瓣膜							
ATS Medical（所有尺寸 –1mm）	1.1 ± 0.3	1.6 ± 0.4	1.8 ± 0.5	1.9 ± 0.3	2.0 ± 0.8	—
CarboMedics	1.0 ± 0.4	1.5 ± 0.3	1.7 ± 0.3	2.0 ± 0.4	1.5 ± 0.4	2.6 ± 0.4
CryoLife On-X	1.5 ± 0.2	1.7 ± 0.4	2.0 ± 0.6	2.4 ± 0.8	3.2 ± 0.6	3.2 ± 0.6
Medtronic Hall	1.2 ± 0.2	1.3 ± 0.2	—	—	—	—
SJM Regent	1.6 ± 0.4	2.0 ± 0.7	2.2 ± 0.9	2.5 ± 0.9	3.6 ± 1.3	4.4 ± 0.6
SJM Standard	1.0 ± 0.2	1.4 ± 0.2	1.5 ± 0.5	2.1 ± 0.4	2.7 ± 0.6	3.2 ± 0.3

表4-11　人工二尖瓣有效瓣口面积的正常参考值

人工瓣尺寸（mm）	25	27	29	31	33
带支架的人工生物瓣膜						
Carpentier-Edwards Perimount	1.6 ± 0.4	1.8 ± 0.4	2.1 ± 0.5	—	—
Medtronic Hancock Ⅱ	1.5 ± 0.4	1.8 ± 0.5	1.9 ± 0.5	2.6 ± 0.5	2.6 ± 0.7

(续表)

人工瓣尺寸（mm）	25	27	29	31	33
Medtronic Mosaic	1.5 ± 0.4	1.7 ± 0.5	1.9 ± 0.5	1.9 ± 0.5	—
人工机械瓣膜					
CryoLife On-X	2.2 ± 0.9（所有尺寸）				
SJM Standard	1.5 ± 0.3	1.7 ± 0.4	1.8 ± 0.4	2.0 ± 0.5	2.0 ± 0.5

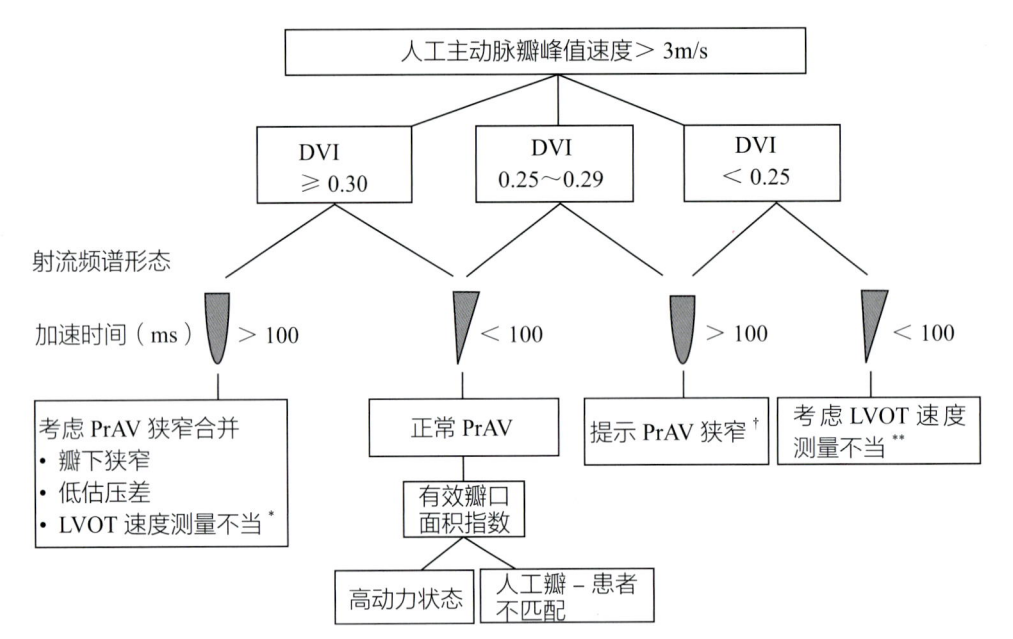

▲ 图 4-48 结合多普勒血流速度指数、射流频谱形态、加速时间综合评估人工主动脉瓣峰值流速升高原因的流程图

（译者注）*. PW 测量 LVOT 流速时取样容积太靠近人工主动脉瓣，进入血流加速混叠区，尤其是 CW 测得跨瓣流速≥ 4m/s 时；**. PW 测量 LVOT 流速时取样容积离人工主动脉瓣太远（更靠近心尖），尤其是跨瓣流速 3～3.9m/s 时；†. 若已知人工瓣类型和尺寸，可将估测的 EOA 与参考值比较，可以进一步确认是否为人工主动脉瓣狭窄。X 线透视或 TOE 有助于进一步评估，尤其是双叶机械瓣

2. 瓣口面积——人工 AV

采用和天然瓣相同的技术（CW、PW 和 LVOT 内径）。报告瓣口面积避免心排血量变化带来的问题。对于 AV 位的 St.Jude 双叶瓣，多普勒速度指数是有效的：$VTI_{LVOT}/VTI_{AV} < 0.23$ 提示严重狭窄。

3. 瓣口面积——人工 MV

采用和天然瓣相同的技术。PHT 可以用，但会低估 EOA。前向血流宽度是一个替代方法，需在两个正交的平面测量。

> **对于人工瓣什么是异常？**
>
> 正常的机械瓣和带支架的人工生物瓣的压差相当于（天然瓣）轻度或中度的狭窄。不同厂商和瓣膜之间，正常值的范围是不同的，因此需参照发布的信息给出临床建议（表 4-10 和表 4-11）。压差还会随血流动力学状态而变化，如心排血量，因此需考虑到患者间的差异。术后 3 个月内的超声提供了基线数据，可以作为瓣膜的"正常值"，以后所有的评估都必须与基线数值进行比较。

关于什么情况可能需要进一步检查，普遍的原则主要是基于计算所得到的瓣口面积。
- 对于人工 AV，如果瓣口面积＜1cm²，或与最后一次随访相比变化＞30%，可能存在狭窄。
- 对于人工 MV，如果 PHT＞200ms，同时舒张期峰值速度＞2.5m/s（仅有轻度反流），可能存在狭窄。
- 对于人工三尖瓣，如果舒张期峰值速度＞2.5m/s（仅有轻度反流），可能存在狭窄。

人工瓣 - 患者不匹配（表 4-12）

人工瓣 – 患者不匹配（prosthesis – patient mismatch，PPM）是指人工瓣有效瓣口面积相对于患者体型太小。结果导致跨瓣压差升高，而人工瓣功能正常。这些患者可能需要再次置换，取决于他们的临床状况。
- 为了将 PPM 分类，采用 EOA 指数（EOAi），即用人工瓣的 EOA 除以患者的 BSA。
- 人工 AV 的 PPM 导致左心室肥大消退减少，伴有更多的心脏事件，包括充血性心力衰竭。
- 人工 AV 的 PPM 定义为 EOAi ≤ 0.85cm²/m²。
- 人工 MV 的 PPM 常伴有持续的肺高压。
- 人工 MV 的 PPM 定义为 EOAi ≤ 1.20cm²/m²。

表 4-12 人工瓣 – 患者不匹配

参 数	轻 度	中 度	重 度
人工主动脉瓣			
EOAi（BMI＜30）	＞0.85	0.66～0.85	≤0.65
EOAi（BMI≥30）	0.70	0.56～0.70	≤0.55
人工二尖瓣			
EOAi（BMI＜30）	＞1.20	0.91～1.20	≤0.90
EOAi（BMI≥30）	＞1.00	0.76～1.00	≤0.75

二十三、人工瓣反流（图 4-49）

- 经瓣膜反流：指反流位于缝合环内。可以由瓣膜脱垂（生物瓣），因血凝块或纤维增生导致碟瓣闭合不完全（机械瓣）或结构损毁（限制系统破裂，碟瓣脱位）所致。
- 瓣周反流：起源于缝合环外。可在术后立即发生（通常为轻微，给予鱼精蛋白后消失，或在术后头几周内充分内皮化后消失），或者因缝合环开裂，以及继发于感染性心内膜炎所导致。

（一）评估

反流描述为经瓣膜或瓣周的。当反流束易于显示时，常常是瓣周的，而生理性或经瓣膜的反流常常被瓣膜声影遮挡。采用多切面及彩色血流成像来探查反流束的位置（采用类似检测 MV 脱垂分区的

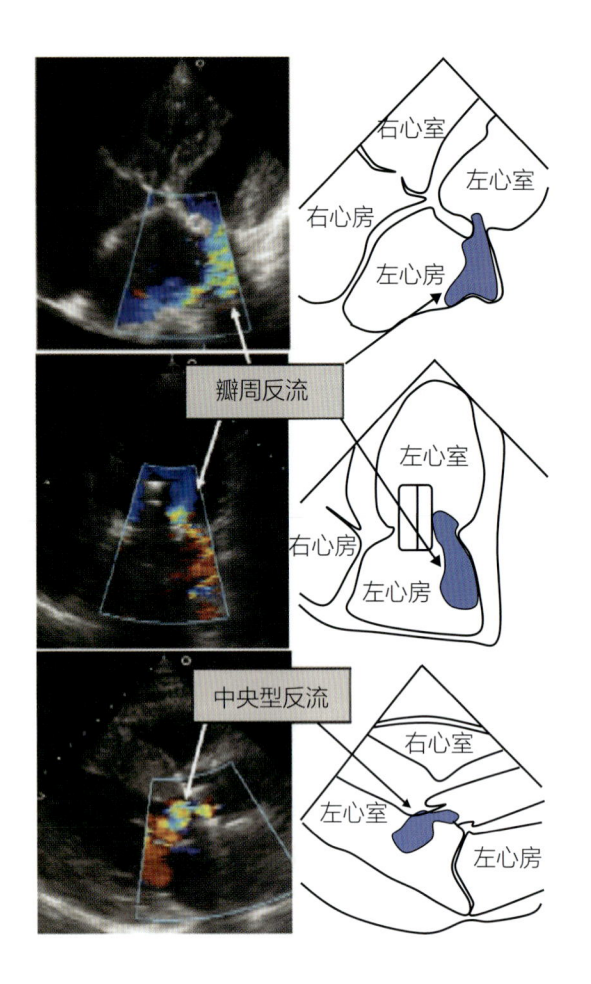

▲ 图 4-49 瓣周反流和经瓣口反流的示例

方法系统全面扫查）。瓣环水平的短轴切面对定位反流非常有用。3DE 可以提供进一步的信息。假如是瓣周反流，报告其范围和定位，采用图片或在 PSAX 切面按照时钟位进行描述。TOE 可以详尽地评估反流的严重程度和病因，当 TTE 提示存在具有临床意义的反流时，必须进一步行 TOE 检查。

（二）严重程度分级

病理性反流束通常是偏心的，常为多束。缝合环、支架和盘片的声影限制了观察的视野，因此，彩色血流面积、PISA 及 VC 均不可靠。评估严重程度常常是定性的，这种情况下，间接的支持性的指标也要提供，需要进行 TOE。

1. 支持指标
- 腔室内径较既往检查增大。
- 在没有狭窄时，前向血流速度增加（由于容量过负荷）。对于人工 MV，当峰值速度> 1.9m/s，平均压差> 5mmHg 时，提示中到重度反流；如果（AV）没有狭窄且仅有轻度反流，人工 MV 的 VTI 和 AV 的 VTI 的比值> 2.5 也提示（人工 MV）中到重度反流。
- 肺静脉血流提示 MR（收缩期逆流）。假如左心室功能受损，二尖瓣置换术后肺静脉血流平坦是"正常的"。
- 主动脉血流可出现 AR 的特征（舒张期逆流）。

2. 其他技术

对于瓣周反流（不论 MV 还是 AV），有个方法是在短轴切面上测量反流束占缝合环的比例：< 10%

为轻度，10%~25% 为中度，> 25% 为重度。

二十四、心内膜炎（图 4-50 和图 4-51）

诊断感染性心内膜炎是基于临床因素（血培养致病菌阳性、易患因素、新发的瓣膜功能异常、外周皮疹），以及心脏超声上支持的异常表现（Duke 诊断标准被广泛使用）。超声心动图正常并不能除外感染性心内膜炎，假如临床高度怀疑，需要进行 TOE；如果正常，可以重复心脏超声以监测病变进展。

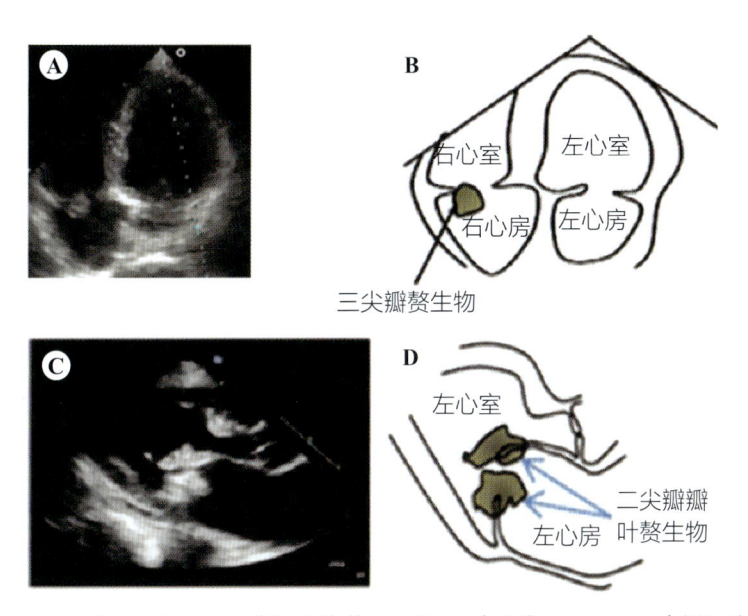

▲ 图 4-50　A 和 B. 心尖四腔心切面显示三尖瓣赘生物；C 和 D. 胸骨旁切面显示二尖瓣赘生物。注意其不规则的外形，附着在瓣叶上

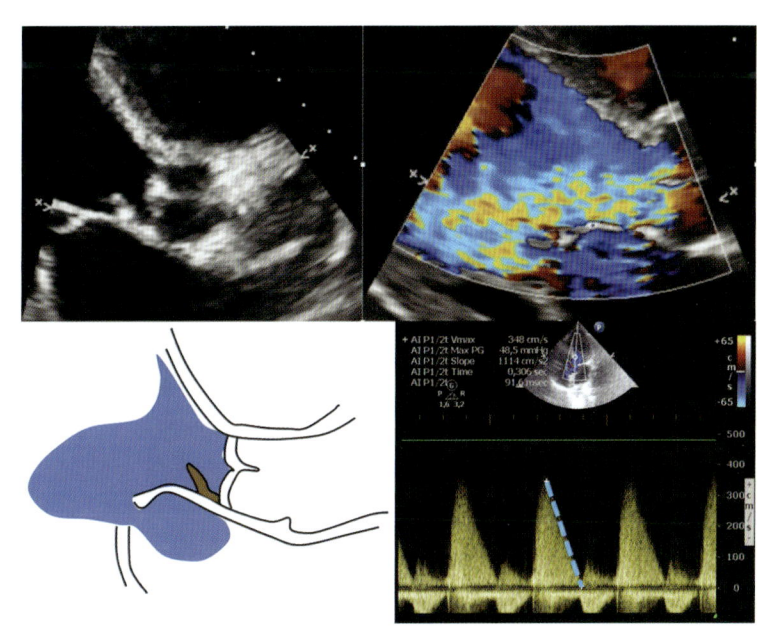

▲ 图 4-51　放大的胸骨旁长轴切面显示主动脉瓣赘生物，并导致瓣叶破坏及大量反流，压力减半时间缩短为 **92ms**

评估
进行系统全面的检查，重点关注瓣膜。牢记临床情况。
- 存在静脉内感染（毒品，静脉通路）时，注意右侧瓣膜。
- 已知存在异常的瓣膜（人工瓣或退行性变的瓣膜）。
- 先天性缺损（房间隔缺损、室间隔缺损、二叶式 AV、手术修复）。
- 既往感染性心内膜炎（陈旧的赘生物）。

所有检查均需报告赘生物（位置、数量、大小）、脓肿（瓣周的）、瘘管（如主动脉到右心）、瓣膜功能异常（程度、瓣环开裂、瓣膜破裂）及心包积液。对于随访监测，需进行全面检查，关注既往发现的任何改变。

1. 赘生物
赘生物通常附着于瓣膜的上游侧，形态不规则，与瓣膜活动不同步的震荡运动，与瓣膜功能不全相关（通常为反流）。评估赘生物的数量、附着部位和大小（至少测量两个方向）。

2. 脓肿
脓肿可以是瓣周或瓣膜。最初表现通常是瓣环（尤其是主动脉根部）或瓣叶的增厚和"海绵状"外观。中央可出现无回声的液性暗区。脓肿可以形成瘘管，破溃到相邻的心腔。

评估其部位，相对于瓣膜的位置（如瓣环、右冠瓣）。在不同的平面测量大小，分为小、中等、大。评估脓肿对功能的影响（如流出道或瓣膜扭曲）。

3. 瘘管
瘘管是两个心腔之间的异常沟通。采用彩色血流成像可以追踪瘘管，识别进入心腔的血流，如果与声束平行，多普勒可以定量血流的方向和大小。

评估其物理大小（长度和宽度），以及所连通的腔室。同时评估分流的大小和方向、接收的腔室大小和功能的变化。关于瓣膜病变的程度，参见本章节有关各个瓣膜的章节。

第 5 章 急危重症超声心动图
Acute and critical care echocardiography

周 青 译
颜 平 校

一、"前哨"超声心动图

实践发展

近十年来，便携式超声技术得到了迅速的发展和完善。同时，对非侵入性诊断工具兴趣的增长推动了经胸超声心动图的全球发展。因此，这已成为参与急性患者诊疗的重要技能。

- "急诊超声心动图"是指在床边使用超声心动图对在病房的、高度依赖生命支持和重症监护情况中接受紧急诊治的患者进行急性管理。
- 该患者人群中，尤其是当他们出现急性不适时，大多数没有有创的气道支持或可能已经建立了有限的有创监测。因此，经胸超声检查成为快速、非侵入性血流动力学评估的一种非常有价值和强大的工具。
- 本章重点介绍经胸超声心动图在急诊环境中的应用。这种"前哨"超声心动图通常在时间危急的情况下使用，相比于全面的超声心动图检查，这个可以使用更简单的设备，只需采集目标数据。不同地区操作方式和可获得性不同，所以应该制订适合当地的超声心动图质控指南。例如，作为重症监护的超声心动图检查的一部分，在有专家的帮助时，在时间和临床状态允许的情况下应采集完整数据集。

超声心动图的独特作用

- 该技术的独特价值来自于它对心脏功能和血流动力学评估是实时的和直接的，同时结合心脏结构方面的信息。在紧急情况下，其他的血流动力学监测主要依赖于数据推断，不考虑心脏的基本结构或功能。
- 急诊超声心动图检查是非常有用的，结合完整的临床信息和超声检查结果，可得出患者评估的部分结果。
- 急诊超声心动图适用于以下情况。
  - 围心脏骤停和复苏期诊治。
  - 急诊医学和创伤诊断。
  - 重症患者的稳定和管理。

二、患者诊治的保障措施

（一）操作安全要求

- 如果需要进行新的急诊超声心动图检查，必须由具有一定水平的超声心动图专业知识的执业医师进行操作，允许他们根据图像做出独立和正确的临床决策。
- 因此，每位操作者都需要进行适当的操作培训和认证。
- 不同机构的急诊超声心动图检查的培训和分级是不同的。大部分情况，最好是由超声心动图室直属下的机构进行，而且，这些机构与上级超声心动图室之间保持密切联系至关重要。

（二）管理途径

- 与部门内任何常规检查一样，必须建立有效的临床管理途径。
- 对于急诊超声心动图检查，应包括以下内容。
    - 在保护患者隐私的同时进行患者报告和图像存储系统。
    - 确定这项检查有助于协助临床管理。
    - 检查者与上级心脏科室一起查阅图像并讨论。
    - 建立获得急诊专家帮助的途径。

（三）技术

- 建立急诊超声心动图检查的基本要求是一台先进的可移动的超声心动图设备。
- 值得注意的是，这个设备最好与上级心脏科的设备保持一致，这可以减少操作者误差并提高技术兼容性，例如在共享图像存储系统时。

超声心动图培训对重症监护超声心动图医师的重要性
复苏超声心动图

　　大多数国家都有一些床旁目标导向的超声心动图课程或流程，并有认证机构证明这些流程的可行性。英国的具体示例包括以下内容。
- 心肺复苏时的目标导向超声生命支持评估（focused echocardiographic evaluation in life support, FEEL）。
- 目标导向经胸超声心动图评估（focus assessed transthoracic echo, FATE）。
- 重症监护目标超声心动图（focused intensive care echocardiography, FICE）。

　　FICE 认证现在是由英国重症监护协会官方认可和管理的，在重症监护的高级学员和顾问中广泛采用。FICE 检查流程主要针对的可逆性血流动力学异常（如低血容量和左心室收缩功能衰竭），现在通常被认为是血流动力学不稳定患者临床评估后的下一个适当评估步骤。FEEL 和 FATE 研究旨在围心脏骤停期使用，操作必须仍旧按照要求进行。

对于所有目标超声心动图认证，建议如下。
- 尽早确定合适的导师。
- 常规切面检查培训，以确保操作稳定。
- 参加适当课程。
- 在参加课程后 1 年内完成培训日志。
- 在 6~9 个月内获得技能，有时间可以进行更深入的学习。
- 前 10~20 次操作应在导师在场的情况下进行。
- 此后的操作可进行审查，例如一次审查 5 次操作。

　　每位受训者应该在 1~2h 内完成 10 例检查，并由导师进行认证。在进行认证时，需要考虑重新认证过程的时间。目前认为重症监护医学课程中必须强制完成 FICE 认证。

三、心肺复苏

（一）概述

有许多关于围复苏期超声心动图培训的课程，FEEL 课程是英国的专家共识流程（已获得英国超声心动图学会和复苏委员会的认可）。

- FEEL 流程指导操作者使用流程化方案，用快速超声进行复苏间期的评估。这个方案旨在快速确定心脏骤停的可逆性原因。
  - 心脏压塞。
  - 严重左心衰竭。
  - 严重低血容量症。
  - 大面积肺栓塞。
- 不测量；没有彩色多普勒成像；诊断仅依赖于操作者观察病变的能力。
- 根据团队负责人的指示，必须在计划的 10s 脉搏检查期间进行评估，不应延迟胸外按压的恢复。

（二）FEEL 方案

- FEEL 方案基于 4 个超声心动图切面的采集。
  - 胸骨旁长轴切面。
  - 胸骨旁短轴切面。
  - 心尖四腔心切面。
  - 剑突下切面。
- 图 5-1 中的流程图可作为指导。
  - 按逻辑顺序提出相关临床问题。

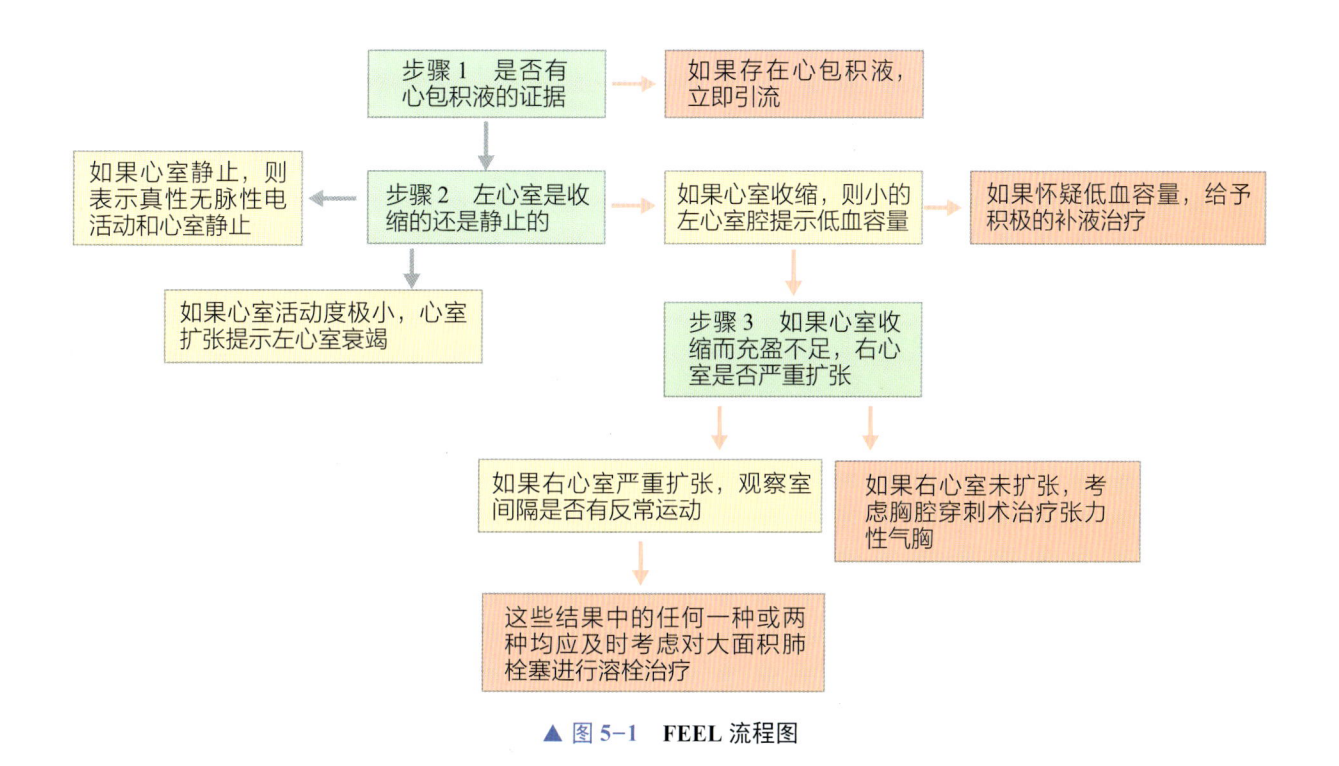

▲ 图 5-1　FEEL 流程图

- 发现关键的因素。
- 紧急处理。

但是，没有必要获得所有超声心动图切面，如果用于诊断，一个切面可能就足够了。

> **成功要点**
> - 清晰的病史是获得有用的超声图像的关键。
> - 在检查患者之前，确保机器已设置并准备好运行。
> - 与团队负责人协商正确的时间进行超声检查。
> - 当进行检查时，要求计时器大声计数 10s。
> - 小心：严重充盈不足的心室可能看起来像一个极度非标准的切面，切面中有主动脉瓣三个瓣膜，顶部有一球状的左心室心肌。
> - 在这种情况下，剑突下切面通常是最全面和最有用的切面：可在计划的脉搏检查之前将探头放置在适当位置。
> - 向团队大声传达您的发现。
> - 不能影响患者治疗：如果无法找到适当的图像，请寻求上级医师的帮助。

四、急性诊断

出现以下急性和重症表现时，经胸超声心动图在患者的诊断和治疗中起着特殊的作用。
- 急性呼吸急促。
- 疑似心脏压塞。
- 疑似次大面积肺栓塞。
- 低心排血量状态。
- 临床急性冠状动脉综合征。
- 钝性和穿透性胸部创伤。

紧急需要超声检查以帮助做出与以下方面相关的治疗决策。
- 次大面积肺栓塞进行溶栓治疗。
- 急性冠状动脉综合征进行紧急 PCI。
- 心脏压塞进行心包积液穿刺引流。
- 急性心力衰竭的治疗。
- 转移到心胸外科进行机械并发症的手术治疗。

在这种情况下所有的经胸超声检查应采集完整数据，但是，考虑到部分发现就可以达到急诊治疗的需求，完成完整的检查不能延迟患者的治疗。图 5-2 概述了急性不适患者超声心动图的实用指南。

等患者病情稳定后应重复超声心动图检查以获得完整的数据，并记录与超声心动图相关的临床症状的改善。

> **成功要点**
> - 准备检查之前确保患者舒适和安全。例如，确保他们有充足的氧气来维持血氧饱和度，并且不处于疼痛状态。
> - 检查之前调整患者的体位将有助于将非诊断性检查转换为诊断性检查。

（续框）

- 可用枕头保持左侧卧位。
- 将患者转到合适的位置，以优化图像。
- 将左臂保持在适当位置
- 花 2~3min 调整患者就会得到最佳的图像质量。
- 做好准备：检查的可用时间可能有限。使用图 5-2 中给出的方案，系统地考虑需要寻找和排除的病理。
- 尽量减少时间浪费：在优化患者位置之前准备机器。
- 利用所有可用的切面回答临床问题：90%~95% 的急性病例是可以获得诊断性切面的。改良的剑突下切面可以从单个切面看到心脏的所有部分。

（一）脓毒症性心肌病

脓毒症是心室评估的特殊状态。脓毒症时释放的细胞因子和其他化学物质改变了心室的代谢，影响其收缩和舒张能力。以下临床表现可以完全由败血症引起，这时应谨慎进行鉴别诊断。最终，结合临床数据和动态观察评估各种临床因素对超声心动图变化的影响。

- 左心室整体收缩功能不全：可能为重度。
- 局部室壁运动异常。

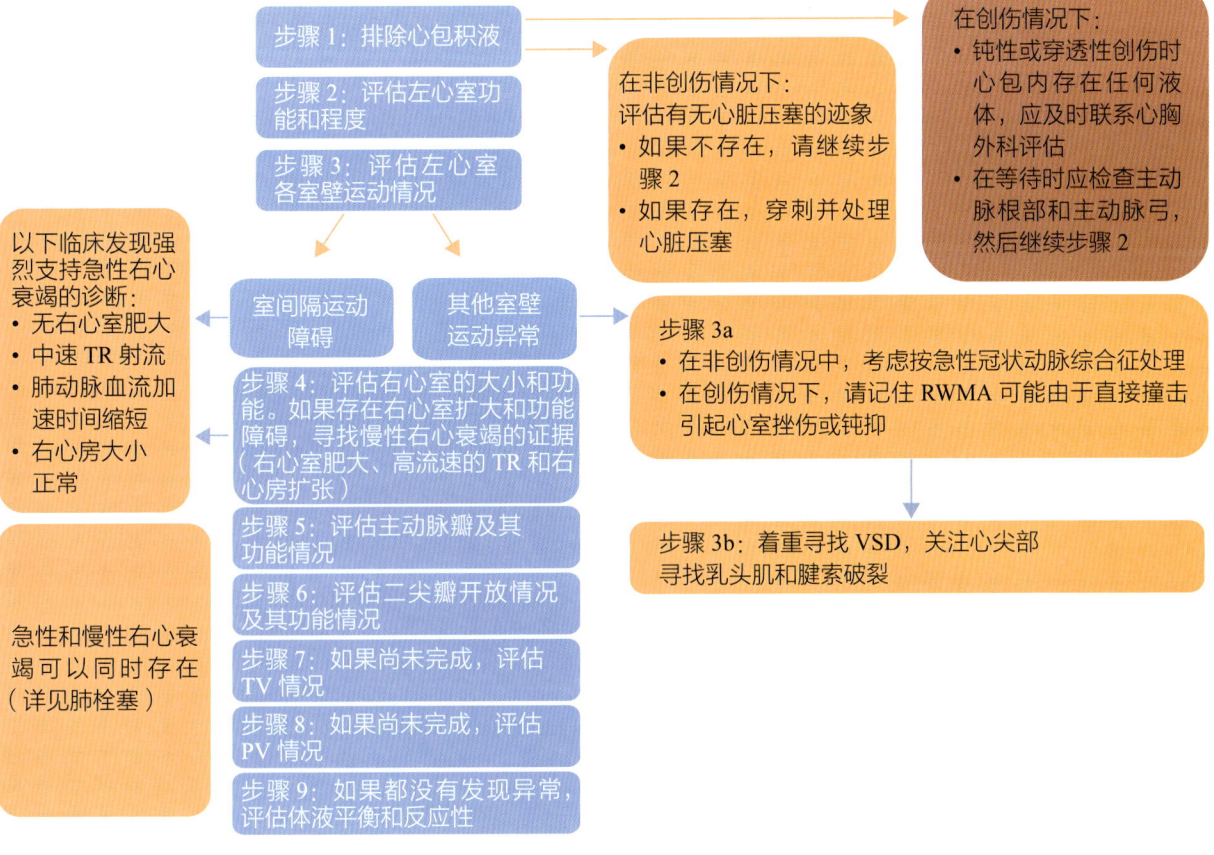

▲ 图 5-2 经胸超声心动图在急诊不适患者中的检查思路

- 左心室舒张功能障碍。
- Takotsubo 外观。

当败血症症状好转，这些变化也随之消退。控制感染源和适当的抗生素治疗仍然是最重要的。

应通过补充电解质、维生素和营养代谢支持来改善心功能。心排血量应以血压为目标，应谨慎使用血管加压药。

在过量使用 β 受体拮抗药、钙离子通道阻滞药，或当使用丙泊酚输注剂量 > 4mg/(kg·h) 时，也可观察到左心室代谢功能障碍。在这些情况应针对病因治疗，对于所有患者，主要考虑的是左心室心肌的代谢需求。

（二）解读危重患者的舒张功能参数

当我们在门诊评估舒张功能时，获得的参数反映了稳定患者负荷状态和后负荷的体液平衡状态，随着舒张功能的恶化，可预测到左心室充盈压会升高。相比之下，危重病时并不是一个稳定的生理状态，舒张功能的评估是当前负荷和后负荷的情况，受基础疾病的病理变化、体液平衡、各脏器状况和药物治疗影响。

在稳定的生理状态下，我们提出了评估舒张功能数据的一个总问题：如何将舒张功能描述为一个整体参数？相反，在危重疾病中，舒张功能评估应分别回答两个独立的生理问题。

- 心肌舒张的程度如何？这是衡量心室舒张能力的指标。
- 评估时左心室充盈压是什么？这是实时左心室舒张末压（end-diastolic left ventriculus pressure，LVEDP）的测量值（参见下文估测 LVEDP）。

> **左心室舒张**
> 组织多普勒已被认为是反映左心室舒张时不受前负荷和后负荷的一个独立指标，尤其是在二尖瓣环侧壁处测量时。e' 的正常最小值在二尖瓣环室间隔侧为 8cm/s，在二尖瓣环侧壁侧为 10cm/s，或平均值为 9cm/s，低于该值代表心室舒张受损状态。
>
> **左心室充盈压**
> 右心导管患者的多普勒研究显示，超声心动图可根据 E/e' 来估计严重患者的充盈压，E 波表示经二尖瓣左心室被动充盈，e' 表示非负荷依赖的左心室舒张。平均 E/e' < 8 为正常，而平均 E/e' > 13 表示 LVEDP 升高。当患者位于两者之间的灰色区域时，可以使用其他辅助测量，如图 5-3 中的算法所示。

五、重症：循环量

超声心动图可评估循环容量的几个方面。重要的是，其价值和准确性取决于预先所提出的问题，即是否存在以下问题。

- 低血容量症：循环血容量低。
- 液体耐受性：输注大剂量液体（通常 15min 内输注 500ml）不会立刻出现不良反应的状态。
- 液体反应性：推注液体后心排血量的改善。

在回答这些问题时，操作者必须意识到没有单一参数具有诊断性，既往存在的心脏结构变化可能影响这些情况。

（一）低血容量和液体耐受

低血容量越严重，超声心动图越容易显示。在大多数情况下，综合多个观察结果很可能得到最准确的解释。

- 图 5-3 提供了详细的关键参数和图像采集过程，可帮助区分低血容量和正常血容量状态。

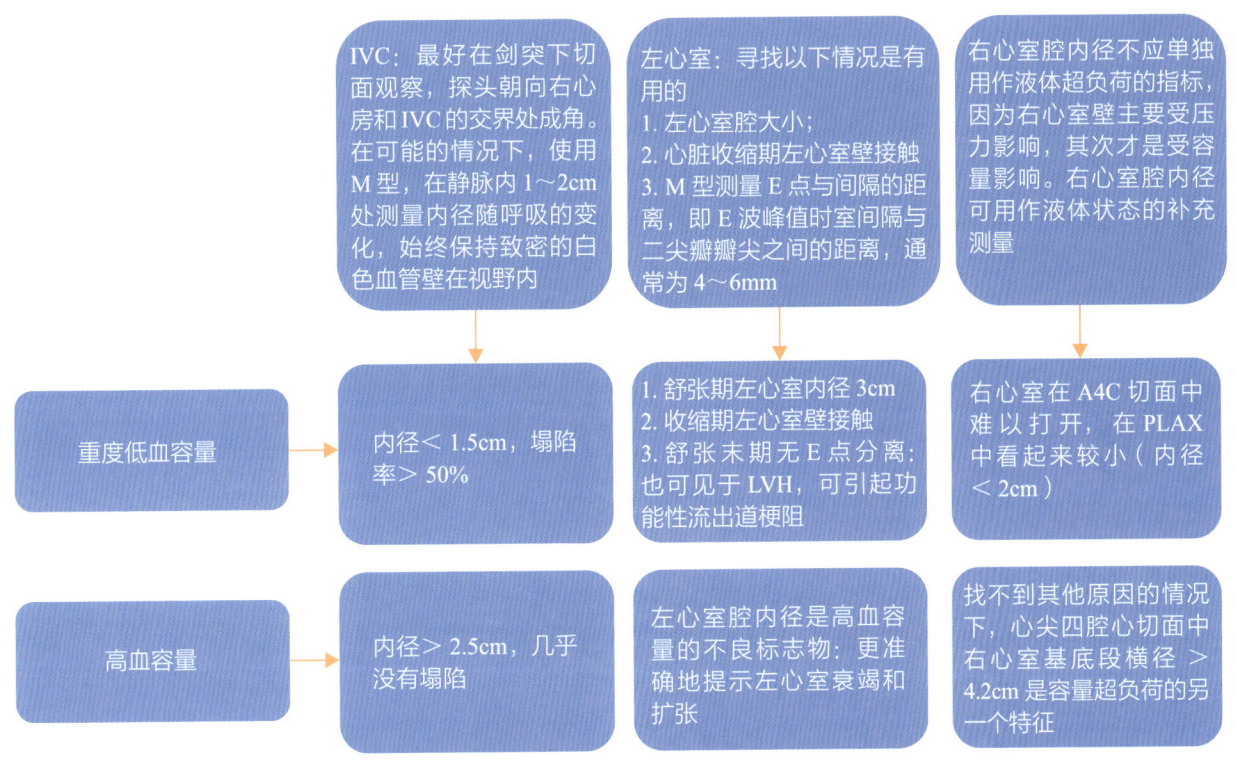

	IVC：最好在剑突下切面观察，探头朝向右心房和 IVC 的交界处成角。在可能的情况下，使用 M 型，在静脉内 1～2cm 处测量内径随呼吸的变化，始终保持致密的白色血管壁在视野内	左心室：寻找以下情况是有用的 1. 左心室腔大小； 2. 心脏收缩期左心室壁接触 3. M 型测量 E 点与间隔的距离，即 E 波峰值时室间隔与二尖瓣瓣尖之间的距离，通常为 4～6mm	右心室腔内径不应单独用作液体超负荷的指标，因为右心室壁主要受压力影响，其次才是受容量影响。右心室腔内径可用作液体状态的补充测量
重度低血容量	内径＜1.5cm，塌陷率＞50%	1. 舒张期左心室内径 3cm 2. 收缩期左心室壁接触 3. 舒张末期无 E 点分离；也可见于 LVH，可引起功能性流出道梗阻	右心室在 A4C 切面中难以打开，在 PLAX 中看起来较小（内径＜2cm）
高血容量	内径＞2.5cm，几乎没有塌陷	左心室腔内径是高血容量的不良标志物：更准确地提示左心室衰竭和扩张	找不到其他原因的情况下，心尖四腔心切面中右心室基底段横径＞4.2cm 是容量超负荷的另一个特征

▲ 图 5-3 评估容量负荷

- 关键参数如下。
  - 下腔静脉（IVC）内径和随呼吸变化率。
  - 左心室内径。
- 通过干预治疗后测量值的变化提高准确性。治疗后（利尿或输液）重复测量并比较，以确定血管内液体状态是否以预期的方式变化。
- 注意以下事项。
  - 既往局部室壁运动异常、慢性心腔扩张或显著肥大，将改变测量值并降低其对容积状态评估的价值。
  - 体型：应尽可能根据体表面积（body surface area，BSA）调整尺寸，其中 BSA 由 Mosteller 公式得出。

$$BSA\ (m^2) = \sqrt{\frac{身高\ (cm) \times 体重\ (kg)}{3600}}$$

（二）下腔静脉评估

在自主呼吸患者中，吸气时 IVC 塌陷的程度与右心房压力相关性良好。然而，右心房压力本身往往不能反映循环容量。循环血量低的患者可能有 IVC 内径小（＜1.5cm）并随呼吸周期内塌陷。如果他们是机械通气，那么相同的发现可能提示严重低血容量。

然而，呼吸变化对其内径改变有影响，高腹内压会导致较窄的IVC（通常为椭圆形）。右心压力或容量超负荷也会导致IVC评估不准确。将不扩张（＜2.5cm）和随呼吸变化（＞50%）的IVC视为预测液体耐受性的体征可能更安全。

测量IVC

- 使用剑突下切面且血管长轴测量（尽管可以使用横截面）。
- 如果可能，应在右心房入口处下方1～2cm、肝静脉汇合处正上方或下方测量IVC内径和随呼吸变化。
- 为了二维上准确测量，要求在整个呼吸周期中跟踪血管，保持IVC和肝静脉交界处的视野。如果使用二维成像，根据呼吸频率，可能需要采集5次或更多次心动周期。在评估呼吸变化时，确保能充分观察两个明亮的血管壁。
- M型超声提供了更好的分辨率，观察几个心动周期更为简便，但保持血管在切面中可能更困难些，而且需要通过取样线垂直于血管以获得图像。

（三）左心室评估（见第3章）

左心室显著充盈不足（小的腔室在收缩期会出现闭塞）很容易发现，但对于较小的变化，应测量内径并结合其他结果。

左心室内径的测量可获得大量信息。以下是反映腔室大小的关键。

- 左心室舒张末期内径。
- 左心室舒张末期面积指数，即BSA标准化短轴左心室面积。
- 左心室收缩末期内径。

在解释左心室内径时应谨慎

- 低舒张末期容积也见于高动力状态（或外源性正性肌力药物）、显著血管舒张状态和左心室肥大。
- 可能不知道这个患者健康时的正常舒张末期尺寸，因此很难从低于正常值推断疾病期间的情况。

由于收缩末期左心室腔的内径减小，低血容量可将较小程度的左心室肥大（无论是向心性还是仅心尖部）转化为有症状的流出道梗阻。

六、重症：液体反应性

任何测量每搏输出量或心排血量变化的方法均可用于评估患者是否对输入液体有反应，能够预测患者是否可能对该液体产生反应（"液体反应性"）非常有用，因为它可以避免给予过量液体出现潜在的危害。

- 术语"液体反应性"意味着当输入液体后（通常快速给予500ml），SV将增加10%～15%。
- 液体反应性的动态指标（如随呼吸或患者体位变化的参数）比静态前负荷指标（如舒张末期容积或压力）更准确。
- 机械通气需进行更可靠的评估。

- 在没有更多常规检查提示液体反应性时，高左心房压（如限制性左心室充盈模式或组织速度模式）表明输液可能有害，但在危重疾病中通常难以解释。

（一）下腔静脉（图 5-4）

在完全机械通气、无自主呼吸的患者，使用 IVC 评估液体反应性更可靠。

- 根据 IVC 内径（IVC diameter，IVCd）使用公式（$IVCd_{max}-IVCd_{min}$）/$IVCd_{min}$ 计算扩张性指数。值高于 20% 提示液体反应性，低于 15% 提示无反应性，15%～20% 被视为灰色区域，应进一步寻找支持的证据（图 5-4）。
- 在自主通气中，IVCd 吸气时降低 > 30% 可预测液体反应性，但在呼吸频率过快或高腹内压的情况下，其特异性会降低。
- 将 IVCd 变化 > 30% 解释为"液体耐受性"的标志可能更安全，这提示液体推注不太可能造成危害（肺静脉压力升高）。

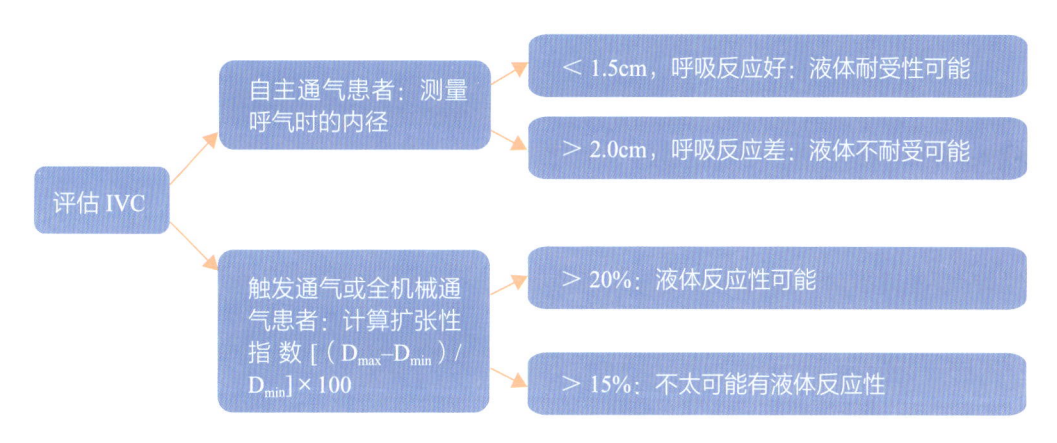

▲ 图 5-4 液体反应性评估（1）

（二）左心室流出道（图 5-5）

评估液体反应性的简单方法是评估不同操作下跨主动脉瓣或左心室流出道的流量变化。

- 完全自主通气患者的呼吸变化：可以使用任何瓣膜或流出道的速度时间积分测量呼吸变化。然

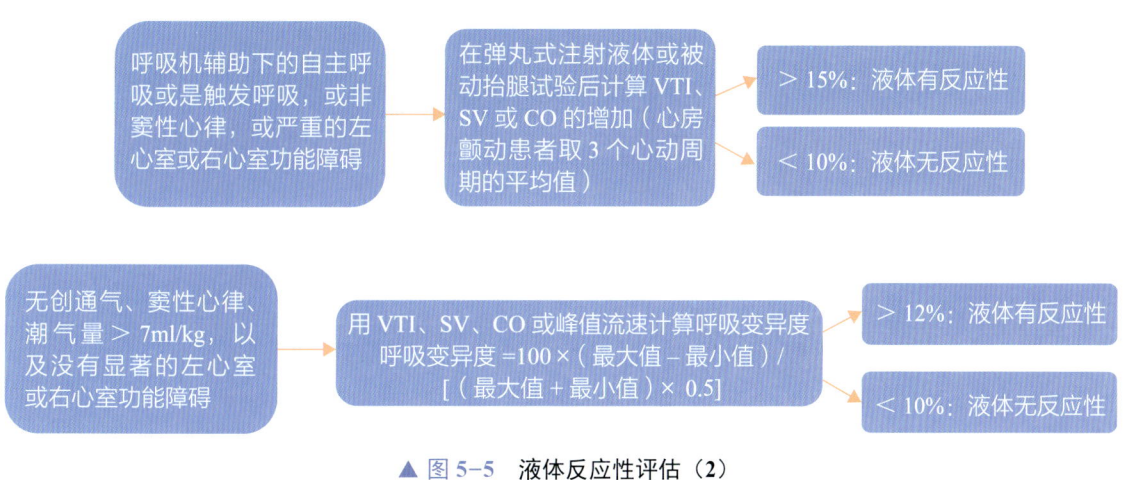

▲ 图 5-5 液体反应性评估（2）

SV. 每搏输出量；CO. 心排血量；VTI. 速度 – 时间积分

而，目前认为最佳的方法是跨主动脉瓣或 LVOT 的流量变化。左心流量变化 > 15% 提示患者可能存在"液体反应性"，< 10% 提示不会，10%～15% 需要进一步支持结果。可以使用简单的速度变化，但不太准确。心律失常、高呼吸频率和潮气量 < 8ml/kg 显著降低了这些测量的准确性。
- 被动抬腿：被动抬腿后 VTI（因此是每搏输出量）的变化是评估液体反应性的另一种方法。这是因为抬腿会短暂地将血液从腿部重新分布到胸部，模拟增加体液状态。进行"被动抬腿"，抬起患者双腿至 45°，或倾斜半卧位患者，使其双腿抬高，持续 2min。2min 时测量的每搏输出量变化 > 20% 表明存在液体反应性。

七、重症：高级血流动力学

许多测量可用于危重患者的诊断和指导液体、正性肌力药或血管加压药治疗。在某些情况下，连续目标超声检查评估可以避免有创性监测。

（一）每搏输出量和心排血量（图 5-6）

SV 可使用脉冲多普勒测量 LVOT 流速（或右心室流出道）及流出道内径，或者可以通过测量静脉面积的变化来确定。然后将 SV 乘心率得到 CO。使用超声心动图评估这些参数时，请注意以下事项。
- 需要准确测量流出道内径，因为在计算 CO 期间将对任何误差进行平方处理。
- 需要清晰的多普勒波形外缘描记，通过主动脉瓣和 LVOT 正确对准。欠清晰的波形可能低估了真实速度。
- 明显的二尖瓣反流或三尖瓣反流将影响流出道脉冲多普勒的测量，从而引起 SV 测量不准确，因为它不会考虑反流入心房的血量。

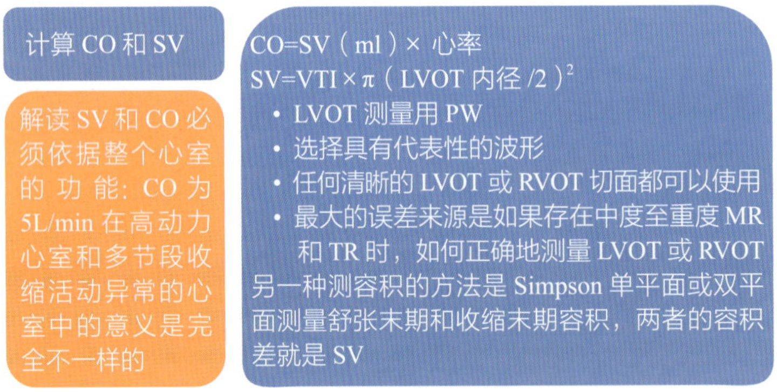

计算 CO 和 SV

解读 SV 和 CO 必须依据整个心室的功能：CO 为 5L/min 在高动力心室和多节段收缩活动异常的心室中的意义是完全不一样的

CO = SV（ml）× 心率
SV = VTI × π（LVOT 内径 /2）^{2}
- LVOT 测量用 PW
- 选择具有代表性的波形
- 任何清晰的 LVOT 或 RVOT 切面都可以使用
- 最大的误差来源是如果存在中度至重度 MR 和 TR 时，如何正确地测量 LVOT 或 RVOT
另一种测容积的方法是 Simpson 单平面或双平面测量舒张末期和收缩末期容积，两者的容积差就是 SV

▲ 图 5-6 高级血流动力学评估（1）

（二）体循环血管阻力（图 5-7）

SVR 测量可用于以下诊断血流动力学不稳定的潜在原因；例如，多种败血症可引起血管舒张，从而降低 SVR。SVR 的变化可作为血管加压药治疗有效性或临床状态变化的指导。
- 计算 SVR，测量 CO、平均动脉压（mean arterial pressure，MAP）和右心房压（right atrial pressure，RAP）。然后使用以下公式。

$$SVR = 80（MAP - RAP）/CO$$

正常范围为 770～1500(dyn·s)/cm^5。

第5章 急危重症超声心动图
Acute and critical care echocardiography

计算体循环血管阻力	SVR=80×（MAP-RAP）/CO 正常范围=800~1200(dyn·s)/cm⁵ • 测量动脉血压计算MAP • 计算上述的CO • 从IVC的形态评估RAP • 当存在MR时可用以下阈值：MR V_{max}/VTI ＞ 0.27 提示高血管阻力，比值＜0.2表示正常。 这个方法为临床医师使用血管加压治疗的起始剂量及检验治疗后的反应提供了帮助
评估RAP： IVC＜2.1cm和＞50%塌陷，压力=5mmHg IVC＞2.1cm和＜50%塌陷，压力=15mmHg 这个方法只适用于非通气患者。在机械通气的患者中，常数10mmHg	

▲ 图 5-7　高级血流动力学评估（2）

左心房压力

通过多普勒评估二尖瓣流速和二尖瓣环组织运动速度或肺静脉血流模式是最准确的评估近似LAP，这些指标反映了LVEDP。

因此，LAP和LVEDP通常可以互换讨论，但在本章的两个标题下均有介绍。E/e′（室间隔）＞15提升左心房压显著升高，肺静脉血流图中d波占主导或增加也提示压力增加，d波占主导也可见于重度MR，尽管这是由于S波幅度的下降的原因。

（三）估测 LVEDP（图 5-8）

LVEDP可用于区分肺水肿和急性肺损伤，并估测前负荷。临床上，它相当于用肺动脉导管测量的肺动脉闭塞压（pulmonary artery occlusion pressure，PAOP）。在肺水肿患者中，LVEDP会升高；而在急性肺损伤患者中LVEDP降低或无变化。在估测前负荷时，LVEDP将随着前负荷的降低而降低。在急性状态中，主动脉反流或MR可用于评估LVEDP。在非急性和急性情况下，组织多普勒和肺静脉血

评估 LVEDP	1. 直接测量LVEDP，间接反映PAOP和LAP 2. LVEDP和PAOP最常用于鉴别危重患者的ACPO和ARDS 3. 它们也是一个有用的反映前负荷的独立指标 使用舒张期充盈和舒张参数测量LVEDP • 为了估测LVEDP，获得左心室侧壁或间隔基底壁的经二尖瓣多普勒轨迹和TDI轨迹 • 可从整个心动周期的房间隔运动情况和肺静脉多普勒描记获得更多信息		
当存在中度或重度MR时，LVEDP的评估不应依赖于肺静脉多普勒描记，因为MR还会导致S波最小化和D波最大化	E/E′ 比值	房间隔运动情况（Royse 间隔运动）	肺静脉血流图
	低 LVEDP（＜10mmHg）	间隔侧＜8	仅收缩中期向右心房部分弯曲	S波优势
	LVEDP 正常（12mmHg）	8＜间隔侧＜15	仅在收缩中期完全突向右心房	S波优势
	高 LVEDP（＞18mmHg）	间隔侧＞15 均值＞13	收缩期和舒张期均突向右心房	突出的D波

▲ 图 5-8　高级血流动力学（3）

233

流图已被广泛用于诊断舒张功能不全。
- 根据瓣膜反流测量 LVEDP，获得 AR 的多普勒波形，并测量末端速度，同时测量舒张压，然后使用以下公式。

LVEDP=DBP-（主动脉瓣反流压差）

- 如果患者没有 AR，但有一些 MR，则可以根据反流多普勒曲线的初始斜率估测 LVEDP。
- 使用组织多普勒测量 LVEDP，根据四腔心切面中二尖瓣环的运动获得组织多普勒轨迹，并获得二尖瓣血流图的多普勒频谱轨迹。E/E′（间隔）< 8 提示 LVEDP 正常，E/E′ > 15 提示 LVEDP 升高。也可以目测房间隔或多普勒超声心动图评估 LVEDP。
- 在任何适当的切面中：观察房间隔相对于右心房的运动。如果间隔持续凸向右心房弯曲，则肺动脉闭塞压（pulmonary artery occlusion pressure，PAOP）≈18mmHg。如果它只在收缩中期向右心房弯曲，但完全弯曲，则 PAOP≈13mmHg。如果它只在收缩中期向右心房弯曲，只有部分弯曲，那么 PAOP≈10mmHg。
- 提示 LVEDP < 18mmHg 的多普勒指数有：E/A < 1.4，E 减速时间 > 100ms，肺静脉 S/D > 0.65，肺静脉多普勒收缩分数 > 44%，E/E′（侧位）< 8。另外，E/Vp < 1.7（其中 Vp 是传播速度，用彩色 M 型测量二尖瓣 E 波首次混叠时的速度）预测 PAOP < 18mmHg。

主动脉校正血流时间（corrected aortic flow time，FTc）和前负荷评估

　　FTc 可用于评估前负荷，随着容量负荷的增量而增加是"液体反应性"，这是一个有用的指标。然而，它也受到正性肌力、后负荷变化和束支传导阻滞的影响。正常 FTc 为 330~360ms，要测量 FTc，步骤如下。
- 获得心尖五腔心切面（或胸骨上凹切面），并将连续多普勒取样线对准 AV 和 LVOT。
- 用多普勒测量过 AV 的前向血流的持续时间（以毫秒为单位）。
- 然后使用以下公式校正心率。

$$FTC = \frac{FT}{\sqrt{R\text{-}R\ 间期}}$$

或使用简化公式。

$$FTC = FT + [1.29 \times (心率 - 60)]$$

八、重症：特殊情况

（一）脱离有创通气

当重症患者进行有创通气，而呼吸肌的能量代谢供应与需求不匹配时，可能发生患者难以脱离通气支持。影响这种平衡的三个最常见的因素。
- 肌无力。
- 呼吸动力差。
- 心脏储备不足。

流程图（图 5-9）显示了经胸超声心动图在脱机困难患者治疗中的作用和操作步骤。

临床症状	考虑过程和处理
中度或重度 LVH	考虑肥厚性心肌病：左心室壁厚比＞1.5；LVOT 梗阻的证据；MV 收缩期前向运动；**寻求专家帮助** → 中度/重度 LVH 可发生功能性 LVOT 梗阻；+/- 相对低血容量；**输液和控制心率** → 寻找减速时间是否延长；提示潜在的舒张功能障碍；**心率控制**
左心室功能中度或重度受损	寻找节段活动异常；如无室壁变薄，提示近期发生；检查 MI 的并发症；**考虑冠状动脉导管介入术或 ACEI** → 当呼气末正压通气患者在脱机或自主呼吸试验期间，整体左心室功能不全可能导致 LVF 发作；**控制血压，开始使用利尿药、ACEI**
右心功能障碍的证据	寻找肺高压的基础病因：右心室肥大，右心室扩张，TAPSE 降低，轻度/中度 TR 伴高速射流。**寻求专家帮助，考虑使用肺血管扩张药** → 过度通气可引起右心受损：寻找右心室扩张、TAPSE 降低和低速的中度/重度 TR；**非预期 RH 病变应提示 PE**
左心室顺应性降低或 LVEDP 升高的证据	在伴有并发症时检查舒张功能的两个功能组分：观察左心室舒张是否正常：间隔/侧壁 e'＜8/10cm/s；观察 LVEDP：E/e'＞13 提示 LVEDP 升高；**心率控制和 ACEI 可能对松弛缓慢有反应，LVEDP 升高可能对利尿药有反应** → 诊断舒张功能的程度不应在急性疾病 6 周内进行；当确诊 6 周后，评估舒张功能以促进脱机
中度至重度 MR	功能性 MR 通常是由于左心室收缩功能衰竭和扩张；**建议使用利尿药，治疗心力衰竭** → 中度/重度结构性 MR 可能对利尿药和 ACEI 无反应；**寻求心脏病学专家意见**
中度至重度主动脉瓣狭窄或二尖瓣狭窄	确定结构性原因和相关的瓣膜反流情况；**寻求心脏病学专家意见**
心包积液深度＞5mm（非预期）	反复脓毒血症，尤其是以肺炎为主要表现的患者，化脓性心包炎可能是一个意想不到的感染源；**如有临床指征，采集液体样本** → 长期败血症和炎症反应可能导致心包缩窄；寻找心包内的纤维蛋白沉积；随访过程注意限制性左心室充盈的发生；**寻求专家帮助**
探查有无分流	房间隔缺损或卵圆孔未闭是患者固定分流的相对常见病因，其中异常增高的右心压力会加重分流；彩色多普勒检测房间隔是否有过隔血流；进行分流计算：Qp/Qs =（RVOT 面积 × 肺动脉瓣 VTI）/（LVOT 面积 × 主动脉瓣 VTI）；**寻求专家帮助**

▲ 图 5-9 脱机困难患者的诊治策略

> **成功要点**
> - 给予时间优化患者体位来最大限度地提高图像质量。
> - 如果已有患者急性期的超声图像，对比左心室的情况非常重要。"急性心室"的概念在这里非常重要。一系列原因（包括脓毒症和多发伤）引起的急性期心室的收缩和舒张功能障碍可能需要不同的恢复时间，因此，在疾病恢复期通过随访监测心室的状态，使其处于最优状态是最好的。

- 舒张功能不全的评估应基于跨二尖瓣流速评估、二尖瓣环 TDI 和肺静脉流入脉冲波多谱勒评估。这类患者不可能或不能充分地做 Valsalva 动作。如前所述，评估这类患者的舒张功能分类是复杂的，取决于其临床状态的稳定性。在危重疾病期间，舒张应该命名为松弛和 LVEDP，因为充盈状态的变化不应静态分类。
- 该患者人群容易发生肺栓塞：临床 – 超声心动图医师应对肺动脉压进行全面的评估，警惕这种潜在的可逆性脱机失败原因。
- 在患者的整个疾病过程中都应进行液体平衡的评估：急性期超声心动图评估的液体平衡性指标可能不能反映脱机时需要的液体情况。

（二）肺栓塞的溶栓治疗方案

有血流动力学影响的肺栓塞的诊断依据（图 5-10）。
- 相应的临床病史和临床结果提示右心病变，包括心动过速、右心室隆起，以及在重症患者中的全身性低血压。
- 当怀疑大面积或次大面积 PE 时，应首先进行超声心动图检查。除非患者病情稳定或已经接受治疗，否则肺动脉 CT 成像并不适用。
- 溶栓适用于大面积 PE：超声心动图显示右心病变和全身性低血压，其中诊断最有可能是 PE。
- 在有右心应变的证据但无全身性低血压的次大面积 PE 中进行溶栓更有争议，但是，鉴于临床上对短期死亡风险和次大面积 PE 的长期发病率，目前的最佳实践支持在出血风险较低的情况下进行溶栓治疗。
- 图 5-10 旨在帮助临床医师评估大面积和次大面积 PE 患者的死亡风险 > 50%，以及溶栓出血性脑卒中风险在 1%～2% 范围内的平衡。

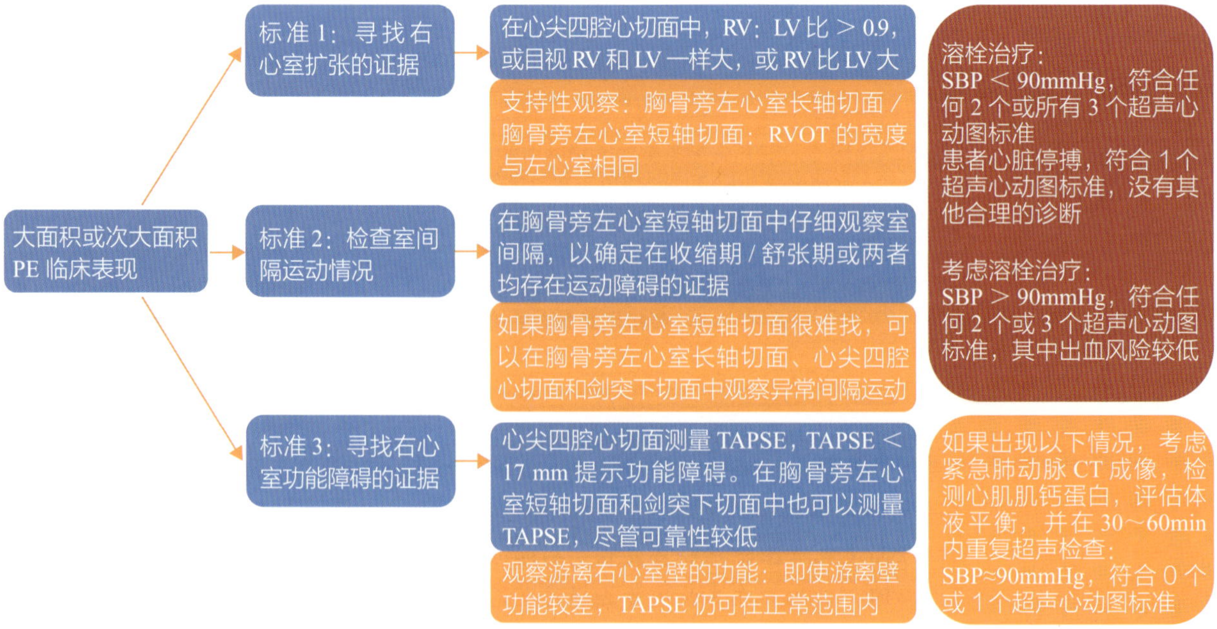

▲ 图 5-10 怀疑肺栓塞患者的评估流程

（三）产科患者心搏骤停和围骤停期的超声心动图检查指南

- 临床 – 超声心动图医师在缩短这一脆弱人群的治疗时间方面发挥重要作用。
- 图 5-11 是对于出现严重不适的产科患者的快速评估流程图。
- 这个流程图旨在快速获得可能的诊断。
- 如临床情况允许，应进一步重复和获得完整资料。

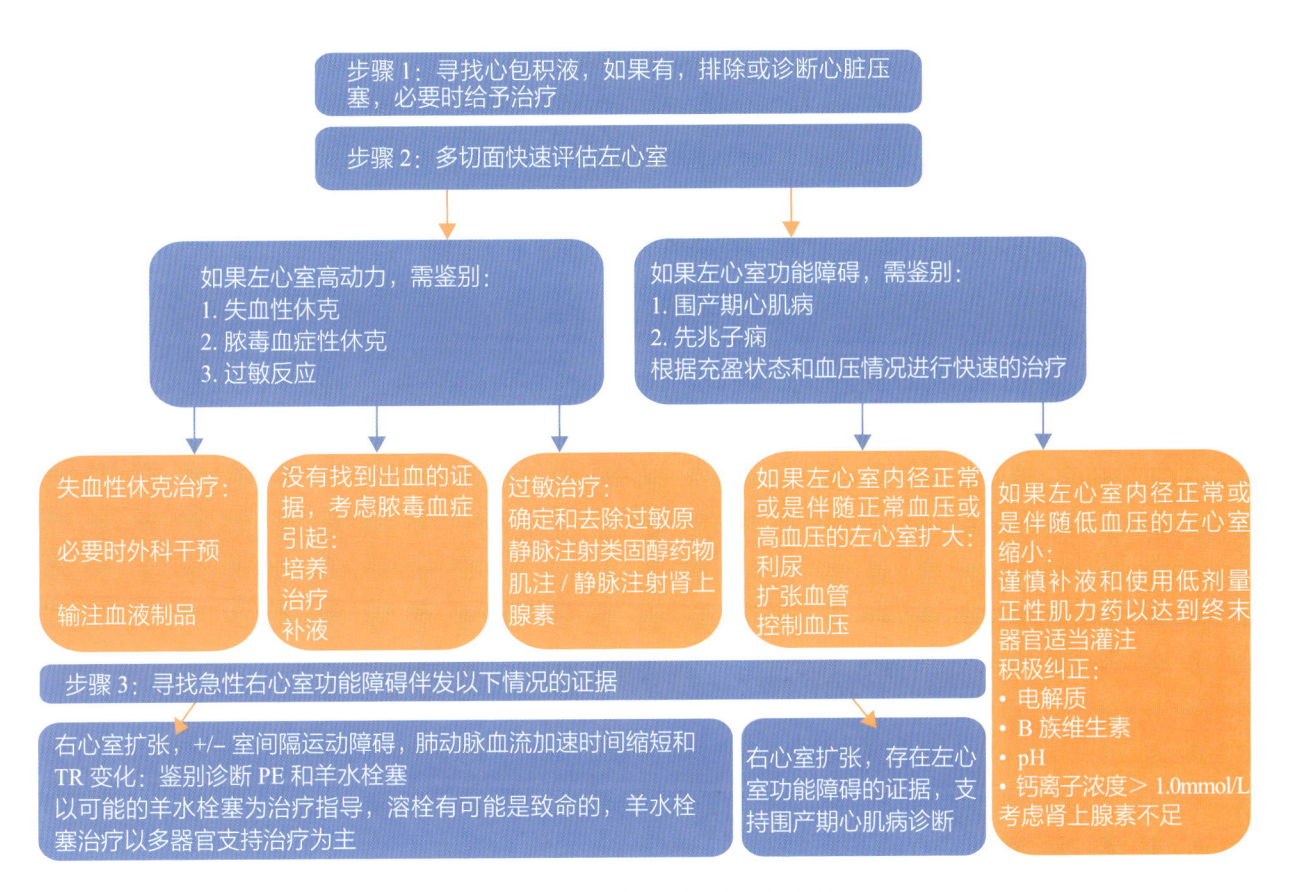

```
步骤 1：寻找心包积液，如果有，排除或诊断心脏压塞，必要时给予治疗

步骤 2：多切面快速评估左心室
```

如果左心室高动力，需鉴别：
1. 失血性休克
2. 脓毒血症性休克
3. 过敏反应

如果左心室功能障碍，需鉴别：
1. 围产期心肌病
2. 先兆子痫

根据充盈状态和血压情况进行快速的治疗

失血性休克治疗：
- 必要时外科干预
- 输注血液制品

没有找到出血的证据，考虑脓毒血症引起：
- 培养
- 治疗
- 补液

过敏治疗：
- 确定和去除过敏原
- 静脉注射类固醇药物
- 肌注 / 静脉注射肾上腺素

如果左心室内径正常或是伴随正常血压或高血压的左心室扩大：
- 利尿
- 扩张血管
- 控制血压

如果左心室内径正常或是伴随低血压的左心室缩小：
- 谨慎补液和使用低剂量正性肌力药以达到终末器官适当灌注

积极纠正：
- 电解质
- B 族维生素
- pH
- 钙离子浓度 > 1.0mmol/L

考虑肾上腺素不足

步骤 3：寻找急性右心室功能障碍伴发以下情况的证据

右心室扩张，+/– 室间隔运动障碍，肺动脉血流加速时间缩短和 TR 变化：鉴别诊断 PE 和羊水栓塞
以可能的羊水栓塞为治疗指导，溶栓有可能是致命的，羊水栓塞治疗以多器官支持治疗为主

右心室扩张，存在左心室功能障碍的证据，支持围产期心肌病诊断

▲ 图 5-11 危重产科患者的评估策略

第 6 章 经食管超声心动图
Transoesophageal examination

颜 平 译
黄国倩 校

一、概述

尽管心血管成像取得了显著进展，但经食管超声心动图仍然是对心脏病变进行快速床旁评价的关键影像学方法。

TOE 出现于 40 年前。第一张 M 型经食管超声图像是在 20 世纪 70 年代由芝加哥的心脏病学专家 Frazin 博士发表的，他将传统探头连接到硬的内镜末端。由于患者觉得难以吞咽探头，因此此技术当时未被采用。

20 世纪 80 年代初，由于引入了电子相控阵探头，采用更高级、更小探头的 2D 成像技术变成现实，并取得了显著进展。早期的探头是单平面的，直到 20 世纪 90 年代，双平面探头才成为现实。这些最终被多平面成像取代，完成了我们今天认为理所当然的功能性飞跃。

TOE 使用与经胸超声心动图相同的技术。二维超声心动图及彩色和频谱多普勒都可以进行，组织多普勒成像和三维重建也可以进行。然而，TOE 图像具有一个主要优势，因为探头和心脏之间的组织很少，影响图像质量的因素就少很多。这也意味着探头实际上是贴着心脏，因此超声波束不需要穿透那么远。因此，可以使用更高频率的超声探头（通常为 5~7.5MHz），以提高空间分辨率。

许多临床应用是由对术中监护的兴趣驱动的，这仍然是该技术的关键应用。然而，TOE 具有不可比拟的空间和时间分辨率的实时成像使得图像质量优于所有其他成像模式。由于该技术耐受性良好，TOE 对心脏病学研究非常有用，尤其是在需要详细解剖和功能成像的情况下。

最近的一个重要创新是引入了实时三维 TOE 探头和混合成像技术。使用具有 3D 功能的探头可以实现更复杂的数据处理、瓣膜结构不规则区域的测量和反流束的准确可视化。实时 3D TOE 已成为一种重要工具，尤其是指导非冠状动脉的结构性介入治疗。

> **检查操作**
> - 有许多不同的患者需要 TOE，从需要择期检查的临床情况稳定的患者到血流动力学不稳定的紧急患者（如主动脉夹层）。因此，每项检查的临床背景和方法将存在相当大的差异。本章旨在提供一个对清醒患者进行择期或计划的 TOE 检查的框架。
> - 对于术中监护或重症监护室检查，患者已接受镇静或麻醉，除非术前已有计划，否则可能未能提供知情同意。然而，即使在这些情况下，进行检查的大多数框架仍然适用。都应进行适应证和禁忌证评估等，以及进行机器、探头和监护的准备。唯一的差别通常是患者体位（仰卧）、口腔内存在其他物体（气管插管）和镇静深度（全身麻醉或深度镇静）。

二、适应证

在需要高空间和时间分辨率来评估心脏病变的临床情况下，TOE 使用已被普遍接受且有证据支持。

- 麻醉患者的血流动力学监测。
  - 围术期监测。
  - 重症监护监测。
- 瓣膜病变评价。
  - 二尖瓣或主动脉瓣修复术的术前评价。
  - 瓣膜功能障碍的原因评估。
- 心内分流。
- 心源性栓塞。
  - 心内分流。
  - 左心血栓：心室、左心耳。
  - 左心瓣膜异常 / 占位 / 赘生物。
  - 主动脉粥样硬化。
- 心内膜炎。
  - 诊断。
  - 随访。
- 人工瓣膜功能障碍的评价。
- 先天性心脏病。
- 主动脉夹层和主动脉病变。
- 心脏占位（经胸超声心动图显示不充分）。
- 操作期间检查。
  - 经皮手术：ASD/PFO 封堵术、二尖瓣球囊成形术、瓣周漏封堵术。
  - 电生理学和起搏：房间隔穿刺、电极导线置入。
  - 心胸外科。
  - 经导管主动脉瓣植入术。
  - 经导管二尖瓣夹合术。
- 经胸声窗较差或图像质量不满意。

三、禁忌证和并发症

检查开始前需考虑禁忌证。绝对禁忌证主要为食管问题，使检查在技术上难以实现，并增加创伤性损伤的风险。尽管存在相对禁忌证，但继续进行检查的决定取决于待收集临床信息的重要性、是否存在可替代方法及操作者经验。在检查过程中和结束后，应警惕可能的并发症，并确保患者在签署知情同意书时被充分告知这些风险。

（一）绝对禁忌证

- 食管肿瘤导致食管阻塞。

- 食管狭窄。
- 食管憩室。
- 患者不配合。

（二）相对禁忌证

- 药物治疗无效的食管反流。
- 食管裂孔疝。
- 吞咽痛或吞咽困难。
- 既往食管或胃手术。
- 既往食管或胃出血。
- 食管静脉曲张：使用保护鞘可以降低风险，因为凝胶降低了探头尖端的压力。然而，不建议经胃切面观察。在过去 4 周内不得有出血史。
- 重度颈椎关节炎。
- 食管严重变形。
- 近期头颈部放疗。
- 出血倾向增加（血小板计数 $< 50 \times 10^9$/L 或 INR > 4）或气道受损。
- 显著的牙科病变。

（三）并发症

在约 10 000 例患者中进行的研究显示并发症发生率非常低。插管失败的发生率约为 2%。所有其他并发症的发生率均 $< 1\%$。

- 插管问题：因窒息终止。
- 肺部问题：支气管痉挛、缺氧。
- 心脏问题：室性期前收缩、心动过速、心房颤动、房室传导阻滞、心绞痛。
- 出血：来自咽部、与呕吐相关、来自食管。
- 穿孔：在体型较小的患者中及在所有引起食管脆弱的情况下（如头部、颈部或食管既往放疗史），穿孔风险增加；类固醇治疗；胃食管反流病；探头在患者体内的持续时间延长。
- 探头故障。

四、患者须知

对于择期或计划的检查，应向患者提供相关信息或详细的口头解释。知情同意至关重要，因为这是一种半有创性检查，并使用镇静药。

信息表范例

要求您接受 TOE 检查。TOE 是一种允许医师仔细观察心脏的检查，不会让其他器官遮挡检查视野。为了实施这一操作，会将一根柔性长管的内镜穿过口部，并向下进入食管。

（续框）

（一）检查前

手术前至少 6h 内，您不得进食或饮水。当您到达检查室时，将会有医师负责采集您的病史，并在解释该操作流程后，要求您签署知情同意书。如果您有任何问题，请随时询问，因为我们希望您尽可能放松。我们将很乐意回答任何质询。

（二）检查过程中会发生什么？

将在您的手臂上连接一个血压袖带，并在您的手指上放置一个小型监测仪，以监测血液中的氧气水平。医师会给您的喉咙喷些局部麻醉药。在您的牙齿之间放置一个咬口器，以保护探头和您的牙齿。医师将要求您转向左侧，并关闭房间的主灯。然后通过置入您手臂的小导管（插管）给予您镇静药。当您困倦的时候，操作就会开始。会有相关医护人员照顾您，包括医师、护士和技术人员。该程序需要 10~20min 来仔细检查所有心脏结构。

（三）获益

TOE 的好处是可以明确心脏症状的性质，决定您可能必须接受哪些进一步的治疗和诊断性操作。

（四）风险

TOE 的风险很小。通常检查耐受良好；一些患者在检查期间可能有一些轻度症状（主要是咳嗽）。严重风险非常罕见，包括心悸 0.75%（7/1000），心绞痛 0.1%（1/1000），支气管痉挛 / 缺氧 0.8%（每 1000 例患者中 8 例），出血 0.2%（每 1000 例患者中 2 例），食管穿孔极为罕见，发生率低于 0.01%（每 10 000 例患者中 1 例）。您的医师不会建议您进行 TOE 检查，除非他们认为该检查的获益大于这些小风险。

（五）检查后

镇静作用可持续 1h。将检查您的血压和呼吸，您可以在清醒时佩戴氧气面罩。镇静药具有遗忘作用，因此当您醒来时，您应该只能记得检查过程的很小部分。

五、检查前准备

（一）布置环境

- 患者躺在床上，确保手臂上有血压袖带，并设置为每 5~10min 自动监测一次。测基线血压。
- 在机器上设置稳定的心电监护。
- 监测血氧饱和度并检查基线水平。
- 以 2L/min 提供辅助供氧，通常通过鼻导管。
- 确保抽吸装置可正常使用。
- 检查患者检查床高度和位置，以便操作人员和护理人员在检查过程中不用弯腰，而是能直立。
- 检查机器、患者和操作人员的相对位置，以确保操作人员能够清晰查看图像。

（二）护理

- 护士应与患者交谈，并检查其身份和知情同意。
- 护士站在患者后面或床头，使患者安心，确保头部有良好支撑并戴好咬口器。
- 在检查过程中，他们应监测血流动力学和血氧饱和度，并告知操作者是否发生变化。
- 他们应监测分泌物，并根据需要进行抽吸。
- 检查结束后，他们应留在患者身边，以确保其从镇静中充分恢复。

（三）操作者

- 检查有关适应证和检查目的的记录。检查既往病史、过敏史和任何禁忌证。
- 确保患者已禁食至少 6h，并取出任何假牙 / 松动牙桥 / 松动牙齿。
- 确保设备准备就绪：准备、连接和选择探头；检查探头转向功能；选择经食管超声机器预设、心电监护和机器上的患者详细信息。
- 抽取镇静药，提供局部麻醉喷雾，并在手臂上放置 IV 插管，准备镇静。
- 确保凝胶可用于探头。
- 然后给予局部麻醉喷雾。
- 对于清醒患者，要求他们向左侧翻身，并确保位置稳定，通常患者把左腿放置在右腿上舒适的位置即可。如果在 ICU 环境中，询问患者是否能够翻转到左侧。
- 确保床头平整，患者头部放在枕头上，头下有垫子吸收任何分泌物。
- 对于清醒的患者，要求他们放低下巴到胸口。
- 将咬口器放在上下两排牙齿之间。
- 给予镇静药并开始插管。

准备 TOE：10 条计划

1. 如果需要，将保护鞘套在探头上。
2. 核查转诊表 / 适应证、禁忌证记录。
3. 询问患者最后一餐的时间（应至少 6h 以前）、既往吞咽问题、已知食管疾病、过敏史。
4. 输入患者姓名和检查编号，并要求患者确认。
5. 插入 IV 置管。
6. 将探头连接到超声机器上，测试转向及机器是否接受探头。
7. 启动血压监测和脉搏、血氧饱和度测量，鼻导管供氧标准（2L/min）。
8. 对患者的喉部进行局部麻醉，然后将患者旋转到左侧卧位。
9. 戴上咬口器。
10. 给予镇静药。

六、准备和清洁探头

探头很容易被外部因素（化学物质或使用不当）或患者（当心牙齿！）损坏。保护患者免受探头伤害也属于重要的健康和安全问题。

（一）检查探头

在检查开始时首先检查探头。查看涂层和各层是否有损坏迹象。涂层可能出现断裂或"起泡"。在极端情况下，底层电线屏蔽可能暴露，存在电流泄漏或向患者散热的风险。如果您对探头的完整性有疑问，请使用不同的探头并联系制造商。

（二）准备和清洁

1. 专用探头保护鞘
- 保护鞘能保护探头免受感染，并提供与患者的电气隔离。
- 有乳胶和无乳胶两种。
- 准备时，使用注射器将专用凝胶填充到保护鞘头端。
- 然后将探头一直送入保护鞘，并用配套的塑料夹固定上端。
- 避免探头周围的凝胶中出现气泡，因为这会降低图像质量。进一步按压使其移动到保护鞘上方，或拉动并释放保护鞘头端，将其从探头移开。
- 连续做多个检查时，无须在患者之间进行完全消毒，尽管这通常是最好能做到。可以在每次检查后，取下保护鞘，擦掉探头上残留的凝胶。然后用水和酒精试剂清洁探头。

2. 消毒
- 患者之间的消毒有几种选择，包括专用消毒湿巾、UV消毒系统、内镜浴和自动清洗系统。应在每个检查室建立消毒的标准操作流程，并有一个关于每名患者检查前后探头清洁的记录系统。
- 如果保护鞘在检查过程中破损或在检查后发现穿孔，应确保在检查后对探头进行额外清洁，以避免患者体液残留。
- 对于感染风险较高的患者，应使用额外步骤对探头及操作柄和超声心动图机器进行消毒。

七、食管超声探头移动

检查时需要结合探头移动来收集所有图像（图 6-1）。对于许多切面，主要是靠调整探头旋转角度并配合探头的物理运动来达到优化图像的目的。

（一）进和退

在食管内前后移动探头是最简单的操作。最好用靠近患者口腔的那只手来控制探头的深度。那只手还可以判断相对于咬口器的探头前后移动幅度。探头插入深度在探头上有对应标记（单位：cm）。当需要注释图像并记录探头深度时，应使用该刻度标记。其测量的是探头顶端到前门牙的距离。

（二）旋转（或转动）

可在食管内顺时针或逆时针旋转探头。这是通过用一只手扭转手持式控制装置和用另一只手扭转靠近咬口器的探头来实现的。这种运动通常用于在图像平面中定位心脏，并观察降主动脉。

（三）扇角

在操作柄上，通常有两个按钮并排显示，然后在 0° 和 180° 之间旋转成像平面的角度。扇区成像角度有时也可以直接在超声仪器上改变。当前扇区成像角度会显示在屏幕上。

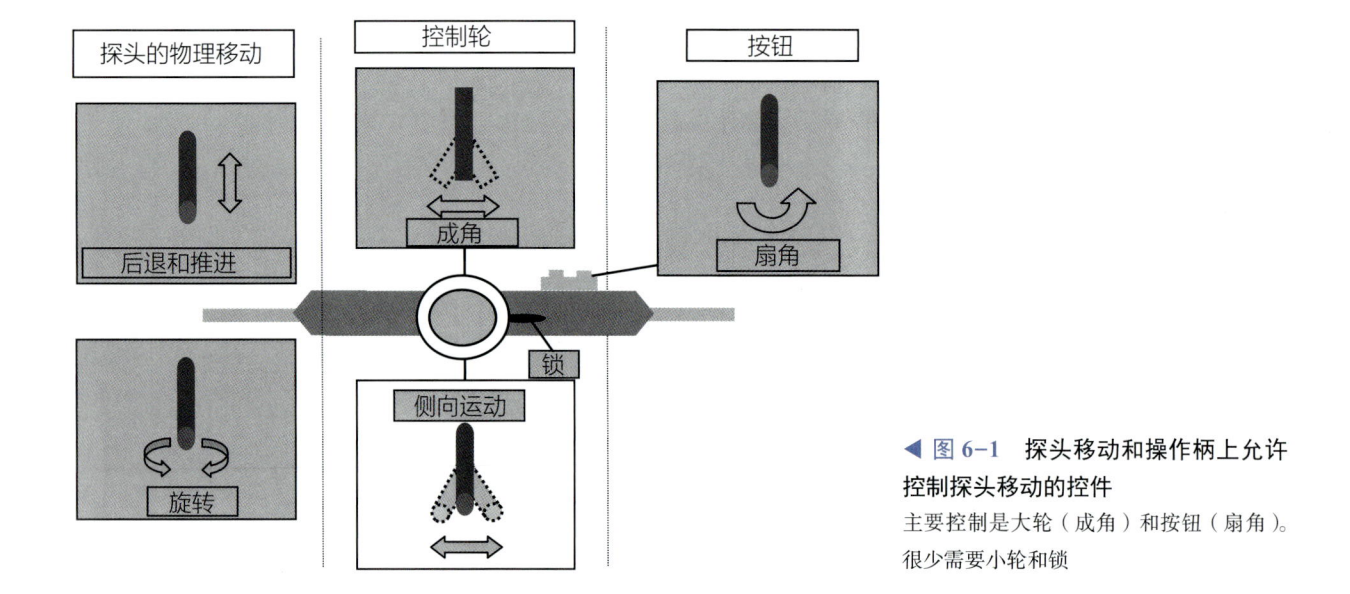

▲ 图 6-1 探头移动和操作柄上允许控制探头移动的控件
主要控制是大轮（成角）和按钮（扇角）。很少需要小轮和锁

（四）成角（或后屈/前屈）

操作柄上的大轮可前后移动探头尖端几厘米。向前成角通常用于将探头压在食管壁或胃壁上，以改善接触和图像质量。向后成角可有效延长左心室。

（五）侧向运动

控制面板上的小轮导致探头尖端从一侧移动到另一侧。这是非常很少使用的，在大多数情况下可以忽略。偶尔，对于图像困难或心脏位置异常，小幅度侧向运动可能是有帮助的。

（六）位置锁

大多数探头的控制轮后面都有一个控制杆，用于将探头锁定在适当位置。对于大多数检查，这不是必需的，可以忽略。对于长期监测（特别是在术中经胃视图中），可以使用锁定。然而，锁定时移动探头会增加创伤性损伤的风险。在重新定位探头之前，必须先解开位置锁。

八、麻醉、镇静和镇痛

（一）局部麻醉

- 从局部麻醉（利多卡因）喷雾开始。
- 患者坐起，在其咽喉后部喷射数次。要求他们含在嘴里数秒，然后吞咽。重复喷雾以确保良好麻醉。
- 警告患者喷雾剂有异常味道，他们的口腔和咽喉会感觉麻木，吞咽可能会感觉奇怪或困难。
- 喷雾需要 2~3min 才能产生效果。

（二）镇静和镇痛

TOE 没有标准指南，可以在无镇静的情况下进行检查。然而，以下流程（图 6-2）可供参考使用（借用其他内镜操作）。苯二氮䓬类药物及阿片类镇痛药可提供镇静和遗忘作用。请记住"良好和不良镇静

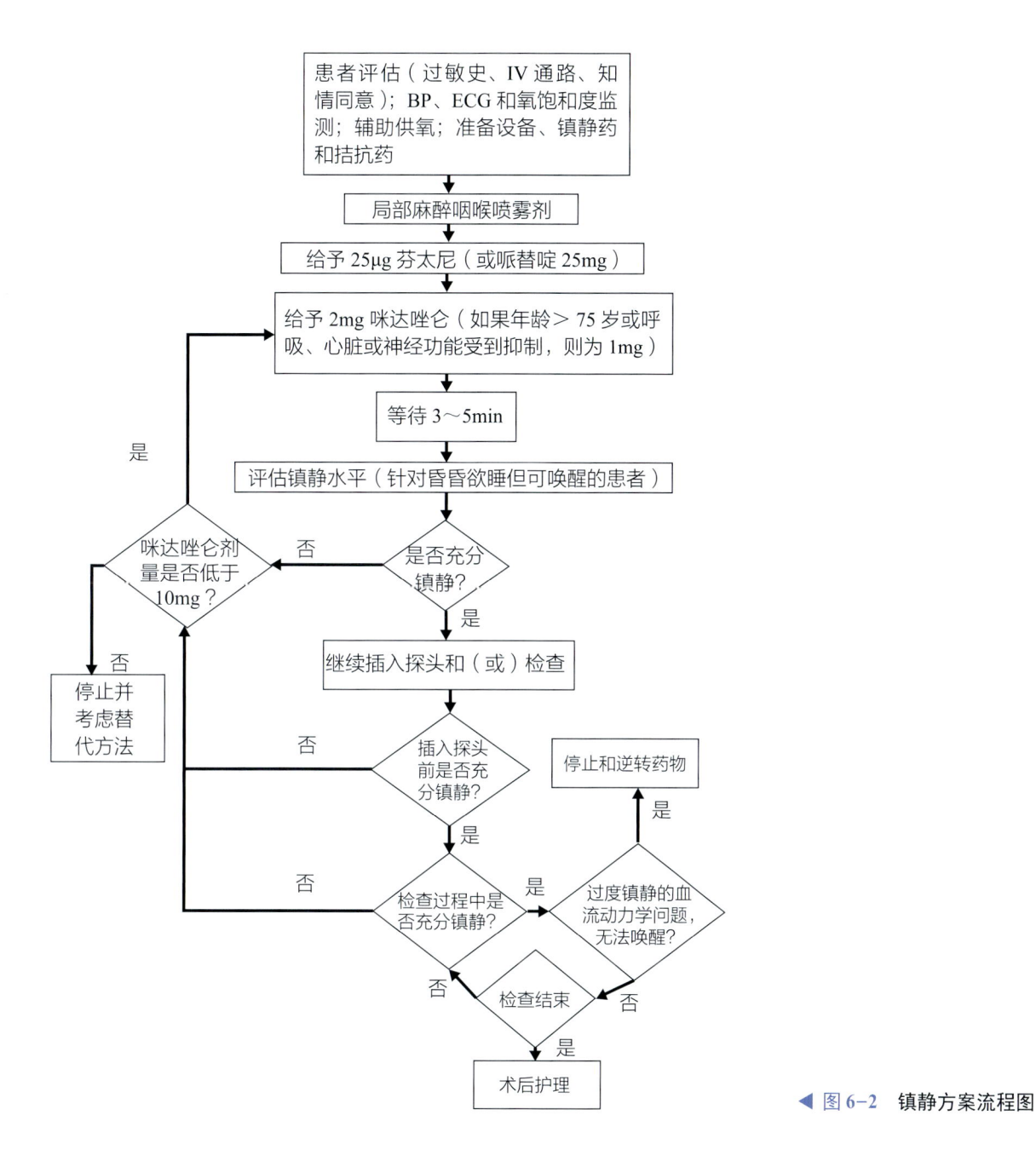

第6章 经食管超声心动图
Transoesophageal examination

▲ 图 6-2 镇静方案流程图

之间只差 3 分钟"，即等待镇静起效。

- 确保拮抗药可使用且可获得（氟马西尼拮抗咪达唑仑，纳洛酮拮抗哌替啶或芬太尼）。生命支持设备应在可及范围。
- 从 25μg 芬太尼（或 25mg 哌替啶）开始，然后给予 2mg 咪达唑仑，这通常对大多数患者足够。使患者"昏昏欲睡但可唤醒"。在某些患者和情况下，建议降低起始剂量。
- 等待 3~5min，然后评估镇静水平（患者反应、血流动力学）。如果不充分，进一步 2mg 咪达唑仑。
- 重复"等待和推注"方案，直至充分镇静。
- 总镇静不得超过 10mg 咪达唑仑和（或）75mg 哌替啶（或 100μg 芬太尼）。之后应停止并考虑全身麻醉。

- 一旦镇静适当，开始插管。如果由于患者清醒导致插管困难，可重复上述镇静流程。
- 在检查过程中（插管后），如果患者出现痛苦，考虑进一步推注镇静药。

> **特殊情况**
> - 在年轻患者（和一些老年患者）中，增加咪达唑仑剂量可增加激惹，并适得其反。从一开始就可考虑使用更多的镇痛药和更少的镇静药。
> - 在老年患者（尤其是＞80岁）中，过度镇静是一个问题，因此从 1mg IV 咪达唑仑开始，暂停阿片类药物，并在两次推注之间等待更长时间，因为镇静可能会减慢循环。
> - 对于显著左心室衰竭或呼吸系统疾病、低血压或神经功能损害的患者，使用较低的起始剂量。

九、镇静并发症

尽管使用剂量上滴定法的低剂量清醒镇静药时遇到的并发症相对少见，但始终需要警惕。检查期间必须对患者进行监测。如果您不是麻醉师，一些专家机构已经制订了如何给予镇静的指南。建议制订本科室 TOE 如何使用镇静药的具体制度和审查程序，以识别与检查相关的问题或不良事件。

（一）围检查期

- 在整个检查过程中监测血压和血氧饱和度有无下降。这些是镇静最常见的不良反应。
- 如果出现低血压，患者可能会轻度脱水，因为禁食，因此应考虑静脉输液。
- 在镇静开始时，血氧饱和度的下降可能是暂时的，可以通过增加辅助供氧来纠正。
- 如果对镇静水平或对血流动力学或呼吸变化的程度有任何担忧，应逆转镇静并停止操作（如果仍在进行）。
- 为拮抗咪达唑仑，给予氟马西尼。这是相对短效的，因此，一段时间后，如果镇静作用恢复，考虑进一步推注甚至输注。
- 为了拮抗阿片类药物，给予纳洛酮。
- 在左心室衰竭患者中，平躺镇静可诱发急性衰竭，因此应密切关注临床体征，必要时使用利尿药等。
- 镇静时可发生过敏反应，应酌情治疗。

（二）检查结束后

- 检查后，应对患者进行监测，直至完全清醒。
- 如果检查是择期的，并且患者之后要回家，应建议他们 24h 内不要驾驶车辆或操作重型机械。

十、食管超声探头插入

插入探头是学习的关键技能。除非成功，否则无法启动检查。在轻度镇静的择期检查中成功插入探头的技能与术中或 ICU 环境中插入探头的技能大致相似。每个人都有自己的技术，但一般标准流程如下。

（一）轻度镇静下插入探头

1. 一般情况

- 理想情况下，有两个人，一个人握住操作柄，另一个人握住探头末端并插入。如果是一个人，可沿着床放置探头，并集中注意力在插管上。一些人可以一只手控制操作柄，另一只手插入探头，但这需要探头的通过过程是顺畅的。
- 保持自信和冷静地与患者交流，引导其配合和吞咽。插入探头后，让他们放松，并告诉他们通过鼻子进行温和的呼吸。操作者的态度及他们如何与患者沟通并使其放松，往往决定了操作的成功。

2. 流程

- 患者应取左侧卧位，下巴朝向胸部。这有助于探头进入食管（与您在复苏期间抬起下巴时所尽量避免的情况完全相同）。
- 检查咬口器在上下排牙齿之间的位置。
- 将凝胶抹在探头顶端约40cm。太多会增加吸入风险，太少会使探头移动困难，并使患者感到不适。
- 检查探头操作柄并让探头顶端保持弯曲。
- 确保探头顶端的弯曲弧度符合预期的通过咽喉的路径弧度，然后将探头穿过咬口器和通过舌头上方。
- 要求患者吞咽一次，使探头到达口腔后部，然后第二次将其送入食管。第二步的时间应与吞咽时间一致。
- 为了引导探头，可以在咬口器旁边的口腔内放置一个手指。这将引导探头进入口腔后部。在初学时、当探头不能顺利通过时或在麻醉患者中尤其有用。
- 当探头在食管内时，停止一切动作几分钟，让患者适应。
- 然后操作者应摘下一只手套并就位。一只戴手套的手控制着咬口器处的探头，另一只手握住操作柄。操作者通常将右手放在患者嘴边、面向患者站立，越过其肩部看仪器屏幕。另一种方法是将左手放在患者嘴边，面向机器站立。

（二）麻醉患者的食管超声探头插入

- 做好相同的探头准备并使用咬口器。
- 确保探头顶端保持弯曲，然后用手指将其引导到口腔后部。
- 如果患者仰卧，需请旁人协助将其下巴抬向胸部。
- 探头可在轻微压力下顺利进入食管。如果有阻力，试在舌背施加一些向前的压力，诱发反射性吞咽。
- 如果放置了气管插管，插管可能会限制探头进入食管。为了克服这一问题，可寻求麻醉师的帮助，暂时将套囊放气或调整气管插管。

当探头未通过或患者变得激惹时的处理措施

- 您仅仅需要对探头施加轻微的力。如果感觉到阻力，说明探头的前进方向错误。
- 如果您还没有用手指引导探头，请这样做。
- 探查探头顶端已经走到哪里。它可能在口腔中折返，或者您可能感觉到它向上或向下抵住。建议将探头轻轻退出，调整旋转，然后尝试再次推进，配合吞咽动作。

- 如果不清楚探头的位置，建议完全退出，检查探头顶端弧度及其方向，然后重新插入。
- 如果患者因镇静过度而无法吞咽，用手指引导探头。
- 如果患者开始咳嗽，请考虑您是否将探头插入了气管。拔出探头并重新插入。
- 如果患者变得非常激惹，必须停止操作，并考虑是否在更多镇静和（或）镇痛后再次尝试。
- 在约 2% 的病例中，插管失败。操作者须知何时应当停止。尝试 2 次或 3 次不成功后，如情况允许应考虑由更有经验的操作者提供帮助。如果是患者充分镇静和镇痛后仍变得非常激惹的情况，应终止操作。如果检查是必需的，可以重新安排，改为全身麻醉，以确保患者依从性和（或）有麻醉师帮助插管。

十一、图像采集

（一）标准图像采集

TOE 的图像采集应始终以标准化方式进行，即使用一套系列切面。几乎所有切面都有相应的经胸切面，因此，如果您之前接受过经胸超声心动图培训，请考虑使用这些切面来识别心脏结构。与进行经胸检查一样，应记录所有切面，以便进行全面的数据采集。即使存在特定问题（例如复律前排除心房血栓），也应采集完整图像，以确保不会遗漏任何内容。

（二）雨刷式原则

最佳初始的系列切面（扫描平面）以雨刷式原则总结于图 6-3。下文描述了如何按照雨刷式原则收集经食管超声检查的数据。

- 从 0° 开始，逐步移动至约 135°，然后再次返回，得到一系列切面。
- 在每个步骤中，只需要对探头位置进行微小调整即可优化图像。这减少了探头的大幅度移动，最大限度地减少患者不适。

每个切面进行如下扫查。

- 2D 成像。
- 然后进行彩色多普勒成像。
- 如有必要，行频谱多普勒记录 [PW 和（或）CW]。

3D 成像允许采集心脏结构的实时 3D 信息，并改善空间定向。3D 可在选定切面（如二尖瓣）中进行。与经胸超声心动图一样，根据感兴趣容积的大小，可使用多种采集模式。

- 实时 3D 采集：允许生成实时 3D 图像，显示为金字塔图像，无须心电门控。
- 实时 3D 缩放：允许显示放大的锥体图像（小于实时 3D 模式）。
- 全容积采集：允许在几个连续心动周期内对 3D 图像进行分段构建，并提供最大容积图像。
- 3D 全容积彩色多普勒血流显像。
- X 平面成像：提供来自同一心动周期的两个正交切面。左侧的初始图像是基线参考，右侧的图像可以电子旋转到 0°~180° 范围内的任何扇区成像角度。

雨刷式成像完成后，可根据需要使用额外切面查看肺静脉、经胃切面、主动脉或任何异常结果。

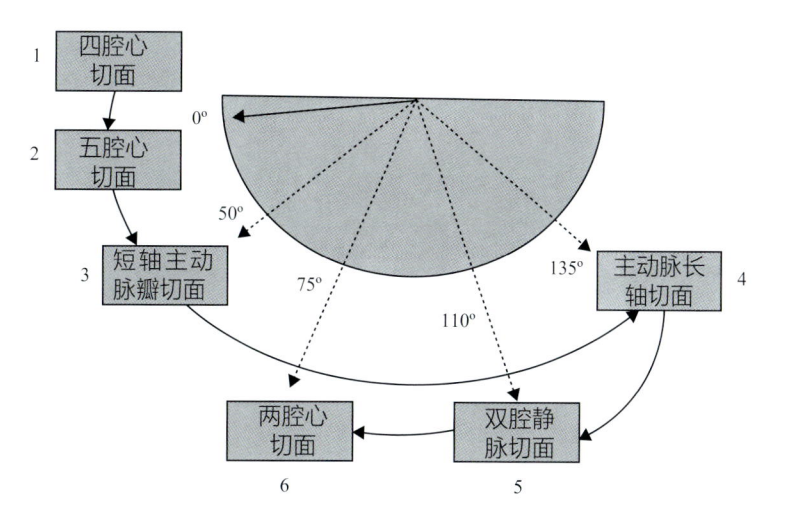

▲ 图 6-3 雨刷式原则显示前六个切面的扇区角度序列

可以进一步通过细微调整扇区成像角度（通常＜ 5°），然后根据需要略微调整探头深度和倾斜来优化图像

> **基本"雨刷"检查**
> - 四腔心切面。
> - 五腔心切面。
> - 短轴主动脉瓣切面（± 右心室流入道 / 流出道）。
> - 主动脉长轴切面。
> - 房间隔切面。
> - 左心耳切面。
>
> **进一步查看的切面**
> - 左肺静脉切面。
> - 右肺静脉切面。
> - 肺动脉切面。
> - 经胃切面（并非所有患者都需要）。
> - 降主动脉切面。
> - 主动脉弓切面。

检查过程中可通过探头位置的微小调整来优化切面。可通过调节扇区成像角度、上下移动和旋转探头进行调整（下文将为每个切面提供相关提示）。不要移动太快太多。轻微的调整对图像可能有很大的影响！

大多数扫描切面包含有几种不同的结构。

无法始终在单个采集图像片段中查看所有结构。可能需要对探头位置和（或）扇区进行轻微调整，并记录关于每个结构的视频图像。

（三）如果失去方向

如果在 TOE 检查过程中出现定向障碍，需重新找到四腔心切面。将扇区成像角度重置为 0°，然后尝试一些探头旋转并重新定位，直到四腔心切面返回视野。

十二、四腔心切面

这是采集的第一个切面（图 6-4）与经胸四腔心切面相似（但倒置）。插入探头后，推进到距离牙齿约 35cm 处。

（一）寻找切面

- 扇区成像角度应设置为 0°。
- 心房可能是看到的第一个特征。
- 转动探头，将所有四个腔室转到视野内。
- 轻轻回撤并推进探头，以避免显示左心室流出道，但保持二尖瓣的清晰切面。
- 如果仍能看到 LVOT，尝试增加扇区成像角度（15° 以内）。
- 如有必要，调整探头弯曲角度以改善接触。

（二）您看到什么

1. 使用此切面评估

- 左心室整体和局部功能以及室壁厚度。
- 右心室大小和功能。
- 二尖瓣形态（瓣口、瓣膜脱垂）。
- 三尖瓣形态。

2. 使用此切面测量

- 右心室和左心室内径（尽管避免图像短缩）。
- 二尖瓣多普勒指标的测量。

3. 切面的关键特征

- 二尖瓣：系用于评估二尖瓣形态和血流动力学功能的关键切面。可见二尖瓣前叶 A₂ 区（AMVL）和二尖瓣后叶 P₃ 区（PMVL）。彩色血流图将显示瓣膜狭窄和（或）反流。与经胸超声心动图相同，可补充连续 / 脉冲多普勒描记。
- 三尖瓣：前瓣显示优于隔瓣。评估通常受到纵向短缩的限制。为了更好地观察三尖瓣，建议将探头推进至食管内略深的位置。根据需要补充多普勒成像。
- 左、右心房：可见双心房及房间隔。然而，卵圆窝通常不可见。略微左右转动探头，扫描心房。
- 左心室：显示部分室间隔和侧壁。左心室通常短缩，舒张末期和收缩末期容积的测量可能不准确。稍微转动探头以延长左心室，但注意可能会失去接触面。
- 右心室：获得右心室相对于左心室大小和功能的印象，注意跟左心室一样存在短缩风险。

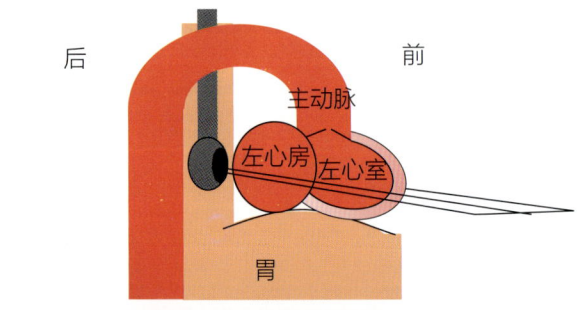

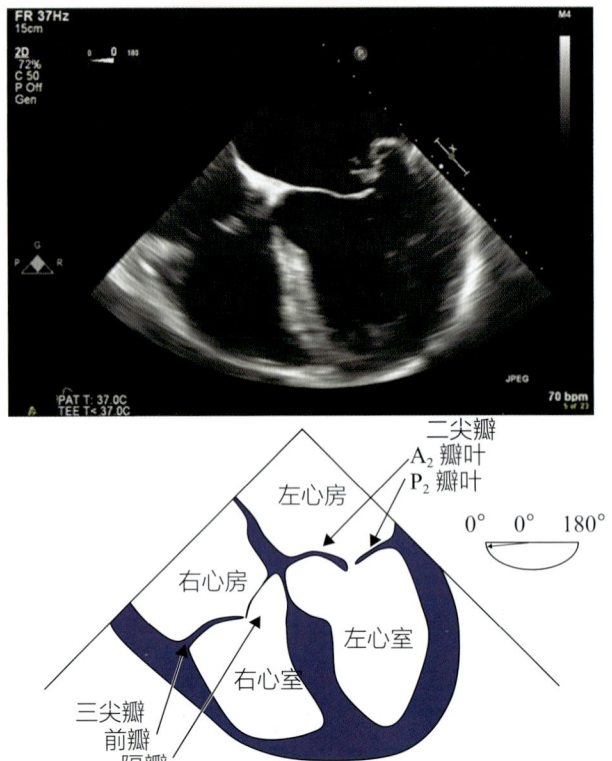

▲ 图 6-4 探头的位置和经典的四腔心切面图像
没有探头的前屈或后屈调节，左心室通常被短缩

十三、五腔心切面

这是第二个切面，与经胸心尖五腔心切面相似（图 6-5）。主要目的是让探头到达主动脉瓣短轴切面的适当水平。同时也提供了 LVOT 的初始切面。

（一）寻找切面

- 扇区成像角度应设置为 0°。
- 从四腔心切面，略微回撤探头，直到 LVOT 进入平面。

（二）您看到什么

1. 使用此切面评估
- LVOT 梗阻。
- 主动脉瓣反流。

2. 使用此切面测量
- 无特定测量。

3. 切面的关键特征
- 大多数特征与四腔心切面相同。
- LVOT：观察左心室流出道的内径，并运用彩色多普勒显像寻找由于流出道梗阻导致的主动脉瓣反流或血液湍流。

十四、短轴（主动脉瓣）切面

关键切面。完美的主动脉瓣短轴切面，还可以提供右心和房间隔的信息（图 6-6）。相当于胸骨旁短轴。

（一）寻找切面

- 从心尖五腔心切面，将扇区成像角度旋转至约 50°。
- 通过略微顺时针旋转探头进一步优化图像。
- 为了获得准确的平面，可能需要撤回或略微推进探头。重点关注主动脉瓣的清晰视图。

（二）您看到了什么

1. 使用此切面评估
- 主动脉瓣形态和病变。
- 瓣周结构。
- 有时，三尖瓣和肺动脉瓣。
- 也可见冠状动脉起源。
- 房间隔，寻找卵圆孔未闭。

2. 使用此切面测量
- 左心房直径。
- 主动脉瓣口面积和主动脉根部直径。

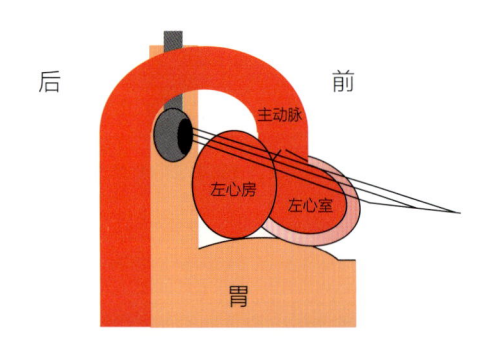

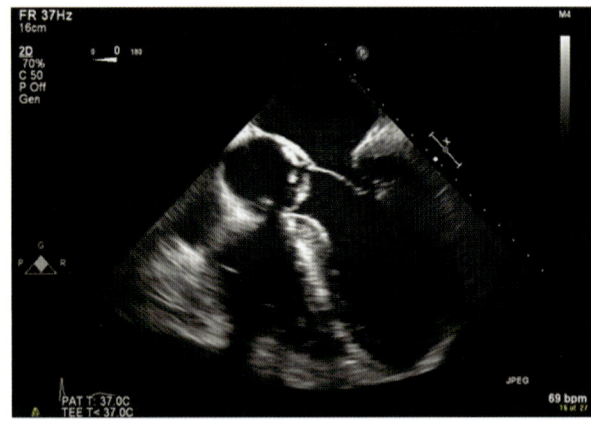

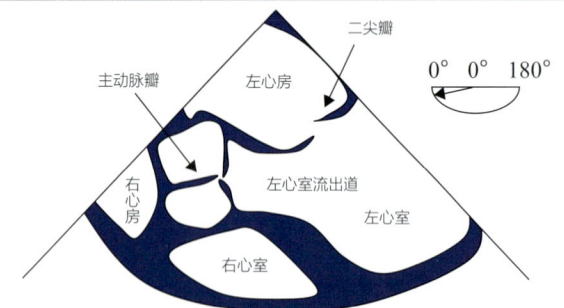

▲ 图 6-5　经典五腔心切面的探头位置

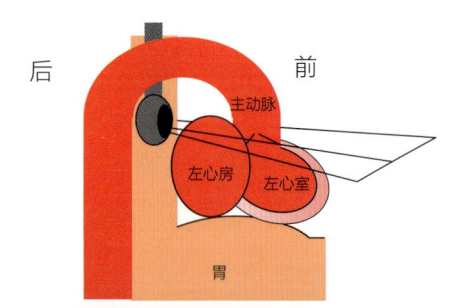

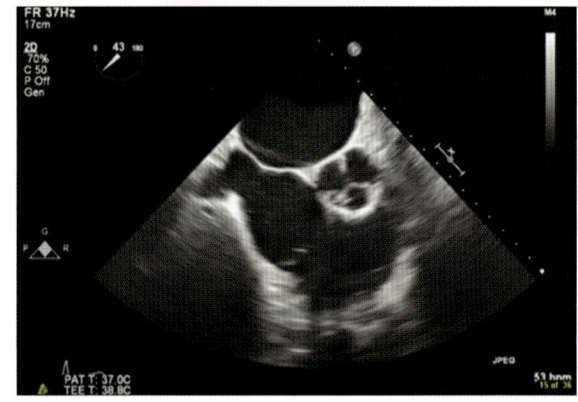

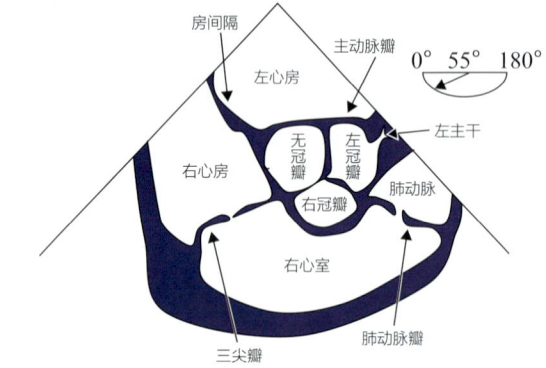

▲ 图 6-6　主动脉瓣短轴切面

3. 切面的关键特征

- 主动脉瓣：瓣膜位于中心，左冠瓣位于右侧，右冠瓣位于底部，无冠瓣位于左侧。彩色血流可识别反流，通过调整图像可经过瓣尖，面积描记法可用于测量主动脉瓣瓣口面积。
- 主动脉根部：瓣膜周围是主动脉根部。感染或主动脉手术可使其增厚或结构变形，也可见到脓肿。
- 横窦：在主动脉根部和左心房之间是横窦（心包腔的一部分）。可能含有液体。
- 冠状动脉：要显示冠状动脉口，将探头撤回几毫米。左主干开口在 2 点钟位置，右冠状动脉开口在 6 点钟位置。左冠状动脉有时可以跟踪到其分叉和（或）以下分支。彩色多普勒和频谱多普勒可显示血流。
- 左心房：位于探头和主动脉瓣之间，这是线性测量左心房大小的标准切面。
- 三尖瓣：有时可见于主动脉瓣下方和左侧。从右心室流入道 / 流出道切面中获得更好的切面。
- 肺动脉瓣：位于主动脉瓣的下方和右侧。
- 房间隔：房间隔在 10 点钟位置紧贴主动脉根部。卵圆窝通常不可见，但当寻找卵圆孔未闭时，对于使用彩色多普勒成像或右心声学造影评估有无心房水平分流，该切面通常非常稳定。

十五、短轴（右心室）切面

该切面可用于更好地显示肺动脉瓣，也称为右心室流入 – 流出道切面（图 6-7）。

它与主动脉瓣切面非常相似，如果肺动脉瓣已经充分显示，则可以跳过。相当于胸骨旁短轴经胸切面。

（一）寻找切面

- 从短轴主动脉瓣切面，将扇区成像角度转至 70°～80°。
- 为了获得正确的扫描平面，可能需要撤回或略微推进探头。重点关注肺动脉瓣的清晰视图。
- 最佳切面将包括三尖瓣和肺动脉瓣，右心室包绕在主动脉瓣周围，即右心室流入 – 流出道切面。

（二）您看到了什么

1. 使用此切面评估

- 肺动脉瓣形态及病变。
- 三尖瓣形态和病变。
- 右心室的底部。

2. 使用此切面测量

- 右心室和右心室流出道内径。

3. 切面的关键特征

- 肺动脉瓣：位于主动脉瓣的下方和右侧。使用彩色多普勒评估反流。
- 三尖瓣：位于主动脉瓣的下方和左侧。使用彩色多普勒评估反流，有时取样线能充分对准瓣膜以进行 CW 测量。
- 右心室：包绕主动脉瓣下方，有时可测量基底部和流出道的大小。

十六、长轴（主动脉瓣）切面

该切面等同于经胸心尖三腔心切面或胸骨旁长轴切面（图 6-8）。其用于评估主动脉瓣和二尖瓣，以及左心室、流出道和左心房。在一些人中，二尖瓣显示不清，因为它位于更靠下的位置。然后需要调整长轴切面来评估二尖瓣（见前文）。

（一）寻找切面

- 从短轴切面将扇区成像角度转至约 135°。
- 回撤、前进并轻微转动探头，以获得扫描平面。
- 重点关注主动脉瓣和升主动脉的清晰视图。
- 最佳切面将包括显示清晰的两个瓣叶和一个直的升主动脉。

（二）您看到了什么

1. 使用此切面评估

- 主动脉瓣形态和病变。
- 二尖瓣形态和病变。

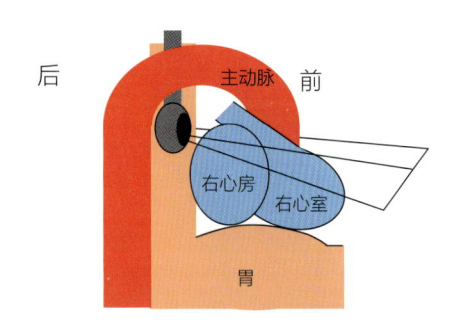

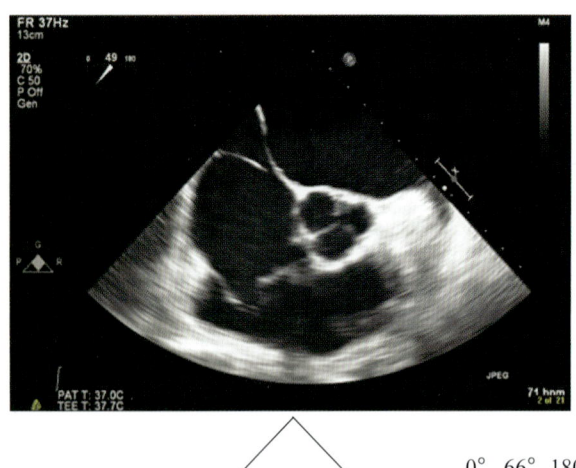

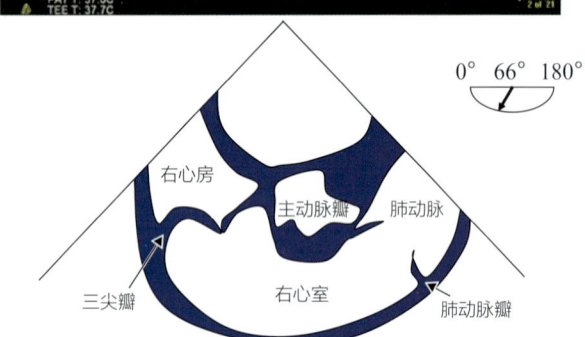

▲ 图 6-7 聚焦于右心的短轴切面，适当调节扇区成像角度

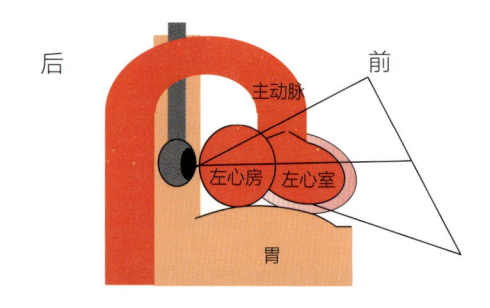

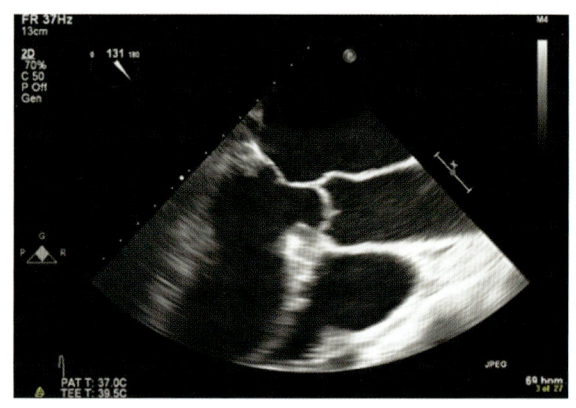

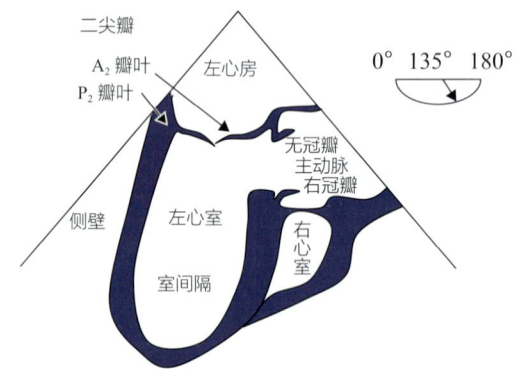

▲ 图 6-8 长轴切面显示主动脉瓣和左心室

- 瓣周结构。
- LVOT 和室间隔膜部。
- 升主动脉。

2. 使用此切面测量

- 主动脉根部、主动脉窦和升主动脉。
- 左心房内径。

3. 切面的关键特征

- 主动脉瓣：在底部观察到右冠瓣，在顶部观察到无冠瓣。彩色多普勒将显示反流，这可能是识别赘生物或占位的良好切面。
- 主动脉根部：整个主动脉根部应可见，包括 Valsalva 窦、窦管交界和升主动脉。
- 升主动脉：轻微调整通常可以看到升主动脉近端的大部分。
- 二尖瓣：可见 A_2 和 P_2，可用于彩色多普勒和其他多普勒测量。然而，为了更好地显示，可能需要略微推进探头。
- 左心房：心房位于最靠近探头的位置，可以测量其内径（从探头到主动脉根部的直线距离）。
- 左心室：通常可以看到室间隔（包括主动脉瓣下方的膜部室间隔）和下侧壁来评估室壁运动异常。
- 右心室：主动脉瓣正下方可见右心室流出道，有时肺动脉瓣部分可见。
- 横窦：位于主动脉根部和左心房之间，可能含有液体。

十七、长轴（二尖瓣）切面

该切面是对主动脉瓣长轴切面的轻微调整，但聚焦于二尖瓣。如果在主动脉瓣长轴图像中二尖瓣的图像已经是最佳的，则可以跳过该切面。

（一）寻找切面

- 从主动脉瓣长轴切面（约135°），略微推进探头。
- 聚焦于二尖瓣的清晰切面，并尝试获得未短缩的左心室。
- 最佳切面将包括两个清晰的二尖瓣瓣叶。

（二）您看到了什么

1. 使用此切面评估
- 二尖瓣形态和病变。
- 左心室整体和节段功能。

2. 使用此切面测量
- 二尖瓣反流和狭窄的多普勒测量。

3. 切面的关键特征
- 特征与主动脉瓣长轴切面相似（除了主动脉瓣可能不太清晰外）。

4. 二尖瓣
- 可见瓣膜的 A_2 和 P_2。彩色多普勒可观察反流束，并评估血流汇聚和缩流颈宽度。瓣膜通常与声束对齐，可进行多普勒测量。

十八、房间隔（双腔静脉）切面

这是一个独特的经食管切面，没有对应的经胸图像（图6-9）。它是研究心房和房间隔的完美切面。

（一）寻找切面

- 从长轴切面，将扇区成像角度转至约110°。
- 顺时针转动探头，使其远离左心室。您将看

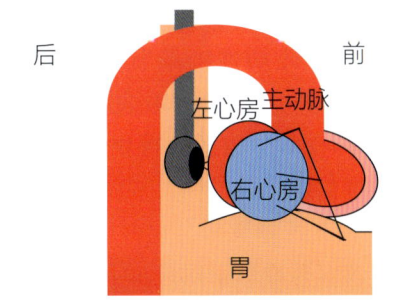

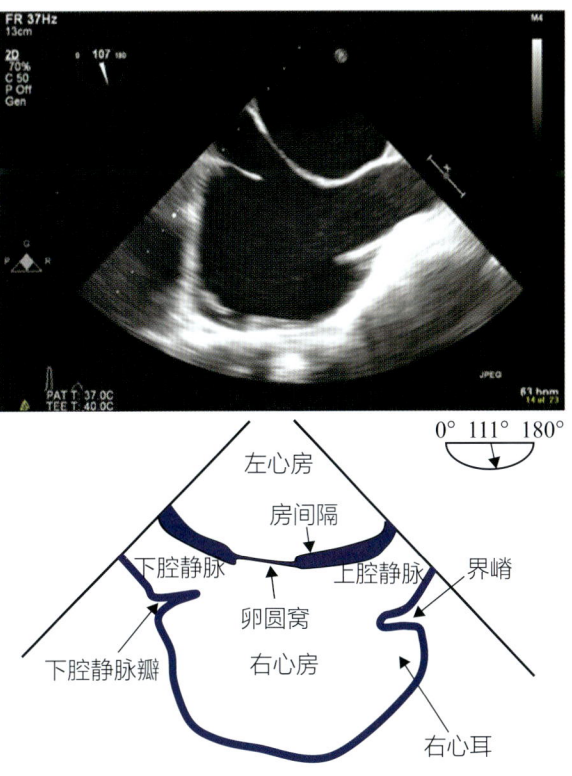

▲ 图 6-9 双腔静脉切面，三尖瓣通常不明显

到房间隔在屏幕上显示为一条线。
- 回撤、前进并转动探头。重点是清晰的房间隔，中心是"低洼"的卵圆窝。
- 最佳切面包括两侧的下腔静脉和上腔静脉，右侧可见右心耳。

（二）您看到了什么

1. 使用此切面评估
- 上、下腔静脉血流。
- 房间隔缺损和卵圆孔未闭的评估。
- 右上肺静脉血流。
- 下腔静脉瓣。

2. 使用此切面测量
- 三尖瓣反流束与声束对齐，可进行多普勒测量。
- 可使用略微调整的切面查看右上肺静脉血流。

3. 切面的关键特征
- 左心房和右心房：左心房最靠近探头。
- 房间隔：这是此切面中最突出的结构特征，可定性评估房间隔厚度和房间隔缺损。彩色多普勒和右心声学造影能提供关于房水平分流的更详细信息。
- 下腔静脉和下腔静脉瓣：这些位于图像左侧，可通过彩色多普勒显示血流。下腔静脉瓣显示为起源于下腔静脉口的活动性条状回声。
- 上腔静脉和界嵴：这些位于图像右侧，界嵴通常显示为上腔静脉下方的高回声突起，将其与右心耳隔开。
- 右心耳：宽口、浅、小梁化，位于上腔静脉下方、图像的右侧。可见心房起搏导管钩入右心耳。
- 三尖瓣：三尖瓣可在远场见到。推进探头，以优化图像。彩色多普勒可评估反流，瓣膜通常与声束对齐，可进行多普勒测量。
- 右上肺静脉：要看到静脉，需要逆时针稍稍转动探头，使其聚焦于上腔静脉。右上肺静脉与上腔静脉平行。通常对准静脉进行多普勒测量。该切面用于查找肺静脉异位引流。

十九、两腔心（左心耳）切面

该切面可以观察左心的几个重要结构特征：二尖瓣、左心室功能和左心耳（图 6-10）。该切面等同于经胸心尖两腔心切面。

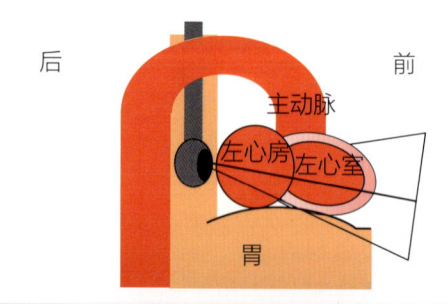

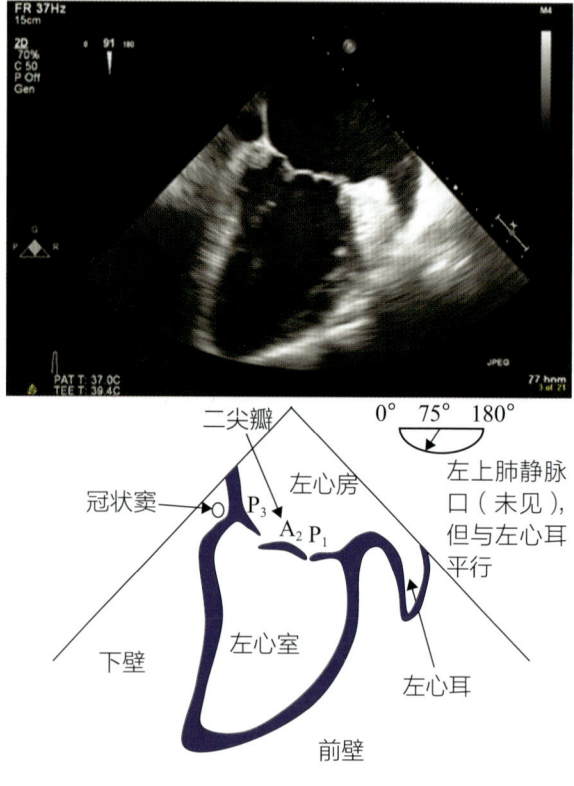

▲ 图 6-10 经二尖瓣联合部两腔心切面

（一）寻找切面

- 从双腔静脉切面向后旋转，以查看二尖瓣和左心室。
- 将扇区成像角度更改为约 75°。
- 回撤并推进探头，聚焦于二尖瓣和左心室的清晰切面。转动探头以获得左心室的最长（未短缩）切面。
- 为了清楚地看到左心耳，您可能需要将扇区成像角度调整在 50°～90°。
- 最佳切面包括二尖瓣、左心耳和未短缩左心室。未短缩的左心室和左心耳可能无法显示于同一切面中，在这种情况下，应针对不同结构存储相应的图像。

（二）您看到了什么

1. 使用此切面评估
- 整体和局部左心室功能，左心室壁厚度。
- 二尖瓣形态（瓣口、瓣膜脱垂）。
- 左心耳（使用 X 平面，如可用）。
- 左上肺静脉。

2. 使用此切面测量
- 左心室舒张末期和收缩末期内径。
- 左心室射血分数。
- 二尖瓣。

3. 切面的关键特征
- 左心室：下壁在左侧，前壁在右侧。这是测量左心室大小的首选切面，因为在 70°～90° 时心室短缩的可能性较小（可以通过旋转探头使平面穿过心尖）。可评估左心室节段运动异常和乳头肌。
- 二尖瓣：通常为二尖瓣联合部切面，即沿联合部切割瓣膜，以观察 P_1、A_2 和 P_3。彩色多普勒显像和频谱多普勒测量是可行的。可评估二尖瓣瓣环的长轴。
- 左心耳：从左心房向下延伸至二尖瓣左侧的弯曲手指状结构。谨防解剖变异、多叶或后倾的左心耳。这些需要使用非典型切面进行评估。为获得最佳图像，扇区成像角度和探头位置可能需略有变化。左心耳（left atrial appendage，LAA）与声束对齐，可进行多普勒测量。
- 左上肺静脉和"华法林"嵴：左上肺静脉位于左心耳上方，并通过"华法林"嵴与之隔开（在屏幕右侧，显示为高回声嵴状突起）。可能需要略微撤回探头以查看左上肺静脉。左上肺静脉与声束对齐性好，可进行多普勒测量。

二十、肺静脉切面

每个肺静脉都需要一个单独的切面（图 6-11）。

（一）寻找切面

1. 右上肺静脉
- 右上肺静脉最常见于平行于上腔静脉的经调整的房间隔（双腔静脉）切面（见前述）。该切面还能进行多普勒测量。
- 可从 0° 心尖四腔心切面开始识别此静脉。将探头旋转到图像的右手侧并略微撤回。在上腔静脉附近可见右上肺静脉，并包裹上腔静脉。在 0°~20° 改变扇区成像角度有助于观察该静脉远端。

2. 右下肺静脉

- 右下肺静脉最好从 0° 心尖四腔心切面开始识别。旋转探头，使其聚焦在图像的右侧（如找到右上肺静脉时），然后轻轻推进探头。应在右上肺静脉正下方观察该静脉。

3. 左上肺静脉

- 左上肺静脉最好在调整后的两腔心切面（见前述）中观察到，与左心耳平行并在其上方。该切面还能进行多普勒测量。
- 扇区平面为 0° 时也可观察到静脉。旋转探头，使其聚焦于图像左侧，然后略微退出。寻找静脉入口。

4. 左下肺静脉

- 为了识别左下肺静脉，从 0° 心尖四腔心切面开始。旋转探头，使其聚焦在图像左侧。该静脉应见于左上肺静脉口下方。

（二）您看到了什么

1. 使用此切面评估

- 所有肺静脉。

2. 使用此切面测量

- 左上/右上肺静脉的静脉血流频谱。

> **识别肺静脉**
> - 在 0° 时，左下/右下肺静脉大致垂直于超声波束（横穿屏幕），而左上/右上静脉平行于超声波束（指向探头）。
> - 顾名思义，左下/右下肺静脉位于左上/右上肺静脉的下方。如果识别出左上/右上肺静脉，则轻轻推进探头以观察左下/右下肺静脉，反之亦然。
> - 彩色血流图对识别肺静脉非常有用。彩色多普勒可显示血液从肺静脉流出、进入心房。

二十一、冠状窦切面

观察冠状窦在某些操作中可能有用，例如电生理检查或起搏器置入。它还可用于评估先天性异常，如永存左上腔静脉（图 6-12）。

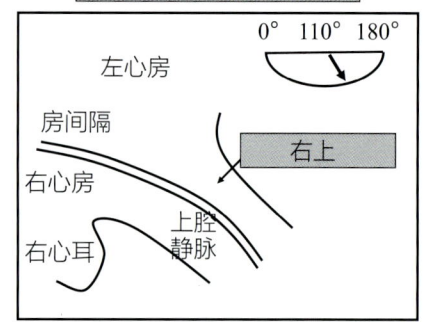

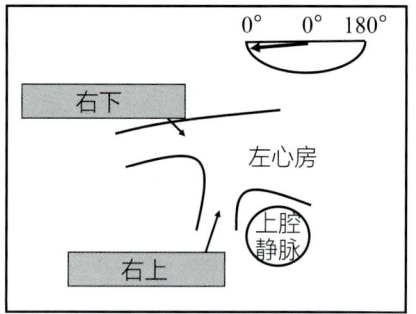

寻找切面

- 从 0° 心尖四腔心切面开始。
- 冠状窦环绕二尖瓣及其下方，开口于右心房。因此，推进探头，使图像平面切割于二尖瓣下方。后屈探头可能有助于优化图像。
- 最佳切面使冠状窦垂直于屏幕、开口进入右心房。

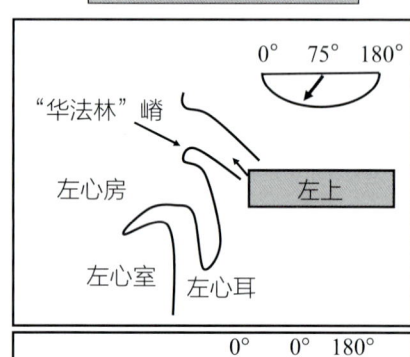

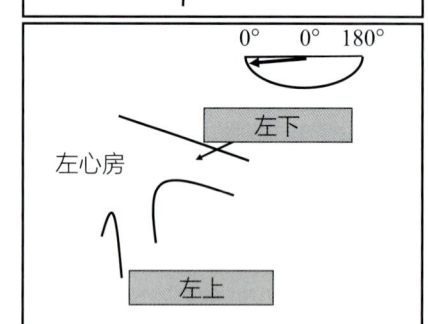

▲ 图 6-11 识别肺静脉的不同观察体位

二十二、经胃短轴切面

对于清醒和轻度镇静的患者，扫查经胃切面可能相当不适。当需要更多信息时，应在镇静、依从性良好的患者中进行经胃切面扫查，也可在术中常规进行。短轴切面等同于经胸胸骨旁短轴切面，并且通常可以通过调整获得乳头肌水平和二尖瓣水平切面（图 6-13）。它们在术中监测左心室功能特别有用。

（一）寻找切面

- 从四腔心切面（扇区成像角度为 0°），将探头推进几厘米。当您进入胃部时，患者可能会轻微苏醒。
- 用力前屈探头，尝试成为直角。
- 回撤探头，使探头头端压在胃体上部胃壁、膈肌、心脏下方。
- 通过转动探头及回撤和推进进行轻微调整，直至观察到左心室短轴。
- 保持探头向前成角。
- 通过沿着心脏底部回撤或推进探头，理论上可以看到多个水平的左心室短轴，如乳头肌中段、二尖瓣。
- 最佳切面是垂直纵轴的左心室横截面。

（二）您看到了什么

1. 使用此切面评估
- 整体和局部左心室功能，左心室壁厚度。
- 二尖瓣形态。
- 可提供有关右心室大小和功能的信息。
- 可见到心包积液。

2. 使用此切面测量
- 左心室内径和左心室壁厚度。

3. 切面的关键特征
- 左心室（乳头肌水平）：通过清晰的心室短轴切面，可以观察室间隔、心室前壁、侧壁和下壁。这是测量左心室内径和室壁厚度的理想切面。
- 二尖瓣（二尖瓣水平）：从乳头肌水平略微撤回探头可将图像平面带到二尖瓣。能够从腱索至二尖瓣尖进行扫查。使用彩色多普勒显示反流束。
- 右心室：右心室可被视为左心室一侧周围的新月形。该切面可以提供关于右心室大小和功能的印象。

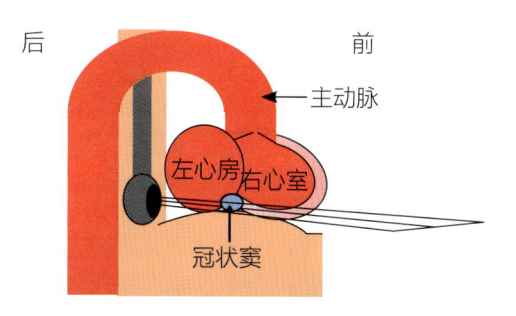

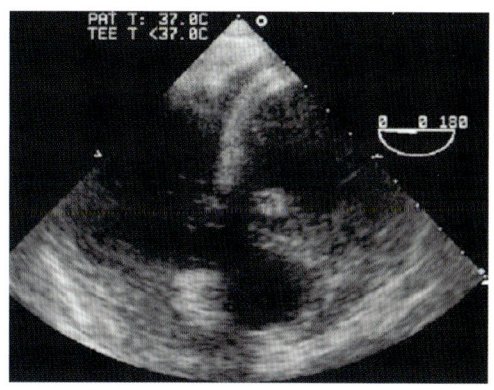

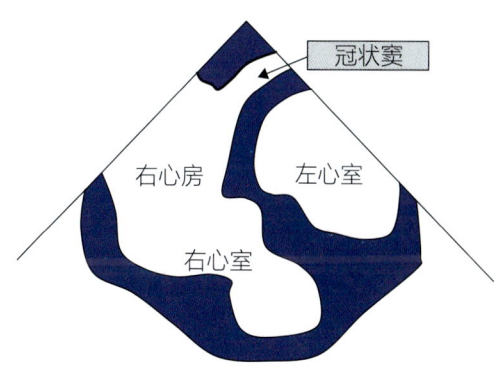

▲ 图 6-12 冠状窦切面

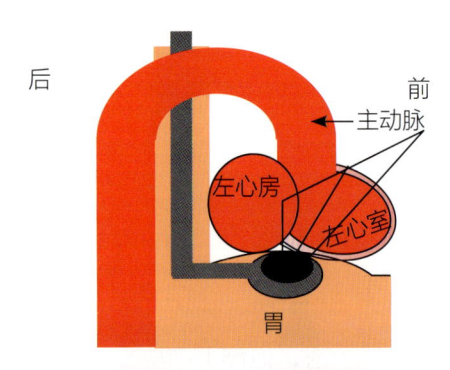

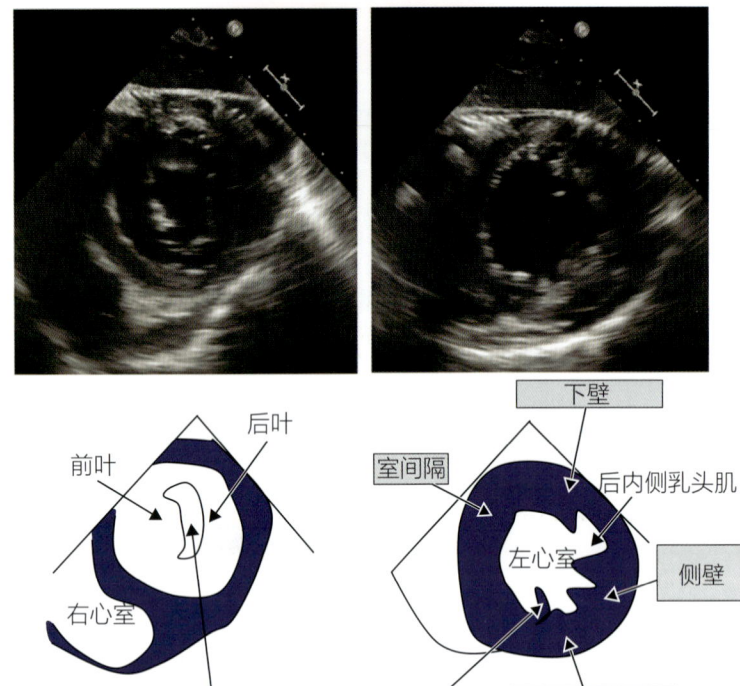

◀ 图 6-13 二尖瓣（左）和乳头肌（右）水平的经胃短轴切面

二十三、经胃长轴切面

长轴切面是显示二尖瓣瓣下结构的不可替代的切面（图 6-14）。

（一）寻找切面

- 从短轴切面，将扇区成像角度旋转至 90°。
- 努力保持探头成角。
- 通过转动探头进行轻微调整，直到在长轴上看到左心室。
- 最佳切面应包括二尖瓣、瓣下结构和左心室。

（二）您看到了什么

1. 使用此切面评估

- 整体和局部左心室功能，室壁厚度。

- 二尖瓣形态。
- 二尖瓣瓣下结构。

2. 使用此切面测量
- 左心室内径和室壁厚度。

3. 切面的关键特征
- 左心室：与两腔心切面相似，下壁最靠近探头，而前壁在远场。容易发生纵向短缩。这可以提供室壁厚度及左心室整体和局部功能的信息。
- 二尖瓣和瓣下结构：联合部切面，瓣叶解剖结构可能显示不清，但瓣下结构显示可以非常详细。有利于观察各级腱索及双侧乳头肌。彩色血流图可观察二尖瓣反流。
- 左心房和左心耳：左心房可见，但通常不太清晰。可以在远场中注意到左心耳。

二十四、经胃长轴（主动脉瓣）切面

可略微调整长轴切面，显示 LVOT，以便跨主动脉瓣进行多普勒测量（图 6-15）。

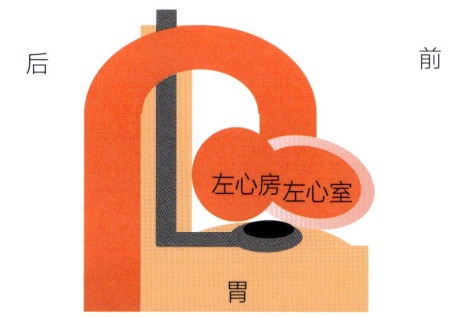

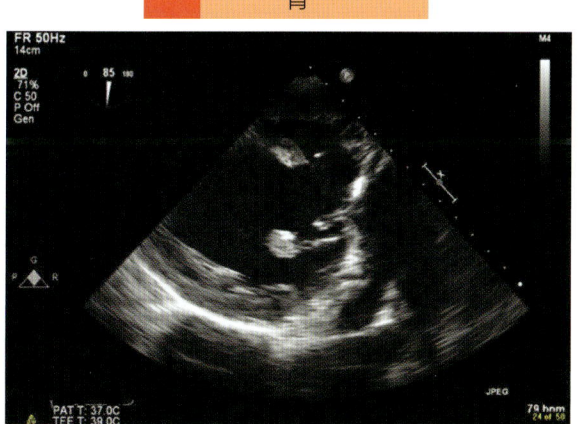

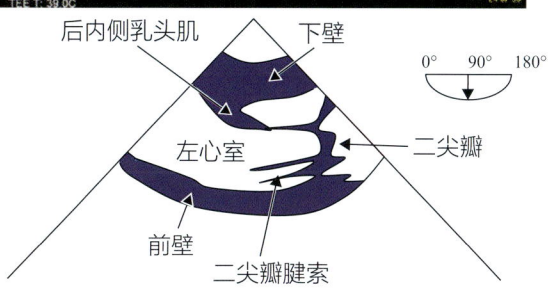

▲ 图 6-14　左心室经胃长轴切面

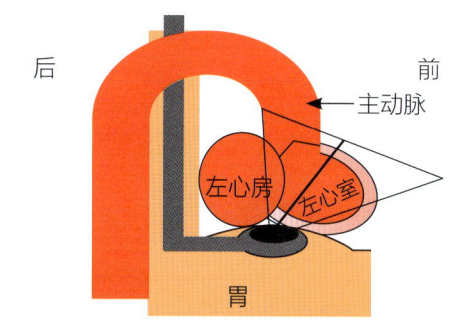

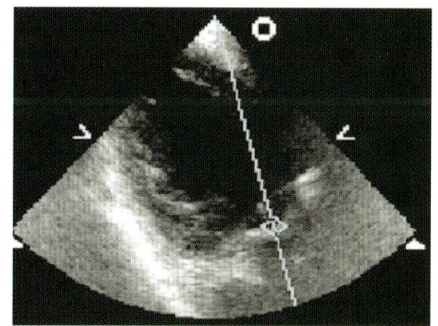

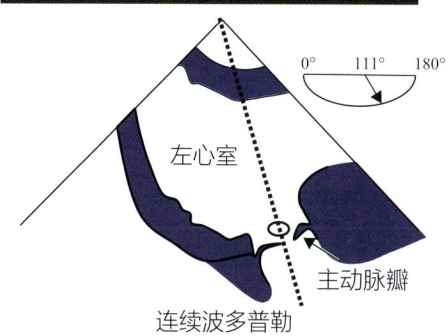

▲ 图 6-15　经胃 LVOT 长轴切面

（一）寻找切面

- 从长轴切面将扇区成像角度旋转至 110°。
- 保持探头成角。
- 通过转动探头进行轻微调整，直到在远场中看到 LVOT。彩色血流图可能有助于识别通过主动脉瓣的血流。
- 最佳切面应包括在远场的 LVOT，平行于取样线，可进行多普勒测量。

（二）您看到了什么

1. 使用此切面评估
- 多普勒测量跨主动脉瓣流速。

2. 使用此切面测量
- 跨主动脉瓣和 LVOT 流速。

3. 切面的关键特征
- 主动脉瓣和 LVOT：在远场靠近二尖瓣处可见到主动脉瓣。彩色血流图可能使其更明显。瓣膜和流出道血流平行于取样线，可进行多普勒测量。

二十五、经胃右心室切面

这与左心室长轴切面相似，但可能很难找。然而，如果找到，它可以对右心室和流入道提供有用的评估信息（图 6-16）。

（一）寻找切面

- 从经胃长轴左心室切面，顺时针旋转探头。
- 右心室应出现在与左心室相似的长轴上。
- 最佳切面应包括三尖瓣、瓣下结构和右心室。

（二）您看到了什么

1. 使用此切面评估
- 三尖瓣形态。
- 三尖瓣瓣下结构。

2. 使用此切面测量
- 无特定测量。

3. 切面的关键特征
- 右心室：这是不常见的右心房和右心房的双腔切面，但可了解右心腔室的大小。
- 三尖瓣和瓣下结构：与二尖瓣切面一样，通常能显示瓣下结构的细节。彩色血流图可显示三尖瓣反流，可对三尖瓣功能进行定性评估。由于右心室在经食管成像中相对难以看到，这可能为寻找三尖瓣病变提供了一个良好的窗口，如赘生物和肿块。
- 右心房：可查看右心房。

二十六、胃深部切面

只有当需要主动脉瓣的多普勒信息且无法进行经胸超声心动图检查时,才真正需要胃深部切面。该切面很像经胸心尖五腔心切面(图 6-17)。

(一)寻找切面

- 从经胃长轴切面,将探头进一步推进胃内。
- 将扇区成像角度设置为 0°。
- 确保探头完全成角,并与胃壁良好接触。

(二)您看到了什么

1. 使用此切面评估
- 左心室整体和局部功能。

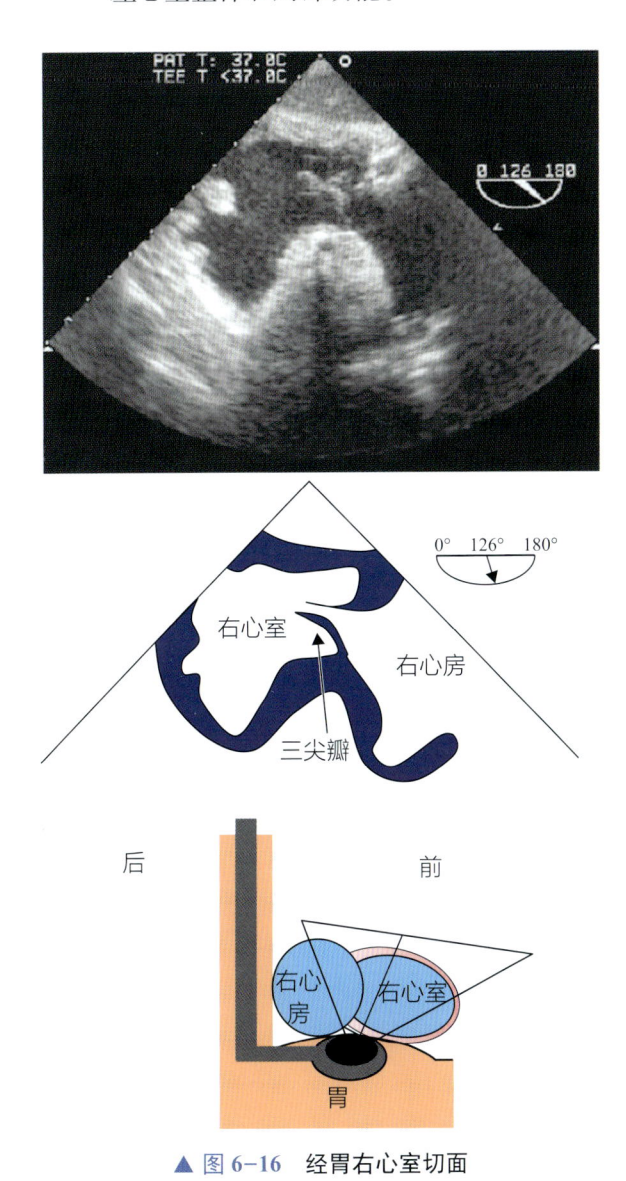

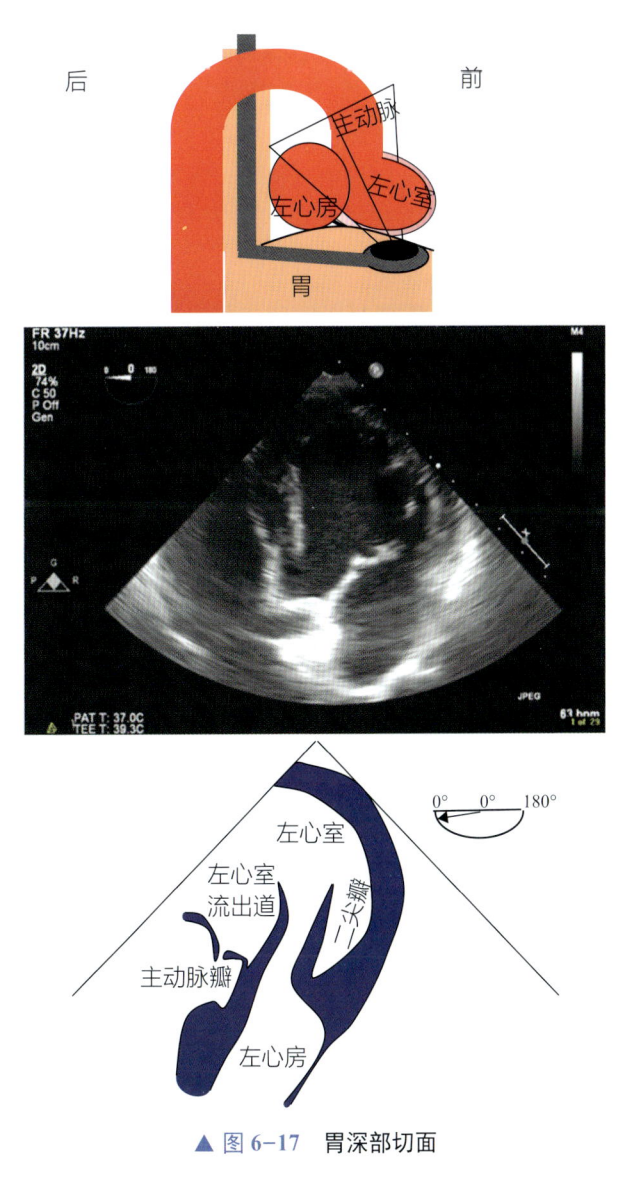

▲ 图 6-16 经胃右心室切面

▲ 图 6-17 胃深部切面

- LVOT 和主动脉瓣。

2. 使用此切面测量
- 左心室功能。
- 跨主动脉瓣和 LVOT 血流速度（如可见，可能需要再调整扇区成像角度）。

3. 切面的关键特征
- 主动脉瓣和 LVOT：主动脉瓣位于远场，可通过彩色血流图突出显示。该切面的主要目的是对齐瓣膜和流出道进行多普勒测量。
- 左心室：与四腔心切面相似。可见间隔和侧壁。

二十七、肺动脉切面

观察肺动脉的重要切面。可用于评估肺动脉内径或寻找大的肺动脉栓子（图 6-18）。

（一）寻找切面

- 从主动脉短轴切面开始。可能需要将扇区成像角度略微减小至 40°。
- 缓慢回撤探头，直至获得升主动脉的短轴切面。
- 探头可能需要轻轻向前成角以显示肺动脉。

（二）您看到什么

1. 使用此切面评估
- 升主动脉，用于检测夹层或扩张。
- 肺动脉。

2. 使用此切面测量
- 主动脉和肺动脉内径。

3. 切面的关键特征
- 肺动脉：可见右肺动脉包裹在主动脉周围，位于主动脉与探头之间。主肺动脉见于主动脉一侧。左肺动脉不可见。
- 升主动脉：通常可以看到升主动脉的一小段，可评估扩张、夹层和动脉粥样硬化。
- 上腔静脉：在主动脉和右肺动脉的附近可见上腔静脉横截面。

▲ 图 6-18 肺动脉切面

二十八、主动脉切面

最后的一组切面通常是主动脉切面（图 6-19）。可用于检测主动脉夹层或动脉粥样硬化，还可用于评估主动脉瓣反流时的主动脉血流。唯一的局限性是 TOE 看不到升主动脉远端和主动脉弓近端部分，因为充满空气的左支气管遮挡了视野。

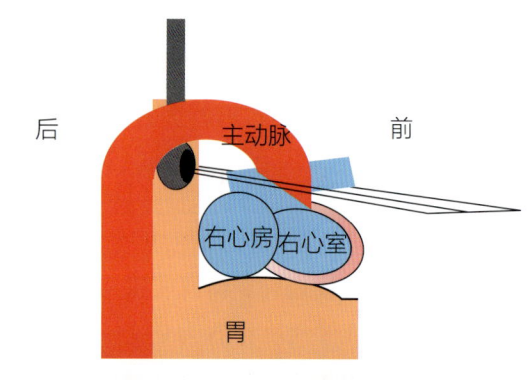

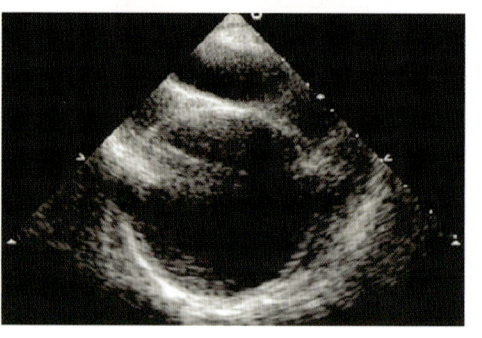

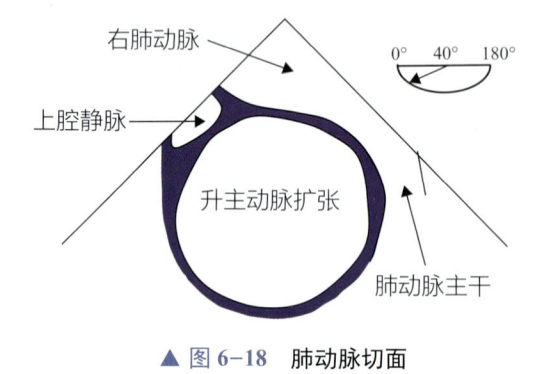

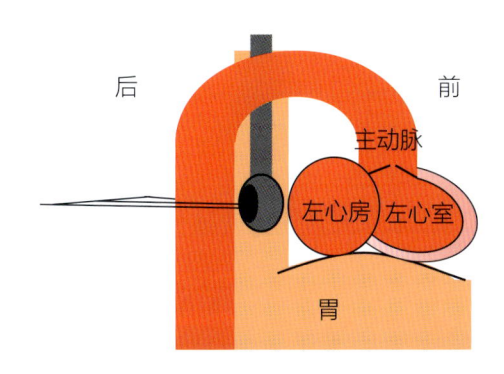

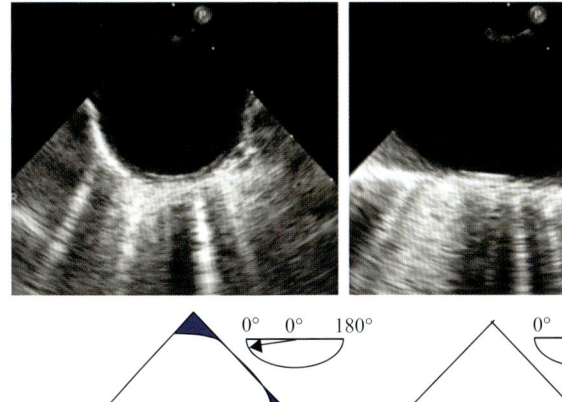

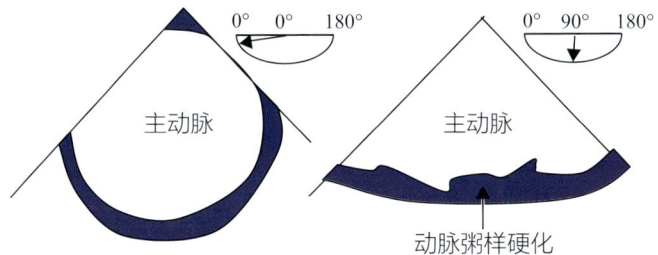

图 6-19 主动脉短轴（左）和长轴（右）切面

（一）寻找切面

- 肺动脉切面可见升主动脉。在 50° 获得短轴主动脉切面，然后缓慢撤回探头，在保持图像的情况下扫描主动脉。
- 对于降主动脉和主动脉弓，从 0° 四腔心切面开始，缓慢转动探头，使其开始朝向后方。
- 通常最好逆时针转动探头，直到看到圆形主动脉。
- 减小深度，使主动脉充满屏幕；通常还需要略微减小增益。
- 然后缓慢回撤探头，扫描主动脉。因主动脉盘绕在食管周围，在撤回探头时需要轻微旋转。
- 最佳切面是贯穿主动脉的横截面。长轴切面也是有用的，可以通过将扇区成像角度改变为 90° 来实现。

（二）您看到了什么

1. 使用此切面评估
- 主动脉夹层或扩张。
- 动脉粥样硬化和血栓。
- 主动脉血流，例如在合并主动脉瓣反流时。

2. 使用此切面测量
- 主动脉内径。

- 主动脉血流。

3. 切面的关键特征

- 降主动脉：清晰显示主动脉壁及其各层，以及增厚和大的动脉粥样硬化斑块。如果进行了测量，请在图像上注释探头深度，以便后续测量。
- 主动脉弓：在降主动脉顶部，主动脉横截面消失，可见分支血管开口于主动脉弓。可见到左锁骨下动脉起始部。此时，通过将扇区成像角度变为 90°，可保持横截面。
- 升主动脉：通常可以看到升主动脉的一小段，可评估主动脉扩张、夹层和动脉粥样硬化。

二十九、3D TOE 切面

3D 超声心动图成像代表了 TOE 的重大创新。3D 探头技术的进步可对解剖和病变进行空间定位，能够从多个位置和不同的成像平面充分展示。原则上，用于 2D 成像的所有切面也适用于 3D 成像。

（一）寻找切面

- 通过适当调整扇区宽度、深度和增益设置优化 2D 图像。
- 决定想要使用哪种 3D 图像采集模式。对于较大的感兴趣容积，全容积采集提供了最大的成像容积。对于较小的感兴趣区（如瓣膜），实时 3D 或 3D 放大模式可能更合适，以改善时间和空间分辨率之间的平衡（表 6-1）。

表 6-1　3D 图像采集模式的特点

	全容积	实　时	放　大
尺寸	90°×90°×2D 图像深度	60°×30°×2D 图像深度	(20°×20°～90°×90°)×可变高度
实时	否	是	是
帧频	20～40Hz（4 个心动周期）；40～50Hz（7 个心动周期）	20～30Hz	5～10Hz
感兴趣的心脏结构	左心室、二尖瓣	任何 2D 图像	心脏瓣膜、左心耳
临床应用	左心室功能；彩色多普勒	检查解剖结构并引导介入操作	检查解剖结构
可能存在拼接伪影	是	否	否
时间分辨率	最佳	中	最差
空间分辨率	最差	中	最佳

（二）全容积采集

- 该模式记录超过 4 个心动周期，然后将其拼接在一起形成全容积。
- 在优化 2D 图像后，选择 3D/ 全容积，将出现双平面显示，允许操作员查看感兴趣区，以确保其充分成像而不会出现纵向短缩。
- 适当调整线密度和扇区宽度，以优化感兴趣区。

- 确保适当的 ECG 门控。
- 采集 3D 图像。
- 检查是否存在拼接伪影，图像满意后确认采集。
- 该模式还允许全容积彩色多普勒成像。

（三）实时 3D 采集

- 优化 2D 图像，双平面模式显示，以确保最佳探头位置并相应地调整扇区。
- 采集实时 3D。

（四）3D 放大采集

- 优化 2D 图像。
- 选择 3D 放大模式，进行双平面成像。
- 将出现一个框界定 3D 放大模式成像的区域。在双平面模式下调整框的位置，以确保在两个正交切面中看到的感兴趣区都位于取样框内。
- 采集 3D 放大图像。

三十、3D 二尖瓣

二尖瓣切面通常从用于二尖瓣 2D 成像的相同切面中采集，最适于评估二尖瓣病变（如二尖瓣脱垂）。

（一）寻找切面

- 从食管中段位置，从四腔心 0°、两腔心 75° 或三腔心 135° 切面获得二尖瓣的最佳图像。
- 一旦图像经过优化，选择适当的采集模式。

（二）图像采集模式

- 所有 3D 采集模式（全容积、实时和放大）都很容易地对二尖瓣进行成像。
- 在全容积模式下，彩色多普勒可用于采集跨瓣血流的 3D 彩色图像。
- 3D 放大模式允许以足够的空间和时间分辨率详细观察二尖瓣解剖结构。

（三）您看到了什么

1. 使用二尖瓣切面进行评估
- 二尖瓣形态（图 6-20 和图 6-21）和病变。

2. 二尖瓣成像的 3D 应用
- 采集 3D 数据集，可用于后处理，旋转二尖瓣以便从左心房的手术视野查看。
- 3D TOE 允许从视觉上更好地理解正常二尖瓣解剖结构和瓣膜功能障碍的原因。它允许对 MV 解剖结构进行详细分析，以便从不同方向和平面查看瓣环、瓣叶和瓣下装置。
- 它越来越多地应用于指导二尖瓣修复术（见第 11 章）。
- 用 3D 采集模式的人工二尖瓣成像非常有用，可对瓣膜和任何合并病变（如瓣周漏或裂开部位）进行详细评估。

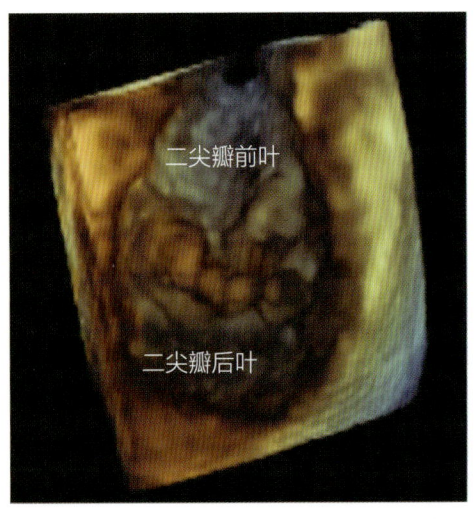

▲ 图 6-20　二尖瓣实时 3D 图像采集
随后进行旋转和裁剪，以获得从左心室心尖部的瓣膜视图

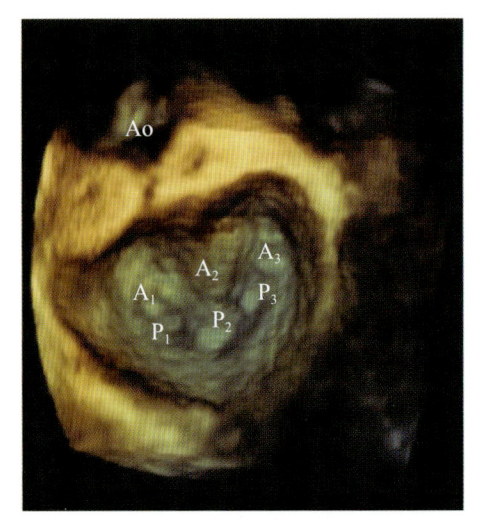

▲ 图 6-21　二尖瓣实时 3D 图像采集
随后进行旋转和裁剪，以获得从左心房的瓣膜视图，并识别二尖瓣前叶（A）和二尖瓣后叶（P）。
Ao. 主动脉

3. 使用此切面测量
- 3D 彩色全容积图像可在不同平面旋转和切割，用于量化反流束的起源，以及估计缩流颈宽度和反流口面积。
- 由于可从多个角度查看 3D 图像，并在不同平面进行裁剪，因此可通过平面描记法估测真实的 MV 最小瓣口面积。
- 离线重建软件包可由原始 TOE 图像生成 3D MV 模型（图 6-20 和图 6-21）。

4. 切面的关键特征
- 在不同平面旋转和观察，评估瓣叶、瓣环和瓣下装置。

三十一、3D 主动脉瓣

主动脉瓣的 3D 成像可以重点评估病变机制，也可以指导主动脉瓣介入操作（图 6-22）。

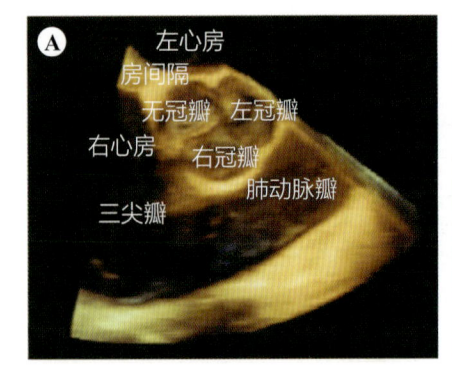

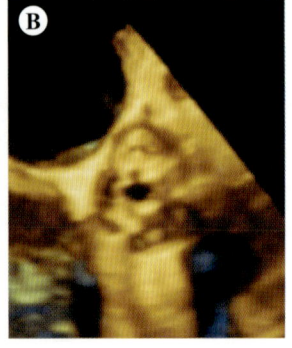

▲ 图 6-22　A. 主动脉瓣狭窄；B. 主动脉瓣关闭时的实时 3D TOE 短轴切面
切面显示无冠瓣、右冠瓣、左冠瓣、左心房、房间隔、右心房、三尖瓣和肺动脉瓣

（一）寻找切面

- 从食管中段位置开始，使用短轴 50°~70° 切面。

（二）图像采集模式

- 主动脉瓣的 3D 成像可能很困难，因为其位于心脏前部，并且瓣叶薄而柔软。
- 所有 3D 采集模式均适用，但在使用放大模式时可能需要记录多幅图像，以确保覆盖整个瓣膜。
- 在全容积模式下，彩色多普勒可用于采集跨瓣血流 3D 彩色图像。

（三）您看到了什么

1. 使用主动脉瓣切面评估

- 主动脉瓣形态和病变。

2. 主动脉瓣成像的 3D 应用

- 该技术越来越多地用于指导 TAVI（见第 11 章）。
- 采用 3D 采集模式的人工主动脉瓣成像非常有用，可对瓣膜和任何合并病变（如裂开区域）进行详细评估。

3. 使用切面进行测量

- 3D 彩色全容积图像可在不同平面旋转和切割，用于量化反流束的起源，以及估测缩流颈宽度和反流口面积。
- 3D 图像可以从多个角度查看，并在不同平面裁剪，因此可通过平面描记法估测真正的最小主动脉瓣瓣口面积（图 6-23），以及主动脉瓣环、LVOT 和近端主动脉。

4. 切面的关键特征

- 主动脉瓣解剖。

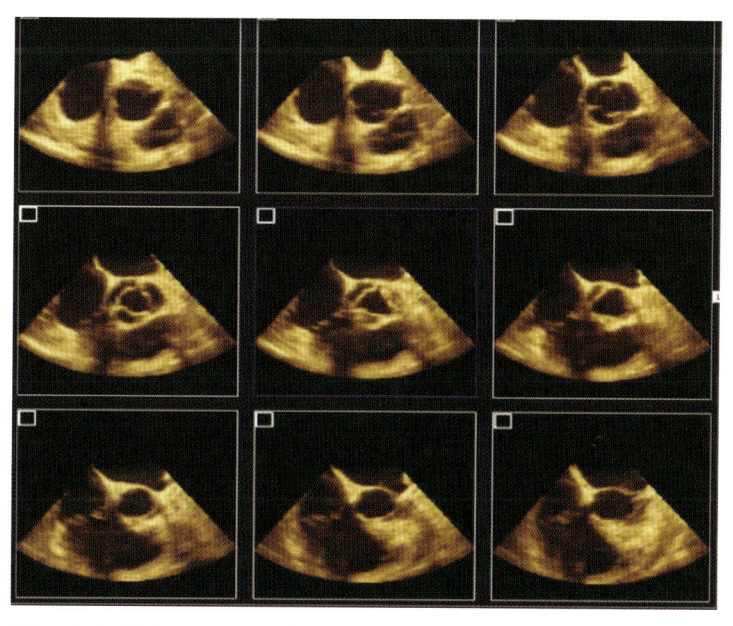

▲ 图 6-23 后处理系统（如飞利浦 QLAB）允许在几个平面上对 3D 切面进行切割。此处从主动脉瓣短轴数据集可获得多个切面

三十二、3D 三尖瓣

三尖瓣的 3D 成像很困难，因为瓣膜的瓣叶较薄，并且位于前方。

（一）寻找切面

- 从四腔心 0° 切面或经胃右心室切面旋转探头，聚焦三尖瓣。

（二）图像采集模式

- 从四腔心切面可以采集三尖瓣的 3D 图像。
- 可以使用所有 3D 采集模式，但在使用放大模式时可能需要记录多幅图像，以确保覆盖整个瓣膜。
- 在全容积模式下，彩色多普勒可用于采集跨瓣血流的 3D 彩色图像。

（三）您看到了什么？

1. 使用切面进行评估
- 三尖瓣和瓣环的形态及病变。

2. 三尖瓣成像的 3D 应用
- 采集 3D 图像后进行后处理，旋转三尖瓣显示为从右心房面看的手术视野。
- 3D 成像允许从心房面观察三尖瓣，并评价其与二尖瓣和主动脉瓣的关系。

3. 使用切面进行测量
- 3D 彩色全容积图像可在不同平面旋转和切割，用于量化反流束的起源，以及估测缩流颈宽度和反流口面积。
- 由于可从多个角度查看 3D 图像，并在不同平面进行裁剪，因此可通过平面描记法估测真正的三尖瓣最小瓣口面积。

4. 切面的关键特征
- 在不同平面旋转和观察，可以显示三个瓣叶。

三十三、3D 肺动脉瓣

由于肺动脉瓣是所有瓣膜中最靠前的，也是最薄的，3D TOE 价值有限，很难获得合适的 3D 切面（图 6-24）。

三十四、3D 左心室

左心室的 3D 成像有助于量化左心室功能或确认是否存在病变（如心尖部血栓）（图 6-25）。

（一）寻找切面

- 从四腔心 0° 切面或两腔心 90° 切面，优化深度设置并确保心室未短缩。

（二）图像采集模式

- 全容积采集模式用于确保捕获整个心室。

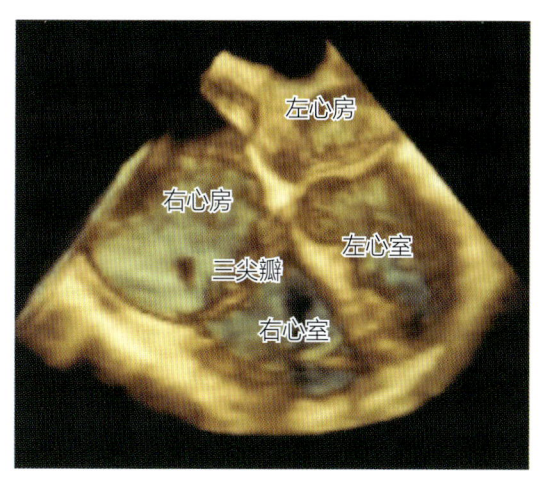

▲ 图 6-24 全容积 3D 四腔心图像采集
显示关闭的三尖瓣、右心房、右心室、左心房和左心室

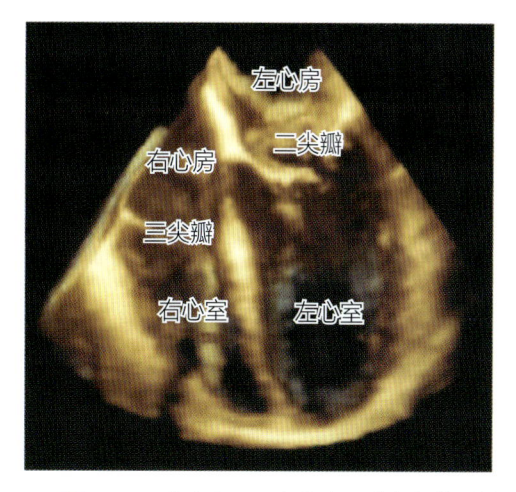

▲ 图 6-25 全容积 3D 左心室四腔心图像采集
显示关闭的三尖瓣、右心房、右心室、左心房、二尖瓣和左心室

- 采集后需要仔细检查全容积图像，以审查图像质量，并排除拼接伪像的存在。

（三）您看到了什么

1. 使用切面进行评估
- 左心室。

2. 左心室成像的 3D 应用
- 后处理包允许根据 3D 数据集估测心室容积和射血分数（图 6-26）。
- 可旋转和裁剪 3D 数据集，以获取左心室短轴图像。
- 左心室局部功能和同步性评估。

3. 使用切面进行测量
- 左心室容积。

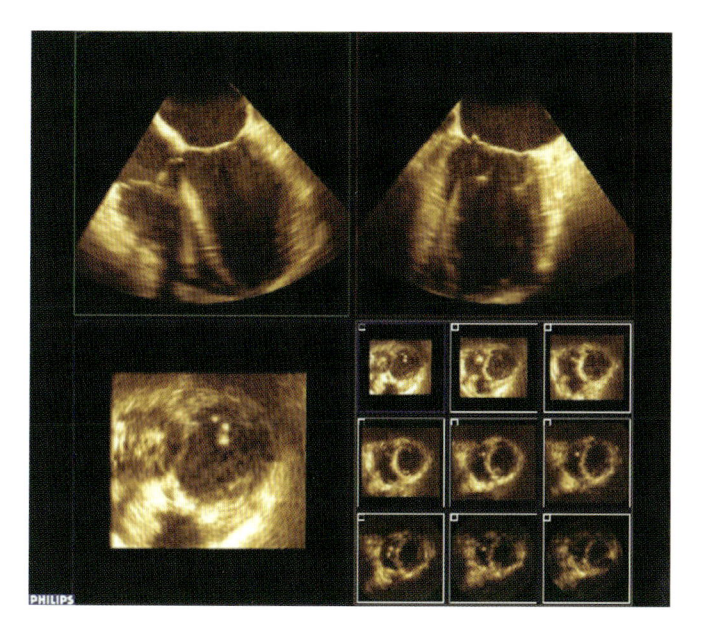

◀ 图 6-26 全容积 3D 左心室四腔心图像采集
在飞利浦 QLAB iSlice 上进行后处理。iSlice 允许在两个正交切面中查看左心室，获取常规间隔的多个短轴切面（右下）

- 射血分数。

4. 切面的关键特征

- 左心室。

三十五、3D 房间隔

房间隔的 3D 成像不仅对确认房间隔缺损的内径非常有价值，而且在显示缺损与周围结构的空间关系方面也非常有价值（图 6-27）。这些切面还用于指导经皮房间隔介入操作。

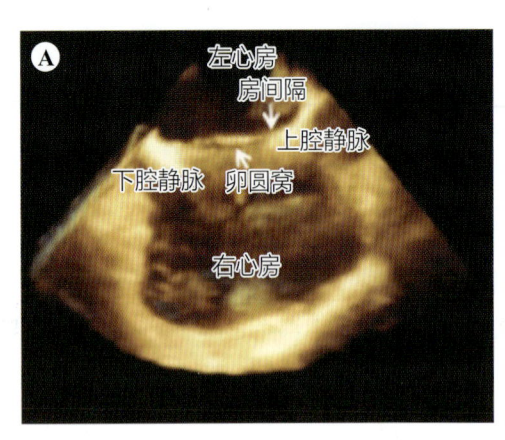

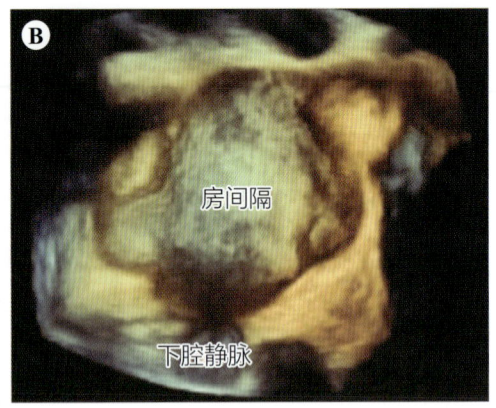

▲ 图 6-27 **A**. 双腔静脉切面房间隔全容积 3D 图像采集，显示房间隔、卵圆窝、左心房、下腔静脉、上腔静脉和右心房；**B**. 房间隔的正面视图，经过旋转和裁剪，显示房间隔相对于下腔静脉的方向

（一）寻找切面

- 从双腔静脉 110° 切面获得最佳切面。

（二）图像采集模式

- 从双腔静脉切面使用全容积或放大模式可详细评估房间隔。

（三）您看到了什么

1. 使用此切面进行评估

- 房间隔。
- 右心房。
- 左心房。
- 上腔静脉。
- 下腔静脉。

2. 房间隔成像的 3D 应用

- 3D 图像允许后处理，并旋转房间隔以从左心房或右心房面查看。
- 与 2D TOE 相比，3D TOE 可从视觉上更好地了解房间隔解剖结构和病变。
- 越来越多地用于指导房间隔缺损的经皮封堵术。

3. 使用切面进行测量
- 由于 3D 数据集可以从多个角度查看，并在不同平面裁剪，这有助于更好地理解缺损的大小及其与周围结构的关系。
- 3D 彩色全容积数据集可用于查看经过缺损的分流。

4. 切面的关键特征
- 房间隔和缺损。
- 房间隔缺损与二尖瓣、主动脉瓣、上腔静脉和下腔静脉的关系。

三十六、X 平面

在 TOE 过程中使用 X 平面成像为操作者提供了更多的解剖学信息，并且在介入手术过程中也可以作为指导。X 平面允许实时同时显示心脏的两个高分辨率图像（图 6-28 和图 6-29）。

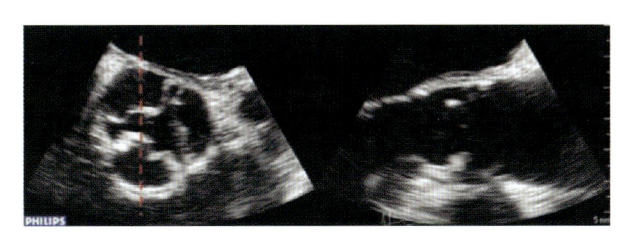

▲ 图 6-28 主动脉瓣的 X 平面图像采集
选择 X 平面后，左侧图像将显示当前实时图像。调整角度取样线（红虚线）将改变右侧图像的采集角度

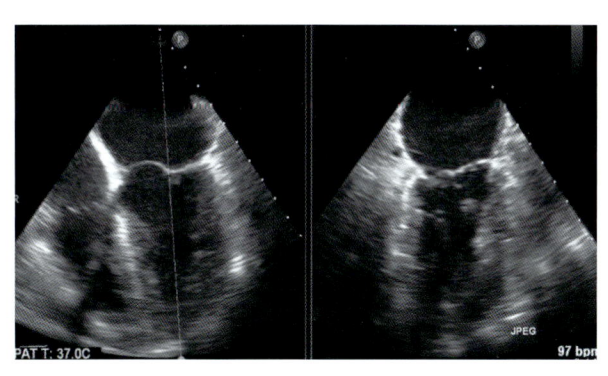

▲ 图 6-29 左心室和二尖瓣的 X 平面图像采集
选择 X 平面后，左侧图像将显示当前实时图像。调整角度取样线（红虚线）将改变右侧图像的采集角度

（一）寻找切面

- 获得适当的 2D 切面。
- 优化 2D 图像设置。
- 选择 X 平面模式。实时成像提供来自同一心动周期的两个正交切面。左侧的初始图像是基线参考，右侧的图像可以电子旋转到 0°～180° 的任何扇区成像角度。
- 满意时，获取图像。
- X 平面图像可以在使用和不使用彩色多普勒的情况下采集。

（二）使用此切面

- 探查左心耳解剖结构和病变（如血栓）。
- 需要高空间和时间分辨率时（如瓣膜赘生物）。

第 7 章 经食管超声心动图：心腔和血管
Transoesophageal: Chambers and vessels

丁 方 译
黄国倩 校

一、左心室

经胸超声心动图是常用的心脏超声成像方法，通常能够有效地评估左心室。但在某些经胸声窗显示不清的情况下，如重症监护室的插管通气患者，或心脏复苏后的患者，以及体位无法配合的患者，则需要行经食管超声心动图检查。TOE 也用于术中的心功能及解剖结构评估，在评价心脏功能及充盈状态时起重要作用。在 TOE 检查时，由于左心室位于远场，较难获取未经短缩的图像。

正常表现

1. 切面（图 7-1）

评估左心室的几个重要切面：0° 四腔心切面、135° 长轴切面、70°～90° 两腔心切面和经胃 0° 短轴切面。

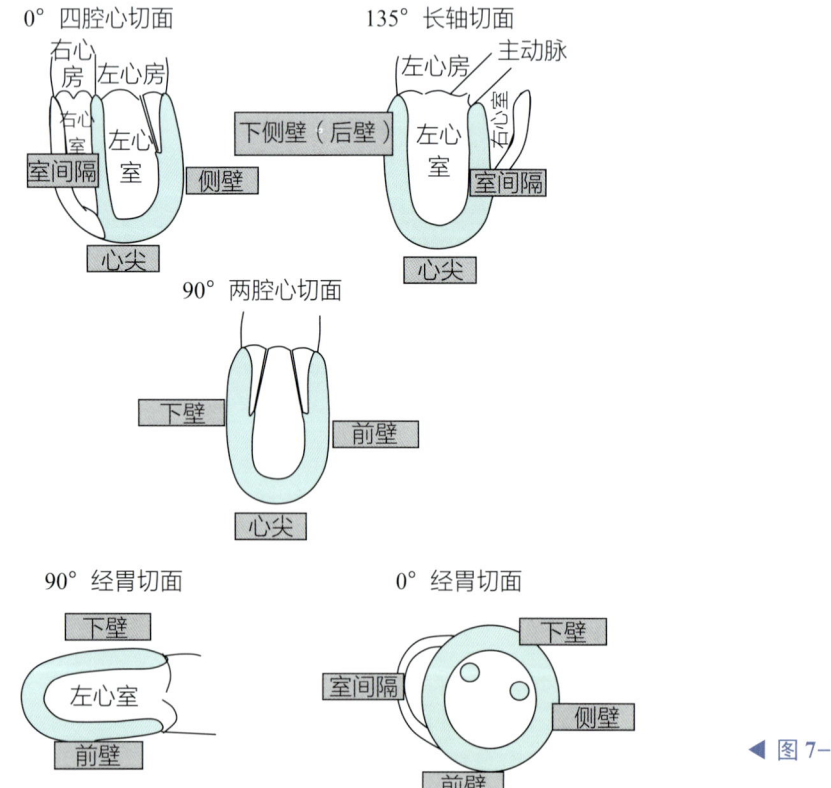

◀ 图 7-1 评估左心室的主要切面

2. 表现
- 0°四腔心切面：类似于心尖四腔心切面，但常伴有明显的左心室短缩，可通过在食管中段水平后屈探头以改善，并可借此显示心尖部。室间隔在屏幕左侧，分隔左心室和右心室，而左心室侧壁在屏幕右侧。
- 135°长轴切面：类似于胸骨旁长轴切面，但其图像稍加旋转角度后更容易显示心尖部。室间隔（前部）在左心室流出道下方，后（下侧壁）壁在屏幕左侧。
- 70°~90°两腔心切面：类似于心尖两腔心切面，下壁在屏幕左侧，前壁在屏幕右侧。该切面可以用来测量左心室舒张末和收缩末大小。
- 经胃0°短轴切面：是用来评估左心室功能，测量收缩期和舒张期腔室大小和室壁厚度的最佳切面。确保将探头送入胃，当在屏幕上看到肝脏时，轻轻前屈探头以显示左心室。由于这会使患者不适感加重，故操作者常在一般评估结束后观察该切面，须提醒患者配合或适当加大麻醉剂量。该切面类似于胸骨旁短轴切面，但室壁位置是相反的。下壁靠近探头，前壁在远场，室间隔在屏幕左侧，侧壁在屏幕右侧。通过推进和回撤探头，可以观察从心尖到二尖瓣水平的左心室横截面，需要注意的是，撤回探头前要回正前屈的探头。

二、左心室大小和质量

TOE 能实现长度和容积的测量（图 7-2 和图 7-3），因而可以用来报道定量的结果，并作出概括性的结论：正常、轻度、中度或重度的扩大；正常、轻度、中度或重度的肥大。

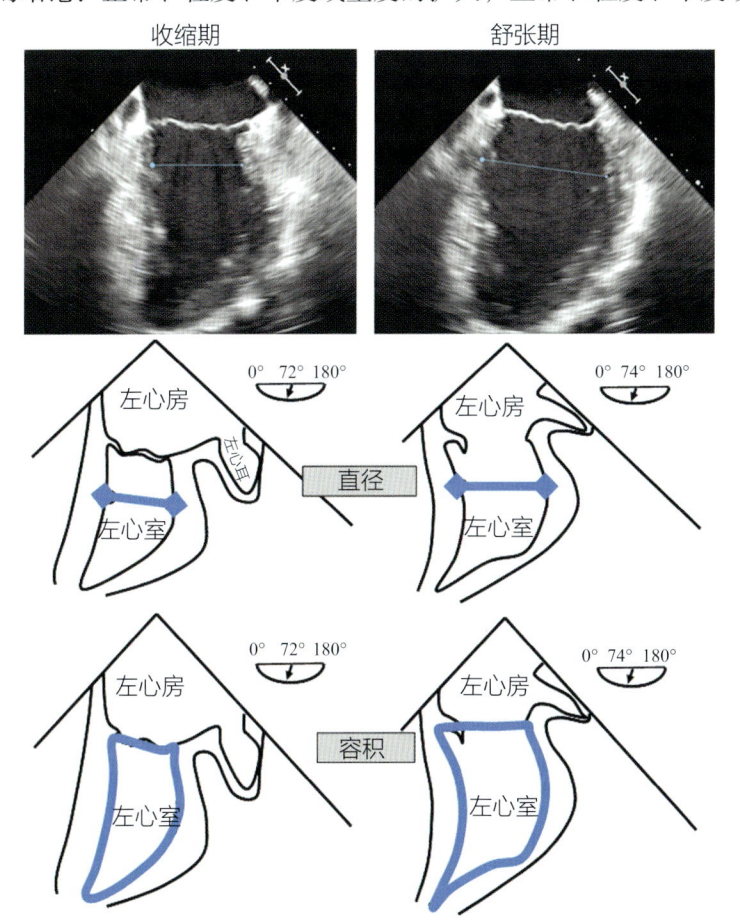

◀ 图 7-2 两腔心切面左心室大小

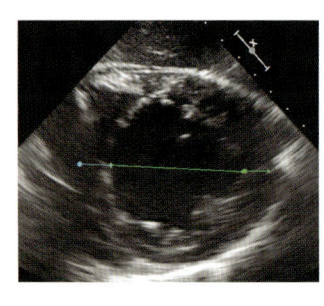

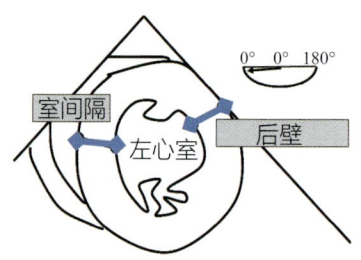

▲ 图 7-3 经胃切面测量室壁厚度

（一）长度测量

二维切面

- 左心室中间段乳头肌水平优化并记录经胃 0° 切面。
- 识别舒张末期那一帧（接心电图，将光标停留在 QRS 波起点）。测量下壁心内膜边缘到前壁心内膜边缘的直线距离，并保证测量线垂直于室壁，能获得左心室舒张末期内径。滚动到收缩末期的那一帧（心室的最小径，参照心电图），使用同样的方法可获得左心室收缩末内径。
- 在该切面中也可实现 M 型，但并不常用。
- 70°~90° 两腔心切面也可测量从下壁到前壁的左心室内径。
- 在经胃的二维切面上，通过测量舒张末期间隔和后壁厚度，可以用来评估左心室肥大程度。

（二）容积测量

Simpson 法

如果经食管切面能显示心尖的话，则可使用 Simpson 盘片法，这个取决于 0° 四腔心切面是否显示良好且图像未被短缩。

- 在 0° 四腔心切面，优化左心室图像，保证清晰的心内膜边界，以及有足够的深度显示心尖部。
- 记录一个动态循环视频。在舒张期帧和收缩期帧分别描记边界，获取舒张末期和收缩末期的左心室容积。
- 在同一切面获取左心室长轴，测量左心室长度，方法是从心尖部到二尖瓣中点。
- 如用双平面法，则在优化的 70°~90° 两腔心切面上重复上述过程。

（三）面积 - 长度公式

该方法适用于经胃 0° 左心室中间段乳头肌水平短轴切面。

（四）质量

所有 TTE 的公式和模型都适用。比较理想的是在经胃 0° 切面。对于基于心尖四腔心和两腔心切面的测量，分别用到的切面是 0° 四腔心切面和 70°~90° 两腔心切面。TOE 的估值是比较精准的，但可能得出的左心室质量稍高。

三、左心室功能

用 TOE 评估左心室功能对重症监护和术中的患者十分有意义。应注意准确地评估功能及描述左心室的大小和形状。舒张功能可通过 TTE 进行评估。

（一）整体收缩功能

与 TTE 一样，对整体收缩功能的评估常被定性为：正常、轻度、中度和重度受损。但如果可能的话，还是尽可能进行定量分析。常使用和 TTE 一样的公式（见第 3 章）。用于左心室内径测量的 TOE 切面主要是 0° 四腔心切面，70°～90° 两腔心切面，以及经胃切面。基于多普勒的测量，如 dP/dT，可以采用评估二尖瓣反流的食管中段切面。

（二）局部收缩功能

可用于评估冠状动脉支配区域的室壁运动（图 7-4）。可以使用 17 节段模型，可以进行室壁运动评分，尽管较少用。

室壁运动

- 使用 0° 四腔心、135° 长轴、70°～90° 两腔心、经胃 0° 切面。避免图像短缩，保证心内膜边界清晰。
- 观察各节段并判断运动是否正常、减低（运动幅度＜ 5cm）、消失（运动幅度＜ 2cm）或矛盾运动（心内膜收缩期膨出）。如果无法确定的话，可以看看舒张期到收缩期室壁增厚率是否＞ 50%，来判断室壁运动是否正常。
- 记住最常见的情况。
  - 左前降支动脉供应 0° 四腔心切面上室间隔的中段和心尖段及侧壁；70°～90° 两腔心切面的前壁和心尖部；135° 长轴切面的室间隔和心尖部。
  - 左回旋支动脉供应 135° 长轴切面上后壁的基底段和中段，0° 四腔心切面的外侧壁基底段。
  - 右冠状动脉供应 70°～90° 两腔心切面的下壁，以及 0° 四腔心切面的室间隔基底段。
  - 经胃短轴切面中，近探头部分的节段由右冠状动脉供血，左前降支动脉灌注远场的节段，左回旋支供应后壁（位于屏幕右侧）。

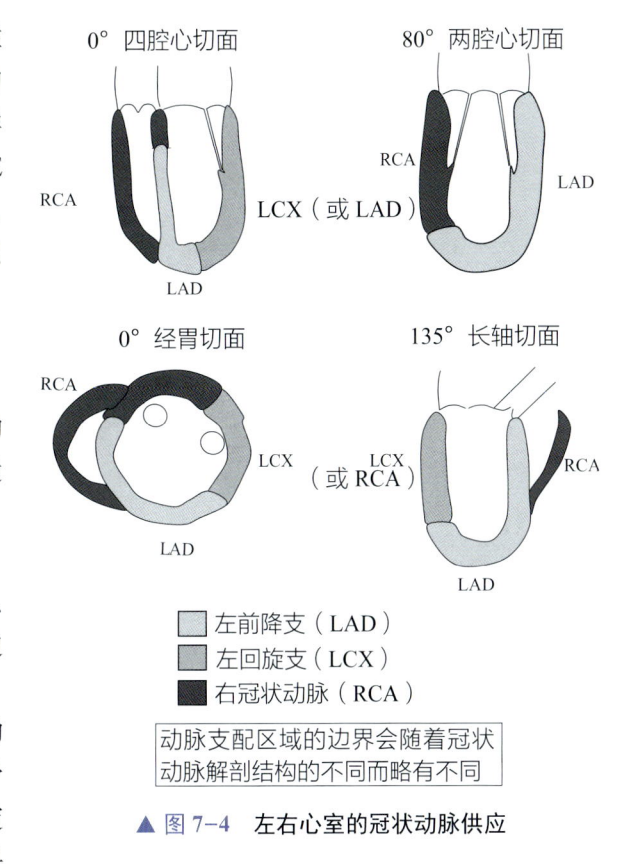

▲ 图 7-4　左右心室的冠状动脉供应

四、右心室

由于右心室位置远离探头，TOE 观察右心室比 TTE 更难。但联合多切面观察，还是能够较好地评估右心室大小和功能的。简而言之，右心室的解剖结构是由游离壁和室间隔组成的。腔室呈"新月形"，环绕着左心室。血流通过三尖瓣流入，从肺动脉瓣流出。

正常表现

1. 切面（图 7-5）

- 主要切面是食管中段的 0° 四腔心切面和 50°～80° 短轴切面（右心室流入/流出道切面，主动脉瓣为短轴切面，左心房在图像上方）。另外，作为补充，可进一步观察经胃 0° 切面，以及探头顺时针旋转避开左心室后的 90° 长轴切面。继续扩大角度到 120°～135° 时，将探头顺时针旋转，可见右心室流入/流出道。

2. 表现

- 0° 四腔心切面：向右旋转探头，关注右心房，而右心室则远离探头。可以看到右心室游离壁和间隔。该切面可以进行大小的评估，但右心室经常容易短缩，可以适当向后弯曲探头改善。
- 50°～80° 短轴切面：也被称作右心室流入/流出道切面，可以用来评估右心室游离壁基底段、三尖瓣和肺动脉瓣。注意主动脉瓣可在屏幕上方显示其短轴。
- 经胃 0° 切面：可用于观察左心室短轴。右心室环绕左心室（类似于胸骨旁短轴切面）。该切面可用来观察间隔运动，以估测右心室容量和压力是否超负荷。
- 经胃 90° 切面（右心室）：旋转探头远离标准左心室的切面，可以显示右心室。可见三尖瓣的瓣下结构。进一步旋转角度至 120°～135° 时可见 RVOT，轻轻旋转探头，可见肺动脉瓣，并可测流速。

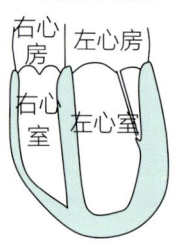

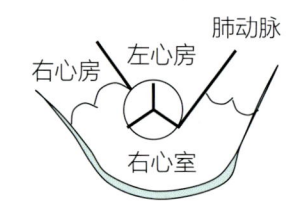

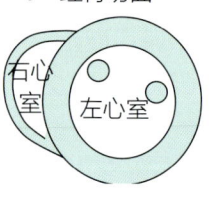

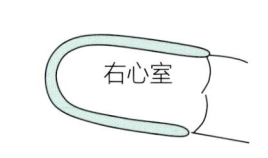

▲ 图 7-5 评估右心室的主要切面

五、右心室大小

右心室形状复杂，很难评估，故在 2D 图像上用定量测量来支持定性判断也比较困难。评估方法类似 TTE，多切面观察获得室壁厚度、腔室大小和流出道大小。

（一）室壁厚度

- 在 0° 四腔心切面于三尖瓣腱索水平获取游离壁的厚度。注意不要将心外膜脂肪和粗大的肌小梁测量进去。

（二）腔室大小

1. 定性

- 在 0° 四腔心切面于腔室中段水平测量内径。如右心室内径小于左心室的 2/3 的话，那么右心室大小正常；如仅略小于左心室，则右心室轻度扩大；如左右相同，则右心室中度扩大；如大于左心室，则右心室重度扩大。
- 或者，观察右心室心尖部，若超过左心室心尖的 2/3 大，考虑右心室轻度扩大；若和左心室心尖部心腔一样大，则右心室中度扩大；若超过左心室心尖，则右心室重度扩大。

2. 定量（图 7-6）

- 在 0° 四腔心切面上尽量优化避免图像短缩。测量右心室长径、三尖瓣环内径和右心室心腔中段横径。
- 在 80° 右心室流入/流出道切面上测量 RVOT 内径、肺动脉瓣环内径和肺动脉内径。

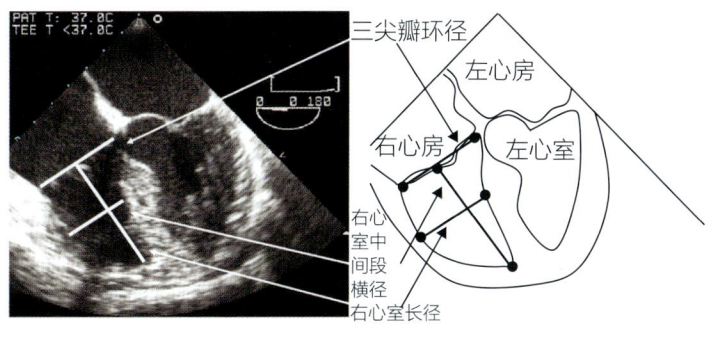

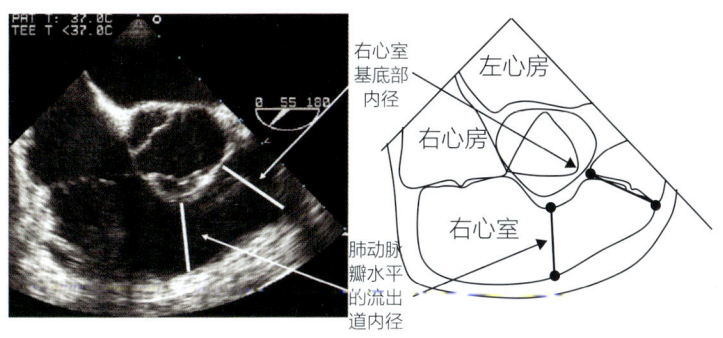

▲ 图 7-6 测量右心室大小

类似于经胸的测量方法（见第 3 章）。还可进一步测量肺动脉内径

六、右心室功能

右心室功能通常在长轴切面测量，另外经胃的短轴切面也可用于评估。

评估

- 在 0° 四腔心切面定性判断整体功能，可分级为轻度、中度、重度损伤，主要根据三尖瓣环向心尖位移小于 25mm 但无严重运动减低（轻度），无运动（重度），或介于中间（中度）。
- 如想进一步定量，可测量舒张期和收缩期右心室长度并计算缩短率。

$$缩短率 = \frac{右心室舒张期长度 - 右心室收缩期长度}{右心室舒张期长度}$$

对于局部功能的评估，可在四腔心切面里观察基底段、中间段和心尖段的游离壁，报告为运动降低、运动消失、矛盾运动。也可通过室壁的增厚率来支持对节段运动的判断。

七、左心房

经食管探头位于左心房的正后方，能很好地显示肺静脉血流的汇入、二尖瓣血流的流出、左心耳和房间隔。TOE 显示左心房占位也比 TTE 更为清楚。

正常表现

1. 切面

- 主要切面是 0° 四腔心切面、75° 两腔心切面、135° 长轴切面和 110° 双腔静脉切面。
- 进一步观察肺静脉的相关切面。

2. 表现

- 0°四腔心切面：左心房位于探头正前方，可测量左心房大小。
- 135°长轴切面：左心房同样位于探头正前方，可测量左心房大小。
- 75°两腔心切面：适度调整后，为观察左心耳最佳切面。
- 110°双腔静脉切面：评估房间隔的标准切面。

八、左心房大小

因扇区常无法包裹完整的左心房，故很难用TOE评估左心房大小。尤其心房扩大的时候，所测容积不可靠。长度测量可行，但可能会忽略左心房长径的变化（图7-7）。

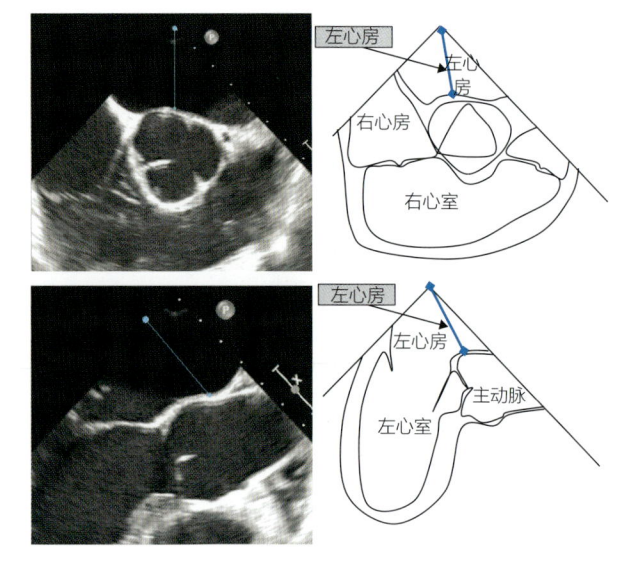

▲ 图7-7 线性测量左心房大小的位置

评估

- 根据相对于左心室的大小，可对左心房大小进行定性判断。若左心房完全包括在0°四腔心切面里，则左心房较小。若大小和左心室差不多，则左心房重度扩大。还有一些定性扩张的证据，例如自发显影提示腔室扩张后的慢血流。
- 假如边界清晰的话可在0°四腔心切面定量测量面积，沿着边界描记估算左心房大小，并使用类似TTE的公式计算。
- 在135°长轴切面和50°短轴切面里可行简单地径线测量。测量探头与主动脉瓣处左心房壁间的距离可得左心房内径。需要注意的是，定量测量方法可能不可靠，需要结合其他超声心动图结果和心房大小的定性评估。

九、左心耳

左心耳是心房颤动等高危患者左心房血栓形成的最常见部位，因而对拟行心脏复律和寻找栓子来源具有重要的临床意义。

（一）正常表现

1. 切面（图7-8）

- 主要的切面是两腔心切面。
- 因左心耳形态多变，在左心房扩大或发现房颤的患者中，需要适当调节该切面来寻找心源性血栓。一旦在两腔心切面上发现左心耳，调整扫描角度，上下移动探头，以显示整个左心耳。
- 将切面转到90°可以更清楚地观察梳状肌特点。保证左心耳位于图像中央，扫描平面可以一直转到140°。

2. 表现

- 两腔心切面：左心耳在右侧，沿着二尖瓣边缘弯曲，平行于左心耳更靠近探头方向的是左上肺静脉，两者被一个高亮回声的崎状组织分隔（华法林崎）。这里可能会堆积脂肪，呈现球形隆起。

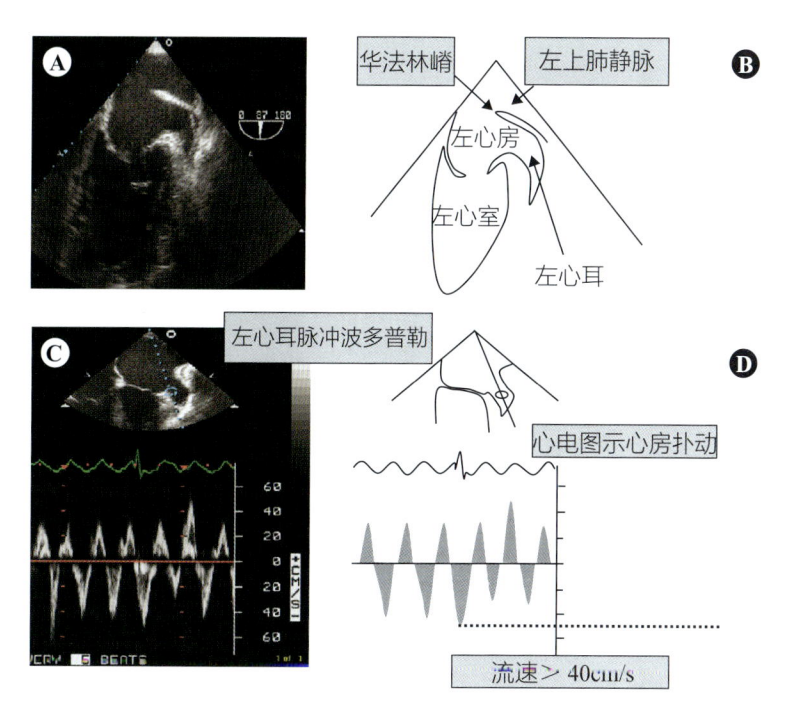

▲ 图 7-8 两腔心切面显示突起的左心耳、华法林嵴和肺静脉（A 和 B）。PW 血流频谱显示了心房扑动时的左心耳血流速度（C 和 D）

（二）评估

- 识别左心耳（某些人可能缺失，或在心脏手术中切除 / 缝扎 / 夹闭）。
- 在不同平面上进行扫描以确定形状、方向和分叶数（通常为单叶，双叶占 10%）。也可能出现反向的左心耳（指向探头方向）。左心耳翻转是罕见的手术并发症，表现为左心房内肺静脉下方一个活动性占位。
- 寻找血栓或肿瘤的证据。要鉴别异常占位（如血栓）和左心耳内正常的梳状肌。血栓形成通常和慢血流有关。如果不清楚是否有占位，彩色血流图可以显示血流进入左心耳尖，或左心超声对比剂可以使左心耳显影（血栓不显影）。
- X 平面成像对扫描左心耳十分有用。
- 测量充盈和排空速度（图 7-8）。将 PW 取样框放在左心耳内 1cm 深处并记录。正常的流速 > 40cm/s，流速减低与房颤或心房顿抑有关，且可疑血栓形成。流速 < 20cm/s 是血栓形成的高危因素。心房扑动的流速是规则的，其节律高于心室率。流速减低时需观察左心耳自发显影或"烟雾状"血流。

> **自发显影**
> - 左心房的自发显影表现为"烟雾状"显影，分为轻度和重度（基于对数量的定性评估），可位于左心耳内，也可同时出现于左心耳和左心房。通常左心房的自发显影提示血栓风险增加。这是由于导致红细胞聚积所致，见于心腔内流速减低时。尤其是心房扩大和房颤时，会引起自发显影。抗凝并不会影响自发显影。探头的频率越高，自发显影的显示越明显。

与血栓的鉴别诊断见表 7-1。

表 7-1 鉴别梳状肌和血栓

梳状肌	血栓
• 束状 • 可横贯左心耳 • 附壁 • 无活动度	• 常见圆形 • 填充左心耳 • 附壁或者带蒂 • 可活动 • 常合并自发显影

十、肺静脉

（一）正常解剖结构

正常情况下有 4 根肺静脉将血液从肺循环引流入左心房：2 根在左侧（下和上），2 根在右侧（下和上）。它们都位于心房后方。解剖学的变异包括单侧单根肺静脉，可能是由于上、下肺静脉近端融合所致，或者肺静脉间大小差异显著。

（二）正常表现

1. 切面（图 7-9）

食管探头位于心房后面的 4 根肺静脉之间。为了看清全部肺静脉，需要对标准切面进行调整。主要的切面是 0° 四腔心切面、75° 两腔心切面和 110° 双腔静脉切面。

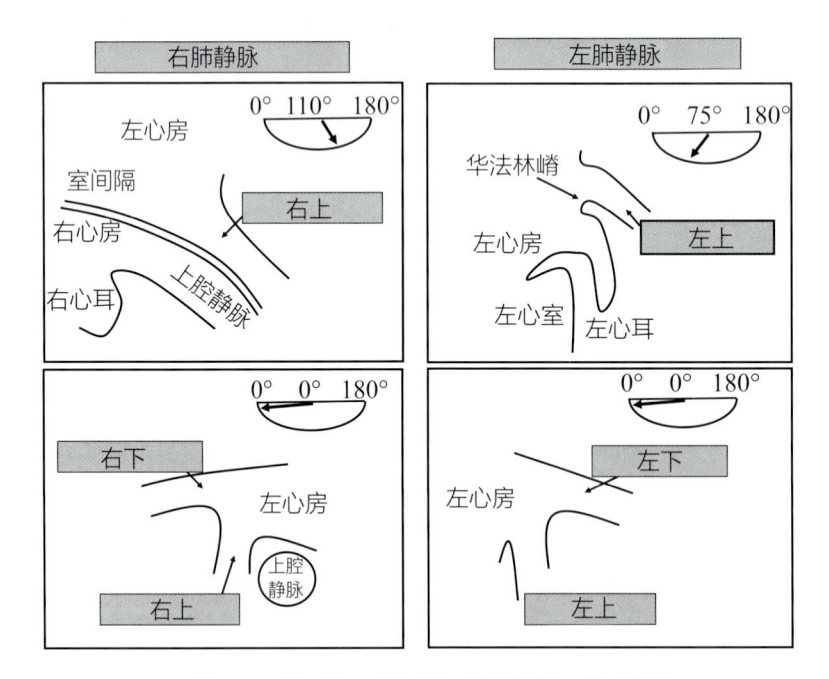

▲ 图 7-9 显示的三个切面可用于识别 4 根肺静脉

2. 表现

- 0° 四腔心切面：该切面上 4 根肺静脉都能被追踪到。从四腔心切面开始，向左或向右旋转，然后推进或撤回探头，来观察每根肺静脉。两侧的上肺静脉均指向探头，最适合进行多普勒血流测

第7章　经食管超声心动图：心腔和血管
Transoesophageal: Chambers and vessels

量。而下肺静脉则垂直于探头。
- 80°两腔心切面：在该切面中，左上肺静脉平行于左心耳，且离探头更近。
- 110°双腔静脉切面：旋转双腔静脉切面，可以观察到右上肺静脉汇入左心房，平行于房间隔和上腔静脉。

> **如何优化肺静脉切面**
> - 0°四腔心切面：如果肺静脉显示不明显的话，将彩色血流图设置于左侧或右侧近场，可以显示汇入的血流。
> - 如果肺静脉可显示但与声束不够平行的话，可在0°～90°旋转探头角度来改善。

（三）评估

肺静脉常用来进行与左心房压有关的血流评估，尤其是有二尖瓣反流时。由于肺静脉的特殊解剖结构，也常被用来定标，例如在心房颤动消融手术中。
- 评价是否存在以下情况。
  - 4根肺静脉全部可见，或者多于或少于4根肺静脉。
  - 各自位置正常。
  - 管径大小存在差异。
- 报告肺静脉血流频谱模式。

十一、右心房

由于在TOE中右心房相对邻近探头，故能较好地得到显示。上下腔静脉和冠状窦汇入右心房的血流同样能轻易成像。还可仔细观察右心耳、下腔静脉瓣、房间隔。

正常表现

1. 切面（图7-10）
- 重点切面是0°四腔心切面和110°双腔静脉切面。
- 右心房经胃的切面可以在标准的经胃90°左心室长轴切面上旋转探头，这样在正常情况下可以看到右心室，再将探头稍回撤一点，就能看到右心房和三尖瓣。

2. 表现
- 0°四腔心切面：类似于心尖四腔心，向右旋转探头，聚焦右心房，定性评估大小。
- 110°双腔静脉切面：是观察整个右心房最佳切面，下腔静脉在左侧，上腔静脉

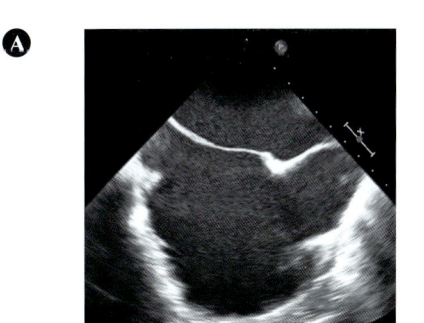

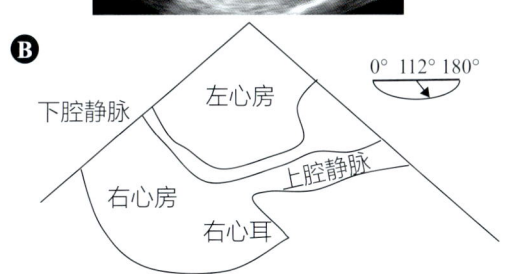

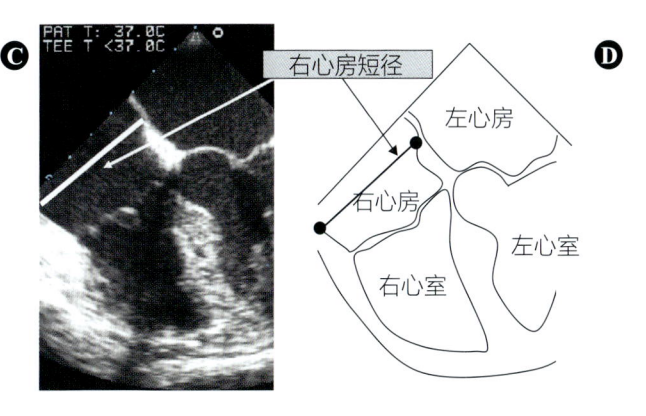

▲ 图7-10　双腔静脉切面（A和B）清楚地提供了右心房图像。可以观察心房内的血栓、起搏导线和静脉导管。四腔心切面（C和D）可用于右心房的线性测量

在右侧。右心耳总是出现于上腔静脉下方。下腔静脉瓣（若存在）位于下腔静脉的入口，通常朝向卵圆窝。房间隔平行于探头方向，卵圆窝常被视为房间隔中间的一个凹陷。常用此切面来评估房间隔。

十二、右心房大小

- 可在 0° 四腔心切面上定性评估右心房大小。主要根据其相对于左心房和右心室的大小。通常两个心房大小大致相同。
- 最简单的定量评估就是在 0° 四腔心切面上进行短径的线性测量（测量右心房侧壁中点到房间隔中点的直线距离）。容积测量尚未证实，但可像 TTE 那样进行尝试。

十三、右心房特征

通常不代表病理表现，但常被误诊为异常。

（一）下腔静脉瓣

在 110° 双腔静脉切面中显示得最清楚（图 7-11）。下腔静脉瓣是一种起源于下腔静脉和右心房连接处的膜性结构。它是胎儿循环系统的残留，通过该结构，来自下腔静脉的胎盘氧合血被导入第二房间孔，从而进入左心系统。因此，来自下腔静脉的血流冲向卵圆窝。这对经手臂静脉注射的对比剂使用有影响：卵圆窝附近的对比剂常被冲刷，有可能会减弱对比剂分流。该瓣膜的大小变异度较大。罕见情况下，心内膜炎赘生物可附着于该瓣膜上。

（二）Chiari 网

下腔静脉瓣可一直延伸到房间隔，形成网状穿孔，叫作 Chiari 网（图 7-11）。下腔静脉瓣是一种静脉窦瓣的褪变形式，假如退化不完全的话，则形成 Chiari 网。从超声心动图上来看，可以看到由小条索组成的网状结构，附着在右心房的不同部分。

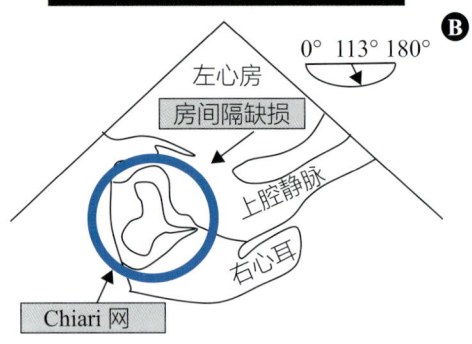

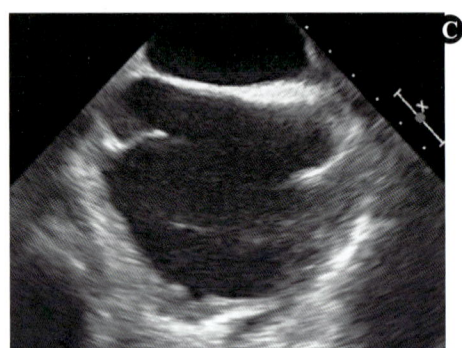

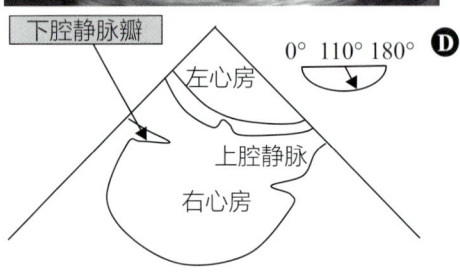

▲ 图 7-11 双腔静脉切面中的 Chiari 网（A 和 B）和下腔静脉瓣（C 和 D）

（三）冠状窦瓣

和下腔静脉瓣一样，并不是一个真正的瓣膜。它是冠状窦在右心房开口处的肌肉和（或）纤维条带。当显示冠状窦口的时候可见。

（四）界嵴

该结构分隔了右心房的光滑部分和梳状肌部分。在双腔静脉切面中，界嵴在右心房和上腔静脉结合处形成了一个隆起。当从四腔心切面回撤时，心房外侧壁一个突出的高亮部分即为界嵴。探头继续往回拉，可见该结构是如何延续至上腔静脉的。

十四、冠状窦

观察冠状窦可使用 0° 四腔心切面。稍微推进探头，并略向后弯曲探头，可于二尖瓣下方观察。可以在图像中看见冠状窦横穿汇入右心房。

若存在永存左上腔静脉的话，冠状窦会增宽。由左臂注射振荡生理盐水可显示这种异常的引流。由于左上腔静脉汇入冠状窦，对比剂通过冠状窦进入右心房。

十五、房间隔

房间隔是用来分隔左、右心房的，胚胎学上有两种不同的来源，即原发隔和继发隔，出生后两者融合。若房间隔发育和闭合发生异常，则出现房间隔缺损。TOE 特别适合观察房间隔，因为它可以在多切面通过左心房扫查房间隔，可进行彩色血流多普勒、连续多普勒和造影检查。

（一）正常表现

1. 切面（图 7-12）

主要切面是 0° 四腔心切面、50° 短轴切面和 110° 双腔静脉切面。

2. 表现

- 0° 四腔心切面：在四腔心切面中，房间隔靠近探头，向左旋转，可以进行初步评估。ASD 在该切面中显示得很清楚，彩色血流图可以看到左向右的分流。房间隔通常凸向右心房，但机械通气的患者在吸气和呼气时，房间隔收缩期可轻度凸向左侧。如果右心房压超过左心房压，房间隔将凸向左侧。
- 50° 短轴切面：房间隔从主动脉瓣环的 10 点钟方向延伸出来。原发隔更靠近主动脉瓣，该切面也可用于造影检查。
- 110° 双腔静脉切面：由于该切面中房间隔平行于探头，故可作为观察房间隔的标准切面。卵圆窝常为一处凹陷。该切面可用于彩色血流和造影检查。

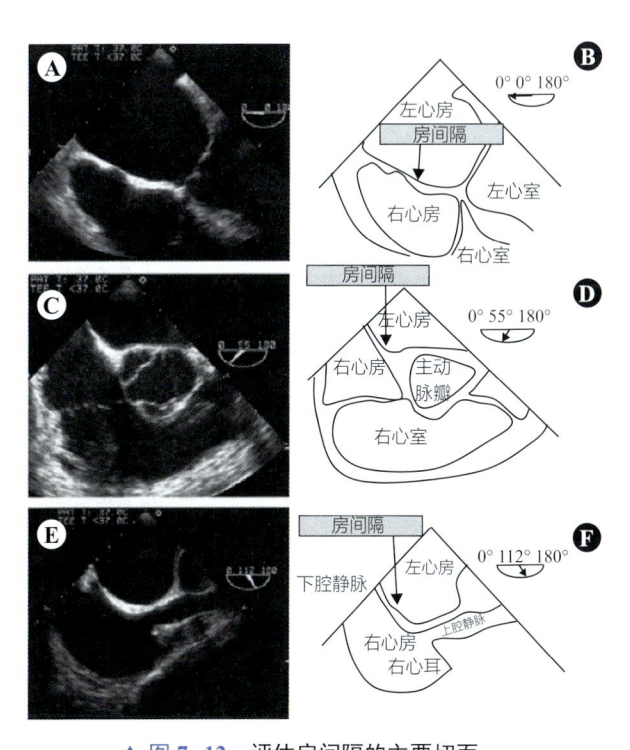

▲ 图 7-12 评估房间隔的主要切面
显示 0° 四腔心切面（A 和 B）、50° 短轴切面（C 和 D）和 110° 双腔静脉切面（E 和 F）

（二）评估

在所有二维切面中评估房间隔，查找以下情况。
- 脂肪瘤样肥大（房间隔除了卵圆窝以外的高亮增厚回声）。
- ASD 或者房间隔分层提示卵圆孔未闭。
- 房间隔瘤：房间隔朝向右心房或左心房移位＞ 10mm。

而后在双腔静脉切面中使用彩色血流观察房间隔。
- 若有过隔血流则提示 ASD。还可筛查 PFO，即在心动周期的某一瞬间，可在卵圆窝处见一小束彩色血流进入心房。

十六、室间隔

TOE 很难看到完整的室间隔，因此并无指征用于评估室间隔。但如果检查时意外发现室间隔异常，那么常规评估室间隔并做出评论也属正常。TOE 能较好地显示室间隔近端，有效地检出膜部 VSD。而靠近心尖部的缺损，常见于缺血后，则很难被发现。

（一）正常表现

1. 切面（图 7-13）

主要切面是 0° 四腔心切面和 135° 长轴切面。50° 短轴切面可作为补充，用来观察主动脉瓣附近的室间隔。经胃 0° 切面也同样有用。

2. 表现

- 0° 四腔心切面：室间隔位于左、右心室之间。切面未短缩时，有可能看到心尖部，但在该切面彩色血流图上血流与声束无法对齐。该切面较好地显示近端室间隔。撤回到五腔心切面，可以对主动脉瓣下的室间隔进行观察。
- 50° 短轴切面：探头稍向前推进，可以看到主动脉瓣下方的膜部和流出道部的室间隔。
- 135° 长轴切面：也显示了靠近主动脉瓣的室间隔。
- 经胃切面：提供了和胸骨旁短轴切面类似的信息，并提供了位于心室中部的肌部（小梁部）室间隔的情况。

（二）评估

在所有二维切面中评估室间隔，并加上彩色血流以显示缺损。如果有肥厚的证据，尤其是在流出道，彩色血流也可以用来寻找主动脉瓣下的血流加速。
- 如果需要对室间隔进行评估，则需报告室间隔的厚度（用经胃切面测量），并描述室间隔的不规则增厚。
- 为识别 VSD，需先在二维图上寻找回声缺失，然后

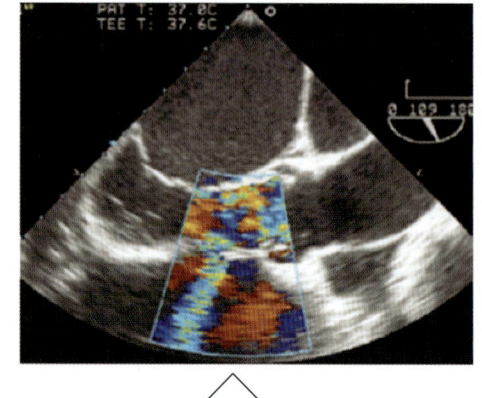

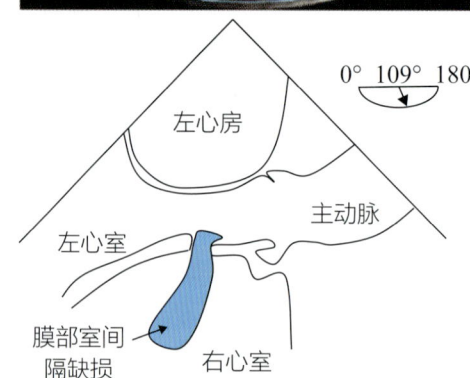

▲ 图 7-13 135° 长轴切面上大的膜部室间隔缺损示例

彩色血流图显示左向右分流

用彩色血流确定过隔血流。如有回声缺失，在两个不同的方向/平面上测量大小。最后，假如血流方向与多普勒声束方向一致，可测量分流。然而，假如 VSD 的分流量足够大，那么 TTE 也能很容易看到。

十七、心包

TTE 足以提供评估心包所需的所有信息。但 TOE 仍需在对心包进行常规评估。TOE 可以用于围术期心脏病患者，评估局限性心包积液，或者术后透声差。心包的评估流程应和 TTE 类似。

正常表现

1. 切面（图 7-14）
- 所有切面均仅能见到部分心包（应予评估）。

2. 表现

(1) 心包层：心包层常显示为沿心脏周围的一条纤细的白线（通常 1～2mm 厚）。在评估心包厚度方面，TOE 图像比 TTE 更精确，但也不可靠。

(2) 心包腔：如果心包腔内含液体，则是一个沿心包层的黑色无回声区（通常 < 0.5cm，但是术后少量的积液就会产生严重的影响）。

(3) 心包横窦和斜窦：TOE 对观察横窦和斜窦很有用。横窦位于左心房和主动脉/肺动脉干之间。
- 使用房室的 50° 短轴切面，然后 135° 长轴切面。
- 窦内的积液或血肿会表现为一个空间，呈新月形或三角形，在升主动脉和左心房之间。

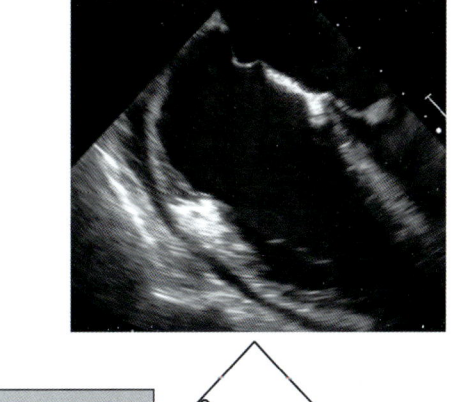

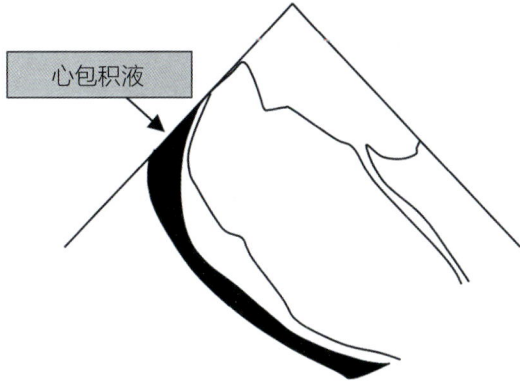

▲ 图 7-14 心包积液显示为左心室周围的无回声区

> **关于横窦的一些问题**
> 为了区别于左心房和左心耳（根部位于横窦内），需使用彩色多普勒。窦内是没有血流的。
> 注意：由于窦的位置，可被误认为脓肿或囊肿或心房占位（如含脂肪的情况下）。

斜窦位于左心房背后肺静脉之间。
- 用 0° 四腔心切面。
- 窦内如有血液或血肿会呈现一个空间，居于左心房与食管内的探头尖端之间。

十八、心包积液

评估

1. 弥漫性积液
- 多切面观察，以 0° 四腔心切面和经胃 90° 短轴切面为佳。

- 在不同位置测量积液深度，并描述清楚具体部位。
- 根据类似 TTE 的标准来评估弥漫性积液的量（正常＜ 0.5cm，少量 0.5～1cm，中量 1～2cm，大量＞ 2cm）。
- 评价性状（纤维条索、占位、血肿）。

> **胸腔积液和心包积液间的鉴别诊断**
> 靠降主动脉和左心房来鉴别（同 TTE）。在四腔心切面旋转探头，聚焦于左心室和降主动脉，心包积液位于主动脉和左心房之间（有时候会增宽该间隙），而胸腔积液延伸到主动脉的外侧。

2. 局限性积液

- 常见的位置在左心房后方的斜窦，或右心房或右心室后外侧。
- 都能在 0° 四腔心中看到。
- 探头和左心房之间的空间是斜窦积液。
- 旋转探头聚焦在右心，探查右心室和右心房，寻找后外侧积液造成局部受压和塌陷的证据。
- 用 135° 长轴切面检查横窦。

十九、心脏压塞

心脏压塞的特征通常可以通过 TTE 来评估（图 7-15）。当用 TOE 评估的时候可参考 TTE 所使用的二维和多普勒参数。要记住，压塞是一种临床诊断（低血压、心动过速等），而超声心动图只是提供支持性证据。

> **有关术后人工通气 /ITU 患者的问题**
> - 这类患者二尖瓣、三尖瓣血流图上的多普勒参数随呼吸正常变化不复存在，故不能使用。而是要依靠二维征象。
> - 寻找左、右心室或心房的塌陷。
> - 寻找压迫左、右心室或心房，以及降低腔室功能的局部积液。
> - 如果斜窦有积液的话，需注意观察肺静脉血流。局部的压迫会导致肺静脉流速减低。

二十、主动脉

由于解剖上食管贴近主动脉，故 TOE 成为评估升主动脉和降主动脉的理想检查手段。主动脉弓包括头臂血管的起源都能看清。CT 的普及意味着 TOE 不再是首选的检查方式，但其仍被用于诊断和评估主动脉夹层和主动脉粥样硬化的严重程度。另外，TOE 也提供了血流动力学参数，而这点是 CT 无法做到的。TOE 的便携性也使其可用于评估创伤性主动脉离断，以及 TAVI 等术中评估。

正常表现

1. 切面（图 7-16）

主动脉的主要切面是 50° 主动脉瓣短轴切面，位于主动脉瓣水平和探头稍回撤一点的水平；135°

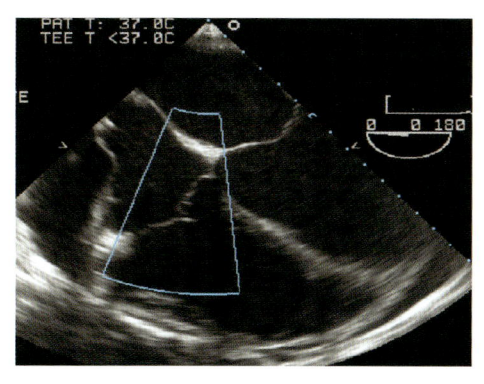

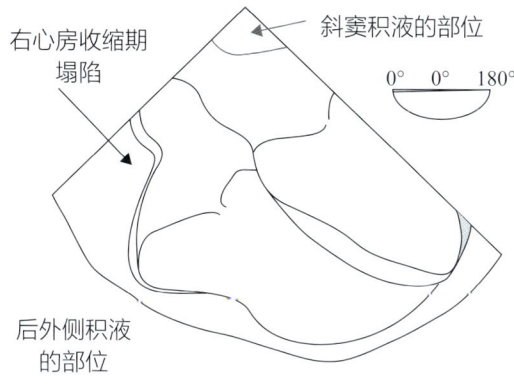

第 7 章　经食管超声心动图：心腔和血管

Transoesophageal: Chambers and vessels

▲ 图 7-15　食管中段 0° 四腔心切面显示了弥漫性心包积液，在心房收缩期右心房出现严重塌陷。注释则说明了在该切面中斜窦和后外侧积液的出现位置

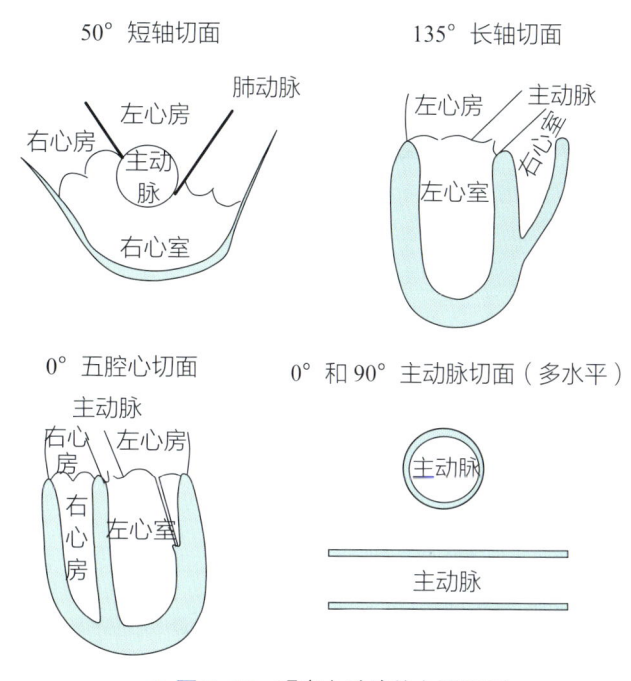

▲ 图 7-16　观察主动脉的主要切面

长轴切面；降主动脉和主动脉弓切面。深度经胃及 110° 长轴经胃切面上升主动脉与多普勒声束平行。

2. 近端升主动脉

- 观察近端升主动脉的最佳切面在 50° 短轴切面，慢慢回撤探头可向上扫查主动脉近端。135° 长轴切面里可测量主动脉根部的内径。经胃切面有时多普勒角度可以与近端升主动脉对齐。

3. 主动脉弓

- 这是探头从主动脉切面回撤过程中的最后一个切面，可观察长轴和短轴。

4. 胸降主动脉

- 将探头向后转朝向主动脉时，可见短轴（0°）和长轴（90°）胸降主动脉。随着探头的推进和回撤，可扫描全程。该切面可帮助显示降主动脉瘤和动脉粥样硬化。旋转探头可以鉴别伪像和真的病变，尤其是怀疑主动脉夹层时。
- 主动脉切面可以探查主动脉峡部以及左锁骨下动脉开口和近端。这个标志可用于描述夹层的范围，以及协助评估主动脉内球囊反搏的安放位置。

> **主动脉的急诊评估**
>
> 在主动脉夹层作为主要指征的紧急情况下，立即探查 135° 长轴切面。该切面显示了主动脉瓣环、主动脉瓣、近端升主动脉、Valsalva 窦、主动脉瓣的右冠瓣和无冠瓣。近端主动脉夹层的内膜片和 Valsalva 窦的过度扩张较容易诊断。还可以观察心包积液和主动脉瓣反流。

289

二十一、主动脉大小（图 7-17）

（一）近端主动脉

- 收缩期（瓣尖开放至最大时）在食管中段 120°～150°（通常为 135°）二维图像长轴切面进行测量。标准测量为主动脉瓣环、位于主动脉瓣尖水平的主动脉窦部、窦管交界处、升主动脉。
- 主动脉瓣环和近端主动脉的测量对于判断患者是否适合进行经皮主动脉瓣植入术（TAVI）及选择合适的人工瓣尤为重要。为了保证准确性，常使用多模态评估，包括 CT 和 TOE。三维图像和 X 平面法有助于测量真实的横截面直径。获取主动脉瓣的 50° 短轴图像，然后定位 X 平面光标通过瓣膜中心，以获得真正的长轴切割图像。

（二）主动脉弓和降主动脉

- 在主动脉 0° 短轴切面中，可测量不同水平面的主动脉直径。记录每次测量时与门牙的距离（40cm、35cm、30cm、25cm）。撤回至主动脉弓时，旋转至 90° 获得横截面并测量内径。

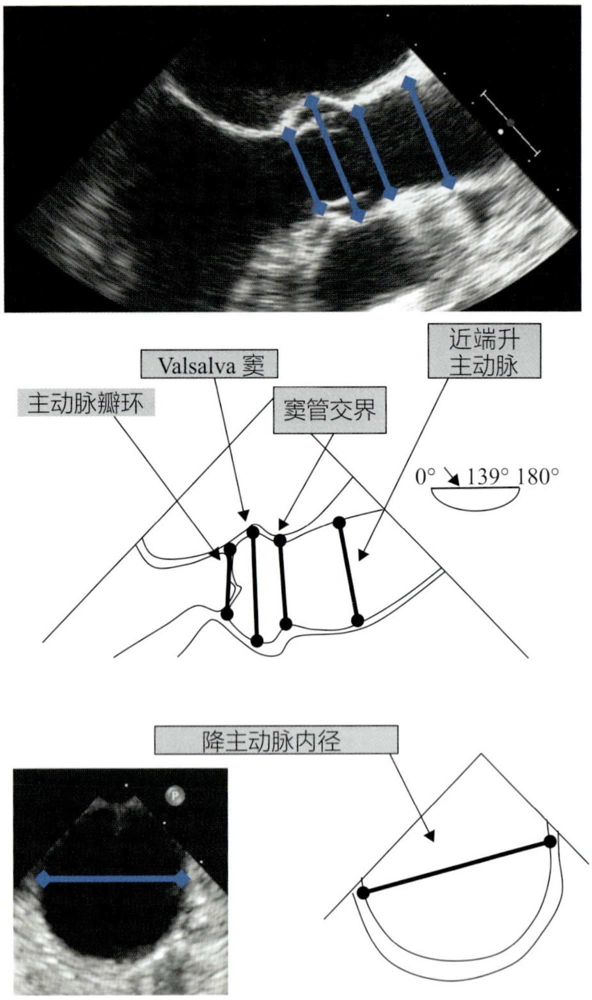

▲ 图 7-17 在 135° 长轴切面上对主动脉根部及近端主动脉、在主动脉短轴切面上对降主动脉的标准测量

二十二、主动脉粥样硬化

使用 TOE 很容易检出动脉粥样硬化。这类评估在寻找血栓来源或在术前探查冠状动脉粥样硬化疾病情况是十分重要的。栓塞事件的风险随着动脉粥样硬化的程度逐渐增加，一旦斑块超过 4mm 就会显著增加。严重程度与动脉粥样硬化的危险因素、颈动脉和冠状动脉疾病的发病率及严重程度密切相关。动脉粥样硬化的部位并不总是与脑卒中的位置相关：它的存在可能只是广泛性动脉粥样硬化的一个标志。

评估

动脉粥样硬化表现为管壁增厚、不规则的斑块，或溃疡、血栓、活动斑块。明显的动脉粥样硬化会增加夹层和动脉瘤形成的风险。

- 在大动脉切面里，扫查降主动脉和主动脉弓，评估近端升主动脉。
- 测量多处的管壁厚度，特别是不光滑的地方。主动脉厚度是指内中膜的厚度。这个壁就是两条被黑色空间隔开的白线。内中膜厚度是指靠内的白色带和黑色带加在一起的厚度（图 7-18）。
- 将主动脉不同部位的动脉粥样硬化分级为轻度、中度、重度（图 7-19）。
  - 正常：壁厚＜ 2mm。

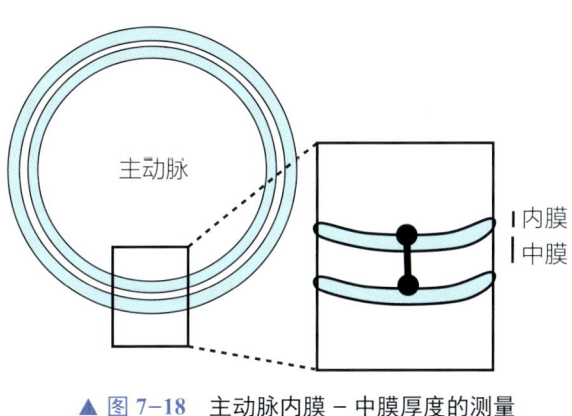

▲ 图 7-18 主动脉内膜 - 中膜厚度的测量

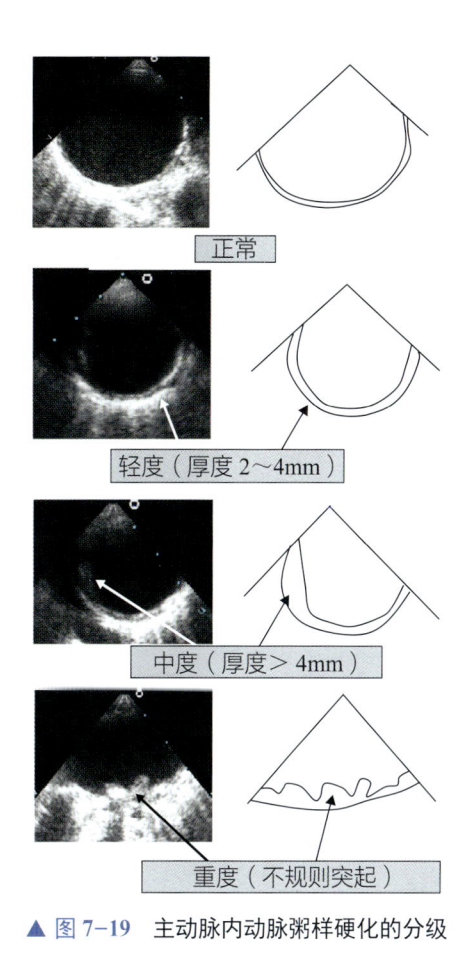

▲ 图 7-19 主动脉内动脉粥样硬化的分级

- 轻度动脉粥样硬化：壁厚 2～4mm。
- 中度动脉粥样硬化：壁厚＞ 4mm。
- 重度动脉粥样硬化：不规则的凸起斑块。
• 讨论具体的病变，如血栓或溃疡性斑块，并研究其位置和深度。

二十三、主动脉夹层

TOE 可诊断主动脉夹层并进行连续监测。在有经验的医师的操作下其诊断性能较好，可媲美其他相关检查（敏感性和特异性＞ 97%）。

（一）诊断

• 首先需要常规行 TTE 检查，因为 TTE 有可能已明确诊断而无须 TOE 检查。
• 对 TOE 来说，良好的镇静和娴熟的技术尤为重要。严重的呕吐反射会引起急性血压升高，这可能导致夹层范围扩大，引起血流动力学急剧恶化。因此，假如有问题，特别是血流动力学不稳定时，需要在有心外科医师在场的情况下进行检查。
• 扫查主动脉全程的所有短轴和长轴切面。在短轴切面中，观察是否有主动脉扩张，以及腔内的条带状回声（内膜片）分隔真假腔（图 7-20）。真腔通常较小。彩色血流图上可见真腔内的高速血流，

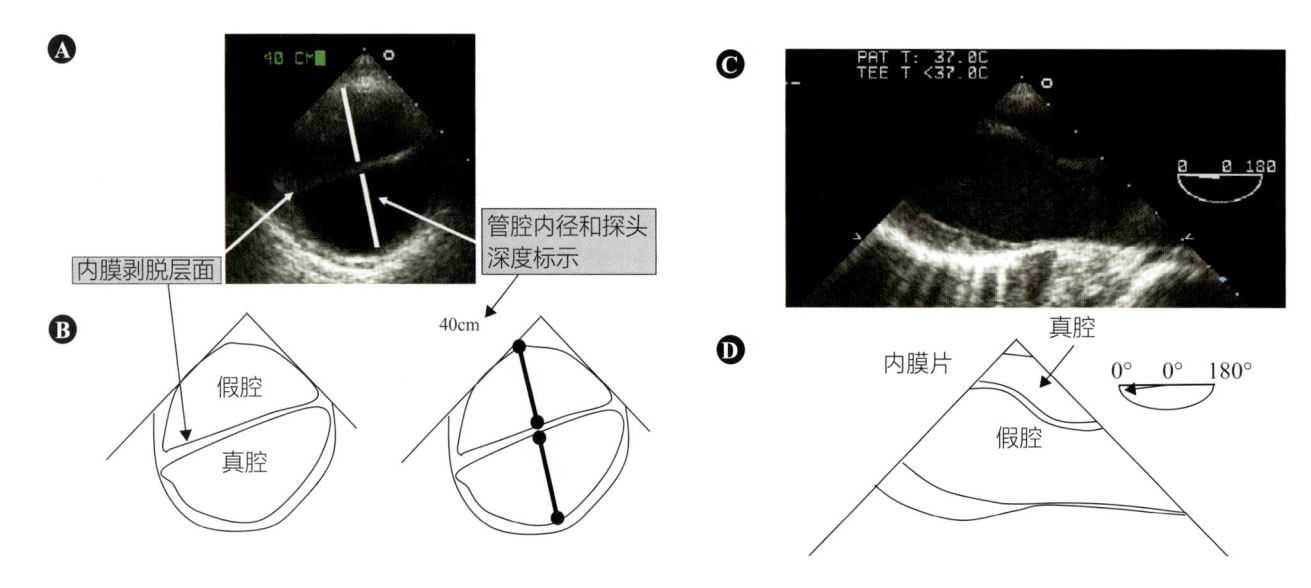

▲ 图 7-20　夹层的短轴切面测量真腔和假腔（A 和 B），主动脉长轴切面（C 和 D）显示内膜片

假腔内没有或仅有缓慢的血流。在长轴切面中，剥离的内膜片是管腔中飘动的线状条带，其活动独立于血管壁。

> **局限性：假阴性和假阳性结果**
> - 由于气管和左支气管居于探头和心脏之间，TOE 无法探查升主动脉远端。因此，有近 5cm 的盲区，其间的病变有可能被遗漏。不过还好，仅发生在这段盲区内的孤立的夹层极少。局限于主动脉根部的夹层合并心包血肿时，看不见假腔，故有可能出现假阴性结果。
> - 线状的伪像要和真正的内膜片鉴别。混响是这些伪像最常见的来源。有来自各种组织的强烈的背向散射，液体界面如主动脉瓣前瓣、肺动脉里的 Swan-Ganz 导管，都可以引起管腔内线状的回声。它们与探头的距离往往是反射源距离探头的 2 倍。镜面伪像可以显示重复的主动脉腔。真正的内膜片是可以在至少两个以上平面看到的。
> - 3DE 在区分内膜片和伪像时特别有用：真正的内膜片是片状的，而伪像往往是线条状的。

（二）评估

如主动脉夹层已明确诊断，或检查是为了连续监测已知的夹层，那么检查的目的应该为以下内容。

- 进行标准的主动脉测量，并测量不同水平的真假腔内径。
- 查找夹层的起点和终点，并记录位置，以便连续监测夹层的大小和长度。在升主动脉中，夹层倾向于沿更大的曲率，而在降主动脉中，夹层会沿着真腔呈螺旋状撕脱。
- 有可能存在多处撕裂，而 TOE 无法判定入口。扫描主动脉时，可使用彩色血流图来识别真假腔之间的交通（可见彩色射流）。如发现，则记录血流的位置和方向。
- 评价和量化主动脉瓣反流。发生主动脉瓣关闭不全的原因有：主动脉根部扩张、主动脉瓣环血肿导致的瓣叶活动异常、主动脉瓣叶支撑结构损伤和瓣膜脱垂、夹层撕裂的内膜脱垂进入 LVOT。
- 评价心包积液和心脏压塞。

- 在冠状动脉受累的患者中评估整体和局部的左心功能。10%的夹层累及冠状动脉开口。
- 使用三维超声来评估夹层的性质和范围（图 7-21）。首先，在二维图像上将探头定位于短轴切面主动脉瓣平面之上。观察冠状动脉开口，以确认或排除其是否累及，三维超声显示会更好。可用三维彩色血流图寻找更多的破口，其数量和范围有可能会被 2D 图像低估。
- 在进行监测时，回顾上一次的检查，重复所有的测量，着重关注病变外观和大小的变化。
- 见表 7-2 和表 7-3。

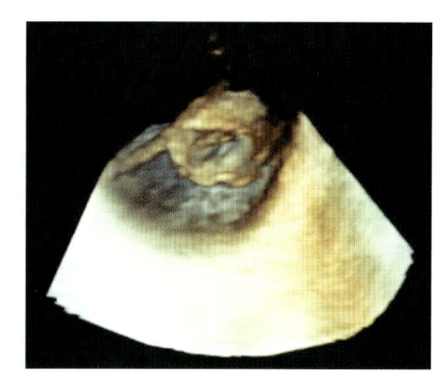

▲ 图 7-21 三维经食管超声心动图显示主动脉夹层的内膜片

表 7-2 真腔和假腔的鉴别

	真 腔	假 腔
内径	真腔＜假腔	假腔＞真腔
搏动	收缩期扩张	收缩期压缩
血流	收缩期，前向	减少
自发显影	极少	常见
血栓	极少	常见，取决于血流交通的情况
位置	内侧 / 前侧	外侧 / 后侧

表 7-3 内膜片与伪像的鉴别

	内膜片	伪 像
边界	清晰	模糊
活动	快，摆动	平行于伪像近端的强反射物
延展性	位于主动脉内	主动脉管壁外
彩色多普勒	不同的彩色交通血流	两侧的彩色相同
三维	薄片状	线条状

主动脉夹层的外科手术

术前

假如在 A 型夹层手术前进行心脏超声检查，需进行以下操作。

- 确认诊断并鉴别急性夹层、动脉瘤渗血和主动脉壁内血肿。手术的类型和时机将明显不同。
- 观察主动脉瓣叶和主动脉根部。如果瓣叶正常，主动脉瓣环和窦管交界处内径正常，则即便有反流，还是考虑选择间置性（保留窦和瓣膜的）升主动脉置换术，而不是整个主动脉根部置换术。

术后

确保修复成功，无残留。如保留了原有瓣膜，则确保瓣膜功能正常。

二十四、主动脉壁内血肿

主动脉壁内血肿到底是一个独立的疾病还是主动脉夹层的早期病变，仍存在争议。该病好发于老年合并高血压的患者中。

诊断和评估

- 壁内血肿表现为中层的广泛增厚，而没有明显内膜中断和血流交通。
- 管壁厚度＞7mm提示壁内血肿（正常＜4mm）。
- 主动脉任何部位均可受累。升主动脉的壁内血肿的处理通常和A型夹层类似。

需要和壁内血肿相鉴别的是溃疡穿透性动脉粥样硬化病变。穿透性溃疡主要和重度的粥样硬化斑块有关，且主要影响降主动脉，内膜有不规则增厚。此外，任何向管腔内移位的内膜钙化，伴两侧管壁均匀的斑点样增厚，亦可提示动脉粥样硬化。

二十五、主动脉横断和外伤性破裂

通常发生在主动脉峡部，突然的加速或减速造成的损伤（如在交通事故中被安全带约束的乘客或司机）。通常还伴有其他损伤。

与主动脉夹层的鉴别如下。

- 主动脉横断是中膜的破坏而不是内膜，导致了一个相对较厚的膜片，通常活动度较大且垂直于管壁（主动脉夹层是内膜层，膜片较薄且与管壁平行）。
- 假腔内没有血栓，但通常有纵隔的血肿。
- 主动脉形态常呈非对称性。主动脉前后及纵向的测量差值＞4mm（内径与夹层类似）。
- 彩色血流图显示膜片两侧血流速度相近，在断裂点局部有湍流（湍流在夹层中并不常见，假腔中通常是慢血流）。

二十六、胸主动脉瘤

胸主动脉瘤常因X线或TTE而疑诊。而确诊则需要靠CT、MRI或TOE（图7-22）。CT和MRI的优点是能够显示动脉瘤的真实范围，并且清楚地识别头、颈部血管的起源，而TOE则能更准确地描述动脉瘤内的血流情况、是否存在血栓和动脉粥样硬化斑块的碎片。

二十七、心脏占位

TOE比TTE能更为清楚地显示占位，故诊断占位成为TOE的指证。异常占位可能是赘生物，或少见的血栓或肿瘤。需描述清楚其位置、大小、对功能的影响等。TOE可就任何关于占位性质的存疑进行评价，但需牢记，超声不可能做出明确的诊断。

（一）占位的鉴别诊断（图7-23）

像TTE一样，TOE的图像无法分辨肿瘤的特异的组织类型（脂肪瘤例外），因此无法根据超声上

第7章 经食管超声心动图：心腔和血管
Transoesophageal: Chambers and vessels

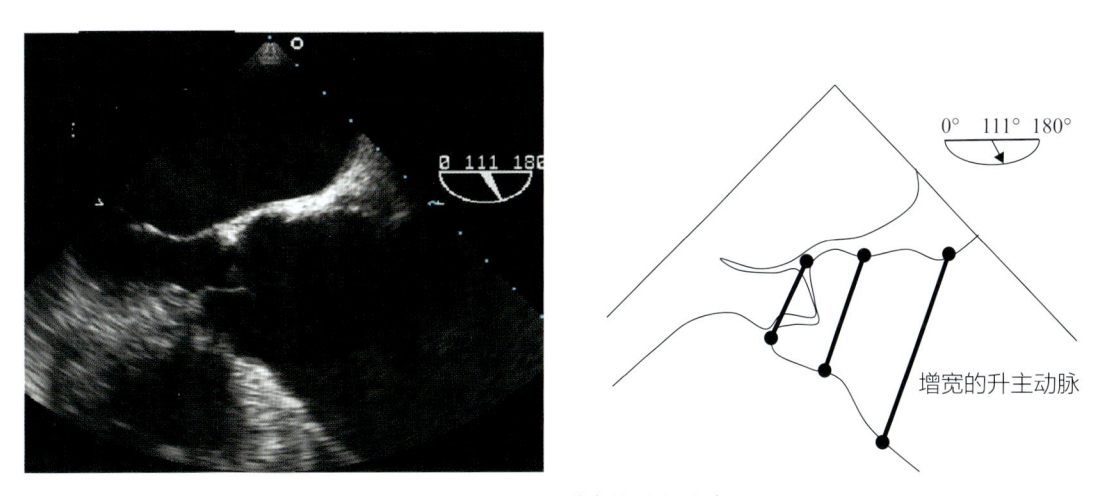

▲ 图 7-22 测量增宽的升主动脉

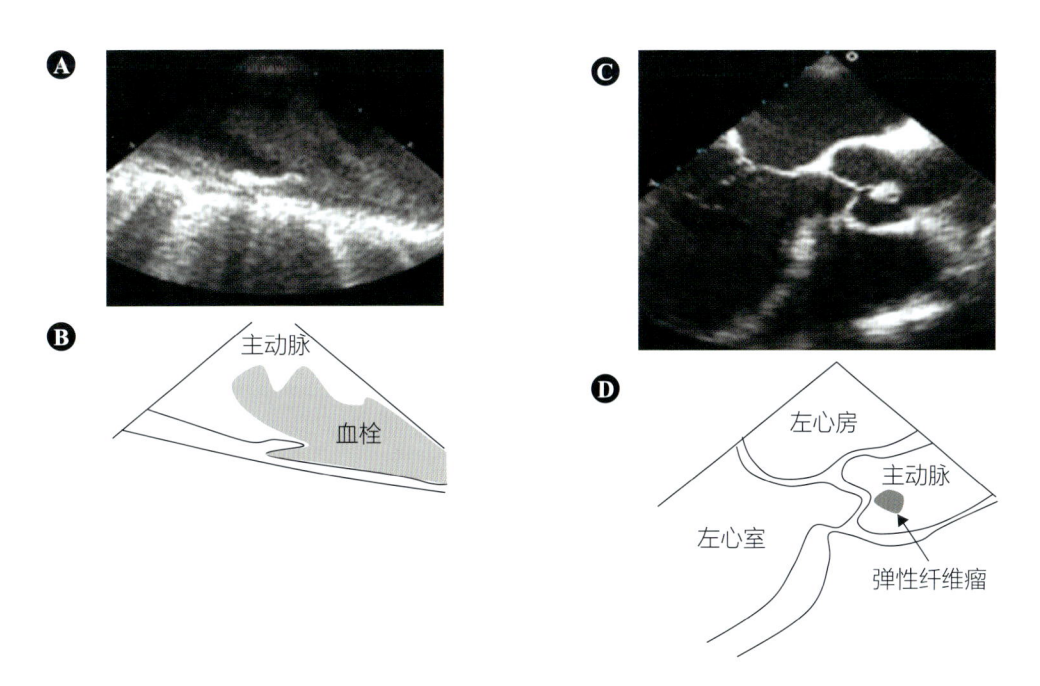

▲ 图 7-23 主动脉血栓（A 和 B）和主动脉弹性纤维瘤（C 和 D）的示例

占位的结构做出鉴别诊断（肿瘤、血栓和赘生物）；然而，仍有一些相关特征来帮助我们诊断。

（二）黏液瘤

黏液瘤是最常见的心脏肿瘤，常起源于房间隔卵圆窝处，亦可见于其他心腔。

（三）弹性纤维瘤

纤维弹性组织瘤是位于主动脉瓣的上游侧的活动性肿瘤（很少发生于二尖瓣）。与赘生物不同，其很少发生瓣膜本身病变。

（四）房间隔脂肪瘤样肥厚，三尖瓣环处脂肪瘤

这些脂肪瘤样的改变常表现为高回声，但却不会有像钙化一样的声影。

（五）血栓

血栓的形成常与血流速度变缓有关（心房颤动、心脏扩大、修复的瓣膜或人工瓣膜、粥样硬化斑块）。除此之外，凝血功能障碍、左心室致密化不全、主动脉粥样硬化，也可导致血栓形成。

（六）赘生物

赘生物常合并其他心内膜炎的临床表现（炎症标记物升高、血培养阳性）。

> 如果检查是针对良恶性肿瘤的，并且怀疑有心脏外的肿瘤，需考虑是否有食管的累及。有可能的话，在进行经食管检查前，先行食管的内镜或其他检查。

二十八、胸腔和肺

检查时适当旋转探头，可看见胸腔和肺。因为肺充满气体，影响超声图像质量，故很难精确地给出肺病变的信息。但胸腔积液较好识别，常表现为"新月形"或"虎爪形"的液性暗区（图 7-24）。判断左右侧积液的原则是看"虎爪"的方向，如果指向右侧则为右侧积液，指向左侧则为左侧积液。

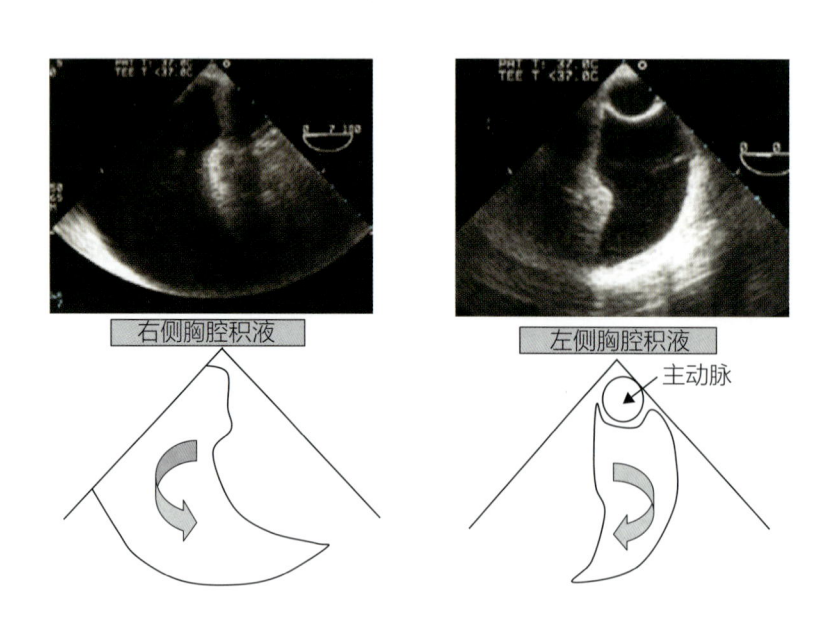

▲ 图 7-24 胸腔积液

二十九、植入装置（图7-25）

TOE检查中可见一系列人工装置及人工瓣膜。右心的植入物包括右心房室内起搏和除颤装置的导线，以及上腔静脉和右心房内的中心静脉导管。

越来越多的经皮封堵装置被植入。常见的有房间隔封堵器、室间隔封堵器，以及用来封堵人工瓣瓣周漏的封堵器。某些中心可行左心耳封堵。如有异常，确保仔细核查了手术前和期间的要点。

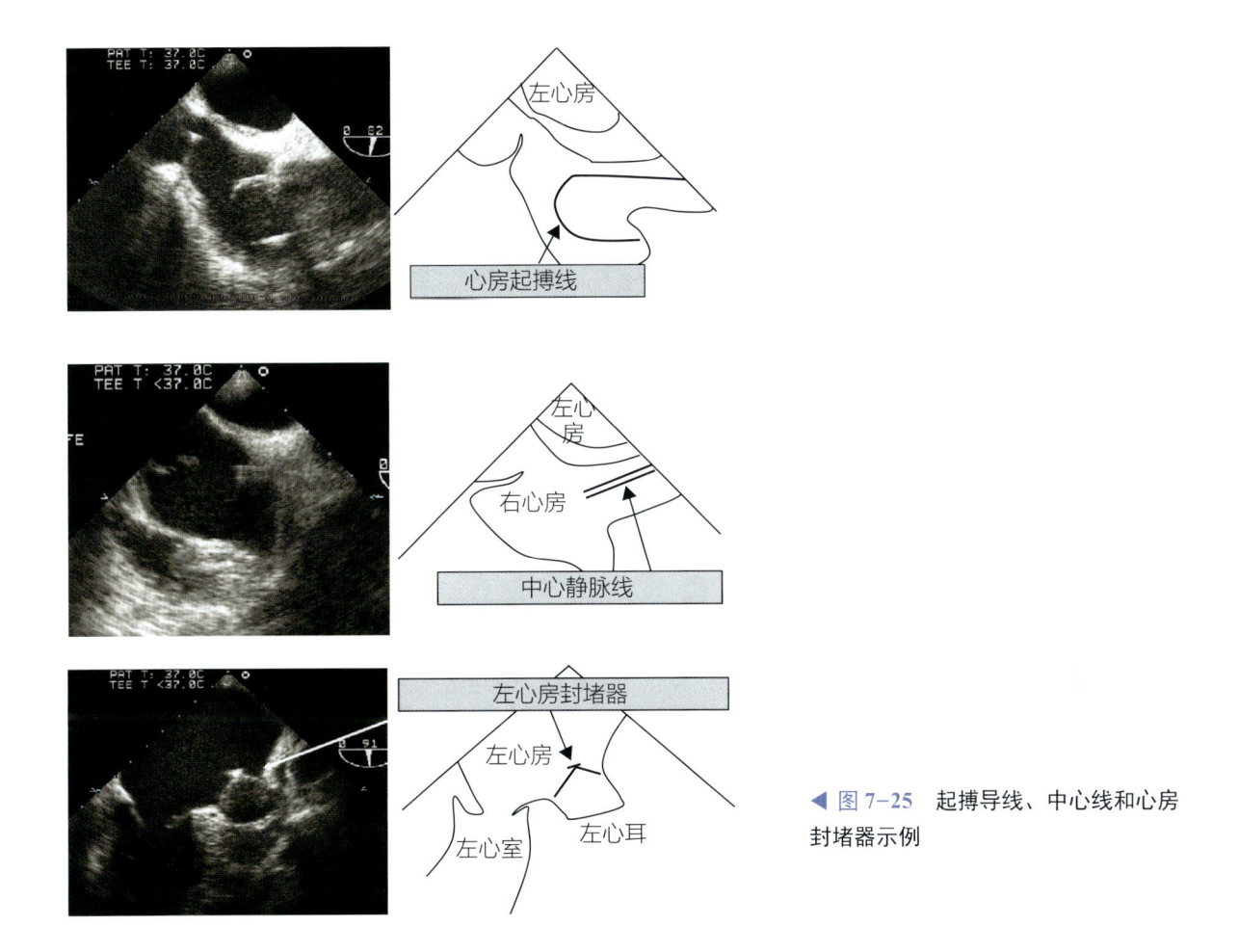

◀ 图7-25 起搏导线、中心线和心房封堵器示例

第 8 章 经食管超声心动图：瓣膜
Transoesophageal: Valves

陈慧平 **译**
黄国倩 **校**

一、二尖瓣

经胸超声心动图是评估二尖瓣（mitral valve，MV）病变的首要检查方法。如果扫查声窗有限，或者需要进一步明确瓣膜病变的病因和机制，则经食管超声心动图可提供高分辨率成像（因为探头更靠近 MV，不受肺或胸壁干扰）。TOE 可以全面评估瓣膜解剖结构及反流和狭窄的特征。对于干预治疗，如 MV 修复或经皮 MV 交界扩张术，TOE 可提供重要的形态学数据来指导患者选择。

切面和解剖（图 8-1）

- 0° 经食管中段（middle esophageal，ME）五腔心切面：这可能需要稍微弯曲探头以显示左心室流出道，在这个切面中，左心室被缩短。这个切面是跨 MV 的斜平面；看到的是 MV 的 A_2 区和 P_2、P_1 区。
- 0° ME 四腔心切面：探头向后弯曲以显示真正的左心室心尖，不显示 LVOT，图像以 MV 为中心。这是一个通过 MV 的斜平面；看到的通常是 MV A_{2-1} 区和 P_1 区。可以稍微推进探头来扫查 MV 各分区，观察 A_2～P_2 区和接下来的 A_3～P_3 区（高/中/低经食管切面）。但是，请注意声束是穿过 MV 的斜面，不垂直于闭合线。这些切面给出了病变及其位置的概况。需要通过旋转平面角度进一步确认，如下所述。
- 50° ME 交界切面：成像平面穿过整个闭合线，通常可以看到 P_3 区、A_2 区和部分 P_1 区。P_1 区邻左心耳，后者可部分显示。向右/向左旋转探头将识别瓣膜的两端和交界[朝向左心耳，可见到前外交界（ALC）]。
- 90° ME 两腔心切面：这个切面声束穿过 P_3 区和前叶的所有三个区，即 A_1、A_2 和 A_3 区。左心耳

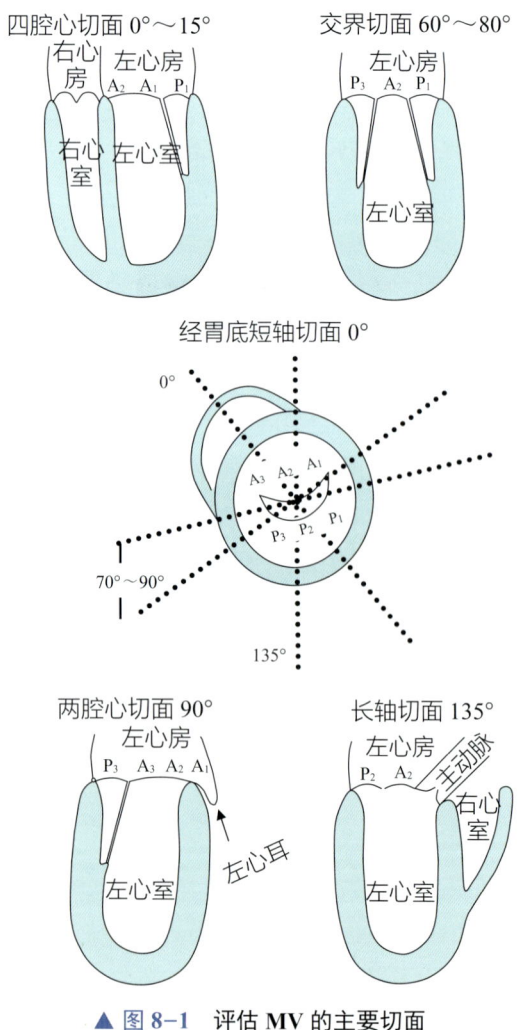

▲ 图 8-1 评估 MV 的主要切面

位于 MV 的侧面（A_1 区）。
- 135° ME 左心室长轴切面：显示 LVOT 和主动脉瓣主动脉横断面的最佳切面。可以观察 MV 的中央部分，A_2 区（靠近 AV）和 P_2 区。
- 0° 经胃（transgastric，TG）切面：通过推送探头到胃底，弯曲探头（可能还需要轻微旋转探头本身）来观察左心室短轴。通过进一步弯曲探头，可以看到 MV。可以从左心室面入视角度看到瓣膜的所有六个分区和交界。探头逐渐向后弯曲，从基底段（MV 水平）到乳头肌和心尖水平扫查左心室短轴。可以观察 MV 的瓣下的结构。
- 90° TG 切面：从 0° TG 切面，增加探头角度，可以显示左心室长轴，这时左心室下壁离探头最近，前壁离探头最远。为了使乳头肌和腱索都能显示，需要轻微旋转探头来优化图像。左心房位于图像的右侧。

3D 超声

3D 超声在阐明病因和机制方面特别有价值，它提供了一个清晰的功能解剖学描述，以及提供了"手术切面"的入视角度。可以实时查看所有的节段、交界和瓣环，快速定位病灶、反流部位和病变范围。专用软件可以对瓣叶和瓣环进行详细分析，这对制订 MV 修复手术方案特别有用。标准的方法是从左心房面观察 MV，类似于外科手术医师的视野，因此被称为"外科切面"。

3D 图像采集步骤（图 8-2 和图 8-3）

- 全容积和实时 3D 模式都可以使用。
- 图 8-2 描述了 3D（实时）放大模式。采用 2D 成像来优化 MV 图像。放大模式按钮会弹出一个"感兴趣区域"框（图 8-2A）。双平面成像可以移动取样框，从而聚焦，并将把整个 MV 包含在里面。在图 8-2A 左侧的图像，取样框可以在图像中的任何位置移动，并可以在垂直和水平的两个方向加宽。图 8-2A 右侧的图像，取样框被固定在屏幕中央，只能被加宽。把 MV 放置于取样框中央。然后左边的图像被优化，移动取样框来获取整个 MV。第一次采集应该包括左心耳和 AV，这些标志可以有助于瓣膜的定向，以及识别分区。
- 一旦在取样框里获取到 MV，再次按下 3D 放大按钮，就会显示实时 3D 图像（图 8-2B）。如图所示，轨迹球向下拖动可旋转图像。优化增益（图 8-2C 和 D）。
- 然后旋转图像，使 AV 在 12 点钟方向，左心耳在 9 点钟方向。通过改变增益/压缩可以进一步优化图像，后期处理允许进一步微调。图 8-3E 显示了双瓣叶脱垂伴 P_2 区连枷。

二、二尖瓣反流

- 二尖瓣反流（mitral regurgitation，MR）可由多种病因引起。
- 是第二大常见的瓣膜病变。
- 原发性 MR 由瓣叶病变导致。约 60% 的 MR 是由 MV 脱垂引起的，其他原因导致的 MR 如风湿性病变，占 15%~20%。
- 剩余的为功能性（继发性）MR：占 20%~25%。

TOE 在精确显示反流束和其组成方面特别有用。更高的探头频率及整合多个切面，使其对缩流颈

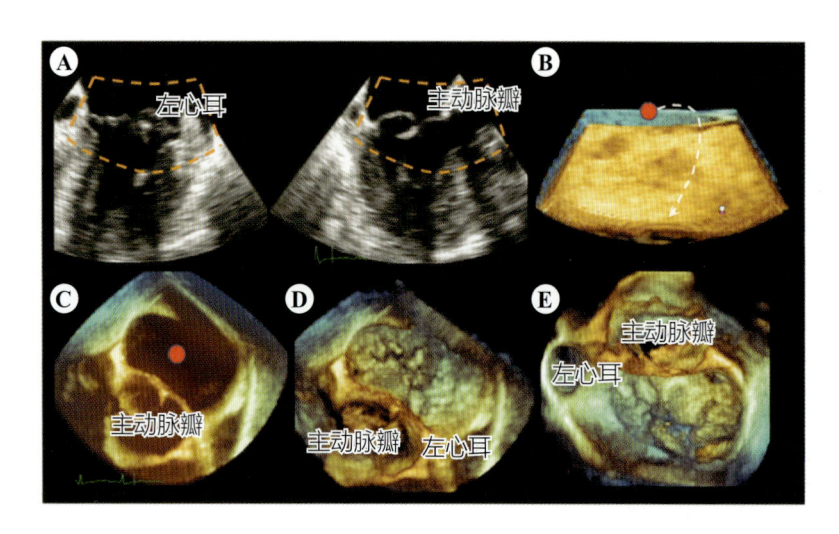

▲ 图 8-2 3D 图像采集步骤

和血流汇聚的测量更可靠。然而，不同的探头频率、脉冲重复频率和增益也使 MR 在 TOE 图像上比 TTE 图像上稍大。

当 TTE 诊断不明确或技术上有困难时，应使用 TOE 评估 MR，并确定潜在机制以便制订 MR 的手术计划。

Carpentier 分型描述了瓣叶运动（图 8-4 和图 8-5）。

- 运动正常：MR 来自孤立的瓣环扩张（因左心房或左心室扩张）或瓣叶穿孔。
- 运动过度：MR 由瓣叶脱垂引起，2 型。
- 运动受限：MR 是左心室重构及室壁运动异常导致（3a 型），或瓣叶僵硬和挛缩所致（3b 型）。

（一）MR 超声描述要点

- 瓣叶对合：前叶和后叶关闭时的接触点。
- 瓣叶对位：瓣叶对合时重叠的程度；对于正常的瓣叶，应 ≥ 5mm。
- 瓣叶脱垂：在收缩期，瓣叶过度运动，瓣叶进入左心房超过 MV 瓣环平面上方 ≥ 2mm。
- 瓣叶连枷：由于腱索断裂，瓣叶的游离缘失去其牵拉，导致瓣尖向左心房内翻转。

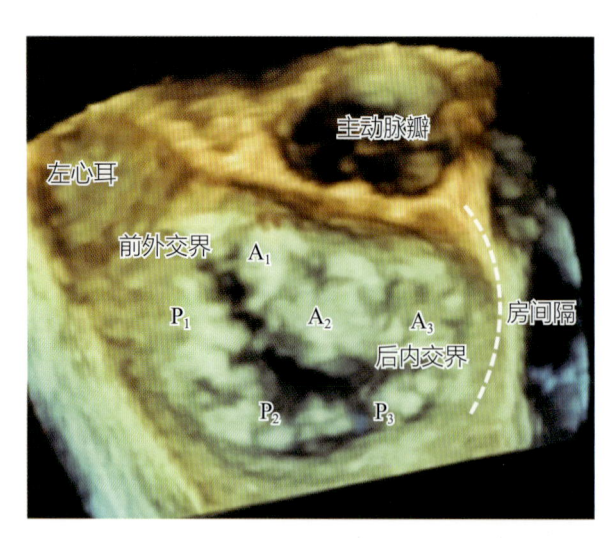

▲ 图 8-3 MV 的外科视野。主动脉瓣、左心耳和房间隔分别在 12 点钟方向、9 点钟方向和 3 点钟方向显示

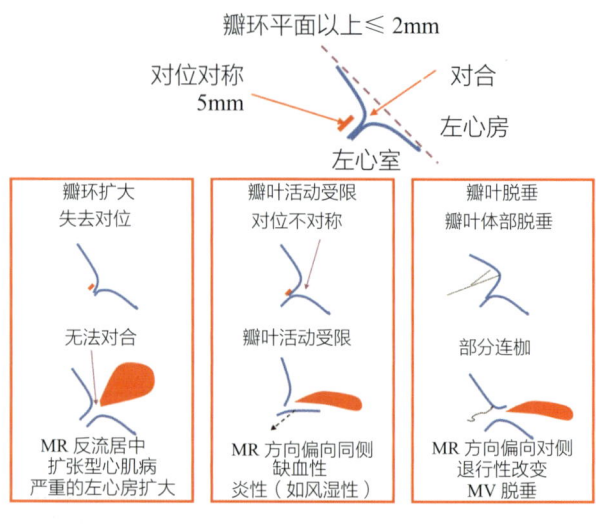

▲ 图 8-4 根据 Carpentier 分型的二尖瓣超声描述，以及由此产生的反流方向和常见的基础病因

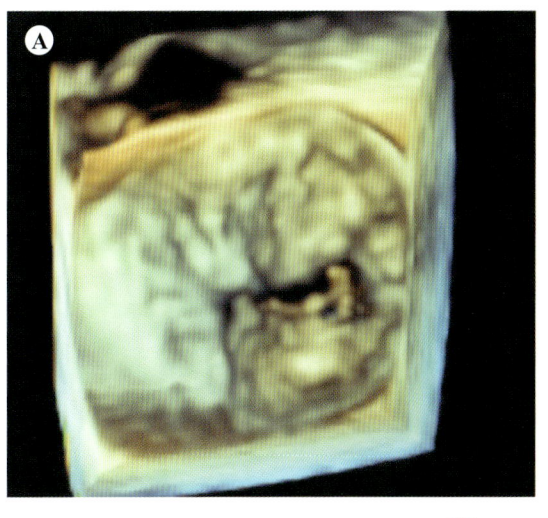

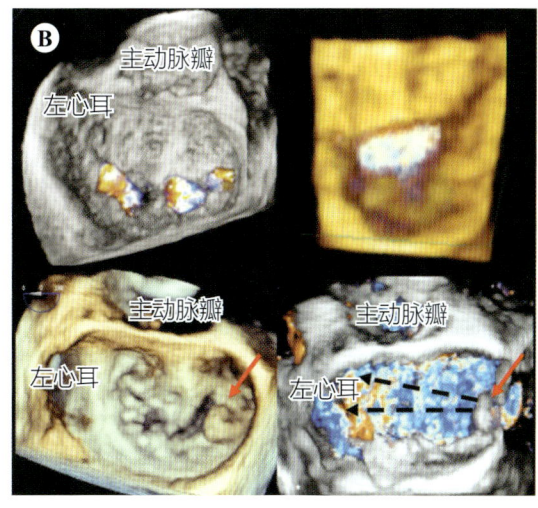

▲ 图 8-5 3D 彩色图像

A. 局部放大图像；B. 左上：手术切面，双瓣叶脱垂，闭合线看到三股反流束；右上：从左心室面看，功能性二尖瓣反流呈椭圆形；左下：手术切面，显示内侧交界病变（红箭）。右下：对应的 3D 彩色图像。黑虚线表示反流呈水平方向喷流扫过整个闭合线并进入左心耳

- 瓣叶厚度：正常厚度 < 5mm，在舒张期测量。
- 瓣叶高度：正常的 MV，前叶高度大于后叶。最好是在与闭合线垂直的横断面进行测量，如 120°～135° 切面，或者使用 3D 图像数据进行多平面重建，以保证正确对准。
- 瓣叶穹窿高度：收缩中期瓣叶对合点与瓣环平面的距离；正常 < 5mm。
- 瓣叶穹窿区：收缩中期，瓣环平面和瓣叶之间的区域。
- MV 瓣环大小：收缩末期 50° 切面（交界直径，正常 < 40mm），135° 切面（前后径，正常 < 36mm）。

（二）严重程度分级（表 8-1）

了解反流束的组成很重要，其包括 PISA、缩流颈和反流束扩张。目标是通过识别和优化图像，以观察反流的所有三个组成，因为可确保声束和血流对齐，并降低了低估严重程度的风险。TOE 评估时的具体考虑如下。

- 反流束扩张：对 MR 进行定性评估。血压波动（镇静状态下）会影响反流束大小，尤其是在功能性 MR 中。确保在整个 TOE 检查期间定期记录和评估血压。
- 缩流颈：在 TOE 检查时显示更精确。在所有可以看到反流束的切面中评估缩流颈。追踪反流束，在左心房看到，然后回到它的起始点。这可能需要离轴切面。如果可能，使用三维超声如双平面成像，同时在正交切面中评估缩流颈。如果是椭圆形，那么将两次测量结果平均。
- 有效反流口面积：根据 PISA 测量计算，类似于 TTE 评估。
- 反流容积：通过 PISA 测量或者连续性方程式和 MV/LVOT 血流都可以计算，后者需要 LVOT 的深胃底 0° 或 120°～135° 的切面，以确保声束与 LVOT 血流正确对准，并且没有明显的 AR。

（三）支持参数

- 肺静脉收缩期血流减弱/逆转（图 8-6 和图 8-7）：清晰识别肺静脉，脉冲多普勒取样容积放置在左心房入口 1cm 以内。左上肺静脉（0°～50° 使用左心耳作为标志）和右上肺静脉（0° 或 120°～135° 使用 IAS 作为标志）很容易探及。

- TOE 成像：可使 MR 与连续多普勒更好地对准，并获得完整的包络，特别适用于 MR 严重程度的量化（EROA，反流容积 Rvol）。

表 8-1 评估二尖瓣反流严重程度的参数

测量	轻度	轻度至中度	中度至重度	重度
EROA（mm²）	< 20	20～29	30～39	≥ 40
PISA 法（mm）	< 3	3～9		≥ 10
反流容积（ml）	< 30	30～44	45～59	≥ 60
慢性 MR：左心房大小	可接受：如果左心房直径 < 39mm；左心房容积 < 36ml/m²			
左心室大小	可接受：如果 EDD < 56mm；ESD < 40mm，EDV < 82ml/m²，ESV < 30ml/m²			

测量	轻度	中度	重度
VC（mm）	< 3	3～6.9	≥ 7
VTI MV/AV	< 1	1～1.4	> 1.4
肺静脉血流	S > D	钝 S 波	反向 S 波
MV 血流	多变，> 50 岁患者 A 峰明显		E 峰明显（> 1.5m/s）
MR 反流束宽度	小，中心	中等	大，或者偏心，到左心房顶部
CW 信号	微弱	浓密的抛物线形状	浓密的三角形形状

EDD. 舒张末期内径；ESD. 收缩末期内径；EDV. 舒张末期容积；ESV. 收缩末期容积；VTI. 速度 – 时间积分

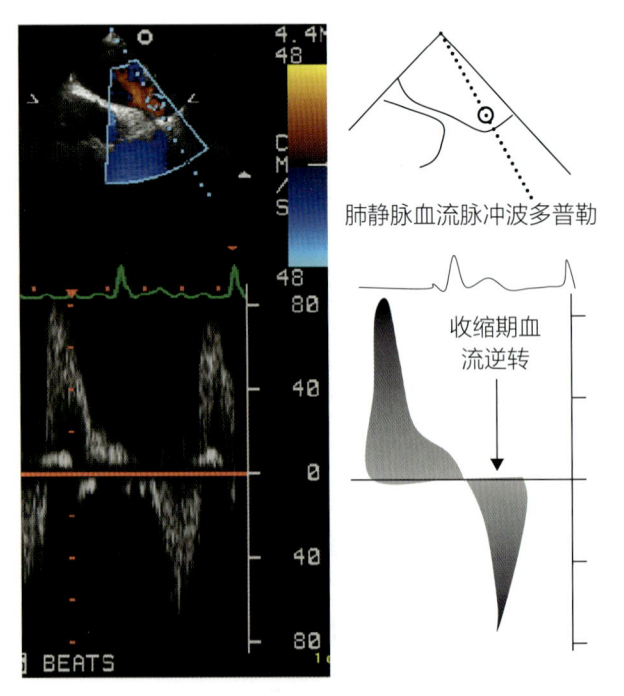

▲ 图 8-6 肺静脉血流收缩期异常逆转的示例

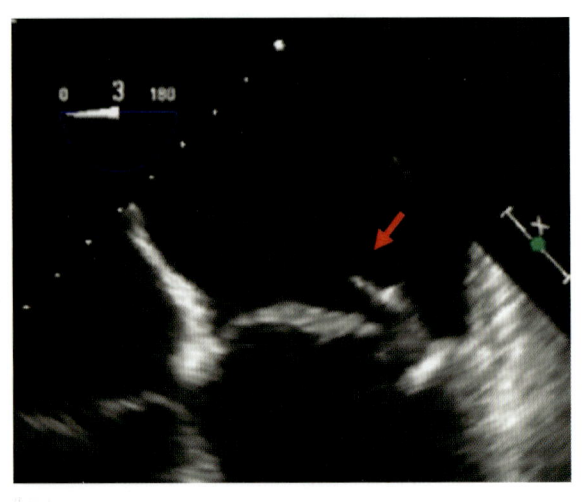

▲ 图 8-7 MV P₁ 连枷，显示瓣叶尖段外翻至左心房。注意其尖端的腱索断裂（红箭）

- MV 血流图 E 峰速度（位于 MV 尖端）：重度 MR 速度增加，通常 > 1.2m/s。

> **其他考虑**
>
> 即使定量参数表明为收缩晚期重度 MR（EROA > 40mm^2），也有类似的临床结果，即全收缩期中度 MR。EROA 会高估严重程度，应计算反流容积，才能更好地反映 MR 的严重程度。
>
> 如果诊断为瓣叶连枷，则提示重度 MR，除此无他。

（四）功能性 MR

- 本质上正常的瓣叶，具有以下特点。
  - 左心室室壁节段运动异常导致瓣下装置栓系，将受累的瓣叶/节段牵拉入左心室，常见于缺血性心脏病。
  - 左心室扩张导致 MV 瓣环扩张以及瓣下装置移位，见于心肌病。
- 最近认识的病种是心房颤动导致的功能性 MR，心房颤动导致左心房扩张，引起 MV 瓣环变平和扩张。

（五）急性重度 MR

- 通常会导致血流动力学损害。
- 最常见于急性心肌梗死后急性乳头肌破裂，由于失去腱索支持而导致瓣叶连枷。
- 感染性心内膜炎可见瓣叶破坏。
- 前向血流严重减少（低血压，患者可能心源性休克）。由于严重的二尖瓣反流，左心房压显著增加（因为左心房的大小没有时间适应突然的大量反流）。
- 通过 MV 的血流驱动力较低和低速 MR 导致。
  - 多普勒血流信号低（PW 和 CW）。
  - MR 彩色血流束湍流不明显。
- 因此，MR 可能无法通过标准超声参数来识别。

（六）提示严重 MR 的征象

- MV 解剖上可见连枷或乳头肌破裂。
- 左心室高动力状态。
- 前向血流降低，每搏输出量降低。
- 临床表现支持发现并明确诊断。

> **3D 数据后处理以创建二尖瓣模型**
>
> 如 TomTec 和飞利二尖瓣量化等复杂后处理软件的出现使得从 3D 容积中提取建模数据成为可能。
>
> 从 3D 数据中获得一系列 2D 切面，操作者定义瓣环和交界并描记瓣叶。后处理软件随后生成瓣膜模型。
>
> 然后根据预设对二尖瓣的不同参数进行量化。
>
> 这些进展提高了对二尖瓣环复杂几何形状的理解，并参与外科决策过程。

三、MV 脱垂

- MV 脱垂为一系列疾病，从单一区域（纤维弹性不足）到多区域（Barlow 或瓣叶黏液瘤样病变）受累。
- 纤维弹性缺乏症多见于老年组（＞60 岁），伴有短暂呼吸困难史的，通常表现为与腱索断裂所致的 P_2 连枷和严重 MR。
- Barlow 病变常多区域受累，通常两个瓣叶都有黏液样外观（增厚冗长的瓣叶组织）。在自然病程的早期，MR 可能并不显著。MR 可能是收缩末期的，主要是由于腱索延长，累及次级腱索，引起瓣叶体部隆起。瓣叶闭合，但失去了正确的对位，可见一定程度的 MR。随着时间的推移，MR 会不断发展。患者通常较年轻，症状呈进行性加重。

（一）MV 脱垂的 MR 严重程度评估

- 整合所有的切面，确保全面的评估（见 TOE 协议）。
- 所有切面行 2D 和彩色多普勒检查。在 MV 瓣叶闭合线处追踪 MR 回到其原点。注意反流束方向应该符合解剖学发现。MV 前叶脱垂反流束朝向后侧。MV 后叶脱垂产生的反流指向前方。
- MR 通常是偏心的、贴壁的，通过柯恩达效应可以减小射流的膨胀，使其不太显著。采用前文所述的测量缩流颈宽度和 PISA 至关重要，可避免低估。
- 注意脱垂的位置/范围和连枷的存在。描述瓣叶厚度、后/前叶高度和 MV 瓣环大小。
- 应注意瓣叶、瓣环或瓣下钙化，并记录其程度。这可能会对瓣叶的可修复性产生重大影响。
- 报告应包括 MR 的严重程度、血流动力学影响（尤其是左心房大小/容积、左心室大小/容积/功能、右心室大小/功能、TR 是否存在/严重程度和估测肺动脉压力）、瓣叶病变的病因和机制。
- MV 脱垂合并其他异常包括：肥厚型心肌病、先天性病变（如房间隔缺损和二叶式主动脉瓣）、结缔组织疾病影响其他瓣膜（如三尖瓣脱垂）和主动脉病变。这些都应该在 TOE 检查中进行评估。

> **其他考虑**
> 沿着闭合线水平扫过的非常偏心的反流高度提示瓣膜远端的损伤（通常是交界病变）。彩色三维成像有助于显示病变和起源。收缩晚期 MR 通常排除容量超负荷状态。因此，如果患者有症状，呼吸困难可能与其他原因有关，如基础性的心律失常（房性或室性），左心室不同步（包括心室异位搏动/完全性左束支传导阻滞）引起的左心室功能障碍。

（二）脱垂的 3D 评估（图 8-8 至图 8-12）

- 3D 超声心动图的使用提高了对正常 MV 解剖结构和 MV 病变病因的理解。
- 从食管位置设置 3D 容积。确保它包括整个 MV，特别是在双平面切面中怀疑脱垂的区域。
- 优化容积位置和图像质量后，获取 3D 数据。实时 3D 或 3D 放大图像模式非常适合于 MV 成像，因为图像容积通常足以覆盖瓣膜，并且具有足够的空间和时间分辨率，而没有全容积图像中拼接伪影的缺陷。但是，也可能期望在获得全容积图像以后进行后处理。
- 旋转、裁剪和设置增益以聚焦于 MV。
- 从左心房观察瓣膜，并详细评估瓣膜形态。识别每个区域（记得 A_1 和 P_1 位于左心耳附近，表现

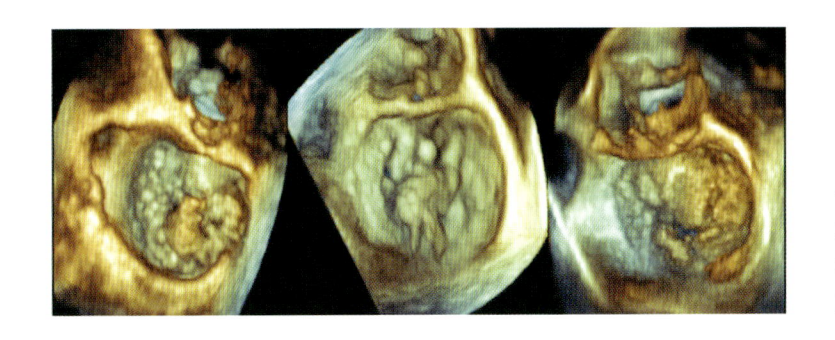

第8章 经食管超声心动图：瓣膜
Transoesophageal: Valves

◀ 图 8-8 **3D 手术切面二尖瓣脱垂的示例**
左：P₂ 脱垂；中：A₂ 脱垂连枷，两根腱索断裂；右：P₂ 区腱索断裂，双叶脱垂伴连枷，在这个区域可以看到对合完全丧失

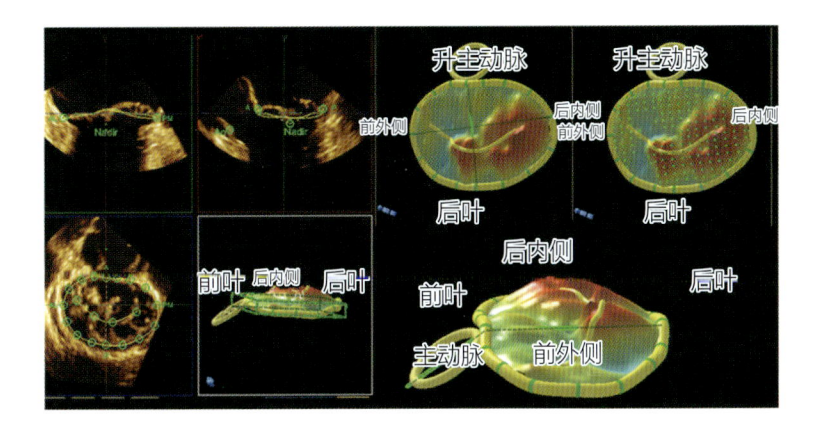

◀ 图 8-9 **专用二尖瓣分析软件（飞利浦 MV navigator）示例**
详细的功能解剖学描述和量化二尖瓣瓣环的形状/尺寸，相对于瓣环平面的瓣叶栓系或脱垂异常，以及瓣叶长度/面积和主动脉-二尖瓣角度的测量。在二尖瓣修复术前制订手术计划时，所有这些都是重要的。红色区域表示脱垂

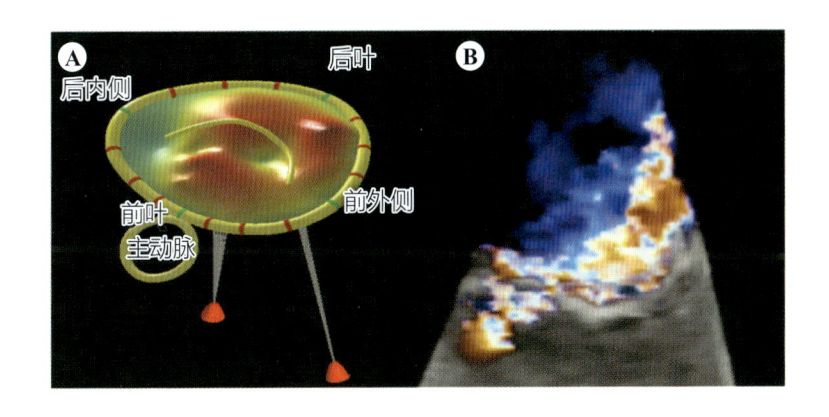

◀ 图 8-10 **MV 脱垂的三维重建图像（A），最大脱垂区域以红色显示。MR 的三维彩色多普勒图像（B）**

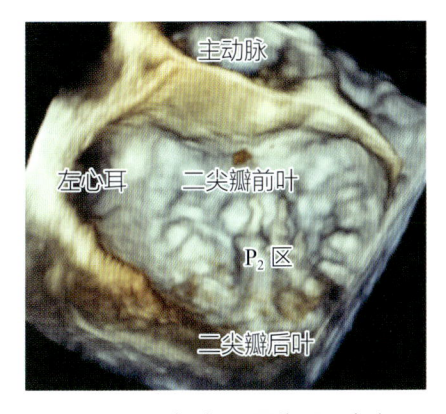

▲ 图 8-11 **实时 3D 图像显示左心耳**

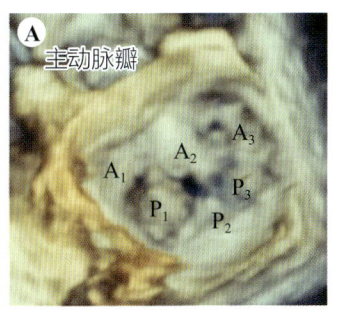

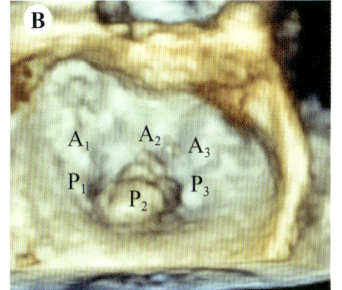

▲ 图 8-12 二尖瓣 P₁ 脱垂实时 3D 图像（A）和二尖瓣 P₂ 脱垂实时 3D 图像（B）。图像已被裁剪和旋转，以便从左心房侧入视。二尖瓣前叶分区（A₁、A₂、A₃）和后叶分区（P₁、P₂、P₃）都可以显示

305

为左心房壁上圆形的开口）。
- 确认 2D 图像上脱垂范围（脱垂区域的数量、脱垂区域的宽度），并确认脱垂的原因，如腱索断裂。
- 3D 整体图像可解决任何关于受累的数量和病变部位的不确定性，并确保 MV 上没有被 2D 系列切面遗漏的其他区的 MV 病变。
- 三维彩色血流图可能有助于确定小面积脱垂的位置。这些图像然后可以进行后处理，以创建一个二尖瓣模型，以帮助手术。

> **二尖瓣脱垂的治疗**
>
> 　　后叶脱垂修复具有良好的长期生存率，在手术修复后 15～20 年，生存率与年龄匹配的一般人群相当，无再次手术或显著的术后二尖瓣反流（即＞中度二尖瓣反流）分别＞95% 和＞80%。因此，如转诊到高容量手术中心，手术修复成功率＞90%；手术死亡率通常＜1%。
>
> 　　前叶或双叶脱垂修复需要更多的外科专业知识。尽管与后叶修复相比，手术修复后的耐久性较差（无再手术率为 80%，显著的残留二尖瓣反流为 60%），但首选的治疗方法是手术修复，因为效果仍然较好。
>
> 　　有明显左心室功能障碍的患者，LVEF＜30% 和或 LVESD＞55mm，应首先进行药物优化。当难治性症状持续存在而成功修复的可能性较高且并发症较低时，应考虑手术干预。

四、二尖瓣狭窄

　　二尖瓣狭窄（mitral stenosis，MS）最常见的原因仍然是风湿性瓣膜疾病，尽管自抗生素问世以来，典型的 MS 越来越少见。交界融合（瓣缘增厚）是风湿性瓣膜病变的标志。其他瓣膜（通常是主动脉瓣）受累也支持风湿性的诊断，尽管通常程度较低。

　　随着人口老龄化，钙化性（退行性）MS 的发病率越来越高，对评估提出了挑战。狭窄的瓣口更平坦（而不是像风湿性 MS 那样呈漏斗状），血流动力学评估可能与多普勒测量不一致。因此，面积描记法（理想情况下使用 3D）是准确评估该病变血流动力学影响的首选方法。

　　TOE 通常不用于评估 MS，但在以下情况下使用。
- TTE 图像不佳。
- 参数不一致，对严重程度存疑。
- 拟行介入收缩，如经皮交界扩开术。

（一）外观

评估活动度、钙化和腱索。评估合并的瓣膜病变、左心房和右心房。

（二）严重程度分级（表 8-2）

严重程度基于描记法得到的面积，辅以压力减半时间和压差。

1. 压力减半时间和压差（图 8-13）
- 在任意一个取样线与瓣膜对齐良好的食管切面，将 CW 对准 MV 瓣口。
- 对于 PHT，测量频谱图上舒张期血流 E 波的斜率。描记多普勒波形以获得平均压差。

$$MV 瓣口面积 = 220/PHT$$

第8章 经食管超声心动图：瓣膜
Transoesophageal: Valves

表 8-2 确定 MS 严重程度的参数

测 量	轻 度	中 度	重 度
MV 瓣口面积（cm²）	> 1.5	1.0～1.5	< 1.0
MV 压力减半时间（ms）	100～150	150～220	> 220
平均压差（mmHg）	< 5	5～10	> 10
肺动脉压力（mmHg）	< 30	30～50	> 50

2. 2D 面积描记法
- 经胃 0° 切面提供了 MV 的短轴"鱼嘴"切面。为了优化图像并确保显示瓣尖，可能需要稍微回撤或向前推进探头。确定舒张期的最大开口，并沿瓣叶内缘描记。报告瓣口的表面积。

3. 3D 面积描记法（图 8-14）
- 3D TOE 有助于 MS 的评估，因为 MV 瓣口的面积描记可以在 3D 图像上进行，通过多平面重建，可以选择真正的瓣尖开口。
- 从食管位置设置 3D 容积，确保在双平面图像中显示整个 MV。为了找到最佳切面，可能需要进行微小的调整，尤其当存在声影失落时，后者可见于钙化性 MS。
- 当对探头位置满意时，获取 3D 图像。
- 旋转、裁剪和优化增益设置，以聚焦在 MV 上，将图像置于手术切面中。
- 多平面重建软件允许准确识别狭窄的瓣口。在两个正交切面中显示 MV。然后调整裁剪平面，使其穿过最窄的（通常是舒张末期）MV 瓣口。

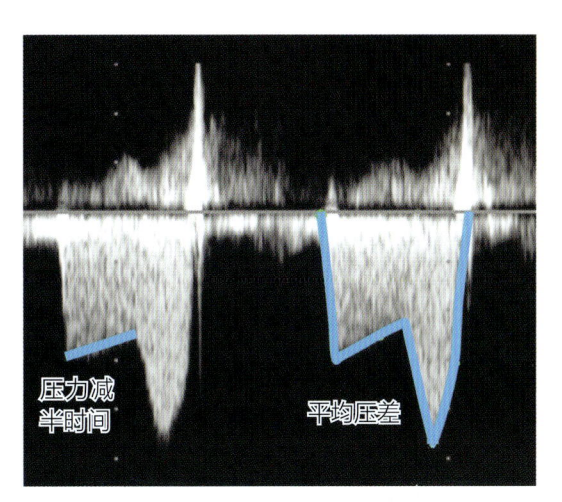

▲ 图 8-13 在长轴切面上通过描记连续波频谱，测量压力减半时间和平均压差 / 速度 - 时间积分

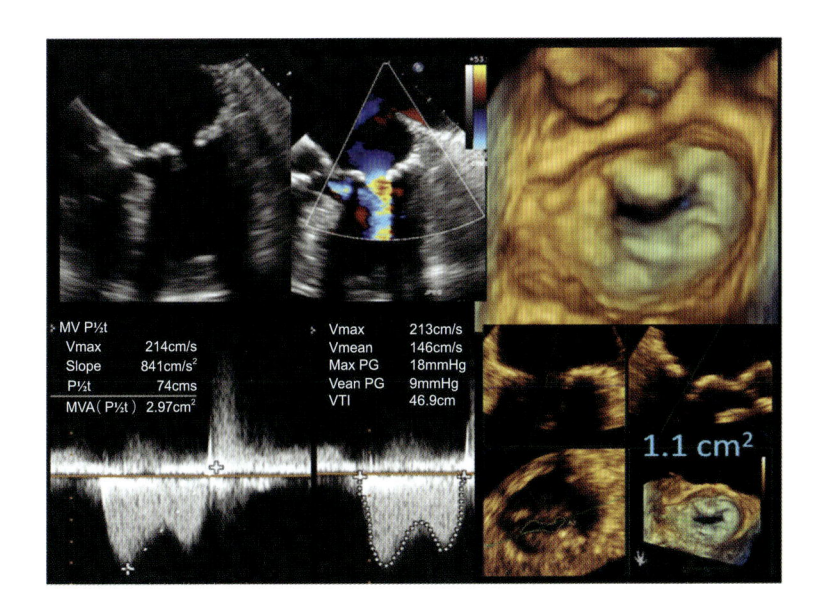

◀ 图 8-14 钙化性二尖瓣狭窄
图中左上图示瓣叶严重钙化，从二尖瓣瓣环延伸到瓣体并朝向瓣叶尖端，彩色多普勒显示通过瓣口的湍流；左下图为多普勒图像 P½t 为 74ms（MVA 为 2.97cm²），MV 平均压差 9mmHg。测量结果不一致，3D 成像清楚显示 MV 重度钙化，瓣叶活动明显受限 / 固定，以及狭窄的瓣口，3D 描记 MVA 为 1.1cm²。V_{max}. 峰值流速；V_{mean}. 平均流速；Max PG. 最大压差；Mean PG. 平均压差；VTI. 速度 - 时间积分；Slope. 斜率；P½t. 压力减半时间；MVA. 二尖瓣面积

五、MV 术前评估（图 8-15 和图 8-16）

术前经 TOE 评估 MV 至关重要。对于 MR，手术决策的关键是决定修复还是置换。对于 MS，成像的要求通常是评估是否可以行瓣膜切开术，或确定狭窄的严重程度及对左心室和其他瓣膜的影响。

外科医师想知道什么

1. MR

MV 手术前的主要目标如下。

- 确定 MR 的基础解剖细节，包括全面的评估，并确保包含以下要点。
  - 严重性。
  - 是中心性的还是偏心的。
  - 如果有脱垂，哪些瓣区受到影响，是否有连枷成分。
- 拟行修复时，可能需要确定成形环的尺寸；拟行瓣膜置换时确定瓣膜的尺寸。报告以下内容。

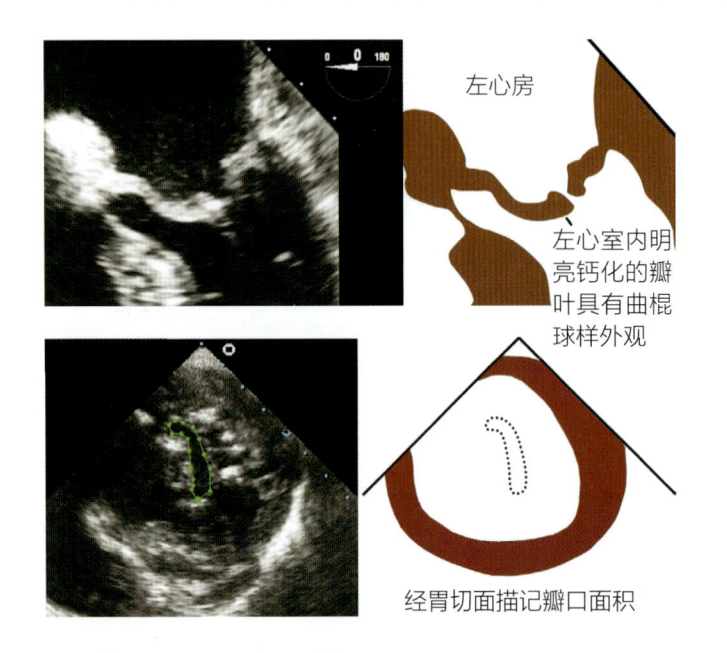

◀ 图 8-15 二尖瓣狭窄示例。请注意短轴切面中描记面积

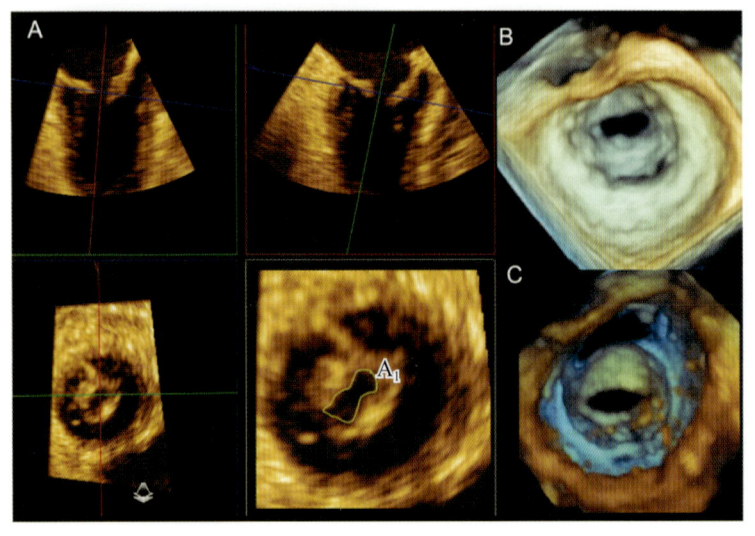

◀ 图 8-16 A. 三维多平面重建；B. 二尖瓣狭窄的外科切面，显示狭窄的瓣口；C. 二尖瓣的左心室面图像，显示对称的交界融合，瓣叶相对较薄且柔韧/可移动。没有钙化。该瓣膜的 **Wilkins** 评分为 **6** 分，适用于经皮二尖瓣交界扩张术

- 两个正交平面上 MV 环的大小。
- 瓣叶长度。
• 确定瓣环钙化的存在和位置。如果在修复区域，存在残余漏的风险。
• 如果反流是继发于心内膜炎的，需评估心内膜炎的并发症：左心室到主动脉、右心室或左心房的瘘管，MV 环脓肿，心内膜炎累及其他瓣膜（尤其是主动脉瓣或三尖瓣）。

2. MV 术前 3D 评估（图 8-17）

3D TOE 非常适合 MV 评估。3D 放大和全容积成像可用于精确量化瓣叶解剖、瓣环几何形状和脱垂区域，这有助于确定外科手术计划。

MV 的 3D 图像采集有以下优点。

• 允许从心房和心室两个方向观察 MV，提供外科医师熟悉的切面。
• 在评估某些类型的 MV 脱垂时，3D TOE 能准确识别受累区域。
• 在 MS 中，3D TOE 可以提供瓣叶及其交界，以及瓣下装置的详细评估。

3. MS

• MS 的基础解剖细节，包括全面的评估，并确保包含以下要点。
  - 严重性。
  - 基础病变：风湿性或退行性。
• 评估是否适合瓣膜成形术。
• 可能需要确定置换的瓣膜尺寸。报告以下内容。
  - MV 环大小（尽可能测瓣膜两个轴向）。

4. 对于所有 MV 手术

• 左心房大小。扩张的左心房（＞50mm）为直接通过左心房切口提供了良好的手术暴露。如果左心房大小正常或仅轻度增大，外科医师可能需要另一种手术路径（如经房间隔）。
• 心功能评估。MR 引起的显著左心室功能障碍推荐 MV 修复而不是置换。
• 报告其他瓣膜病变，特别是主动脉瓣。

▲ 图 8-17 **3D TOE 评估人工瓣膜**
手术切面显示人工生物二尖瓣有两处瓣周漏（A 至 D）。同一切面显示用 2 个 Amplatz 封堵器封堵瓣周漏（E 和 F）

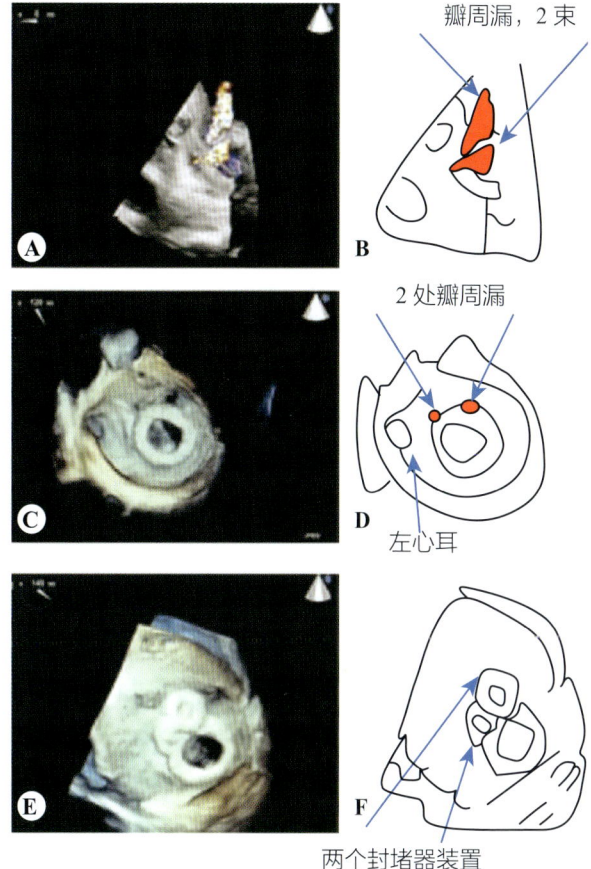

> **术前与术中评估**
> 术中 TOE 评估 MR 的严重程度可能被低估。在全身麻醉期间，心脏的前负荷、后负荷和肌力状态降低。因此，所有接受瓣膜手术的患者都应该在手术前进行 TOE。术中瓣膜评估应考虑术前信息和麻醉引起的动力学变化。增加容量负荷及使用正性肌力药物可用来模拟非麻醉下的血流动力学状态。

> **影响 MV 修复的不利因素**
> - 瓣环钙化。最常见于后叶瓣环，可延伸至心肌和瓣叶。
> - MV 瓣环明显扩张（两腔心切面＞ 5cm）。
> - 广泛的瓣叶病变（三个或三个以上节段脱垂或连枷）。

> **MV 修复术后收缩期前向运动的风险**
> 　　如果拟行修复，那么在手术前评估术后发生 MV 前叶收缩期前向运动，继而出现 LVOT 梗阻的风险是很重要的。大约 15% 的患者在 MV 修复后出现梗阻。术前检查中的以下发现与术后 MV 前叶收缩期前向运动的风险增加有关，如果存在，应予以报告。
> - MV 瓣叶组织冗长，特别是细长的前叶，松弛冗长的瓣叶可导致 LVOT 梗阻的风险增加。
> - 向前移位的乳头肌。
> - 未扩张的左心室。
> - MV- 主动脉夹角狭小。
> - 由于 MV 后叶相对较大的，瓣叶对合点更靠前：前 – 后瓣叶比＜ 1。
> - 从对合点到间隔的距离＜ 2.5cm。
> 　　高风险时需更改手术路径。对于后叶过长的患者，可在切除 P_2 节段后进行瓣叶滑动成形术。另一种选择是使用刚性瓣环来增加前后直径，特别是在切除过多组织后闭合线向前移位时。

六、二尖瓣修复术

术后评估

MV 修复术后评估应基于以下这些方面。

1. 残余反流

尽管术中检查和残余漏测试瓣膜良好，但当心脏跳动、有容量负荷时仍可能存在明显的瓣膜反流。这可能是由于左心室缺血导致功能障碍或 MV 前叶的收缩期前向运动。使用标准 2D 和彩色图像评估其严重程度、位置和可能机制。3D 成像可以更精确地定位残余反流和评估机制。

- 中度至重度残余反流通常需要手术纠正或转为瓣膜置换。
- 大范围的后叶切除会发生修复后瓣周漏。即使是轻度的瓣周漏通常也需要进一步的手术纠正以避免术后溶血。

2. 新的狭窄

MV 修复术后，被修复的瓣叶通常表现为增厚、缩短和几乎不动。使用 CW 多普勒评估跨 MV 压差和 PHT。然而，术后即刻的 PHT 是不准确的（该方法假设压力下降，左心房和左心室顺应性不影响，但在术后 72h 内，顺应性是改变的）。分析瓣口面积时，应考虑心率和每搏输出量。狭窄通常是瓣环成形尺寸不足所致。

3. 收缩期 MV 前叶运动 /LVOT 梗阻

收缩期 MV 前向运动 /LVOT 梗阻可为 MV 修复所致，伴有或不伴有室间隔基底段增厚，但也可能是由血流动力学因素引起。正性肌力药物、血管扩张药和低容量状态可在易感患者中引起收缩期前向运动 /LVOT 梗阻，在考虑再次干预前必须予以纠正。对某些患者来说，β 受体拮抗药可能有用。使用主动脉长轴 135° 切面来观察 MV 瓣叶的收缩期前向运动。2D 和 M 型图像可以显示异常的瓣叶运动。

第 8 章　经食管超声心动图：瓣膜
Transoesophageal: Valves

然而，多普勒测量必须在经胃的切面中进行，这在理论上有难度，流出道的峰值压差应该与 MR 反流束鉴别。

考虑是否可以通过改变心脏生理状态（改善左心室腔大小和舒张充盈）来减少影响：增加左心室充盈，停止 / 减少正性肌力药物，使用 β 受体拮抗药，心室起搏。复查超声心动图以监测药物治疗的效果。如果药物处理失败，可能需要手术修复或瓣膜置换。

4. 左心室功能

侧壁和下后壁的收缩减退或无收缩可能是由于缝线过深进入 MV 瓣环，导致回旋支损伤。新的下壁收缩功能受损最有可能是由于空气栓塞到右冠状动脉，通常可逆，不论是否需要再次体外循环。

5. 主动脉瓣

对于 MV 修复术前主动脉瓣尖对合非常小的患者，主动脉瓣功能可能会因 MV 前瓣环缝合过深或 MV 环显著缩小而受损。

6. 排气

在体外循环过程中，空气会被截留在肺静脉、左心室心尖或左心耳中。在撤去体外循环时，这些空气会被外科医师搅动起来并进入左心室和主动脉。当被排出时，出现类似于震荡生理盐水的典型表现（如同在对比超声心动图中大量的右向左分流时的表现）。排气后需扫查剩余气体。

七、二尖瓣置换

术后评估

机械瓣功能障碍多为机械瓣尺寸过大、左心室腔过小、瓣膜下装置累赘、双瓣膜置换术，以及机械瓣的解剖朝向所致。生物瓣的功能障碍可能是尺寸过大或缝合线环绕造成的瓣环扭曲所致。置换术后即刻评估的要点如下。

1. 人工瓣膜反流

使用彩色血流来检测正常的人工瓣冲刷血流（关闭血流），与瓣周漏鉴别。如果存在，考虑以下情况。

- 严重程度：对于生物瓣膜，轻微的中心反流是正常的。术后即刻轻微的人工瓣周的反流（机械瓣和生物瓣）通常在给予鱼精蛋白后改善。中度到重度的中心性反流，合并人工瓣开放 / 关闭受限，通常需要手术干预。强烈建议使用 3D 成像来识别反流的部位和机制。

2. 人工瓣膜开放

使用 2D 和 3D 成像来观察人工瓣叶开放和关闭是否对称、同步（图 8-18）。寻找功能性狭窄（测量人工瓣平均压差和有效瓣口面积）。

如果开放不正常，考虑以下情况。

- 人工瓣膜和瓣膜下装置的关系：双叶人工机械瓣，由于瓣叶撞击瓣下结构（在瓣膜置换时有可能保留后叶），导致开放和关闭幅度减小或受限。

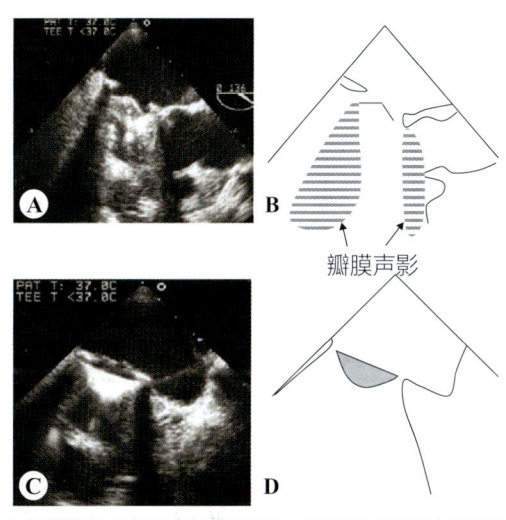

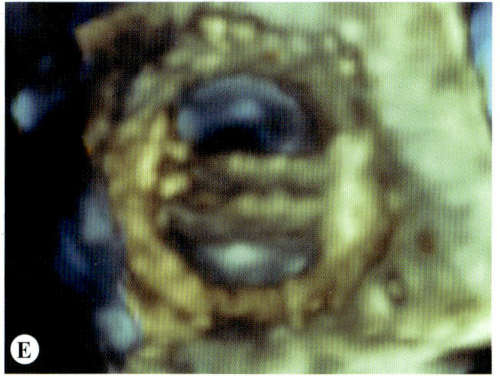

▲ 图 8-18　人工机械双叶 MV 示例，显示二维长轴（A 和 B）和两腔心切面（C 和 D）及实时 3D 图像（E）

311

- 左心室充盈和收缩：如果为充盈不足或收缩不良导致，当充盈状态和收缩恢复正常时重新评估。如果人工瓣膜仍有功能障碍，考虑手术干预。

3. LVOT 梗阻

在流出道切面采用 2D、3D 成像及彩色血流图评估瓣膜运动。流出道 PW 多普勒可用于经胃切面。梗阻可能是室间隔肥厚，加之高的人工瓣突入流出道所致。

4. 心功能

MV 手术后，使用 2D 成像技术重新评估左心室和右心室的整体和局部功能。突然纠正反流后，LVEF 预期会下降（例如从 60%～70% 下降到 40%），这是由于左心室每搏输出量突然减少，而左心室腔大小没有成比例地减少，以及存在不同程度的潜在收缩功能受损。MR 的 MV 置换术对左心室功能的不良生理影响大于 MV 修复术。

- 如果左心室充盈充足，但心腔扩张且整体射血分数 < 30%，考虑正性肌力药物支持，超声心动图监测反应，直到血流动力学稳定。
- 如果出现新的侧壁或下后壁运动异常，考虑回旋支是否受损。空气栓塞可导致大面积的后壁收缩减退，可能需要额外的支持。
- 体外循环后出现整体心功能急剧的严重恶化，应始终考虑其他常见病因。

八、主动脉瓣

由于主动脉瓣和探头之间只有左心房，因此 TOE 可以获得 AV 的良好的图像。AV 主要由三个瓣和相关的主动脉窦组成，以它们发出的冠状动脉命名（右冠瓣、左冠瓣和无冠瓣）。

当经胸图像质量差或需要更好的空间分辨率来提供瓣膜病变的完整评估时，如瓣膜结构、赘生物、主动脉根部脓肿和主动脉瓣面积，需要用 TOE 来观察主动脉瓣。

（一）切面

- 观察 AV 的最佳切面是 50° 短轴和 135° 长轴切面（图 8-19）。辅以 0° 五腔心的 LVOT 切面。
- 经胃切面为多普勒测量提供良好的声束对准。AV 可以用经胃长轴 110° 切面和经深胃底 0° 切面进行观察。

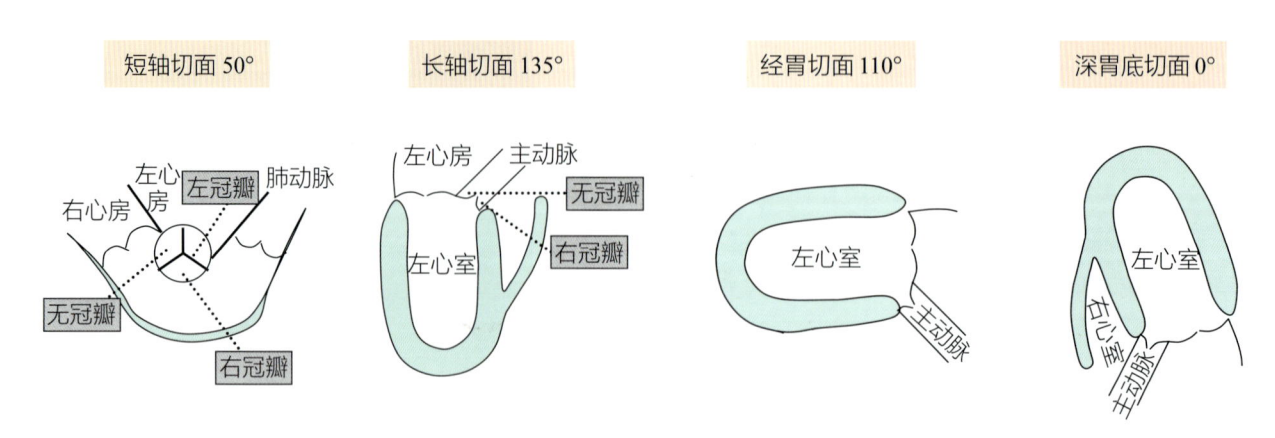

▲ 图 8-19 评估主动脉瓣的主要切面

（二）正常表现

- 0°五腔左心室流出道切面：提供了 LVOT 的有限的第一切面，利用彩色血流可以判断是否有 AR。
- 50°短轴切面：这类似于经胸胸骨旁短轴切面，但上下颠倒。可以看到 AV 的经典 Y 形横截面图（LCC 在右边，RCC 在左边，NCC 离探头最近）。要优化图像，可尝试轻微旋转或上下移动探头。将三个大小相等的瓣膜都放在视野中。进一步回撤探头，使冠状动脉、窦管交界和升主动脉进入视野。推进探头观察 LVOT。彩色血流图可定位 AR。
- 135°长轴切面：这类似于经胸胸骨旁长轴切面。可见右冠瓣和无冠瓣（NCC 最靠近探头，RCC 最靠近右心室）。使用此切面测量主动脉根部、窦管交界和 LVOT 直径。
- 经胃 110°长轴切面：此切面流出道与多普勒平行。AV 有时在远场中可见，但很难获得清晰的图像。彩色血流有助于识别流出道。
- 深胃底切面：使多普勒与流出道和瓣膜平行的另一检查切面。它要求探头有明显的弯曲，因此会使患者不舒服。它提供了与经胸心尖五腔心切面等效的切面，因此，如果经胸声窗良好，此切面不再添加更多信息。

> **二叶式主动脉瓣**
>
> 二叶式主动脉瓣（bicuspid aortic valve，BAV）是最常见的先天性心脏瓣膜病，发病率高达 1.5%。男性略多见。它可能与其他心脏疾病有关，如主动脉缩窄。如果一级亲属为 BAV，那么 BAV 的风险从 1% 增加到 10%。
>
> BAV 可能是先天性或获得性的，后者通常被称为"功能性二叶式"主动脉瓣。两者很难区分。在先天性 BAV 中，三个主动脉窦的大小不同，其中一个通常比另两个大。然而，最初是三叶瓣，但由于钙化导致瓣叶融合，瓣膜在功能上就像是二叶瓣（即功能性的二叶式），三个主动脉窦的大小相等。

九、主动脉瓣狭窄

TOE 评估主动脉瓣狭窄遵循和 TTE 相同的原则，但 2D 成像更侧重对瓣膜病变的评估。确定严重程度的标准与 TTE 相同。经皮主动脉瓣手术在主动脉瓣狭窄中的应用越来越多，这增加了主动脉瓣狭窄患者进行 TOE 检查的频率。

（一）评估

记住主动脉瓣狭窄的潜在病因。
- 在所有的切面中，寻找钙化的证据。
- 在 50°短轴切面中，查看瓣膜的数量。
- 相关结构：主动脉根部扩张，左心室肥大等。

（二）严重程度分级（表 8-3）

1. 2D 成像

在 50°短轴切面和 135°长轴切面观察瓣膜运动。如果瓣膜开放正常，就不太可能出现主动脉瓣狭窄。在 135°长轴切面中，如果尖端分开＞ 12mm，主动脉瓣狭窄是轻度或更轻。

表 8-3 评估主动脉瓣狭窄的参数

测量	轻度	中度	重度
峰值流速（m/s）	2.6～2.9	3.0～4.0	> 4.0
平均压差（mmHg）（EACVI 指南）	< 20	20～40	> 40
平均压差（mmHg）（AHA 指南）	< 30	30～50	> 50
瓣口面积（cm²）	> 1.5	1.0～1.5	< 1.0
标化瓣口面积（cm²）	> 0.85	0.60～0.85	< 0.6
LVOT/AV VTI 比	> 0.50	0.25～0.5	< 0.25

2. 描记瓣口面积（图 8-20）

- 在 50° 短轴切面中，获得所有瓣尖边缘的清晰图像。
- 前后移动探头，直到在平面上看到收缩期的尖端。
- 放大瓣膜并存储一个动态视频。滚动播放，识别收缩期最大的开口。
- 沿着瓣膜内缘进行描记，并报告瓣口面积。

3. 多普勒评估（图 8-20）

连续性方程需要测量 AV 和 LVOT 的速度 – 时间积分（或峰值速度）和 LVOT 直径。用 TTE 通常更容易测量，但也可以在 TOE 中做到。

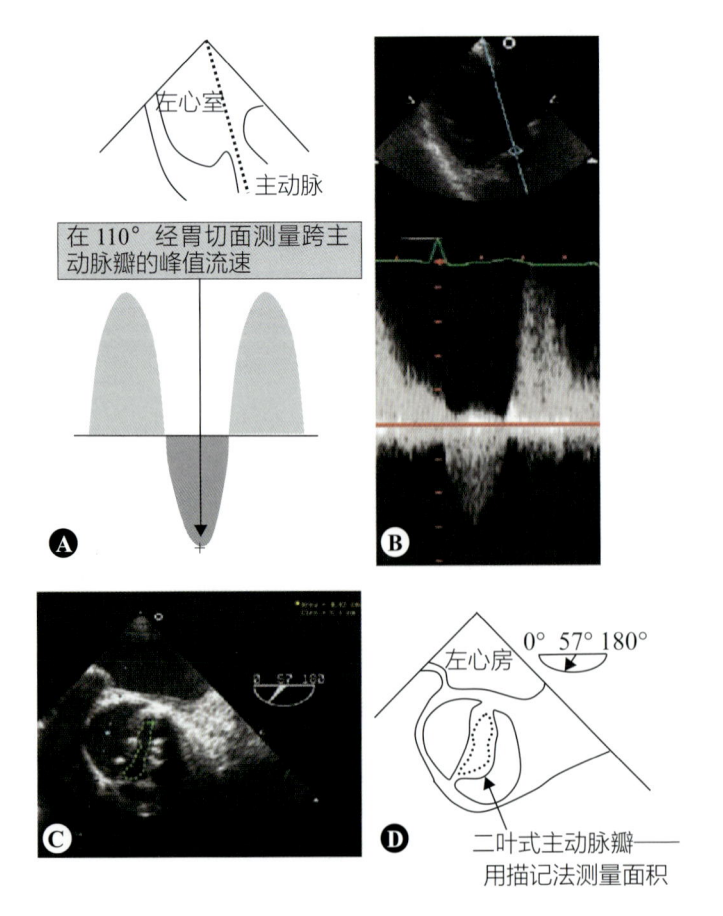

◀ 图 8-20 在经胃 110° 切面通过多普勒测量主动脉瓣狭窄的严重程度（A 和 B），在短轴 50° 切面用描记法测量面积（C 和 D）

- 使用经胃 110° 长轴或深胃底切面，将 CW 多普勒取样线与主动脉瓣和主动脉对齐。
- 记录频谱并描记主动脉瓣 VTI。
- 在同一切面，获取 LVOT 的 PW 多普勒并描记 VTI。
- 在 135° 长轴切面中测量 LVOT 直径。
- 使用标准连续性方程。

瓣口面积 =LVOT 面积 × LVOT VTI/ 主动脉瓣 VTI

> **描记瓣口面积的问题**
> 　　严重钙化的声影使得难以准确测量面积，或者很难用探头获得收缩期开放的瓣尖。通过面积描记法测量主动脉瓣面积时，3D 放大图像通常更准确。

十、主动脉瓣反流

在用 TOE 评估 AR 时，更侧重用 2D 成像来评估病因。确定严重程度的多普勒标准与 TTE 相同。然而，TOE 评估人工瓣膜反流更好。

（一）评估

记住引起反流的潜在原因，同时观察瓣膜和主动脉根部。
- 在所有切面中，寻找瓣膜运动异常的证据。
- 在 50° 短轴切面观察瓣膜和反流位置。观察主动脉窦和主动脉根部。
- 在 135° 长轴切面，测量主动脉根部尺寸，并检查是否有主动脉夹层。
- 描述反流束的位置和方向。3D 成像可用于识别主动脉瓣附近反流的来源。为此需要进行 3D 彩色血流成像。

（二）严重程度分级（表 8-4）

1. 彩色血流多普勒
- AR 可以首先在 0° 五腔心切面中识别，尽管可能不能判断其严重程度。
- 50° 短轴切面彩色血流成像提供了反流位置，以及反流占 LVOT 面积的比例。
- 135° 长轴切面的彩色血流成像提供了评估严重程度的最多信息。该切面可用于评估缩流颈宽度，以及反流束宽度相对于 LVOT 的比例（图 8-21）。

2. 3D 彩色血流图（图 8-22）
- 经食管窗口采集 3D 彩色血流图，优化包含主动脉瓣的 3D 容积成像。
- 在切换到双平面成像来设置 3D 容积成像之前，通常最容易从 2D 优化的主动脉瓣长轴 135° 切面或短轴 50° 切面开始。
- 请记住，彩色血流的全容积成像往往需要更多心动周期，因此更容易产生拼接伪像。稳定的心律很重要。
- 大的反流束通常更复杂，因此更难在 3D 上显现。最容易定位的反流束是细长的，或多股小的反流束。3D 非常有利于在单个整体切面中识别多个反流束的存在，这些反流束可能在 2D 系列切面中被错过，或者被认为是同一束反流。

表 8-4 判定 AR 严重程度的参数

测 量	轻 度	轻度至中度	中度至重度	重 度
EROA（mm^2）	<10	10～19	20～29	≥30
反流容积（ml）	<30	30～44	45～59	≥60
慢性 AR：左心室大小	可接受：如果 EDD<56mm；ESD<40mm，EDV<82ml/m^2；ESV<30ml/m^2			

测 量		轻 度	中 度	重 度
VC（mm）		<3	3～5.9	≥6
PHT（ms）		>500	200～500	<200
AR 反流束宽度		小	中等	大
CW 信号		微弱	浓密	浓密
舒张期逆流	降主动脉	短暂	中等	全舒张期
	腹主动脉	无	无	有

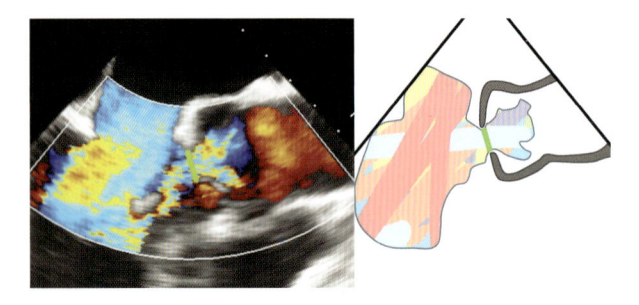

▲ 图 8-21 宽大的反流束充满流出道，符合重度反流

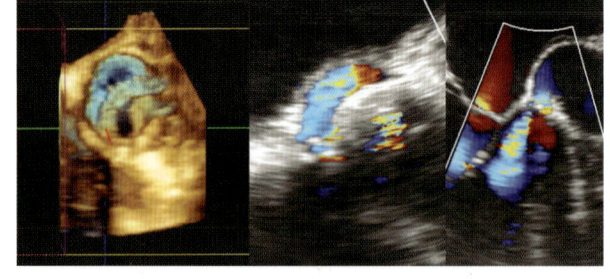

▲ 图 8-22 人工主动脉瓣瓣周反流的 3D 和 2D 彩色多普勒图像

3. 主动脉逆流（图 8-23）

- 在超声束指向后方的 90°主动脉长轴切面中，经过一定角度校正的 PW 多普勒可评估舒张期的主动脉血流。有些舒张期逆流是正常的。全舒张期逆流与严重的 AR 有关。

4. CW 多普勒

- CW 评估 AR，需在经胃 110°长轴切面或经深胃底切面进行，使多普勒信号与血流对齐。
- 观察信号密度、减速斜率和峰值速度。然而，受声束对准的技术限制，TOE 测量不精确。

十一、主动脉瓣术前评估

缜密的术前评估有助于详细制订主动脉瓣手术计划。随着人口老龄化，主动脉瓣置换是最常见的瓣膜手术。术前信息应包括瓣膜、左心室和主动脉。

外科医师想知道什么

1. 通常

在所有类型的主动脉瓣手术之前，需要的基本信息如下。

- 主动脉瓣叶形态和功能。
- 主动脉根部大小。如果存在心内膜炎，寻找脓肿。
- 主动脉瓣环尺寸（如果计划置换，则判断人工瓣的尺寸）。
- 窦管交界扩张的证据：＞主动脉瓣环的 25%，那么同种主动脉瓣移植或无支架人工生物瓣禁忌。
- 升主动脉的尺寸和几何形状：升主动脉扩张＞ 45mm 可能需要更换。
- 降主动脉大小和流速。
- LVOT 的解剖学和血流动力学。在主动脉瓣狭窄手术中，检查主动脉瓣下狭窄及其压差。
- 冠状动脉口的大小、位置和流速：检查冠状动脉口狭窄和冠状窦钙化，这可能使主动脉根部置换术中的冠状动脉的再植入复杂化。
- 左心室腔的大小、左心室功能和肥大程度。

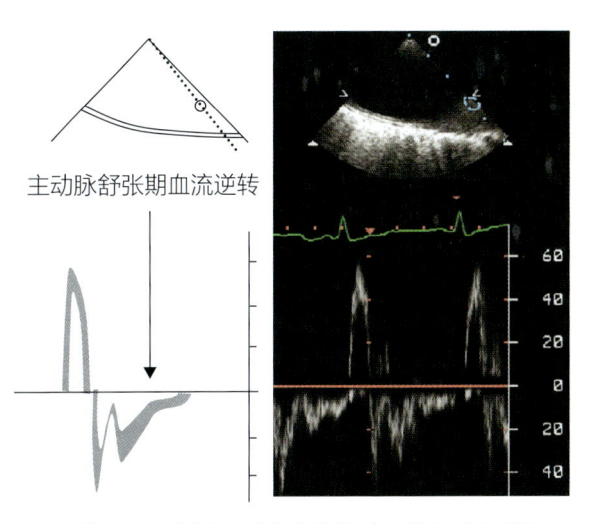

▲ 图 8-23　异常主动脉血流逆转，符合重度反流

2. 二叶瓣

患有二叶式主动脉瓣的年轻患者应特别注意以下情况。

- 伴发的 LVOT 的异常。
- 冠状动脉解剖。
- 主动脉根部、主动脉瓣弓和降主动脉结构。

3. 主动脉重建

在主动脉根部重建中，检查自体瓣膜可否保留。需要查看以下内容。

- 主动脉瓣叶形态和活动性。
- 主动脉窦形态。

十二、主动脉瓣置换

术后评估（图 8-24）

1. 人工瓣膜开放

通过 2D 和 3D 成像（如果合适的话，还有 M 模式），观察瓣膜的开放和关闭。从经胃切面用 CW 评估跨主动脉瓣的速度。预期平均压差＜ 15mmHg。

2. 人工瓣膜反流

用彩色血流成像检查反流。可能会有小的闭合反流或一些轻度的人工瓣周反流，特别是在给予鱼精蛋白之前。如果发现反流，确定严重程度和位置（经人工瓣或瓣周）。如果植入了生物瓣，考虑反流是否为瓣环变形所致。瓣周反流更可能与主动脉瓣环严重钙化、主动脉瓣感染或主动脉瓣再次手术有关。

3. 心内膜炎

确保存在的任何脓肿或瘘管已被切除或封闭。

4. 心脏功能

对于所有手术，使用标准技术测量整体和局部心脏功能。如果术前正常，预计射血分数为 40%～60%。如果严重损伤，考虑 MV 手术的原因，特别是考虑冠状动脉口是否有损伤。

5. 冠状动脉

检查冠状动脉近端阻塞或闭塞。在短轴切面中，评估近端冠状动脉管腔大小和流速。急性冠状动脉阻塞可能是由于急性血栓、栓子、人工瓣错位和（或）过大，或先天性主动脉瓣疾病中的冠状动脉解剖异常。根据冠状动脉口梗阻的程度和位置，可能导致在开始时无法撤掉体外循环，或者在关胸时延迟发作的心脏骤停。

6. 排气

在体外循环过程中，空气会被截留在肺静脉、左心尖或左心耳中。在撤去体外循环时，这些空气会被外科医师搅动起来并进入左心室和主动脉。当被排出时，出现类似于震荡生理盐水的典型表现（如同在对比超声心动图中大量的右向左分流时所见）。排气后需扫查剩余气体。

7. 其他

监测 LVOT 梗阻和 MV 收缩期前向运动。如果进行了室间隔切除术，检查是否有室间隔缺损。

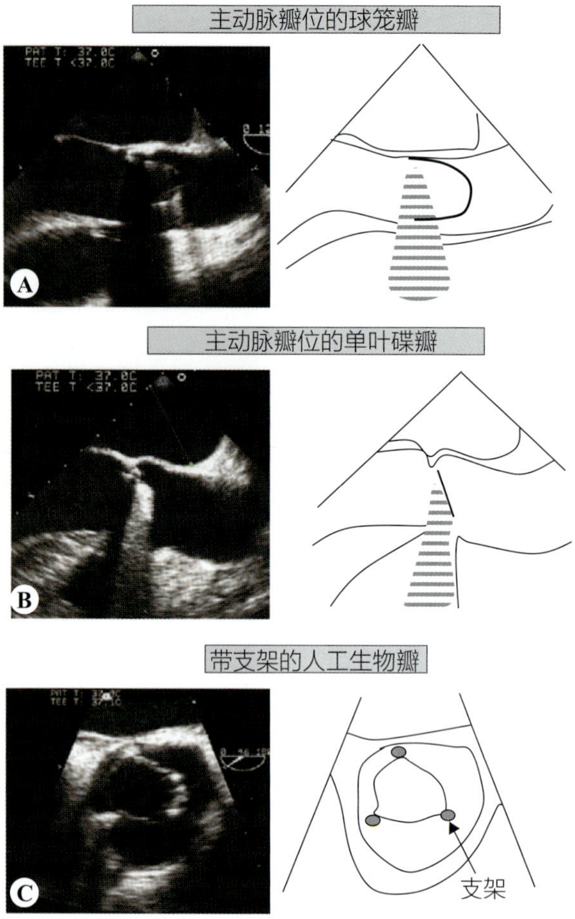

▲ 图 8-24 主动脉瓣位的人工瓣示例
A. 球笼瓣的长轴观；B. 单叶碟瓣的长轴观；C. 带支架的人工生物瓣的短轴观

十三、三尖瓣

三尖瓣通常包括在经食管检查中，但是，除非适应证是心内膜炎，否则不是重点。一般用 TOE 观察右心较难，因为它离探头最远。

（一）切面

- 最佳切面为 0° 的四腔切面、110° 双腔静脉切面、80° 短轴（右心室流入/流出道）和 90° 右心室经胃切面。

（二）正常表现

- 0° 四腔心切面：三尖瓣位于左侧，探头可能需要稍微前进以优化图像。
- 110° 双腔静脉切面：通常用于观察房间隔。如果探头稍微向前，三尖瓣经常在图像远场显示。该切面通常为多普勒观测提供了很好的校准。
- 右心室 80° 短轴切面：主动脉瓣的横截面出现在图像中心，右心室在远场环绕。此切面图像良好，可同时显示三尖瓣和肺动脉瓣，三尖瓣位于左侧。
- 经胃90°长轴切面：从左心室标准长轴切面，探头顺时针旋转到右侧有时可以清楚地看到右心室，三尖瓣及其瓣下装置。

十四、三尖瓣反流和狭窄

（一）反流评估（表8-5）

根据标准TTE指南评估反流的形状和严重程度。缩流颈（图8-25）、PISA、CW描记、瓣膜结构和右心大小通常可以用TOE来测量，而反流面积和肝静脉血流则不能。

表8-5 评估三尖瓣反流严重程度的参数

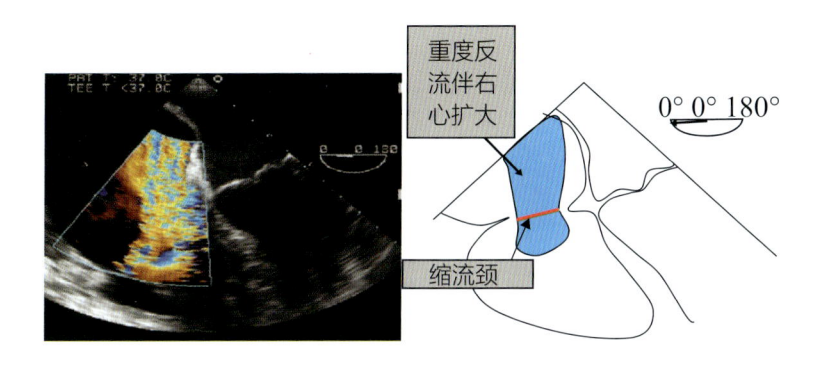

测 量	轻 度	中 度	重 度
EROA（mm²）	不明显		≥ 40
反流容积（ml）			≥ 45
VC（mm）		≤ 7	≥ 7
PISA（mm）	≤ 5	6~9	> 9
肝静脉血流	S > D	钝S波	反向S波
三尖瓣血流	正常		E峰明显（≥ 1m/s）
TR反流束	小，中心	中等	大，偏心
CW	模糊的抛物线形状	浓密的抛物线形状	浓密的三角形形状
慢性TR：右心房容积		可接受：如果≤ 33ml/m²	
右心室大小	可接受：如果轻度TR，右心室直径≤ 33mm；EDA ≤ 28cm²，ESA < 16cm²，FAC > 32%		
IVC大小		正常：< 2.1cm	

◀ 图8-25 四腔心切面显示重度三尖瓣反流

（重度反流伴右心扩大；缩流颈）

（二）狭窄评估（表8-6）

根据评估狭窄的外观（瓣叶增厚或活动受限），根据跨瓣压差评估严重程度。记住：重度三尖瓣狭窄通常伴有3~10mmHg的压差。

表 8-6 评估三尖瓣狭窄严重程度的参数

测 量	重 度
TV 面积（cm²）	≤ 1.0
TV 压力减半时间（ms）	≥ 190
平均压差（mmHg）	≥ 5
VTI（cm）	> 60

十五、肺动脉瓣

TTE 和 TOE 观察肺动脉瓣的视野都有限。除了某些患者改良的经胃切面外，TOE 上没有统一的切面能使多普勒声束对准肺动脉瓣。

切面和正常表现

- 最有用的切面基于 50°～80°（右心室流入/流出道）短轴切面。这是主动脉瓣的短轴切面，可以看到肺动脉瓣位于主动脉瓣的后方，略靠右。可以在 50°～90° 稍微改变角度来优化图像，直到看到肺动脉瓣的瓣叶开放和关闭。在这个切面使用同步的双平面成像（X 平面）有可能显示肺动脉瓣的短轴观。

十六、肺动脉瓣反流和狭窄

（一）评估反流（表 8-7）

肺动脉瓣的彩色血流图可见大多数人存在小反流束——通常是在近主动脉瓣侧。如果出现比正常更多的反流，需对其大小、部位和严重程度进行评估。根据彩色血流图将严重程度分为轻度、中度或重度。也可在肺动脉中使用 PW 多普勒来寻找提示重度肺动脉瓣反流的全舒张期血流逆转。记得评估右心。

表 8-7 评估肺动脉反流参数

测 量	轻 度	中 度	重 度
PHT（ms）	不确定		< 100
反流束宽度比			> 50%～65%
PR 反流束	小，窄	中等	大，宽
CW	模糊，缓慢减速	浓密，变化的	浓密，陡峭减速

（二）评估狭窄（表 8-8）

肺动脉瓣狭窄通常是瓣膜性的和先天性的（如风疹相关、Noonan 综合征或法洛四联症）。关注瓣膜和相关结构（即肺动脉、右心）的形态。TOE 很难将多普勒声束与肺动脉瓣的血流对齐，但是使用 2D/3D 的观察瓣膜开放程度可以估测严重程度。

表 8-8　确定肺动脉狭窄严重程度参数

测　量	轻　度	中　度	重　度
峰值流速（m/s）	< 3	3～4	> 4
峰值压差（mmHg）	< 36	36～64	> 64

十七、感染性心内膜炎（infective endocarditis，IE）

心内膜炎是指心内膜的炎症。尽管在病变进程中，心脏的任何部位都有可能累及，但以瓣膜结构受累最常见。它通常是为细菌感染，但真菌或非感染性也有可能。IE 是一种严重的威胁生命的疾病，具有很高的发病率和死亡率，因此，及时识别和治疗至关重要。超声心动图对于诊断至关重要，它有助于识别并发症，监测疾病的进展和治疗反应。IE 可表现为亚急性过程，可能会持续数月，可有非特异性体征和症状，包括发热、盗汗和体重减轻。或者处于疾病谱的另一极端，患者可表现为以败血症和瓣膜功能障碍为特征的暴发性过程。临床表现主要与致病微生物有关，但也与存在易感因素有关。在进行超声心动图检查时了解临床情况非常重要，因为它会影响对检查结果的解释。

（一）自体瓣膜心内膜炎（native valve endocarditis，NVE）

- 易感的病变包括风湿性瓣膜疾病（30%）、MV 脱垂（20%）、先天性心脏病（15%）和退行性心脏病。大约 70% 由链球菌引起（包括草绿色链球菌和牛链球菌）和肠球菌，呈亚急性过程，通常与先前存在的损伤有关。葡萄球菌引起大约 25% 的 NVE，其病程更严重，呈迅速进展的瓣膜功能障碍。

（二）人工瓣膜心内膜炎（prosthetic valve endocarditis，PVE）

- 可分为早期（术后 60 天内）和晚期（术后 60 天后）。通常在手术后 6 个月内出现，与凝固酶阴性的葡萄球菌（表皮葡萄球菌）有关。人工瓣的污染发生在手术本身。早期 PVE 通常伴脓肿/瘘管形成（图 8-26）、瓣膜松脱，死亡率高。晚期的 PVE 倾向于亚急性的病程。

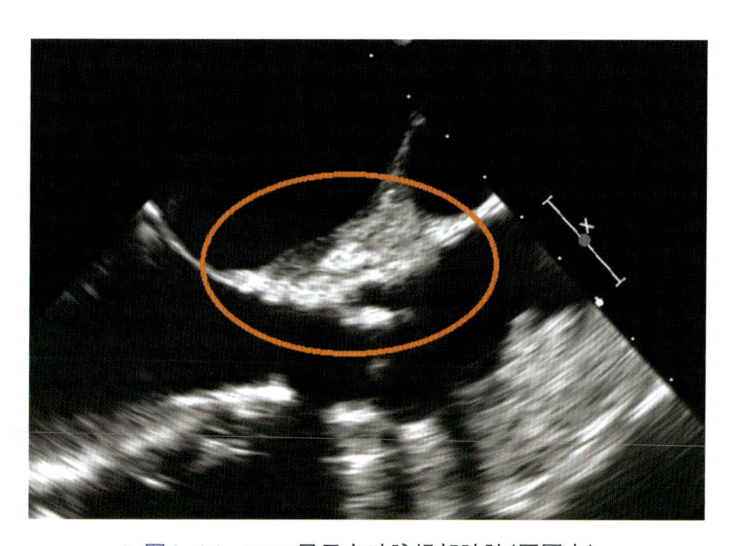

▲ 图 8-26　TOE 显示主动脉根部脓肿（圆圈内）

（三）静脉注射毒品使用者（intravenous drug user，IVDU）的 IE

- 通常导致三尖瓣和右心病变。最常见金黄色葡萄球菌感染。因此，临床病程通常为急性或暴发性的。60%～70% 的 IVDU 相关 IE 累及三尖瓣。

（四）医院 / 医疗保健相关 IE

- 心内膜炎的这种亚型通常与起搏器和植入式心脏复律除颤器植入术（implantable cardioverter defibrillator, ICD）、留置导管（如血液透析）有关。最常见的由金黄色葡萄球菌引起。病情进展快速。

> **右心心内膜炎**
>
> 占 IE 病例的 5%～10%，主要发生在以下亚组：静脉注射吸毒者、心脏植入式电子设备（cardiac implantable electronic devices, CIED）患者（即心脏起搏器、ICD）或中心静脉导管，以及先天性心脏病患者。
>
> CIED 植入率的增加，尤其是在伴有各种并发症的更高龄患者中植入的增加，导致了这些患者 CIED 感染率的增加和 IE 发生率的增加。据报道，永久起搏器感染中约 1/5 为装置相关心内膜炎，其余为囊袋感染。感染可以扩散到心脏结构，通常涉及三尖瓣。三尖瓣可出现大的赘生物，伴或不伴瓣膜反流。超声心动图是诊断装置相关 IE 的关键。它有助于检测导联上赘生物和三尖瓣受累、量化三尖瓣反流、确定赘生物大小、排除导联拔除后的并发症。

十八、IE 诊断

IE 的诊断不能仅用超声心动图来证实或排除。超声检查的结果应纳入临床背景。IE 的诊断通常采用修正的杜克标准（框 8-1）。它结合了临床和超声心动图特征，以确定 IE 存在的可能性。

（一）明确的 IE

- 2 个主要标准，1 个主要标准和 3 个次要标准，5 个次要标准。

（二）可能的 IE

- 1 个主要标准和 1 个次要标准，3 个次要标准。

（三）不太可能的 IE

- 非典型微生物，4 天内症状消失，明确的其他诊断。

（四）超声心动图在 IE 诊断中的作用

- TTE 是疑似 IE 的一线成像方式，但分辨率低，不能排除小病灶。因此，所有临床怀疑有 IE，而 TTE 为阴性或非诊断性的患者都建议使用 TOE。当存在人工瓣膜或心脏内装置时，建议对所有临床怀疑有 IE 的患者都进行 TOE。所有金黄色葡萄球菌菌血症的病例都要考虑超声心动图检查。
- 如果超声心动图检查最初为阴性，但临床上对 IE 的怀疑仍然很高，建议在 5～7 天内重复进行 TTE 和（或）TOE。

- 大多数疑似 IE 的患者应考虑 TOE 检查，即使 TTE 已经确诊，TOE 可以帮助明确并发症的存在，并寻找可能需要早期手术干预的高危特征。
- 如果怀疑有新的并发症，建议重复超声心动图检查。
- 在无并发症 IE 的随访中，应考虑重复超声心动图检查，以检测新的无症状并发症并监测赘生物。
- 治疗结束时的超声心动图常有助于证实超声上的异常表现得以解决，以及无并发症。
- 实时 3D 超声有助于在任何平面上分析心脏结构。因此，3D TOE 可以让我们了解赘生物的整体外观及其与邻近结构的关系。3D TOE 特别适用于评估 IE 瓣膜周围扩展情况、人工瓣膜开裂和瓣膜穿孔。目前，在大多数情况下，3D TOE 仍被视为标准超声心动图的补充。

（五）超声需要报告什么

- 赘生物的数量和大小、附着情况、有无并发症；如果有脓肿，脓肿的位置和大小；有无瘘管，如果有，分流的严重程度；人工瓣膜裂开的情况。

框 8-1　杜克 IE 诊断标准

主要标准

- 血培养结果与 IE 一致：典型的微生物来自 2 个单独的血培养物，或全部 3 个培养物，或大多数 ≥ 4 个（采样相隔至少 1h）。
- 心内膜受累的证据：新的瓣膜反流/人工瓣膜的撕裂。
- 超声心动图特征包括赘生物和瓣周受累。

次要标准

- 易感因素：人工瓣膜、自体瓣膜病变、静脉注射药物滥用。
- 发热（体温 > 38℃）。
- 血管现象：动脉栓塞、脓毒性肺梗死、颅内表现。
- 免疫学现象：肾小球肾炎、Osler 结节、Roth 斑。
- 微生物学证据：培养阳性但不符合主要标准。

IE 的处理

一旦确定了 IE 的诊断，就必须开始适当的治疗。这包括适当的抗菌治疗，建议启动时结合微生物学意见。通常，需要手术来防止感染的进展或治疗 IE 相关的并发症。手术的主要适应证如下。

- 继发于瓣膜功能障碍或分流的心力衰竭和（或）血流动力学损害。
- 进行性感染：赘生物增大，蔓延至瓣周组织，适当的抗菌治疗不能控制炎症。
- 栓塞风险：> 10mm 的赘生物，合理治疗后仍出现栓塞并发症。

十九、感染性心内膜炎的超声心动图特征

（一）赘生物（表 8-9 和图 8-27）

- 飘动的心内占位性回声。
- 大小和形状多变，通常不规则。
- 运动是混乱的，但通常取决于心动周期。

表 8-9 检测左心瓣膜赘生物的技巧

心脏瓣膜
- 主动脉瓣
  - 通常在舒张期脱垂到左心室流出道
  - 典型表现为飘动的特性
- 二尖瓣
  - 二尖瓣左心房侧
  - 通常伴二尖瓣反流

人工瓣膜
- 机械瓣
  - 赘生物干扰瓣叶运动，既可导致狭窄也可导致反流
  - 缝合环裂开，人工瓣的"摇摆"运动
  - 瓣周受累
- 生物瓣
  - 不规则占位或回声
  - 赘生物附着点常常很难显现
  - 可能导致瓣叶损坏或反流
  - 缝合环裂开，人工瓣的"摇摆"运动
  - 瓣周受累

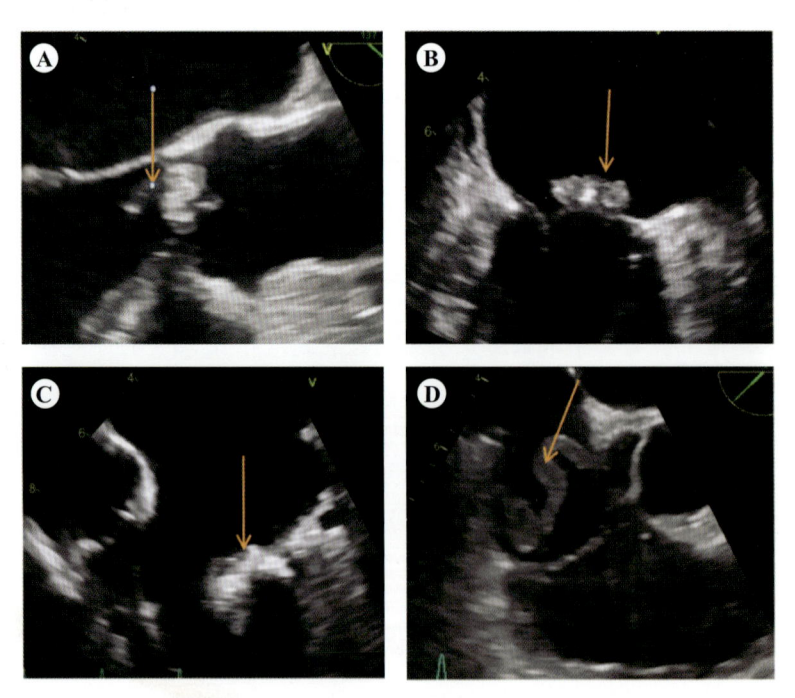

▲ 图 8-27 经食管超声显示典型赘生物的示例

A. 自体瓣膜心内膜炎累及主动脉瓣的长轴图像，注意赘生物在瓣膜的 LVOT 侧（箭）；B. 自体瓣膜心内膜炎累及二尖瓣的图像，注意赘生物在瓣膜的左心房侧（箭）；C. 同一患者的五腔心切面，注意二尖瓣赘生物在舒张期脱垂到心室中；D. 医疗相关心内膜炎的例子，该患者右心房可见一大的赘生物（箭），附着在右心室的起搏导线

- 通常见于瓣膜或支撑结构上，或反流的路径上。
- 独立于瓣膜运动。
- 当瓣膜开放时，常见赘生物从瓣膜中脱出。
- 通常，它们附着在瓣膜的上游（低压）侧（即主动脉瓣的 LVOT 侧，或 MV 的左心房侧）。
- 在疾病的早期阶段，赘生物会表现出软组织回声，但随着时间的推移（随着它们变得无菌），它们会变得更亮，移动性降低。

（二）瓣膜穿孔 / 破坏（图 8-28）

- 常见于 NVE。
- 其特征在于存在一个或多个反流，不从闭合线发出，组织连续性中断。
- 通常会出现"风袋样"表现。
- 彩色多普勒成像有助于识别瓣膜穿孔的存在，并有助于评估瓣膜反流的严重程度。

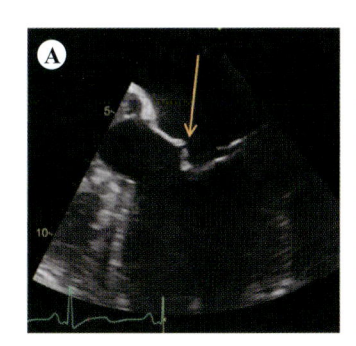

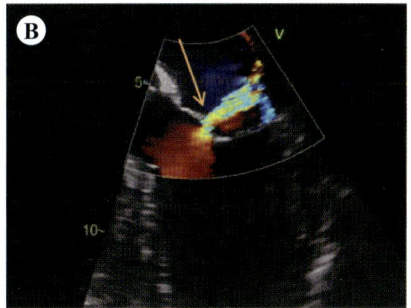

▲ 图 8-28 感染性心内膜炎导致瓣膜破坏
A. TOE 的五腔心图像，显示风袋样外观（箭），提示瓣膜损坏 / 穿孔；B. 加上彩色多普勒成像有助于识别穿孔（箭）

（三）瓣周感染（脓肿、穿孔和瘘管）

- 随着感染的发展，它可以扩散到瓣周组织。
- 这种并发症在 NVE 经常发生，但在 PVE 更为常见（50%～100%），也是这一人群死亡率高的原因。
- 主动脉瓣心内膜炎更容易形成脓肿，感染累及室间隔膜周部和房室结，可能导致心脏传导阻滞。

（四）脓肿（图 8-29）

- 定义为瓣周的腔隙，其中为坏死和脓性物质，不与心血管腔相通。

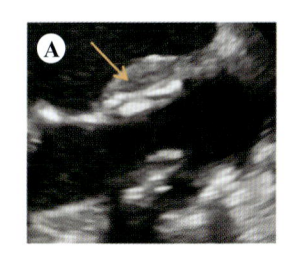

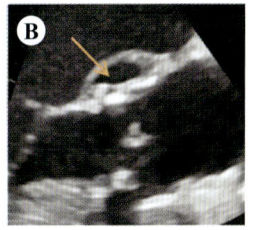

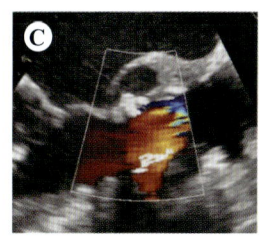

▲ 图 8-29 主动脉根部脓肿示例
A. 主动脉瓣置换术后合并 PVE 患者的主动脉根部的 TOE 图像，注意主动脉根部增厚和低回声区（箭）；B. 随着时间的推移，出现液性暗区的空腔（箭）；C. 彩色多普勒成像显示脓肿腔和主动脉腔之间没有交通

- 最初表现为瓣周的不均匀增厚区域。
- 继而中心出现不规则回声区或液性暗区。

(五) 穿孔和瘘管形成 (图 8-30)

- 未经治疗的脓腔可导致穿孔，穿孔被定义为心内膜组织完整性的中断。这引起脓肿腔和相邻心脏/血管腔（如主动脉）之间的交通。
- 可能伴假性动脉瘤或瓣周腔隙扩大。
- 瓣周感染进一步发展可导致瘘管，定义为两个相邻空腔之间因穿孔形成的交通。
- 瘘管会导致心内或心外分流，常导致血流动力学损害。
- 人工瓣膜周围广泛的瓣周感染可导致瓣膜"裂开"。其特征是人工瓣摇摆，伴有严重的瓣周反流。这是外科急症，是瓣膜完全衰竭的先兆。
- 彩色多普勒的使用提高了穿孔或瘘管的识别。

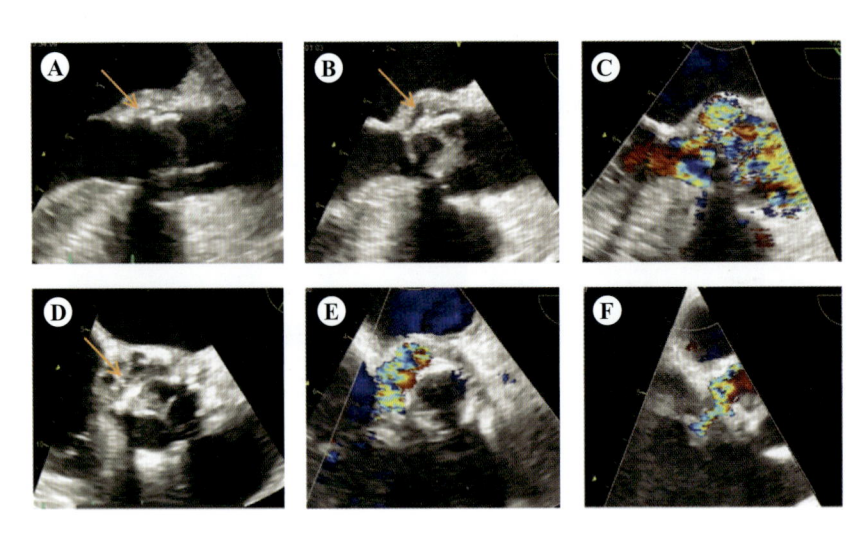

▲ 图 8-30 主动脉瓣心内膜炎穿孔和瘘管形成
A. 最初表现；B 至 F. 1 周后病情进展，患者症状急剧恶化

二十、IE 的鉴别诊断

进行超声心动图检查时，了解与赘生物相似的其他诊断非常重要。

(一) 人工瓣膜功能障碍 (图 8-31)

- 生物瓣衰败偶尔会被误诊为 IE 导致的损害。人工瓣的一部分脱垂到邻近的腔室中。仅从超声表现上很难与 IE 鉴别，但通常人工瓣撕裂的患者不会有全身感染的证据。

(二) 黏液瘤样 MV (图 8-31)

- 导致瓣叶和腱索增厚冗长累赘，收缩期瓣叶活动度过大，部分脱垂进入左心房。通常为弥漫性（即通常影响整个瓣叶），而赘生物通常更为局灶性，尽管有时两者难以区分。

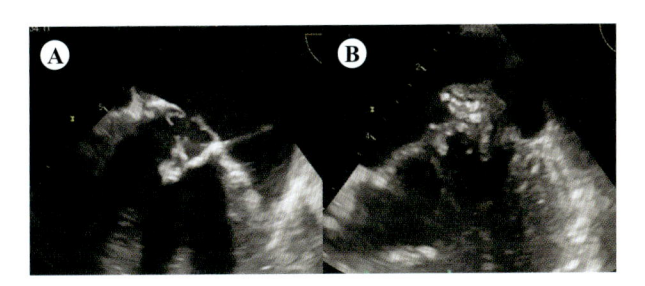

▲ 图 8-31　A. 人工瓣膜功能障碍；B. 黏液瘤样瓣膜

（三）侵袭性肿瘤（图 8-32）

- 实体肿瘤向心脏的直接扩散可以类似 IE 表现。肿瘤可以经由动静脉连接或直接侵入心脏。如图 8-32A 所示，肺鳞状细胞癌经由左上肺静脉，以及直接通过左心房后壁侵入心脏。

（四）乳头状弹力纤维瘤（图 8-32）

- 通常为小的、有蒂的、活动的团块，呈结缔组织回声。其附着处远离瓣膜闭合线，而且与 IE 不同，通常发生在瓣膜的高压侧。

（五）血栓（图 8-33）

- 出现在血流淤滞或低速的区域，最常见于左心耳、左心室心尖部或无运动区。它们呈团块状，附着于心内膜，呈软组织回声。与 IE 不同，它们不太可能出现瓣膜等活动的结构上，但有一个例外是机械瓣患者抗凝治疗不佳时。在这种临床场景下，超声心动图在帮助确定超声表现的病因上的重要性被突显。

（六）Lambl 瘤（图 8-33）

- 为细的、活动的线状结构（0.1～1.0cm 长），可在瓣膜的任一侧发现，但通常在高压侧，而赘生物出现在低压侧。靠近瓣膜闭合线附近。

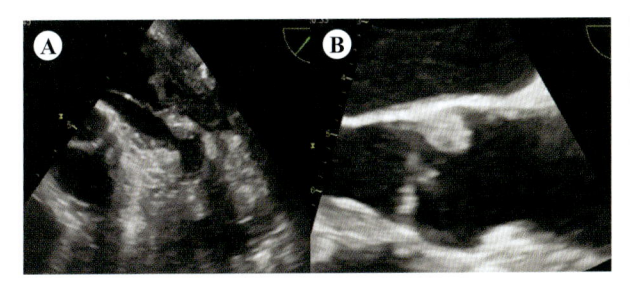

▲ 图 8-32　A. 侵袭性肿瘤；B. 乳头状弹力纤维瘤

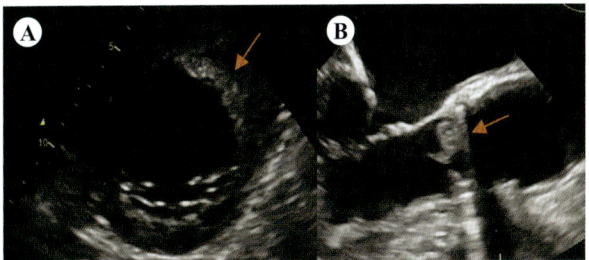

▲ 图 8-33　A. 左心室血栓；B. Lambl 瘤

第 9 章 心脏超声造影
Contrast echocardiography

朱 雯 译
蒋宇雯 丁 方 校

一、概述

造影检查是依靠注射强回声的对比剂来增强血流信号。回声（组织或液体的亮度）的产生依赖于声阻抗。对于血液来说，回声的强度取决于血浆和血细胞之间的密度差别。而空气、六氟化硫和全氟丙烷气体（几种常见的用于制备对比剂的气体）的密度约比血浆低 10 万倍，因此能显著地提高声阻抗。现有的对比剂分两大类：在静脉系统内流动并在肺内吸收的对比剂（右心对比剂），以及能通过肺，在静脉和动脉系统内均能出现的对比剂（左心对比剂）。右心和左心对比剂均由不同大小的气泡构成：右心对比剂是生理盐水内包含的空气，左心对比剂则是由脂质或蛋白壳包裹的气体（图 9-1 至图 9-3）。

（一）右心对比剂

右心对比剂是空气的微泡，如振荡生理盐水。相比起左心对比剂，它们的气泡较大，时效较短，通常在经过肺循环时弥散入肺。如果振荡生理盐水的微泡出现在左心，则表明存在心内的右向左分流，或是身体其他部位的动静脉分流，后者通常出现在肺循环中。如果在制备时加入血液则可改善微泡的稳定性（每 10ml 盐水中 < 0.5ml）。

应用

- 用于确认心内右向左分流的存在，如房间隔异常。
- 用于确认肺内右向左分流的存在。
- 用于清晰显示多普勒信号的轮廓线。
- 用于确认永存左上腔静脉的存在。

（二）左心对比剂

- 左心对比剂必须能有足够的持久性，并且微泡必须足够小，能够在静脉注射后通过肺循环。
- 左心对比剂由中心的气体微泡和外壳组成，

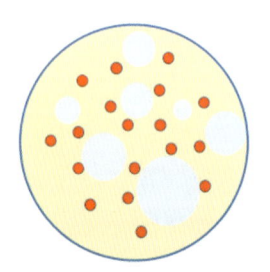

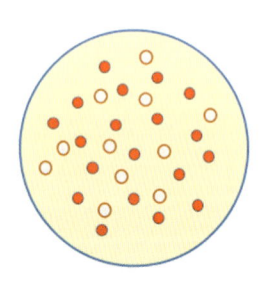

▲ 图 9-1 在注射振荡生理盐水（左）和左心对比剂（右）后的静脉横断面。振荡生理盐水的空气气泡（蓝色）没有外壳且大小不同，并且体积明显大于红细胞和左心对比剂的微泡。微泡由磷脂外壳（棕色）包裹氟碳气体（灰色）。没有外壳的空气气泡太大，无法通过肺循环的毛细血管床

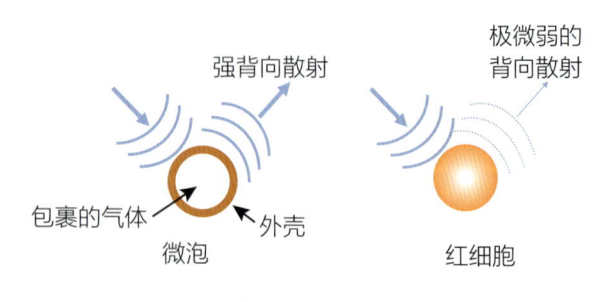

▲ 图 9-2 气体微泡和红细胞的超声背向散射的比较

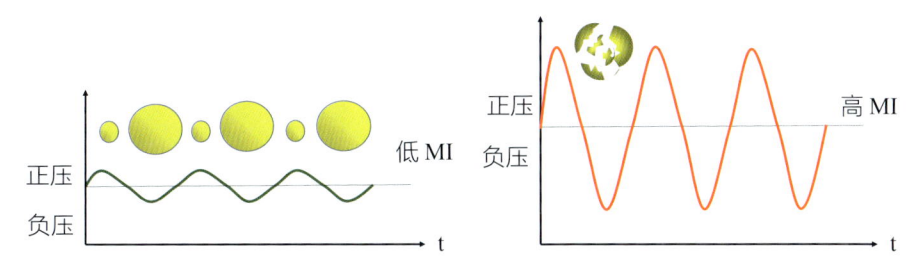

▲ 图 9-3 微泡的特性：当暴露在低能量超声下时，微泡会随声波共振而出现直径的变化；暴露在高能量超声下时则会破裂。机械指数（**MI**）是针对发射超声的定量参数。振荡生理盐水的显影源自背向散射。超声对微泡的其他作用（共振，微泡破裂）见左心室造影成像技术

这样的构造能保证微泡的持久性，同时体积又小到能通过肺循环。

应用

- 用于改善左心室心内膜边界的显示。
  - 改进图像质量，增加室壁节段的显示比例。
  - 在常规和负荷超声心动图检查中改进对室壁运动异常的解读可靠性。
  - 改进心室容积和 EF 测量的准确性。
- 用于改进左心室腔的显示以发现病变，如血栓、心尖肥厚型心肌病，左心室致密化不全和假性室壁瘤。
- 用于清晰显示多普勒信号的轮廓线。
- 用于评估心肌灌注。

二、特殊对比剂的制备

（一）左心对比剂

1. SonoVue（Bracco International BV）

- 结构：磷脂壳内含六氟化硫（SF_6）。
- 制备和储存：须复溶于氯化钠溶液（图 9-4A）。建议可在注射前几分钟制备对比剂，而每次抽取药物前均需振荡药瓶。如果用静脉滴注的方式给药，则需要在给药过程中装置特殊的振荡泵。或可用常规的输液泵输注，但是输液泵须每 1~2min 取下混匀。
- 弹丸注射：建议的剂量是 2.0ml。但这一剂量是基于使用基波成像的研究，而后者是应避免的。在使用造影专用成像模式时，弹丸注射使用 0.5~1ml 的剂量就足够了。该弹丸注射后应再次弹丸注射 3~5ml 0.9% 氯化钠溶液或 5% 葡萄糖溶液。总剂量不应超过 1.6ml。
- 静脉滴注：可采用特殊的振荡泵（图 9-4B）。在负荷试验中应将两瓶一起抽取入注射器中。输液速度开始时为 0.8ml/min，随后按需调整以获得最佳的图像增强效果（在 0.6~1.2ml/min 的范围内）。

2. Optison（GE Healthcare）

- 结构：白蛋白壳内含全氟丙烷气体。
- 制备和储存：包装于小瓶内，需要再次制备和手动混匀。随后抽入 2ml 或 1ml 的注射器中，并留下另一根针头给药瓶通气（如需重复抽取剂量则可取下）。建议应在制备药品后直接注射，且每次抽取药物前均需振荡药瓶。需储存于 2~8℃ 冰箱中，并在使用前恢复室温。

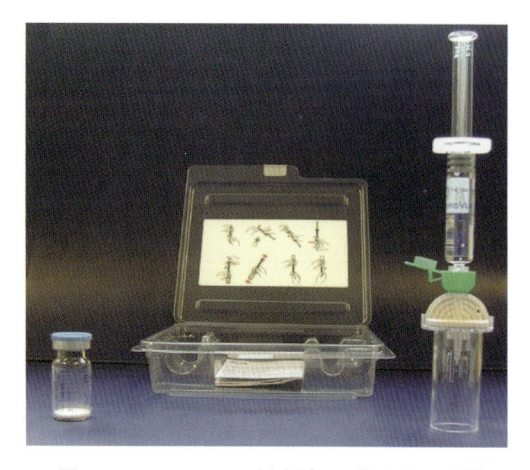

▲ 图 9-4A　SonoVue 的制备。药品为干粉状，复溶于生理盐水
图片由 Bracco International BV 提供

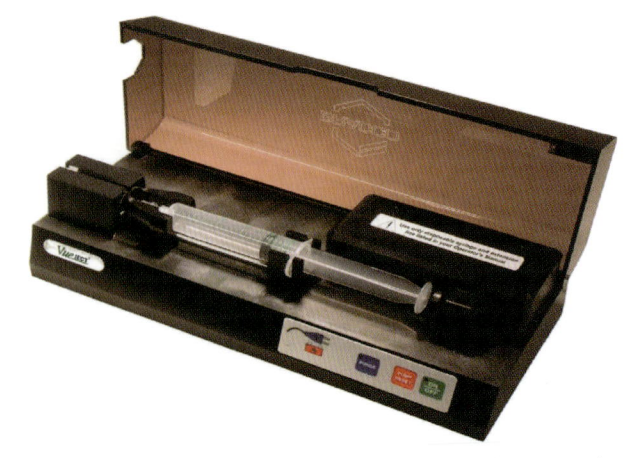

▲ 图 9-4B　SonoVue 泵。该装置能持续地旋转注射器，避免微泡聚集在注射器的上半部分
图片由 Bracco International BV 提供

- 剂量和给药：单个患者一次外周静脉注射的推荐剂量为 0.5~3ml。但这一剂量是基于使用基波成像的研究，而后者是应避免的。在使用造影专用成像模式时，弹丸注射使用 0.2~0.4ml 的剂量就足够了。总剂量不应超过 8.7ml。随后弹丸注射 3~5ml 0.9% 氯化钠溶液或 5% 葡萄糖水。
- 静脉滴注的推荐剂量为 1 瓶（1.3ml）加入 30ml 0.9% 氯化钠溶液或 5% 葡萄糖溶液；起始输液速度为 1.0ml/min，按需调整以获得最佳的图像增强效果。

3. Luminity/Definity（Lantheus）
- 结构：由脂质包裹的全氟丙烷微球体，直径在 1~10μm。
- 制备和储存：应储存于 2~8℃的冰箱内直到激活。需要用一个机械振荡装置激活（Vialmix）（图 9-5），之后最多可以使用 12h（如果静置超过 5min 则需要在使用前手动振荡 10s）。
- 剂量和用法：推荐的弹丸剂量是 0.1~0.4ml，之后弹丸注射 3~5ml 0.9% 氯化钠溶液或 5% 葡萄糖溶液。或可用 10ml 生理盐水稀释 0.3ml 对比剂，并注射 1~2ml。未稀释的 Luminity/Definity 的总剂量不应超过 1.6ml。推荐的静脉滴注用法是 1.3ml Luminity 加入 30ml 0.9% 氯化钠溶液，输液速度起始为 1ml/min，并调整以获得最佳的图像增强效果。

（二）右心对比剂

- 振荡生理盐水对比剂能用来显示穿过房间隔的右向左分流，并可改善三尖瓣检查时多普勒的轮廓线。

患者准备
- 在右侧肘前窝处置入静脉留置针。
- 在留置针上连接一个三通管。
- 需要两支 10ml 的 Luer 锁注射器。其中一支注射器抽取

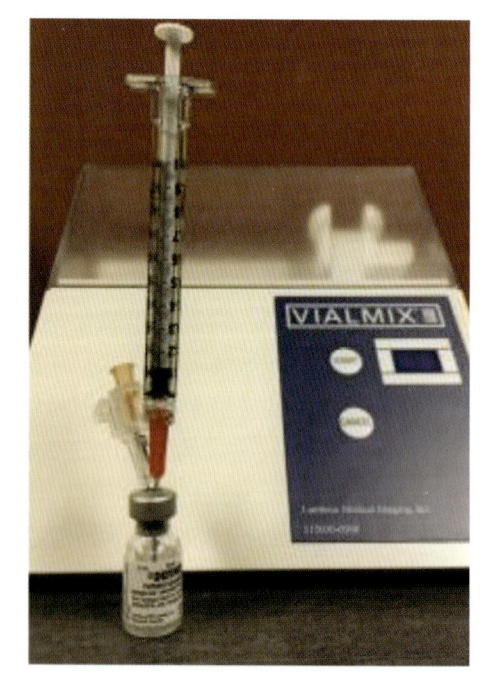

▲ 图 9-5　用来制备 Luminity/Definity（左）的 Vialmix，在振荡药瓶 45s 后即可移出对比剂。但还必须插入一根针头通气，随后抽取 0.5ml 药品并加入 9.5ml 生理盐水中。通常该混合物 1ml 弹丸注射已足够用于左心腔室的超声心动图造影

8ml 生理盐水，0.5ml 空气和至多 1ml 患者血液。
- 将两个 Luer 锁注射器固定在三通上，在两支注射器间反复混匀直至产生泡沫（至少 5 次）。此时立即注射。

三、对比剂的给药

（一）左心对比剂

- 患者准备需置入静脉留置针，通常是右肘前静脉，连接三通管或小孔径 Y 型接头。超声对比剂可经该通路用弹丸注射或静脉滴注的方式给药。
- 应避免使用小直径留置针，这会导致液体流出管腔尖端时，对比剂气泡遭遇很大的压降。注射速度越快，管腔直径越小，则压降越大，破坏对比剂气泡的可能性也越大。

1. 弹丸注射

- 所有对比剂均可采用缓慢弹丸注射（SonoVue、Luminity 和 Optison），随后用 5ml 生理盐水缓慢冲管 20s。但是这种方式的可控性或重复性不如静脉滴注。
- 在注射前即刻缓慢地振荡（振动或转动）药瓶，抽取对比剂时应避免负压过高。
- 在弹丸注射行左心造影检查时，如果有延迟显影的迹象，可考虑用生理盐水冲管（5ml），将对比剂推入中心血流。举高手臂通常也有效。

2. 静脉滴注

- 鉴于微泡的特性，为了达到最佳显影，需要持续或间歇地振荡对比剂。
- 振荡可以采用手动来回晃动输液泵。SonoVue 对比剂有特殊的输液泵。SonoVue 通常采用 0.8ml/min 的匀速滴注，可达满意效果（图 9-6）。

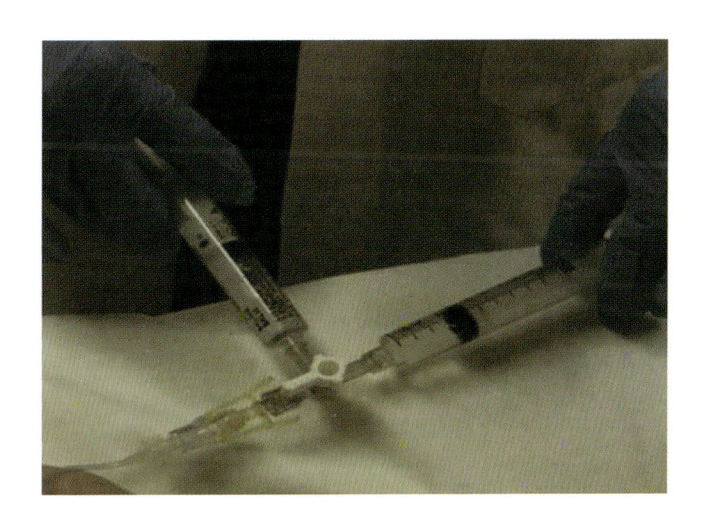

▲ 图 9-6 振荡生理盐水的注射须使用 Luer 锁注射器连接三通

- 这款输液泵对负荷超声心动图尤其有用：可随时停止滴注，并在需要时继续。在滴注的间隔，输液泵可以轻柔地振荡对比剂。

（二）右心对比剂

- 需采用相对大口径的留置针，在相对近端的位置行弹丸注射。

- 需要快速弹丸注射，保证右心房完全显影。右心房同时接收来自上下腔静脉的血流，如果弹丸注射的速度过慢，则气泡可能没有混合入下腔静脉来源的血流，以至于无法到达房间隔。
- 如果靠近下腔静脉的房间隔显影困难，另一种方法是通过股静脉注射使得气泡进入下腔静脉。

> **弹丸注射的优点**
> - 易于操作。
> - 可以观察到充盈期和消除。
> - 药品即刻使用，基本没有稳定性问题。
> - 能使增强峰值达到最高。
>
> **弹丸注射的缺点**
> - 对比剂时效短。
> - 对比剂的效果在检查期间变化。
> - 弹丸注射的时间难把握。
> - 难以进行比较性造影检查。
>
> **静脉滴注的优点**
> - 对比剂增强的时期延长。
> - 提供稳定的（增强）效果。
> - 能优化对比剂的剂量，提高使用效率。
>
> **静脉滴注的缺点**
> - 相比弹丸注射操作更困难。
> - 调整对比剂的剂量较费时。

四、对比剂的安全性

（一）左心对比剂

超声对比剂的安全性已在包括数千名患者的队列研究中得到评估。观察到的不良反应通常是轻微和一过性的。SonoVue 在临床研究中最常见的不良反应是头痛（2.1%）、恶心（1.3%）、胸痛（1.3%）、味觉异常（0.9%）、高血糖（0.6%）、注射部位反应（0.6%）、感觉异常（0.6%）、血管扩张（0.6%）和注射部位疼痛（0.5%）。其他对比剂也有类似的不良反应报道。注射 Definity 后有背痛的报道，可能需要止痛剂治疗，这在其他对比剂中罕见。严重的不良反应特别是过敏反应非常罕见（0.01%），较 X 线的对比剂少见。

- 过敏反应：有可能表现为急性过敏反应（IgE 介导的 I 型过敏反应），但是补体激活相关的假性过敏（complement activation related pseudo-allergy，CARPA）对于磷脂膜的对比剂（SonoVue 和 Luminity）可能更典型。相比 IgE 介导的过敏反应，CARPA 反应无须预先暴露于抗原，对于重复暴露的反应更轻或缺失，且可能有自发缓解。尽管严重的不良事件非常罕见，但是合适的过敏和急救设备，以及具有急救医学知识的内科医师需在场或在附近。
- 在注射前检查禁忌证：OptisonR 对全氟丙烷、血液、血制品或白蛋白过敏；LuminityR 对全氟丙烷，或是产品说明书中列举的外壳成分过敏；SonoVueR 对六氟化硫或外壳成分过敏，严重的肺动脉高压（肺动脉收缩压＞ 90mmHg）和 ARDS。所有对比剂对怀孕或哺乳的女性均为禁忌。
- 特殊考虑和谨慎使用：机械通气，临床显著的肺动脉疾病（包括弥散性的肺间质纤维化和重度慢性阻塞性肺病），成人呼吸窘迫综合征，严重的心力衰竭（NYHA Ⅳ），心内膜炎，急性心肌梗死伴有发作中的或不稳定性心绞痛，心脏人工瓣，系统性感染或脓毒血症的急性状态，已知的高凝状态，反复发生的血栓栓塞。

（二）右心对比剂

有少数几例振荡生理盐水引起缺血性并发症（如脑卒中或一过性缺血发作）的报道。类似的并发症极其罕见，现有的数据尚不足以估测这类事件的发生率。

过敏反应的处理
- 识别过敏反应的症状和体征：瘙痒、红斑、荨麻疹、喘息、喉阻塞、心动过速、低血压。
- 保证气道安全，给予纯氧。
- 如果出现气道阻塞的症状，寻求麻醉医师的帮助以维持气道通畅。
- 如怀疑出现过敏反应，给予肌内注射肾上腺素 0.5mg（即 0.5ml，1∶1000）。监测血压、脉搏、呼吸运动，必要时可每 5 分钟重复一次直至好转。
- 保证静脉通路通畅。
- 静脉推注氯苯那敏 10mg 和氢化可的松 200mg。
- 用生理盐水静脉滴注维持血压。

保证病房内有必要的监护装置：心脏监护、定期血压测量。

左心对比剂在怀孕或哺乳期女性中
- 没有一种左心超声对比剂被批准用于怀孕或哺乳期女性。
- 针对育龄期女性，内科医师需询问是否怀孕或可能怀孕。
- 必须是在没有其他影像方法可用来回答临床问题，且该信息的临床必要性大于任何的潜在风险时才能采用超声造影检查。

五、房间隔缺损的造影检查

在寻找房水平分流的经食管超声心动图和经胸超声心动图成像中，确保造影检查质量的三个要素是相同的（图 9-7）。TOE 时采用镇静会增加 Valsalva 动作的难度，但也并非不可行，因此还是必须要做该动作。

（一）稳定的图像

110° 双腔静脉切面调整房间隔的位置横跨图像，能提供增强血流的良好视角。另一个可选的切面是主动脉瓣水平的 50° 短轴切面。Valsalva 动作会导致心脏上下移动，50° 切面在此时更稳定，因为间隔此时与图像平面平行。对于经胸检查则推荐心尖或胸骨旁四腔心切面。

(二)高质量的造影

对比剂的构成是 8ml 生理盐水，0.5ml 空气，以及（最好加上）1ml 患者的血液，在两个相连的注射器中混匀至呈"起泡"。使用带锁的注射器避免它们由于压力而弹出。通过植入右肘前静脉的留置针快速注射（如果患者左侧卧，右臂不会受压且保持在最高）。这样能保证对比剂用最快的速度运输到心脏（如果这侧手臂上套着血压袖带，则应保证袖带没有充气）。一次成功的造影应保证对比剂完全且快速地在右心房显影。有时候，来自下腔静脉的快速血流会导致右心房内显影和未显影的血液混合并分隔开来。由于下腔静脉的血流指向卵圆窝，这股混合血液会使得对比剂无法靠近房间隔。如果快速的弹丸注射液不能改善这种情况，另一种可选的方法是股静脉注射对比剂。

(三)优质的 Valsalva 动作

如果静息状态下注射后还需要进一步检查，则应在检查时加上 Valsalva 动作。关键的时间点是在患者放松时，此时右侧的压力短暂地超过左侧。患者深呼吸后努力利用腹肌加压。注射对比剂，当右心房充盈时让患者放松。如果存在房水平分流，则气泡会在患者放松后 3 个心动周期内出现于左心房和左心室内（图 9-8）。如果气泡出现得更晚，则提示存在肺动静脉畸形。在依从性好的患者中，该操作对于 TOE 也是完全可行的。为了改善依从性，可以采用较浅的镇静和（或）可以在检查接近结束时进行针对分流的检测（此时镇静变得较浅）。辅助的手段有要求患者顶着放在其肚子上的手用力。

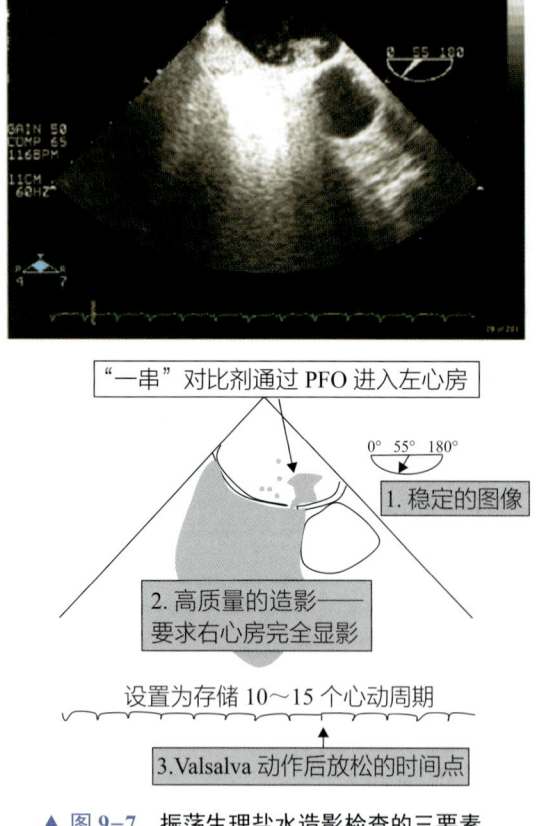

▲ 图 9-7 振荡生理盐水造影检查的三要素

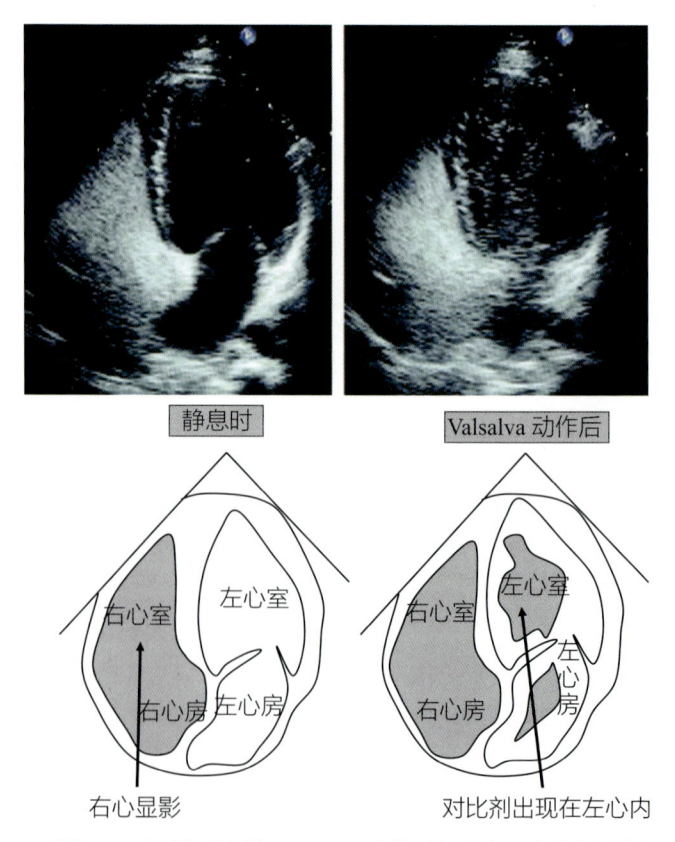

▲ 图 9-8 注射对比剂：Valsalva 动作后气泡出现在左侧（右）证明存在卵圆孔未闭，还能看到房间隔瘤

(四)图像获取

将系统设置为捕获 10 个心动周期,并且在对比剂注射时开始采图。回放图像寻找气泡。多次重复造影检查,直到上述三个要素达到完美。

六、肺内分流的造影检查

肺内分流的病因通常是肺动静脉畸形。静脉使用振荡生理盐水可以用来帮助肺内分流的诊断。
- 要求切面稳定,注射足量的振荡生理盐水。
- 在 3 个心动周期后出现在左心的气泡提示是肺内分流。

七、永存左上腔静脉

- 永存左上腔静脉通常是意外得到诊断的,当在胸骨旁长轴切面或心尖四腔心切面看到扩张的冠状窦时应考虑。
- 应清晰显示冠状窦,以及它汇入右心房的入口。这在经食管超声心动图上显示更好,经胸超声心动图则可在心尖四腔心的基础上调整探头向下倾斜以使图像平面穿过冠状窦。
- 永存左上腔静脉直接引流入冠状窦。在大多数永存左上腔静脉的患者中,右侧的上腔静脉也同时存在。
- 在左臂注射振荡生理盐水后,冠状窦先于右心房显影(图 9-9)。
- 如果在右臂注射振荡生理盐水,则右心房先于冠状窦显影。

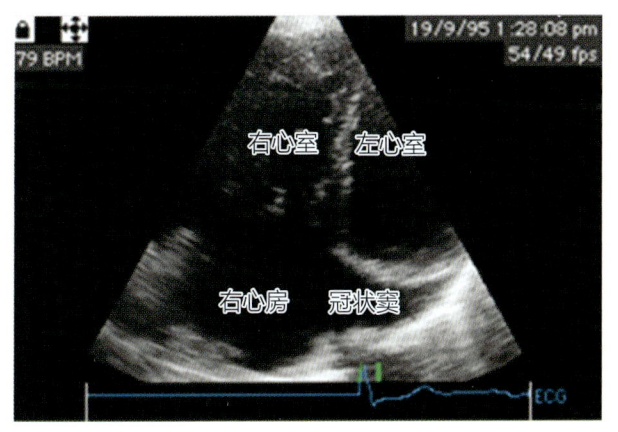

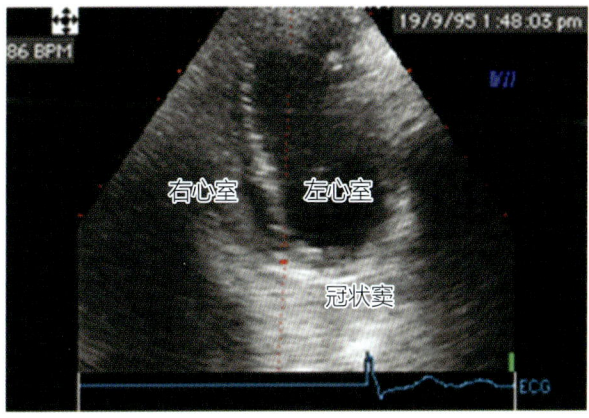

▲ 图 9-9 在左肘静脉内注射 10ml 振荡生理盐水后,调整后的四腔心切面显示扩张的冠状窦(CS)(左)。首先看到扩张的冠状窦显影,然后是右心房和右心室的显影

八、多普勒超声的造影增强检查

静脉注射振荡生理盐水和其他对比剂可以用来增加三尖瓣反流的信号强度(图 9-10)。对弱 TR 束的速度信号进行增强可以使得对右心血流动力学的估测更准确。右心对比剂同时也可以增强肝静脉逆

流的频谱边缘。
- 像在常规检查中一样，将取样线穿过 TR 束，获取 TR 束的连续多普勒信号。
- 注射振荡生理盐水或左心对比剂。
- 对比剂会在频谱边缘产生大量噪音，降低增益直到增强后的多普勒信号形态清晰。

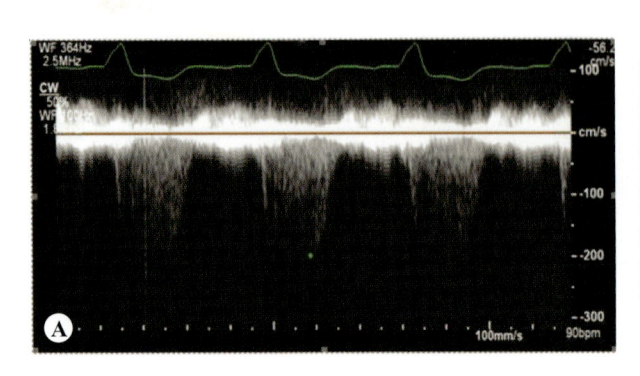

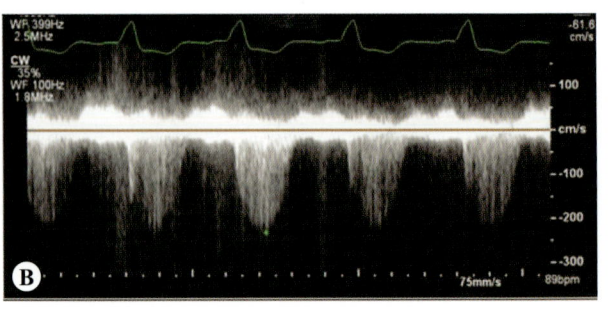

▲ 图 9-10　A. 未使用对比剂时 TR 的连续波多普勒频谱；B. 使用对比剂增强后 TR 的连续波多普勒频谱

九、左心室造影成像技术

左心室内对比剂的持久性高度依赖于微泡的构成及超声设置。为了获得良好的左心室显影，必须优化超声的设置（表 9-1）。在应用左心对比剂时，探头的传输功率即机械指数变得很重要。MI 越高则微泡破坏得越快。

表 9-1　推荐的机械指数及应用

功率（MI）	适　用	局限性
＜ 0.2（低）	室壁运动、EF、心肌灌注	空间和时间分辨率及成像动态范围受限
0.2～0.5（中）	左心室血栓，左心室致密化不全（室壁运动、EF）	• 由于近场的微泡破坏导致的伪像 • 对于对比剂的检测较不敏感 • 无法同时评估灌注

（一）造影专用成像

- 虽然采用低 MI（＜ 0.2）时能延长微泡的生存时间，但应用标准的二维或三维超声心动图成像技术（组织谐波成像）时来源于背向散射的信号强度非常弱（图 9-11）。在造影模式下，微泡的信号增强源于连续波超声脉冲的特殊传导。和在组织谐波成像中不同，此时信号的大小和相位是不同的。微泡通过增加和减小直径在声场中反射。连续波脉冲自微泡返回探头时则采用仅对比剂被显示的处理模式（组织消除）。

（二）造影专用成像模式

- 低 MI 脉冲反相、功率调制或是两者结合用来调制连续的超声脉冲。
- 厂商会预设一个特殊的参数范围。标准是实时、低 MI 模式。
- 低 MI 造影专用成像技术对于对比剂的检测是最敏感的，用于评估左心室病变和心肌灌注。

- 低 MI 造影专用成像可以使用"闪击"（FLASH）按钮转换到间歇性的高 MI 成像（MI > 0.8，持续 5～10 帧）。这么操作主要是导致心肌内的微泡先破坏后填充，用于心肌灌注成像。
- 中 MI（0.3～0.5）造影成像则针对微泡反射回的谐波。由于近场的微泡破坏，以及心肌组织信号的不完全性消除，左心室腔的显影受到限制。但是空间分辨率优于低 MI 模式。
- 当疑有左心室血栓或心肌致密化不全，但采用低 MI 模式无法显示时应考虑中 MI 造影成像。

十、左心造影检查的应用

（一）左心室造影显像

欧洲心血管影像协会针对静息状态下左心室造影的指征如下。

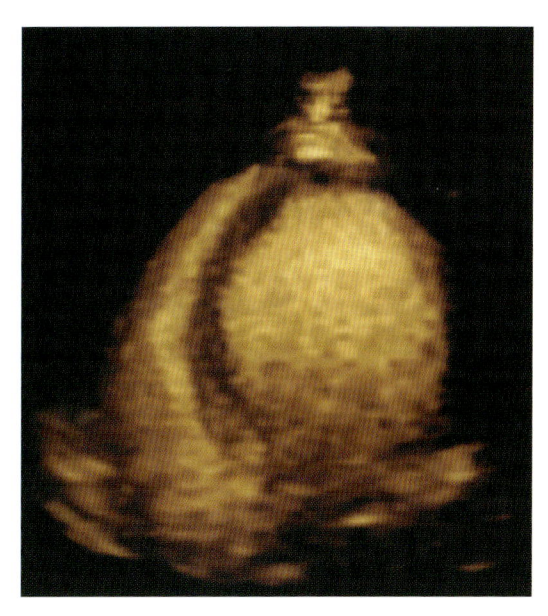

▲ 图 9-11 三维左心室对比剂显影

1. 对于图像质量不满意的患者（图 9-12）

- 当有两个或更多个相邻的节段在非造影图像上无法显示时，用以改进内膜的显示及左心室结构和功能的评估。
- 当非增强的图像质量不足以明确诊断时，用以在超声心动图上确认或排除以下左心室结构异常。
  - 心尖肥厚型心肌病。
  - 心肌致密化不全。
  - 心尖部血栓。
  - 假性室壁瘤。

2. 无论图像质量

- 当临床处理取决于准确的左心室射血分数测量的情况下，例如监测心脏毒性药物治疗的患者，以及考虑植入 ICD 或 CRT 装置时。

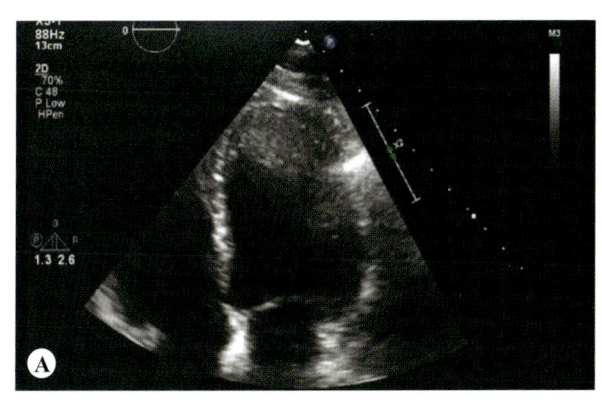

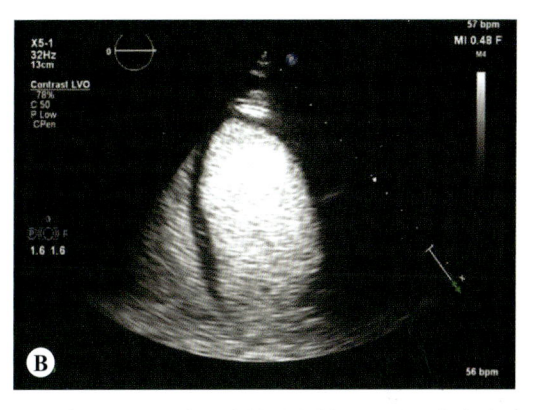

▲ 图 9-12 造影专用成像的例子。未注射对比剂时（A）心内膜边界显示不清。注射对比剂后（B），左心室腔内血流有明亮的显影，心内膜边界清晰显示。心肌则为低显影，因为只显示位于心肌内血管中的对比剂微泡

(二)多普勒造影增强检查

- 静脉注射左心对比剂可以用于增强二尖瓣或肺静脉的多普勒信号。这一用法与右心对比剂相同。
- 由于这一指征只需要小剂量对比剂,多普勒增强可以在左心室显影后的洗脱期达到。通常应减小多普勒和(或)声能的增益以获得正常的频谱强度。

十一、负荷超声心动图造影

图像质量是保证负荷超声心动图可靠性的关键,因此在开始负荷试验前应回顾所有的基线图像。如果两个或更多个心肌节段的心内膜边界不可见(或几乎不可见),则需考虑使用超声对比剂(图 9-13)。同时,须注射对比剂才能评估心肌灌注,这也增加了自左心室室壁运动评估中获得的信息。

(一)在负荷超声心动图中使用对比剂的适应证

- 当有两个或更多个相邻左心室节段的心内膜边界显示不清。
- 如果拥有合适的设备(低 MI 造影专用成像)和有经验的人员,除室壁运动外还能评估心肌灌注。
- 增强冠状动脉的多普勒信号,主要是左前降支(left anterior descending artery, LAD)。

(二)禁忌证

见前文(对比剂的安全性)。

(三)对比剂在负荷超声心动图检查中的应用

- 所有的负荷模式都更适合静脉滴注对比剂。
- 对于运动和多巴胺负荷试验,如果仅评估室壁运动,弹丸注射也是足够的。
- 踏车负荷试验:弹丸注射或间歇性滴注对比剂后,应在静息状态、25W、峰值负荷和恢复时记录。
- 平板负荷试验:弹丸注射对比剂后,在静息状态下和峰值负荷时记录。
- 多巴酚丁胺负荷试验:在弹丸注射后或间歇性滴注对比剂时,应在静息状态、10μg/(kg·min)、峰值负荷和恢复时记录。
- 多巴酚丁胺和对比剂可通过同一个套管输注(图 9-13)。

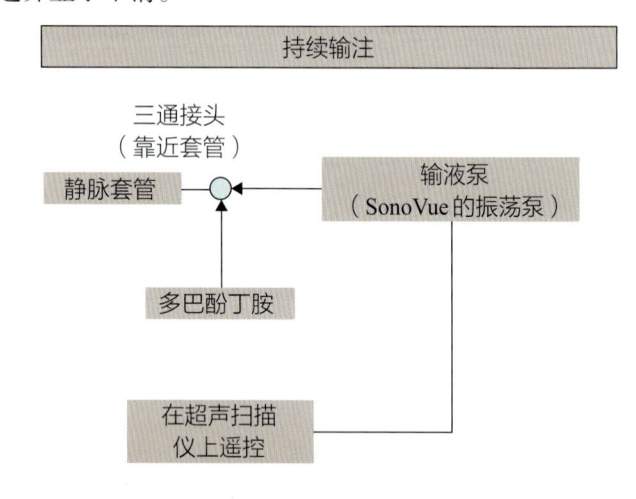

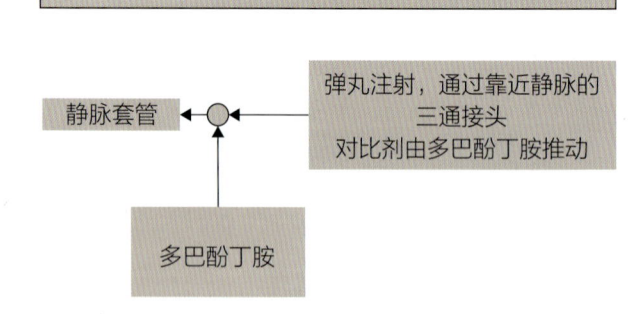

▲ 图 9-13 大多数对比剂可由弹丸注射或静脉滴注的方式给药。当采用静脉滴注多巴酚丁胺的方法时,可以采用同一个三通接头,用多巴酚丁胺溶液推动对比剂。此时无须推注生理盐水。由于对比剂的剂量很小,不存在多巴酚丁胺弹丸注射的危险。如果对比剂没有特制的输液泵,普通的输液泵即可,但必须每 1~2 分钟移动一下输液泵进行手动振荡

十二、心肌灌注的造影检查

低 MI 造影专用成像模式可在超声心动图检查中评估心肌灌注。应用最新的设备（低 MI 造影专用模式）进行左心室造影显像时经常要附加心肌显影。

（一）原理

- 微泡的大小与血细胞相似，会存在于血液中，直到微泡外壳破裂，内含的气体通过肺排出。
- 这样就可以显示腔室和心肌内的血管。
- 心肌显影的效果取决于超声探头的设定、心肌微血管的密度（心肌血管分布最多的地方）和心肌血流。
- 心肌显影的强度和心肌内对比剂充盈速度的区别可用来识别非存活和（或）缺血区域。

（二）适应证

- 评估心肌灌注目前还没有被批准作为超声对比剂的适应证。但是，欧洲心血管影像协会（European Association of Cardiovascular Imaging，EACVI）和美国超声心动图协会（American Society of Echocardiography，ASE）都推荐心肌造影超声心动图用于下列情况。

1. 负荷超声心动图

- 除室壁运动评估外，如果有合适的设备（低 MI 造影专用成像）和有经验的人员，可增加评估灌注。

2. 静息超声心动图

- 用于 ST 段抬高型心肌梗死（ST-segment elevation myocardial infarction，STEMI）的患者中鉴别心肌顿抑和无复流。无收缩的节段如同时伴有心肌显影减弱则提示无复流。如果无收缩节段的心肌显影与收缩正常的节段相似，则诊断为心肌顿抑。
- 怀疑急性冠状动脉综合征同时存在左束支传导阻滞时，评估灌注缺损。
- 评估左心室占位的血供鉴别肿瘤和血栓。

（三）怎样设定成像参数

- 低 MI 造影专用成像（MI < 0.2），与评估左心室功能相似，调整增益使心肌显影。
- 根据探头近场和远场的显影，即心尖切面左心室腔的心尖段和基底段来优化左心室造影的显示。这不仅有助于评估左心室功能，也能使得正常的心肌节段有相似的显影（表 9–2）。

表 9–2 心肌造影超声心动图的缺陷和解决方法

缺　陷	解决方法
显影不均匀，探头近场和远场的涡流	增加对比剂的剂量和（或）更改设置
左心室显影不均匀，探头近场涡流，但左心室远场充分显影	以每次 0.1 的幅度逐渐降低传输功率（MI）和（或）聚焦于远场
近场信号非常强而远场显影差，尤其是左心室的基底节段	增加传输功率或等待数个心动周期（如果这种情况发生在弹丸注射后）。后续注射时应减小剂量或减慢推注速度
在所有的节段中都看到肋骨影：寻找典型的低回声带	尝试改良切面

（四）闪击 – 再填充模式

评估心肌顿抑和无复流时，比较不同心肌节段的显影通常就足够了。负荷超声心动图则推荐使用闪击 – 再填充技术。

- 当心肌达到均匀显影时，"闪击"可以用来清除心肌中的对比剂。
- "闪击"是一次短暂的高 MI 成像。通过点击扫描仪上的"FLASH"按钮，可以增高 MI 至 > 0.8，并持续 5～10 帧。
- 闪击可清除图像平面中的心肌内微泡，但是心腔内仍保留有足够的微泡对心肌进行再填充。
- 如果患者不存在心外膜血管的阻塞或微血管疾病，则在静息状态下心肌的再填充最多在 5s 内完成，负荷状态下则在 2s 内（图 9–14）。

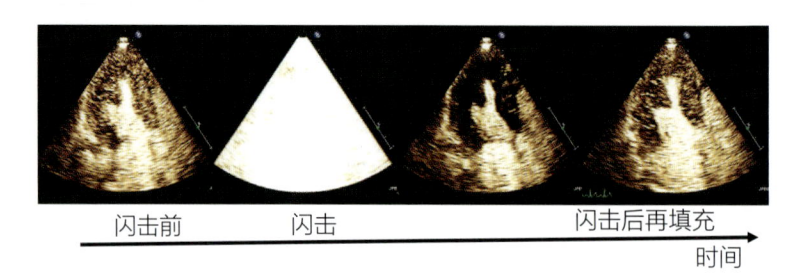

▲ 图 9-14　闪击（FLASH）后心肌对比剂的再填充。如果负荷过程中再填充发生在 2s 内则判定心肌灌注正常

- 一个闪击 – 再填充程序包括闪击前的 2～3 个心动周期，闪击所致的整个扇角的亮度增加，以及闪击后的 10 个心动周期。
- 对于在静息状态下左心室功能正常的患者，在峰值负荷时记录心尖四腔、两腔和三腔的闪击 – 再填充程序就足够了。

（五）报告正常和异常灌注

- 评估灌注的节段和评估左心室室壁运动所采用的相同（图 9–15）。
- 负荷试验中心肌内对比剂再填充在 2s 内完成则报告心肌灌注正常。这一发现能增加室壁运动正常这一结果的可信度，且当局部室壁运动结果存疑时有帮助。
- 节段灌注异常表现为心内膜下的心肌显影减弱（灌注缺损）及显影延迟（> 2s）。
- 灌注异常可以在新出现的室壁运动异常节段发现，但也可以在室壁运动正常的节段发现，后者通常与室壁运动异常的节段相邻。

> **训练和认证**
>
> 　　需要基础和负荷超声心动图训练，包括基础生命支持（basic life support，BLS）/ 高级生命支持（advanced cardiac life support，ALS）。由于心脏超声造影没有经批准的认证程序，下列方式应该是合理的。
> - 由有心脏超声造影经验（每年进行心脏超声超过 50 例次）的医师进行简要介绍。
> - 参加心脏超声造影的课程，学习该技术的操作、图像解读、缺陷和不良反应。
> - 在指导或监督下操作至少 25 例心脏超声造影。
> - 至少有 50 例对比剂左心室显影的经验用来准备进一步学习左心室灌注和功能评估。

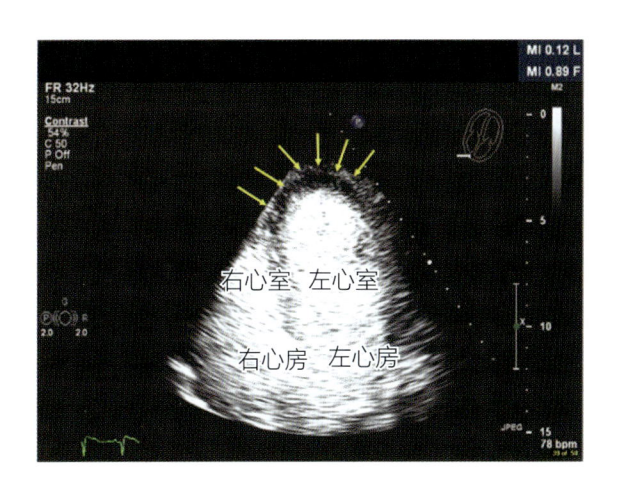

◀ 图 9-15 前壁 – 心尖 STEMI，PCI 术后 1 天见灌注缺损：心尖节段相比中间段和基底段显影减弱

十三、心肌致密化不全的造影检查

见图 9-16、图 9-17 和表 9-3。在大多数情况下，观察到左心室内的肌小梁并不是异常发现。但是，在左心室致密化不全（left ventricular non-compaction，LVNC）心肌病中，左心室的肌小梁结构增加，通常还伴随有致密心肌层的变薄（见第 3 章）。这种心肌病还可并发 EF 减低和左心室血栓。

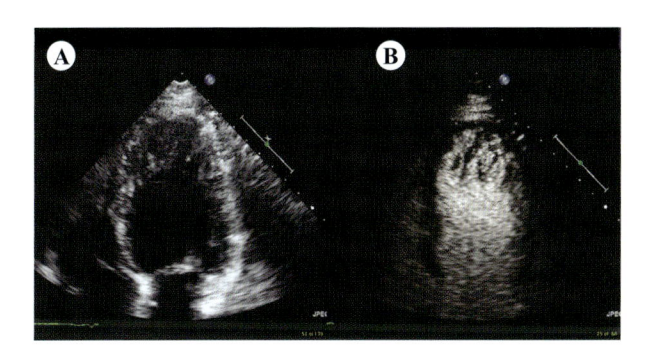

▲ 图 9-16 左心室致密化不全心肌病，四腔心切面：与未造影时（A）比较，左心室心尖部凸起的肌小梁结构在造影时（B）显示更清晰

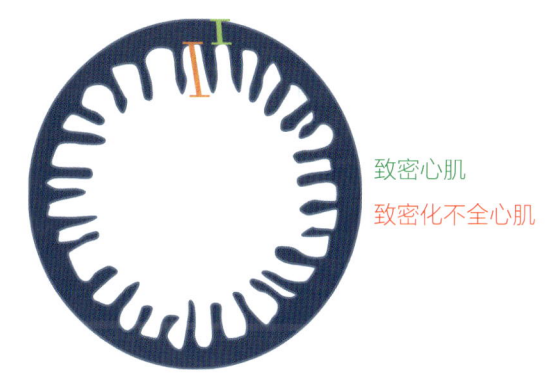

▲ 图 9-17 短轴切面：在收缩峰值时测量致密化不全和致密化心肌的比例

表 9-3 左心室致密化不全心肌病的心脏超声造影特点

MI	• 低和中 – 低 MI 的缺点是空间分辨率低，可能会遗漏肌小梁，特别是当采图时增益过高或注射对比剂过多时
切面	• 标准心尖切面 • 胸骨旁短轴切面
对比剂	• 左心对比剂弹丸注射
替代影像技术	• MRI（瘢痕显像）
典型发现	• 在心尖、侧壁和下壁发现肌小梁层 • 海绵状 / 致密的心肌比值＞2（胸骨旁短轴观，收缩期） • 血栓

十四、左心室室壁瘤和假性室壁瘤的造影检查

见表 9-4。为了鉴别室壁瘤的种类，应该记住一点，即真性室壁瘤是宽颈的，而假性室壁瘤是窄颈的（图 9-18）（瘤颈和瘤体的直径比 < 50%）。同时，假性室壁瘤是有心包包裹的，而真性室壁瘤则有一薄层由心肌构成的室壁，后者的回声通常比邻近的心肌要亮。对于假性室壁瘤，可以用彩色多普勒显示瘤体中的血流；而真性室壁瘤内的血流速度通常很慢。

表 9-4 超声心动图造影评估左心室真性和假性室壁瘤的特点

MI	• 低和中 – 中 MI 模式的空间分辨率更好，可以显示室壁瘤中更小的血栓
切面	• 标准心尖切面 • 胸骨旁短轴切面
对比剂	• 左心对比剂弹丸注射
替代影像技术	• MRI
典型发现	• 室壁瘤和正常心肌间有显著分界 • 血栓或心包积液（更常见于假性室壁瘤）

十五、心尖肥厚型心肌病的造影检查

见图 9-19 和表 9-5。

十六、左心室血栓的造影检查

见表 9-6 和图 9-20。

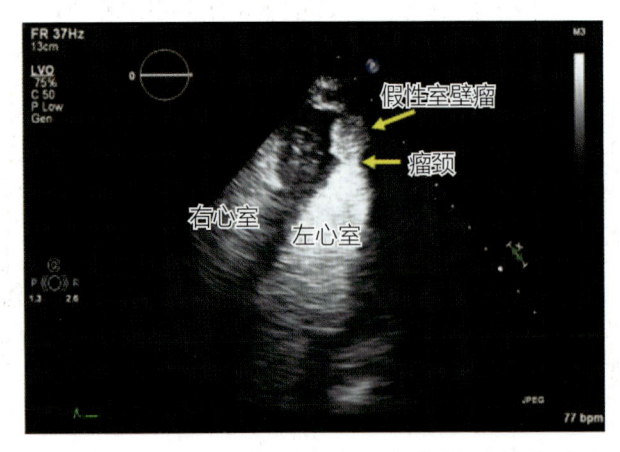

▲ 图 9-18 心尖四腔心切面：心尖部假性室壁瘤（pseudoaneurysm 或 false aneurysm）。瘤颈的直径小于瘤体直径的 50%

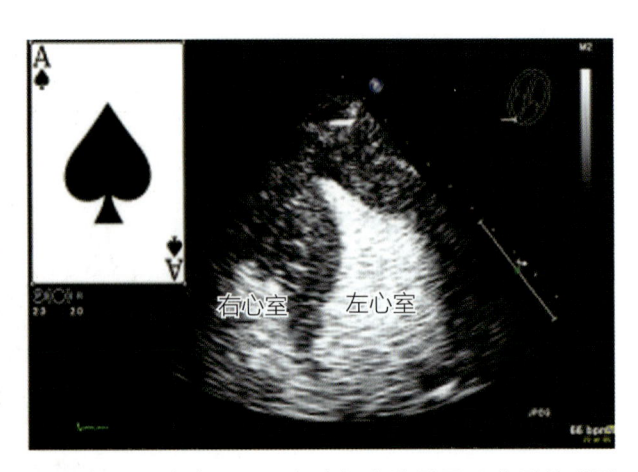

▲ 图 9-19 心尖肥厚：心脏超声造影显示典型的"黑桃 A"征

表 9-5　心尖肥厚型心肌病心脏超声造影的特征

MI	• 低（＜0.2）
切面	• 标准心尖切面
对比剂	• 左心对比剂弹丸注射
替代影像技术	• MRI（瘢痕显像）或 CT（如 MRI 有禁忌）
典型发现	• LV 腔呈"黑桃 A"形（图 9-19） • 收缩期暗心肌，原因是心肌内血管受压 • 心尖部室壁瘤

表 9-6　心脏超声造影评估可疑左心室血栓的特征

MI	• 低或中 – 如果在低 MI 设置时出现心尖部涡流，应进一步降低 MI – 中 MI 模式的空间分辨率更好，有助于显示室壁瘤内更小的血栓
切面	• 标准心尖切面 • 胸骨旁短轴切面
对比剂	• 左心对比剂弹丸注射
替代影像技术	• MRI
典型发现	• 至少两个图像平面上见无回声占位（图 9-20） – 如果扫查平面没有穿过血栓中心，或是其内部已血栓化或血管化（陈旧性血栓）时，占位内也可见对比剂 • 团块状或薄片状，与肌小梁结构不同，后者通常呈网格状 • 记录其大小（在至少一个标准切面上的两条呈直角的径线）、位置、类型（片状或团块状）、数量（单个或多个）、表面（平滑或不规则）及活动性

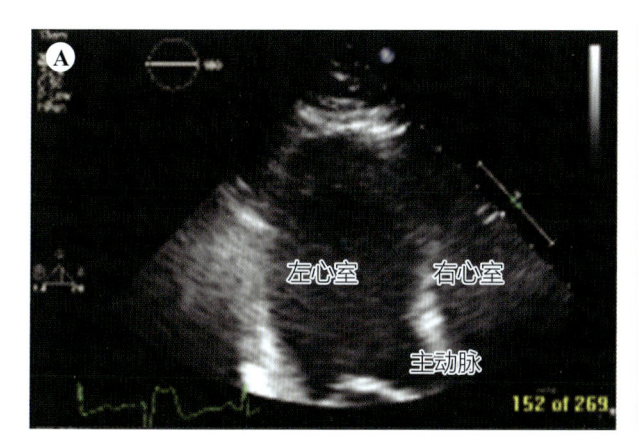

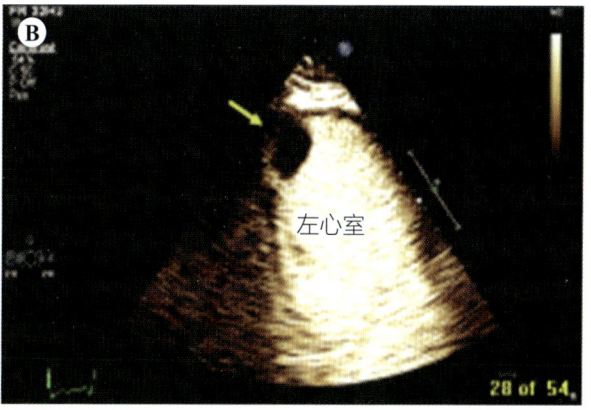

▲ 图 9-20　心尖三腔心切面：在未注射对比剂时左心室血栓显示不佳（A），但是注射对比剂后（B）发现一无回声团块附着于无收缩的心尖部

- 血栓形成的早期可能会难以显示，因为其回声与血液相似。90% 的血栓在急性心肌梗死后 24h～11d 内形成，且如在胸痛起始后 6～12h 内行介入手术则更易发生。
- 因此，如果在心肌梗死发生后短时间内行超声心动图检查，则并非所有的左心室血栓都能得到诊断。应建议在 10～14d 内重复检查一次。

十七、左心耳血栓的造影检查

见表 9-7。如果由于自发显影而无法除外左心耳血栓则可考虑行超声心动图造影（图 9-21）。降低增益可减少自发显影的显示，但也会影响低回声新鲜血栓的检测。

表 9-7 超声心动图造影评估可疑左心耳血栓的特征

MI	低 MI 谐波成像（＜0.3），或在提供时采用造影专用成像模式
切面	TOE 标准左心耳成像切面
对比剂	左心对比剂弹丸注射
替代影像技术	MRI、CT
典型发现	无回声占位，在至少两个切面显示 薄片状或团块状，区别于梳状肌

十八、主动脉疾病的造影检查

- 在急性主动脉综合征，或是胸主动脉腔内修复术（thoracic endovascular aortic repair，TEAVR）的患者中，如果标准的超声心动图图像不满意或不明确，则可应用造影检查评估主动脉病变（图 9-22）。
- 有助于显示真腔和假腔间的连通、血栓，以及支架术后的内瘘。
- 超声心动图造影在检测小的渗漏时非常敏感。
- 在 TOE 中的应用与左心耳评估中相似。
- 如果对比剂出现在假腔中则应连续记录较多的心动周期（10 个心动周期或更多）。

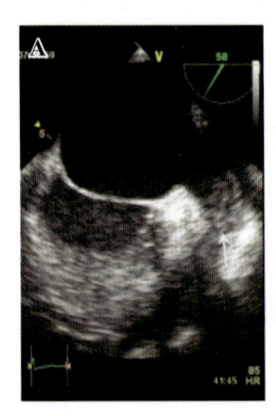

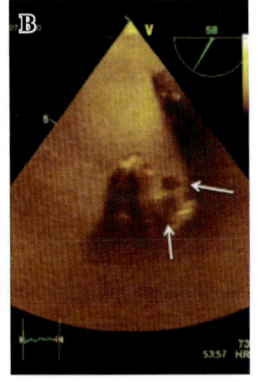

▲ 图 9-21 A. 标准 TOE 切面上记录到密集的自发显影；B. 注射超声对比剂后发现两枚血栓（箭）

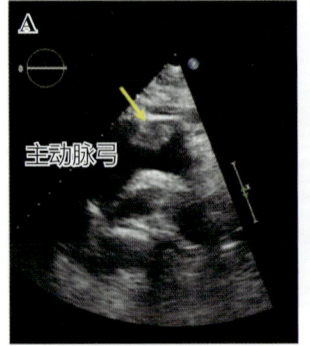

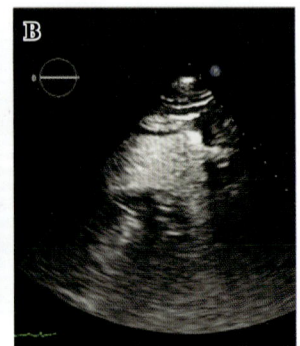

▲ 图 9-22 A. 胸骨上窝切面：主动脉弓处见可疑占位（箭）；B. 超声心动图造影未见占位。因此之前看到的结构应是伪像

第10章 负荷超声心动图和冠状动脉超声检查
Stress echocardiography and coronary artery sonography

沈 俊 译
蒋宇雯 校

一、概述

负荷超声心动图已成为心血管负荷检测的一种有价值的方法。它在冠心病的初步检测、预后判断和治疗决策中起着至关重要的作用。负荷超声心动图的主要用途是评估冠状动脉疾病患者的缺血心肌或存活心肌。超声心动图也可用于评价瓣膜病和心肌病。

> **负荷超声心动图或其他无创影像学检查？**
>
> 非侵入性成像技术大大提高了已知或怀疑冠心病患者的评估。负荷超声心动图和心肌显像是广泛可用的,并提供相似的诊断准确性及检测冠状动脉疾病的临床危险因素的额外价值。心血管磁共振(cardiovascular magnetic resonance,CMR)也可以使用,并提供了心肌缺血的综合评估,这可能包括在静息和多巴酚丁胺负荷期间的室壁运动分析,或在血管扩张药物负荷期间的静息和负荷状态下首次通过的心肌灌注。心肌存活可以采用晚期钆增强技术(梗死成像)或小剂量多巴酚丁胺试验来评估。正电子发射断层扫描具有较高的诊断性能来检测缺血和存活心肌,但由于目前尚不广泛应用,其临床应用仍然有限。心脏计算机断层扫描提供冠状动脉钙化扫描,同时无创评估冠状动脉分支的解剖。最近的计算模型允许测量基于CT的冠状动脉解剖学的血流储备分数,但仍然没有临床工具来获得关于室壁运动或灌注的功能学信息。
>
> 仍旧有些临床情况下心肌显像是相对禁忌的(左束支传导阻滞、双束支阻滞和心室起搏节律)。在这种情况下,运动负荷导致在没有冠状动脉阻塞的情况下,室间隔和相邻室壁出现灌注异常。这种情况下如果有专业知识,负荷超声心动图是一种选择。另外,在已经存在的广泛冠状动脉疾病和静息状态下室壁活动异常的患者中,负荷超声心动图的诊断准确性略低。如果有条件的话,这些患者使用CMR评估腺苷首次通过的心肌灌注和晚期钆增强是一个不错的选择。没有一种单一的成像方式被证明是整体优于其他的方法。可用的检查方法都有优点和缺点,没有一个可以被认为适合所有患者。尽管如此,一些国家制订了诊断指南,这些指南往往考虑到卫生经济成本分析在首选和次选成像方式时有所不同。
>
> 合适的显像方法的选择仍然是应基于临床病史,特别是当地的专业知识和可行性,因为这将确保最准确的解读。

> **验前概率**
>
> 在负荷超声心动图患者中，冠心病的可能性通常可以从他们的症状、年龄和性别来估计。这个验前概率是有用的，因为通过执行负荷检查获得的获益取决于验前概率（表10-1）。基于负荷超声心动图检测冠状动脉疾病的准确性，也可以计算负荷超声心动图阴性或阳性结果的冠状动脉疾病概率（验后概率）。
>
> 如果有较高的验前概率（如60岁以上男性患者的典型的心绞痛），即使结果阴性仍然有很高的心脏事件风险。在验前概率较低的患者中（如年轻的不典型胸痛患者），阳性结果不能预测不良的预后。因此，当用于诊断时，负荷超声心动图（与核素灌注成像一样）是具有中等验前概率的患者的理想选择（如患不典型胸痛并具有一些危险因素的女性）。在这组患者中，阴性结果预测进一步心脏事件的风险较低，而阳性结果表明风险较高且需要进一步的有创性诊断。
>
> 虽然负荷超声心动图在高验前概率患者中的诊断价值有限，但仍具有临床价值。在已知的冠状动脉疾病患者中，负荷超声心动图可以帮助确定缺血的位置和程度。

表 10-1 2019 年 ESC 慢性冠状动脉综合征诊断和治疗指南中有症状的冠状动脉疾病患者的验前概率（%）[*]

年　龄	典型的心绞痛 男　性	典型的心绞痛 女　性	不典型的心绞痛 男　性	不典型的心绞痛 女　性	呼吸困难 男　性	呼吸困难 女　性
30—39 岁	3	5	4	3	0	3
40—49 岁	22	10	10	6	12	3
50—59 岁	32	13	17	11	20	9
60—69 岁	44	16	26	11	27	14
>70 岁	52	27	34	19	32	12

*. PTP < 15% 的患者可推迟常规的检查 [引自 European Heart Journal（2020）41，407–477.]

二、适应证

负荷超声心动图的主要适应证是评估冠状动脉疾病。然而，负荷超声心动图已应用于其他几种情况。其关键的适应证是帮助管理以下的患者。

（一）瓣膜性心脏病

- 轻度的主动脉瓣狭窄且左心室收缩功能差。
- 无症状的中重度主动脉瓣狭窄患者。
- 二尖瓣狭窄，血流动力学与临床表现之间存在差异（例如，静息时出现呼吸困难的轻度二尖瓣狭窄患者，以及无症状的重度二尖瓣狭窄患者）。
- 无症状的二尖瓣反流患者（器质性，重度）有症状但二尖瓣反流在静息时不严重的患者。
- 寻找可导致缺血性二尖瓣反流的证据。

（二）肥厚型心肌病或主动脉瓣下狭窄

- 动态评估压差。

（三）舒张功能

- 负荷状态下评估舒张功能不全。

（四）疑似冠心病（图 10-1）

- 作为负荷心电图结果不确定患者的诊断策略的一部分。
- 适用于由于行动不便或不能进行持续运动，而难以或不可能进行平板运动的患者。
- 适用于那些负荷心电图敏感性差或解释困难的人，包括女性、心脏传导异常患者（如左束支传导阻滞和静息 ST 段异常）和糖尿病患者。
- 对于验前概率＞ 15% 的患者（冠状动脉疾病的可能性由性别、年龄和症状决定）（表 10-1）。

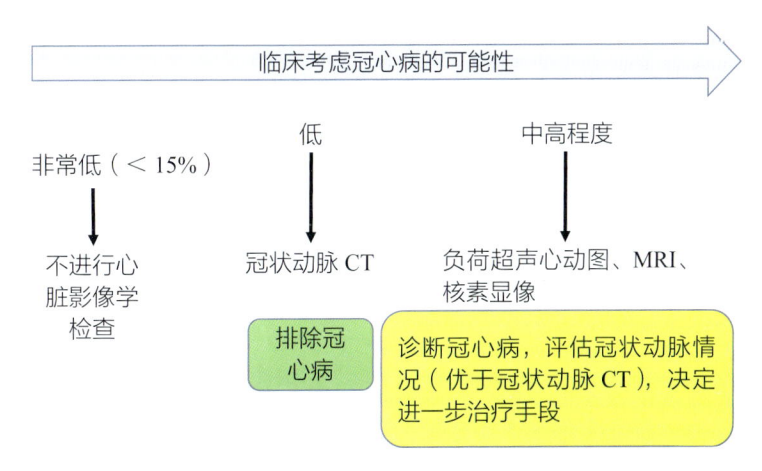

▲ 图 10-1　疑似冠状动脉疾病患者的检查方法

（五）已知冠心病

- 确定未来冠状动脉事件的可能性，例如心肌梗死或拟行非心脏手术的风险评估。
- 评估心肌存活和冬眠，特别是为计划中的心肌血运重建提供参考。
- 通过确定已知冠状动脉病变的血流动力学意义，指导心肌血管重建的策略。
- 评估经皮和外科血管重建术的充分性。

三、禁忌证

（一）所有负荷模式的绝对禁忌证

- 非 ST 段抬高型急性冠状动脉综合征。一旦病情稳定，低危或中危患者胸痛后 24~72h 可以考虑运动负荷检查。大剂量多巴酚丁胺试验不应在心肌梗死后的第 1 周内进行。
- ST 段抬高型心肌梗死 7d 内。

- 静息状态下有症状的左心衰竭。
- 近期危及生命的心律失常史。
- 严重的动力性或固定的左心室流出道梗阻（主动脉瓣狭窄和梗阻性肥厚型心肌病）。
- 严重系统性高血压[收缩压＞220mmHg和（或）舒张压＞120mmHg]。
- 近期肺栓塞或梗死。
- 血栓性静脉炎或活动性深静脉血栓形成。
- 已知低钾血症（特别是多巴酚丁胺负荷）。
- 活动性心内膜炎、心肌炎或心包炎。
- 左主冠状动脉狭窄可能导致血流动力学异常。

（二）使用血管扩张药进行负荷检查的绝对禁忌证

- 怀疑或已知严重支气管痉挛。
- 在没有起搏器的情况下，Ⅱ度或Ⅲ度房室传导阻滞。
- 在没有起搏器的情况下出现病态窦房结综合征。
- 低血压（收缩压＜90mmHg）。
- 在过去24h内摄入咖啡因、茶碱，或使用双嘧达莫。

（三）使用血管扩张药进行负荷检查的相对禁忌证

- 心动过缓（心率＜40次/分）。检查开始前进行运动通常可以增加足够的心率以开始输入药物。
- 近期脑缺血或梗死。

（四）造影成像的禁忌证

- 已知对对比剂的任何成分过敏。重度肺动脉高压（声诺维）。

患者准备

应向患者提供书面信息或详细的口头解释。知情同意通常被认为是适当的，特别是对于药物负荷或使用对比剂。

安全

一项大型国际负荷超声心动图研究报道了85 997例接受负荷超声心动图检查的患者。运动负荷者危及生命的不良事件发生率为1∶6574，多巴酚丁胺1∶557，双嘧达莫1∶1294。有6例死亡（1∶14 333）与检查有关（5例与多巴酚丁胺相关，1例与双嘧达莫相关）。这些主要是由于室性心律失常。由于对已确定的冠心病患者的生存能力研究，有人指出，接受多巴酚丁胺的亚组患者可能处于较高的风险。

四、缺血的检测

（一）原理

负荷超声心动图诊断心肌缺血的基本原理是在负荷下心肌血流量的相对减少，足以引起心肌收缩减弱。左心室壁运动的缺血性改变出现早于心电图改变和心绞痛（缺血级联瀑布）（图10-2）。在正常

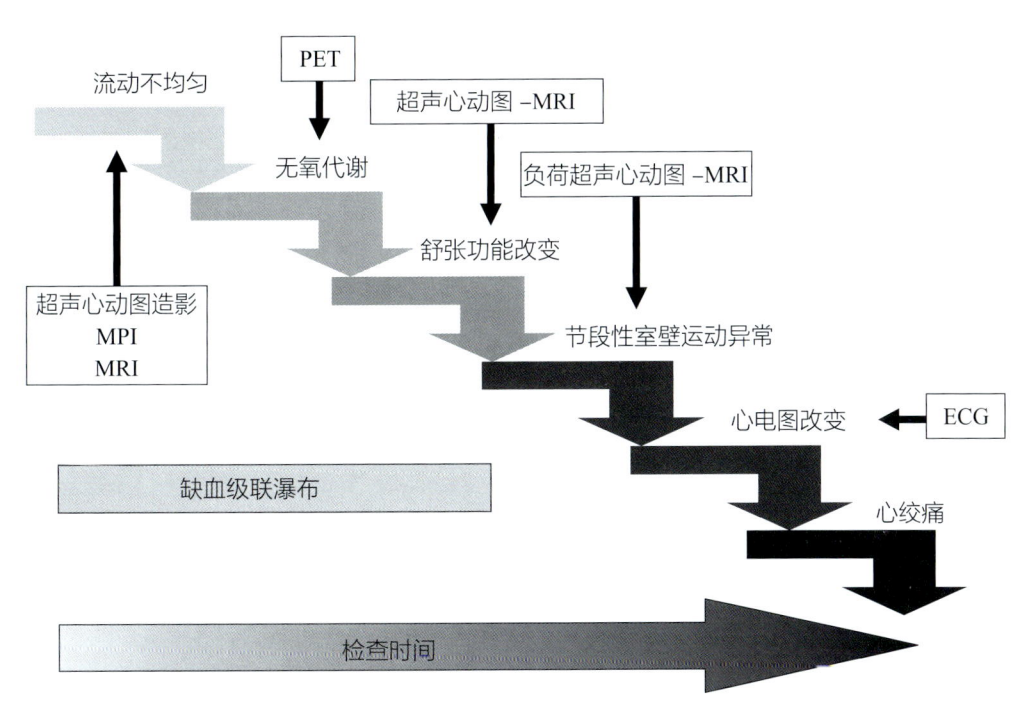

第10章 负荷超声心动图和冠状动脉超声检查
Stress echocardiography and coronary artery sonography

▲ 图 10-2 "缺血级联瀑布"和评估其不同阶段的诊断方法

受试者进行负荷期间，冠状动脉和心肌血流量增加 3~4 倍，以满足心肌需氧量的增加，这可能是因为心肌小动脉阻力降低。如果心外膜冠状动脉明显狭窄，小动脉血管的阻力在静息时已经降低。这被称为自动调节，它在静息及在低水平的负荷时允许冠状动脉血流在狭窄的动脉通过。因此，在静息时，严重的血管梗阻不会导致室壁运动异常。然而，随着负荷和需氧量的增加，血流量不能进一步增加，相应的心肌节段不能像正常血管供血的节段一样收缩，心外膜血管狭窄越严重，冠状动脉血流量可能增加越小，室壁运动异常越早出现。

（二）局限性

- 通常，狭窄 > 50% 会导致负荷的室壁运动异常。然而，较不严重的狭窄，特别是长段狭窄或血管重构也会导致室壁运动异常。
- 氧气需求必须显著增加，以诱发节段性室壁运动异常，特别是对于中度狭窄。这只有在达到或超过目标心率时才有可能，这点和心电图运动负荷试验一样。
- 如果有良好的侧支循环，即使是严重的狭窄也可能会漏诊。
- 与其他心肌节段相比，室壁运动恶化或收缩功能不适当的丧失是负荷超声心动图中的标志。然而，如果静息时室壁运动功能已经减弱，这可能很难识别。
- 微血管功能异常，例如在动脉高压或糖尿病中，可能会减少自我调节，并引起对负荷的异常反应。然而，这些变化通常是弥漫性的，但节段性室壁运动异常也可能被发现。

五、设备和人员

（一）设备

由于对室壁运动异常的分析很困难且在图像质量差的情况下不可靠，因此必须尽一切努力优化心

349

内膜边界和心肌的成像。
- 扫描仪应提供组织谐波成像和特定对比度的成像方式，以便适用于大多数患者。
- 使用数字图像采集卡和分屏或"四屏"显示器，允许使用相同的超声心动图切面并排比较静息和负荷图像，这是执行负荷超声心动图的当前标准。
- 组织多普勒成像和斑点跟踪是可选的，但可能会增加临床信息（例如收缩后收缩的检测）。
- 日益普及的 3D 成像能够消除心尖短缩并缩短获取负荷图像所需的时间。

（二）人员和经验

- 需要两个人来记录和监测负荷超声心动图，其中一个人应该在评估缺血性心脏病患者和分析室壁运动 / 增厚异常方面具有丰富的经验。
- 应由熟练的超声心动图医师（技术人员或医师）进行记录。
- 如果医师没有参与检查，那么在出现紧急问题的情况下，应在能附近找到一名医师。其中一名在场人员应具备高级生命支持资格。
- 负荷超声心动图的记录和解释需要丰富的超声心动图经验，并且只能由受过特定技术培训的技术人员和医师进行。大多数建议表明，医师在能够独立进行负荷超声心动图之前，应已在指导下进行并解释了至少 100 次检查。需要在指导下阅读至少 100 次负荷超声心动图才能达到独立报告的最低水平。

（三）药物

- 应根据应激方案选择适当的药物（多巴酚丁胺、腺苷、双嘧达莫、阿托品）和逆转其作用的药物（氨茶碱用于使用双嘧达莫时、β 受体拮抗药）。
- 房间内需要提供标准复苏药物和设备。

（四）3D 负荷超声应用

- 实时三维负荷超声允许获取左心室全容积图像。这具有以下优点：所有节段都在同一时间快速成像，以便进行精确的比较。
- 三维图像的裁剪允许选择"在轴上"的任意平面，这有时很难用二维负荷超声心动图准确地实现。
- 负荷超声心动图的时间分辨率降低意味着需要使用左心声学对比剂。
- 人工拼接的存在也会干扰图像分析，特别是如果心率变异性增高。
- 虽然三维负荷超声心动图的优点是明确的，但图像质量的降低和拼接的问题限制了其在心血管科室的广泛应用。

（五）i 旋转（iRotate）

- 这种模式由飞利浦提供，允许 2D 图像旋转到不同的平面，而探头保持在相同的位置。
- 这种模式可以在负荷超声心动图中使用，例如，在获得心尖四腔心切面后，超声波沿不同的方向发射，以获得心尖两腔心切面、心尖三腔心切面而无须移动探头。然而，只有当探头放置在心尖时，才能使用 iRotate（图 10-3）。

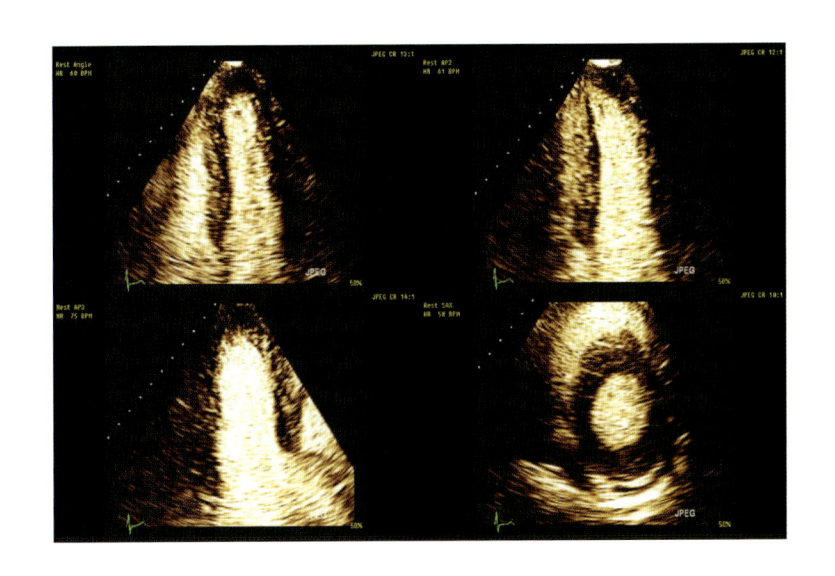

◀ 图 10-3 四个关键切面
胸骨旁长轴切面和心尖三腔心切面提供了非常相似的信息

未来技术和人工智能

超声心动图最近的一项创新超声心动图技术正在迅速发展以确保评估左心室室壁运动更客观。自动室壁跟踪软件、组织多普勒成像和应变成像正在运用于临床上。在负荷超声心动图中使用组织多普勒速度和应变测量可以识别收缩后收缩，即一种已知的节段缺血征象，这可以用来提高检查的敏感性。然而，目前还没有数据表明定量技术在评估存活心肌和缺血心肌方面优于常规室壁运动分析。三维超声心动图为负荷超声心动图引入了一个更令人兴奋的选项，它可以快速获取三维容积数据集并重建三维运动。三维成像的低时间分辨率是当前三维技术的局限。然而，三维成像消除了心尖短缩，这常见于二维成像，并可能改善对心尖室壁运动异常的检测。此外，三维成像通常缩短了获取负荷图像所需的时间。

这是利用人工智能（artificial intelligence，AI）实现图像处理、定量和自动分析。人工智能技术的一个有趣的应用是在负荷超声心动图检查中训练它自动识别室壁节段运动异常，以预测疾病。第一个能够做到这一点的软件（EchoGo Pro，Ultromics Ltd）现在已经获得了欧盟认证，因此它很可能在未来几年开始在临床实践中使用 AI。

六、进行检查

（一）概述

图像采集是为了便于系统化识别室壁运动和左心室厚度相对基线的变化。基本要求是记录高质量的二维超声心动图，在所有节段都有良好的心内膜边界。在负荷超声中这些基本图像需要自信和快速地获得。其他数据可以包括组织多普勒谱（整体和节段功能的参数）和通过心肌造影直接评估心肌灌注。

（二）切面（图10-3）

需要进行多个切面，以确保监测所有左心室节段，评估所有三支主要的冠状动脉分布。四个关键切面是心尖四腔心切面、两腔心切面和胸骨旁短轴切面、胸骨旁长轴切面（或心尖长轴切面）。在必要时或更适合于特定解剖的成像时，可以增加剑突下或额外的短轴切面。

(三)设置

- 确保患者处于良好的位置（他们将在整个负荷超声心动图中处于这个位置），且需要记录清晰、稳定的心电图。
- 观察所有四个切面，并花时间优化图像。
  - 机器设置：选择组织谐波成像并调整对焦。理想情况下，帧频应该 > 25 帧 / 秒（如果心率 > 140 次 / 分，那么帧频 > 30 帧 / 秒可能更好）。
  - 探头位置：注意心尖四腔心切面不要短缩（图 10-4）。患者可能需要保持呼气或吸气，来获得清晰、稳定无短缩的图像。
  - 对比剂：当 2 个或 2 个以上的节段没有很好地显示时，具有心肌灌注成像设备和专门知识的实验室应使用对比剂进行药物负荷超声心动图（见第 9 章）。

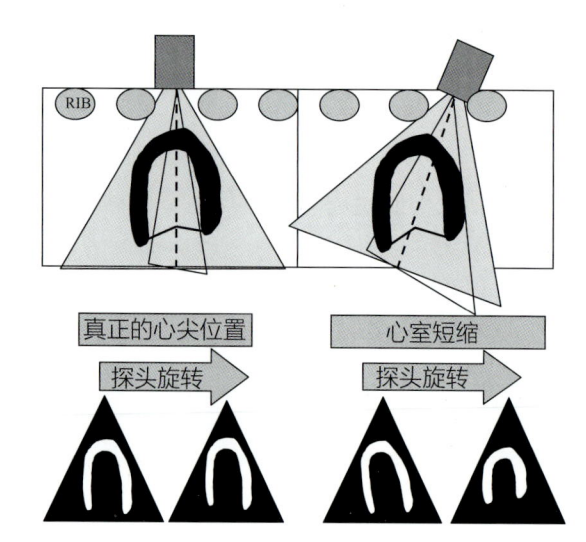

▲ 图 10-4　至关重要的是，所有的心尖切面不要短缩，以避免遗漏心尖室壁运动异常。如果探头不在真正的心尖上，那么即使心尖可能包括在初始切面中，探头旋转获取下一个切面时会造成图像短缩

(四)图像采集

- 记录一组基线图像（如果可以请使用预置的负荷超声心动图流程）。使用标准获取流程，如胸骨旁长轴、胸骨旁短轴、心尖四腔心和心尖两腔心切面（或者可以先记录心尖切面）。
- 开始负荷（如药物或运动）。
- 在预先设定的时间点（取决于负荷和临床反应）记录一组完整的图像。有些机器有一个"比较"模式，以确保图像处于完全相同的位置。
- 在图像采集过程中，寻找室壁运动和增厚的变化，便于解释检查。
- 一旦所有的图像被获取，离线回顾它们，理想情况下与第二个经验丰富的复核者一起完成最终报告。

七、监测和终止标准

(一)监测

与其他形式的负荷测试一样，应该进行标准的心电图和血压监测。这可以在运动负荷研究中提供诊断和预后信息。药物负荷检查中，心电监护诊断价值有限，但需要用于触发记录和监测心律失常。如果 12 导联心电图没有在药物负荷期间进行，在出现问题时应该随时可使用 12 导联心电图记录仪。

(二)终止标准

出现以下情况时，平板运动负荷超声心动图应在传统终点终止。
- 肌肉不能耐受。
- 心血管症状，如严重心绞痛 / 呼吸困难。
- 明显的心电图改变或心律失常。

- 达到＞80％根据年龄/性别预测的运动负荷，达到目标心率不是终止负荷的原因，继续运动，直到肌肉不能耐受。
- 达到目标心率。
- 动脉血压高于＞220/120mmHg。
- 收缩压下降＞20mmHg（译者注）。

踏车运动和药物负荷使得超声心动图拥有了额外的终点，因为它们允许在线连续监测室壁运动和增厚。监测应终止于以下情况。

- 室壁运动异常出现于多于四个节段或对应于两个或多个冠状动脉分布区。
- 出现与心室扩张和（或）整体收缩功能降低有关的室壁运动异常。

负荷超声心动图的目标心率

最大的年龄预计心率 =220- 患者年龄

目标心率 =85%× 最大的年龄预计心率

根据年龄的目标心率

年龄（岁）	Max（100%）	Obj（85%）
85	135	115
80	140	119
75	145	123
70	150	128
65	155	132
60	160	136
55	165	140
50	170	145
45	175	149
40	180	153
35	185	157
30	190	162
25	195	166
20	200	170

Max：最大的年龄预计心率（次 / 分）
Obj：目标心率（次 / 分）

八、分析和报告

超声心动图必须在图像采集期间进行评估，以监测超声心动图终点事件。在此之后，应在负荷检查之后进行全面评估，并对基线和负荷下图像并排比较。

负荷超声心动图可以在复杂的几个层面进行分析，从室壁节段运动的定性评估到非常详细的定量评估。对于图像判读，多图显示允许每个成像平面同时显示多达四个不同的负荷水平。

标准评估

- 从评估图像质量开始，心内膜边界是否清晰显示可作为图像质量的指标。如果没有看到心内膜边界或几乎看不见，就不能可靠地评估这一段室壁运动和增厚。将图像质量分为好、可接受或差，并识别非诊断节段。
- 在静息状态时的图像上，使用左心室射血分数评估整体功能，LVEF 可以使用目视估计或在两个心尖切面中通过测量舒张末期或收缩末期容积来获得。
- 通过比较静息和负荷图像，了解左心室整体功能不全（左心室扩大和形状变化）的变化情况，如果出现变化，则重新测量负荷下的整体功能。
- 然后使用 16 节段或 17 节段模型评估各个节段在静止状态和每个负荷状态上的运动。使用目测评分：1= 正常；2= 运动减弱；3= 运动消失；4= 矛盾运动。
- 计算每个节段的室壁运动得分，如果需要，以方便比较。将所有节段之和除以分析的段数。正常室壁运动评分应该为 1 分，评分升高提示室壁运动异常。
- 对于评估心肌存活，室壁厚度是有用的。静息时舒张期室壁厚度< 5mm 提示心肌不存活，结合对多巴酚丁胺缺乏收缩反应可增加诊断信心。
- 如果在负荷超声心动图中使用声学对比剂，则可能有助于评估心肌对比度增强。根据目前的知识，灌注成像的结果应与目测室壁运动分析的结果相结合。
- 应注意负荷的充分性，并保存运动时间、症状、血流动力学观察和心电图变化的记录。

报告示例

一、人口统计和其他信息

所有标准的人口统计细节都应包括在内。负荷超声心动图还应包括以下内容。

- 临床指征，包括相关临床病史、验前概率和现用药。这为这项研究提供了理由，并总结了来自多个来源的临床信息，以综合得出最终结论。
- 有正当理由的负荷流程和成像技术，包括对比剂的名称和剂量。
- 应简要描述血压和心率的变化。报告静息和峰值负荷血压通常就足够了。
- 对于运动和多巴酚丁胺负荷超声心动图，应包括年龄、性别和特定的目标心率。
- 如果相关的话，可以包括进一步的测量或心电图变化的细节。

二、观察和诊断的描述

- 首先要说明检查的完整性和图像质量，因为诊断的可信度在很大程度上取决于高质量的图像记录。
- 下一步报告基线分析。如果整体和（或）节段左心室功能异常，则应显示或列出所涉及的节段和异常程度（收缩减弱、不收缩、矛盾运动）。单一切面的示意图有助于说明室壁运动异常的分布。可标记非诊断节段。
- 然后以同样的方式报告每个负荷记录，描述是否存在对负荷的正常反应或室壁运动恶化的异常反应。应在示意图上列出或标记变化的节段，并注明异常程度。
- 在心肌存活能力研究中，重要的是评估节段运动在负荷过程中是否改善。

(续框)

三、M型、二维和多普勒测量

在负荷超声心动图中，本节将包括在基线和负荷状态下的左心室功能（如射血分数）的定量测量。也可能有疑似负荷诱发压差时的左心室流出道血流速度和二尖瓣功能变化。如果使用组织多普勒成像或其他分析方法，这些都可以记录下来。

四、结论

结论应包括研究的任何次优方面（如图像质量、目标心率达到情况）和任何并发症或不良事件。然后，它应该说明临床问题，并详细说明在负荷期间发生的主要异常，或者将结果总结为正常。

九、运动负荷研究

对于能够运动的患者，运动是评估其心肌功能的最生理的负荷。

（一）负荷流程（图10-5）

- 流程与运动负荷心电图检查相同。
- 布鲁斯平板负荷流程为每3分钟同时增加速度和坡度的级别，或者使用恒速下每2分钟或每3分钟增加坡度的测功仪。
- 平板运动应在传统终点终止，如肌肉不能耐受、心血管症状和（或）明显的心电图变化提示缺血。
- 踏车运动负荷似乎具有同等程度的准确性。固定在特殊床上的可以旋转的踏车测力仪提供了额外的超声心动图终点，因为它允许在增加的负荷水平上连续显示室壁运动，包括峰值运动。踏车运动负荷应终止在文中列出的终点情况。

布鲁斯运动方案

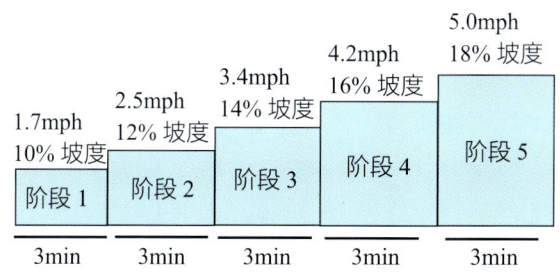

阶段1	阶段2	阶段3	阶段4	阶段5
1.7mph 10%坡度	2.5mph 12%坡度	3.4mph 14%坡度	4.2mph 16%坡度	5.0mph 18%坡度
3min	3min	3min	3min	3min

改良布鲁斯方案在开始时有两个额外的3min阶段（1.7mph/0%坡度和1.7mph/5%坡度），然后继续以上的方案

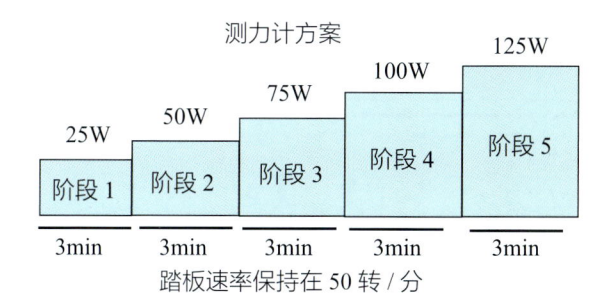

测力计方案

阶段1	阶段2	阶段3	阶段4	阶段5
25W	50W	75W	100W	125W
3min	3min	3min	3min	3min

踏板速率保持在50转/分

◀ 图10-5 运动测试方案的标准步骤

（二）图像采集

应在以下情况进行成像。
- 踏车：基线，25W，峰值负荷和恢复期。中间阶段可选（目标心率的 70%）。
- 平板：基线和运动后（由于室壁运动异常可能很快消失，运动后成像应在终止后 60～90s 内完成）。如果患者无症状且没有心电图改变，那么运动时间延长至 100% 的目标心率，提供了更多的运动后时间来获得图像。
- 如果踏车负荷用于评估瓣膜功能，则应在每个阶段每次增加负荷量（如 25～50W）下进行成像。

> **运动还是多巴酚丁胺？**
>
> 如果患者能运动，应该进行运动负荷。与运动负荷相比，多巴酚丁胺对于诊断心肌缺血的准确性和预后信息似乎没有差异。对于较轻的冠状动脉疾病，平板可能是有利的。对于不能运动的患者可以使用多巴酚丁胺。多巴酚丁胺的一个优点是其作用可以通过 β 受体拮抗药来拮抗。如果对多巴酚丁胺有禁忌，则可使用双嘧达莫或腺苷替代。对于非心脏手术前的风险评估，多巴酚丁胺负荷超声心动图已证明其准确性。为了评估心肌存活情况，使用低剂量和高剂量多巴酚丁胺似乎是超声心动图的最佳负荷方法。

十、多巴酚丁胺负荷方案

通过分级输注多巴酚丁胺来评估心肌缺血。它像分级运动那样增加心肌需氧量。心肌收缩力、心率和收缩压都会增加。

（一）多巴酚丁胺输注（图 10-6）

- 以 5μg/(kg·min) 或 10μg/(kg·min) 开始输注多巴酚丁胺。
- 每隔 3 分钟，将输注量增加到 20μg/(kg·min)、30μg/(kg·min)，然后 40μg/(kg·min)。
- 如果使用 30μg/(kg·min) 多巴酚丁胺的心率增加少，如果那么考虑使用阿托品。给药前检查阿托品的禁忌证，特别是青光眼。
- 在 60s 间隔内使用 0.3～0.5mg 阿托品，直到看到所需的心率反应。最大剂量应为 1～2mg。对于既往曾有神经精神症状或小于 24kg/m² 的患者建议使用较低的总剂量（1.0mg）。

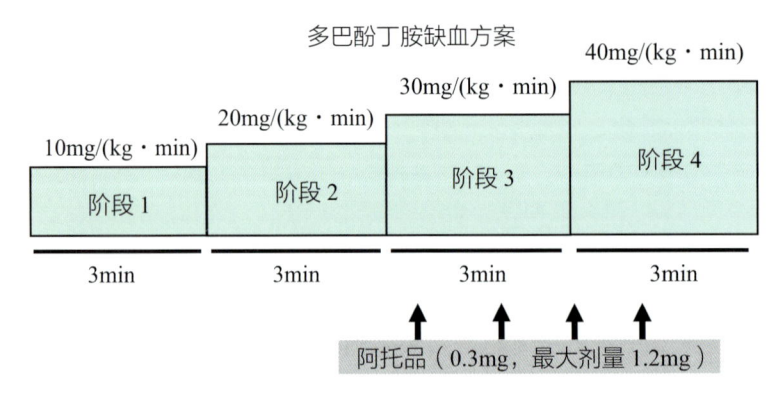

▲ 图 10-6　多巴酚丁胺负荷检测缺血的标准流程

> **多巴酚丁胺负荷和 β 受体拮抗药**
>
> 在正在接受 β 受体拮抗药治疗的患者中，发现可逆性缺血的敏感性降低。由于 β 受体拮抗药的负性肌力作用，即使通过额外的阿托品注射达到目标心率，也可以看到这种情况。因此，建议在测试前 48h 停止 β 受体拮抗药，以提高敏感性（避免假阴性）。然而，如果这不能做到，患者仍然可以使用阿托品联合多巴酚丁胺进行负荷检查，并且接受这样的检查敏感性较低。

（二）图像采集

应该记录下列图像。
- 基线。
- 10μg/（kg·min）多巴酚丁胺：将峰值负荷图像与低剂量多巴酚丁胺的图像进行比较，便于目测评估峰值负荷下新的室壁运动异常。
- 可选：中间阶段（70% 的年龄预计心率）。
- 峰值负荷（超过年龄预计心率的 85%）。
- 恢复状态。

至少应包括基线和峰值图像。根据临床需要可以记录四个以上的阶段。

（三）测试终点

负荷超声心动图检查的诊断终点是最大剂量、达到目标心率、明显的超声心动图阳性（≥ 2 个左心室节段的运动障碍）、严重胸痛、明显的心电图阳性（> 2mV 的 ST 段改变）或不良反应。

十一、起搏负荷超声心动图流程

在大多数有起搏器的患者中，运动、多巴酚丁胺和血管扩张药方案是适用的。当不能通过运动或多巴酚丁胺来提高心率时，可以考虑起搏负荷。有永久或临时起搏器的患者可考虑使用这种方法，然而需要考虑以下因素。

- 由于单独起搏只产生变时性负荷，通常被认为敏感性比产生变时性和变力性负荷的药物负荷更低。
- 多巴酚丁胺可以在增加起搏心率的同时给予，以产生变时性和变力性负荷。

流程（图 10-7）

- 确保有经验的起搏器临床医师或技术人员的协助，以及合适的起搏器工程师在场。
- 起搏负荷应最好以心房起搏进行，以确保心室自然收缩，并避免起搏引起的室壁运动异常。
- 记录基线图像。
- 从 100 次 / 分开始起搏。
- 每 2 分钟增加 10 次 / 分，直至达到目标心率（年龄预测最大心率的 85%）或达到其他标准终点。
- 达到目标心率后，心率降低 20 次 / 分，直至达到基线心率。

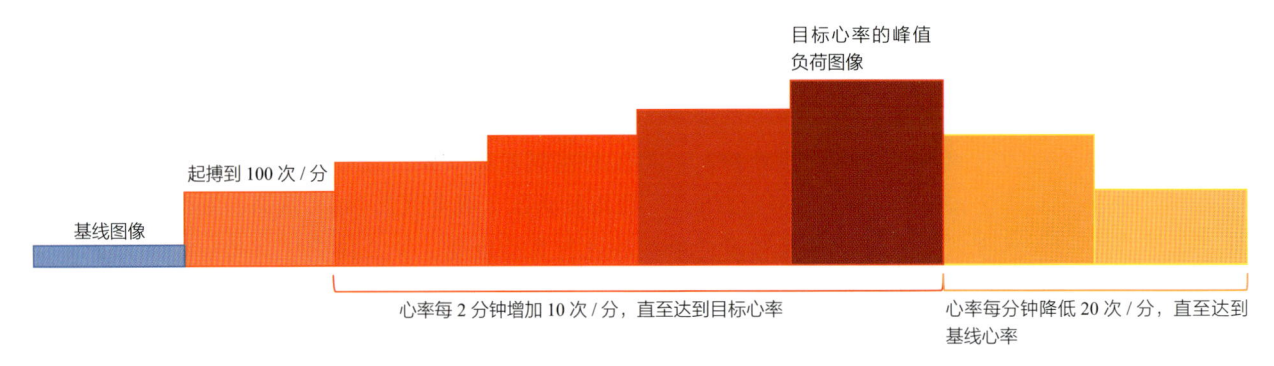

▲ 图 10-7 起搏负荷超声心动图的标准流程

十二、心肌存活力评估

- 在发现运动消失的（或运动严重减弱的）节段且需要回答患者是否会受益于血管重建的问题时，需要进行基于左心室壁运动的心肌存活情况研究。如果室壁节段的心肌是存活的，这意味着即使它们的血液供应有限，心肌功能仍然保持（图 10-8）。

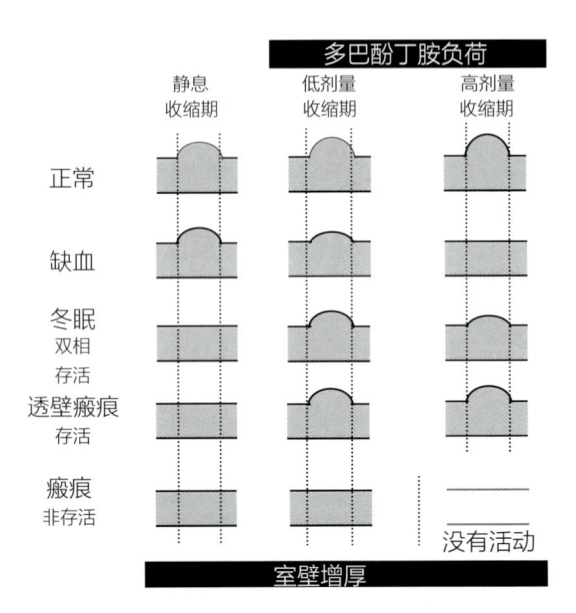

▲ 图 10-8 多巴酚丁胺负荷下室壁增厚的变化。缺血引起的室壁增厚减弱程度和时间可能不同

- 用负荷超声心动图诊断心肌存活的原理是证明当暴露于低剂量多巴酚丁胺时，运动消失（或运动严重减弱）的节段会改善收缩力。这种增加收缩力的能力被称为收缩储备。
- 如果供血动脉明显狭窄或闭塞，高剂量的多巴酚丁胺可能导致缺血，收缩力降低。这种改善和随后的恶化被称为双相反应。

（一）局限性

- 多巴酚丁胺增加需氧量，在较高剂量下会引起冬眠心肌缺血（双相反应）。这通常需要超过 20μg/(kg·min) 的剂量。然而，非常严重的狭窄在最低剂量的多巴酚丁胺时就可能导致心肌缺血，并无法观察到收缩改善。

- 收缩功能取决于内层心肌的保留。因此，心肌收缩储备不佳并不意味着外层没有存活的心肌。尽管血管重建后心功能的主要恢复似乎取决于保留的心肌收缩力，但具有内层心肌受损不可逆而外层心肌保留的室壁节段仍然可以从血流的改善和重构中获益。
- 心脏的收缩区分心肌是被动活动（牵拉，即被正常运动的心肌节段牵拉）还是主动活动是很困难的。图像处理分析工具，如应变成像和组织多普勒，可能有助于区分，但仍经验有限。
- 使用负荷超声心动图评估心肌存活依赖于良好的图像质量。通常需要超声造影来改善心内膜的界定。

（二）心室节段运动消失的原因

1. 瘢痕（不存活）
- 不可逆转的心肌丢失。
- 舒张期室壁厚度通常变薄< 0.6cm。

2. 心肌顿抑（存活）
- 缺血后收缩力短暂降低。
- 通常会自行恢复（例如梗死早期再通的短暂冠状动脉闭塞，或严重狭窄时后负荷过重）。
- 顿抑通常是通过证明功能恢复的后续检查来诊断的。
- 如果心肌梗死期间有冠状动脉完全闭塞，恢复可能需要4~6周。

3. 冬眠（存活）
- 永久性收缩功能降低。
- 侧支血供不足的永久性冠状动脉闭塞或高度狭窄，"半死不活"。
- 使用小剂量多巴酚丁胺的短时恢复。
- 伴有高剂量多巴酚丁胺时恶化的"双相反应"。

4. 室壁内瘢痕（存活）
- 室壁瘢痕，但供血动脉无明显狭窄，室壁内仍有存活心肌。

十三、多巴酚丁胺负荷评估心肌存活

诊断心肌存活的基础是心肌自发收缩或通过负荷激活收缩储备后收缩。小剂量多巴酚丁胺负荷的原理是评估收缩储备，即在被认为有冠状动脉狭窄的区域寻找室壁运动异常改善或明显变力反应的证据（图10-9）。评估存活能力通常是为了确定进行血运重建的价值。通过血运重建至少需要改善4个功能受损的节段以提高5%的EF并改善预后。

（一）多巴酚丁胺输注（图10-10）

- 多巴酚丁胺以 5μg/(kg·min) 开始输注。
- 持续输注 5min，然后增加到 10μg/(kg·min)。可以增加到 20μg/(kg·min)。
- 心率增加 10% 标志着低剂量方案的结束。
- 在完成低剂量方案后，可以给予更高剂量的多巴酚丁胺 [30μg/(kg·min)，5min]，以寻找双相反应（在低剂量下收缩改善，然后在高剂量时收缩减弱）。
- 双相反应的存在提示可诱发的心肌缺血，可能是血运重建后心肌功能障碍恢复的最强预测因子。它将显示心肌受损但是损害可逆的区域。

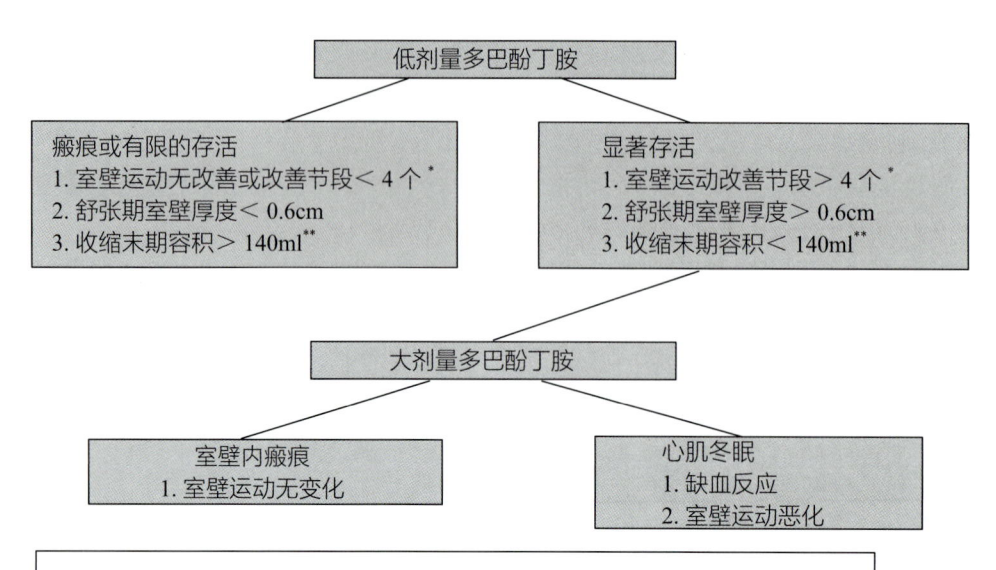

```
                        ┌─────────────────┐
                        │  低剂量多巴酚丁胺  │
                        └─────────────────┘
                           ↙           ↘
┌──────────────────────────────┐   ┌──────────────────────────────┐
│ 瘢痕或有限的存活                │   │ 显著存活                      │
│ 1. 室壁运动无改善或改善节段＜4个* │   │ 1. 室壁运动改善节段＞4个*      │
│ 2. 舒张期室壁厚度＜0.6cm        │   │ 2. 舒张期室壁厚度＞0.6cm      │
│ 3. 收缩末期容积＞140ml**        │   │ 3. 收缩末期容积＜140ml**      │
└──────────────────────────────┘   └──────────────────────────────┘
                                          ↓
                              ┌─────────────────┐
                              │   大剂量多巴酚丁胺  │
                              └─────────────────┘
                                 ↙           ↘
                    ┌──────────────────┐   ┌──────────────────┐
                    │ 室壁内瘢痕          │   │ 心肌冬眠          │
                    │ 1. 室壁运动无变化   │   │ 1. 缺血反应        │
                    │                  │   │ 2. 室壁运动恶化    │
                    └──────────────────┘   └──────────────────┘
```

* 改善节段≥4个是冬眠心肌患者冠状动脉血运重建后左心室功能恢复的良好预测指标
** 收缩末期容积＞140ml提示重构晚期。血运重建可能不会逆转重构

◀ 图 10-9　心肌是否存活

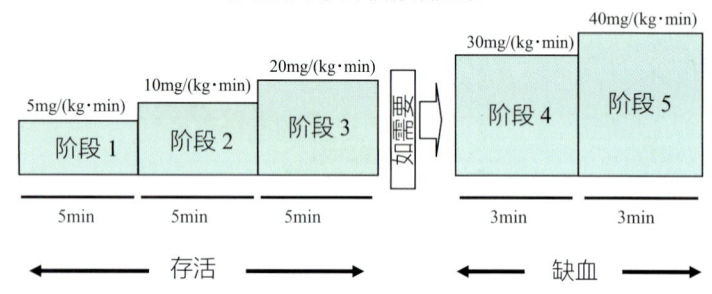

多巴酚丁胺评估存活方案

| 阶段1 5mg/(kg·min) | 阶段2 10mg/(kg·min) | 阶段3 20mg/(kg·min) | 如眠 | 阶段4 30mg/(kg·min) | 阶段5 40mg/(kg·min) |
| 5min | 5min | 5min | | 3min | 3min |

←――――― 存活 ―――――→　　　　←― 缺血 ―→

◀ 图 10-10　多巴酚丁胺负荷评估存活标准方案

（二）图像采集

全套图像应记录以下内容。
- 基线。
- 低负荷的每个阶段。
- 峰值负荷（如果执行）和恢复期。

十四、灌注评估

（一）原则

- 负荷超声心动图推荐采用闪击-再灌注技术（见第9章）（图10-11）。
- 峰值负荷时对比剂2s内充盈心肌提示心肌灌注正常。在没有负荷的情况下不可能证明灌注正常。灌注应在三个心尖切面中进行评估。
- 心肌梗死后，瘢痕组织取代心肌细胞，心肌内血管密度降低。同样，在没有再灌注的急性心肌梗

第10章 负荷超声心动图和冠状动脉超声检查
Stress echocardiography and coronary artery sonography

死中，坏死区心肌血流缺失。因此心肌的浊化显影减少，心肌内出现"暗区"或"黑区"，通常在静息和负荷期间发生在心内膜下区域。
- 使用造影评估心肌存活，只需要静息状态下的检查。静息状态下心肌显影表明微血管完整，是心肌存活的标志。然而，选择评估心肌存活的超声心动图方法仍然是低剂量多巴酚丁胺负荷，只有当声学对比剂用于左心室显影或多巴酚丁胺禁忌时才考虑灌注成像。
- 如果在负荷期间心肌某一区域开始缺血，微泡灌注就会减少，对比剂充盈随之减少（负荷期间的灌注缺损）。
- 所有经批准的负荷超声研究方案都可以进行诱发缺血联合室壁运动评估，但药物负荷方案似乎是最合适的。
- 重要的是要记住，心肌灌注缺损可能是短暂的，通常在闪击后的补充过程中更容易看到（图 10-11）。

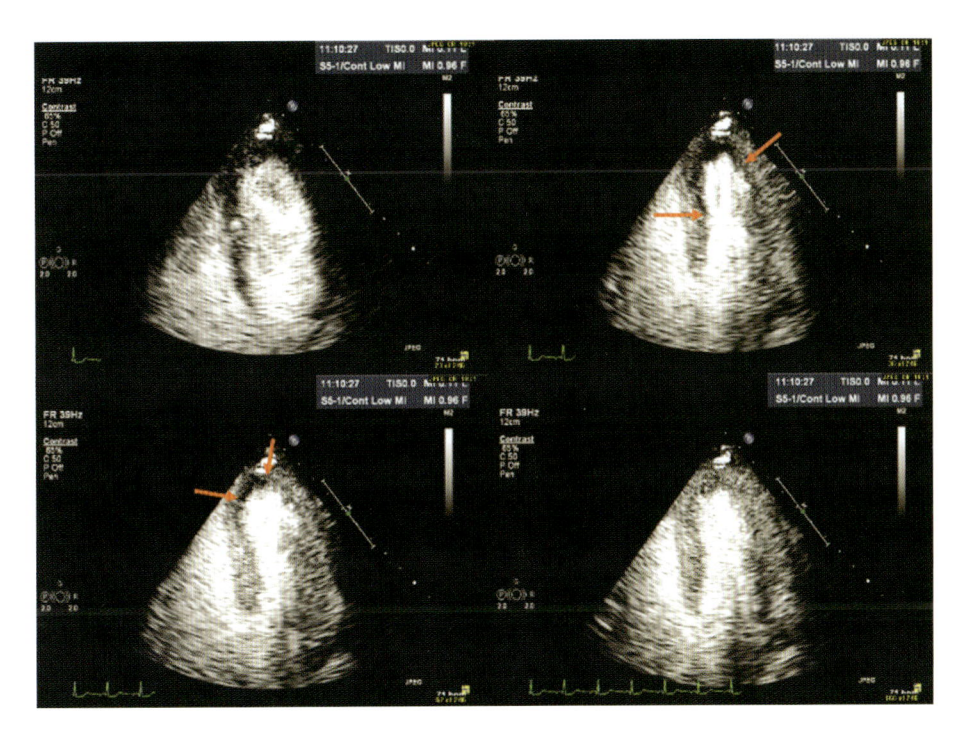

▲ 图 10-11 心尖四腔心切面显示注射对比剂后室间隔心尖段的延迟显影
左上：闪击后即刻心肌未显影。右上和左下：心肌早期显影。右下：晚期显影。注意灌注缺损（箭）提示前降支的缺血

（二）灌注缺损标准

- 与另一具有类似图像质量/衰减的区域相比，节段/区域的对比度增强相对减少。
- 第一次首次出现在心内膜下层，而不是透壁的。
- 在正常室壁运动或可逆的室壁运动异常的区域。

灌注评估的局限性
- 瘢痕组织有时会引起较强回声。这使得很难评估对比剂注射后的心肌显影。
- 在静息时发现的灌注缺损应发生在运动消失或运动严重减弱的节段，否则应考虑为伪像。

十五、血管扩张药负荷

血管扩张药负荷已成为多巴酚丁胺的替代检查。当仅评估左心室壁运动时，腺苷负荷对鉴别轻度 - 中度冠心病的敏感性较低。然而除了左心室壁运动评估外，还评估心肌灌注和前降支血流时，其诊断性能与多巴酚丁胺负荷相似。双嘧达莫或腺苷可以导致正常冠状动脉供血的心肌血流增加 > 2 倍，而狭窄动脉供血的则不变或减少。如果需氧量随着血流量的变化（心率加快）而增加，则出现室壁节段运动和增厚率的异常。因此，阿托品常用于双嘧达莫负荷时。

（一）双嘧达莫方案用于心肌缺血（图 10-12）

双嘧达莫的方案是基于两阶段输注期间的心电图和超声心动图的连续监测。

1. 输注
- 检查双嘧达莫的禁忌证。
- 最初在 4min 内输注 0.56mg/kg 的双嘧达莫。
- 监测 4min。如果没有不良反应，也没有临床或超声心动图终点事件发生（显著的心绞痛症状，室壁运动异常），在 2min 内输注 0.28mg/kg 双嘧达莫。
- 与多巴酚丁胺一样，阿托品（剂量为 0.25mg，最高可达 1mg）可在第二阶段后使用，以增加心率和提高敏感性。
- 氨茶碱（240mg，静脉推注）：如果发生双嘧达莫相关不良反应，应立即使用。

2. 成像

连续成像，并在基线、第 1 阶段结束、第 2 阶段结束（如果执行）和恢复期间采集图像。最低要求的图像包括基线和峰值。除了左心室壁运动，还可以评估前降支血流和心肌显影。

（二）腺苷负荷检查心肌缺血的方案（图 10-12）

采用 6min 的心电图和超声心动图监测方案。持续输注对比剂是必要的。

1. 输注
- 检查腺苷的禁忌证。
- 6min 内注射剂量为 140～170μg/(kg·min) 腺苷。

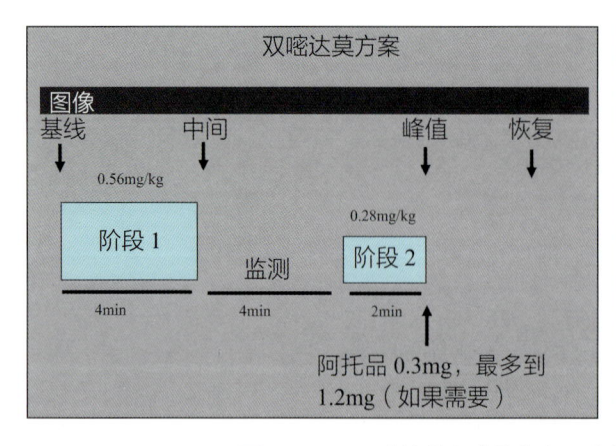

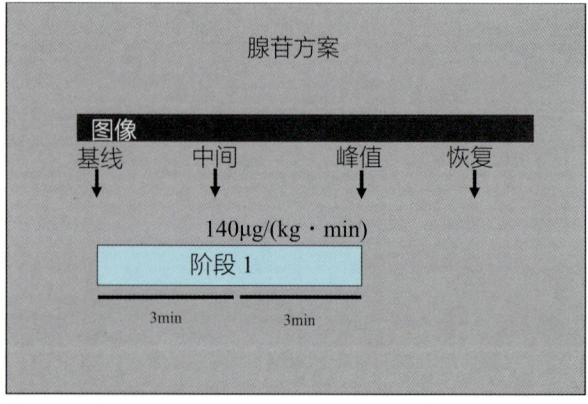

▲ 图 10-12 双嘧达莫和腺苷方案。腺苷用量可根据需要增至 170μg/(kg·min)

- 如果达到临床或超声心动图终点（受限症状或室壁运动异常），停止输注。

2. 成像
- 在基线及腺苷输注时的前降支血流（见冠状动脉超声）。
- 在静息和恢复时的心尖切面的单个循环。
- 腺苷输注过程中心尖切面的闪击 – 再灌注。

十六、非心脏手术的术前评估（图 10-13）

- 在接受大血管手术的患者中，多巴酚丁胺负荷超声心动图可以确定围术期心血管并发症的风险。
- 对两个以上临床危险因素且运动耐量差（＜ 4MET）的患者，推荐进行负荷超声心动图或其他影像学检查以检测缺血情况。
- 临床危险因素有：年龄＞ 70 岁，目前心绞痛症状，既往心肌梗死，充血性心力衰竭，既往脑血管事件，糖尿病或肾功能不全。
- 无新发室壁运动异常的患者围术期心血管事件的风险较低（＜ 5%）。有 1～4 个节段出现新发室壁运动异常的患者围术期风险略高。
- 如果非侵入性负荷试验提示广泛的缺血，那么每个病例都应该个体化权衡拟行手术的潜在获益、预期结果及冠心病药物治疗和（或）冠状动脉血运重建的效果。

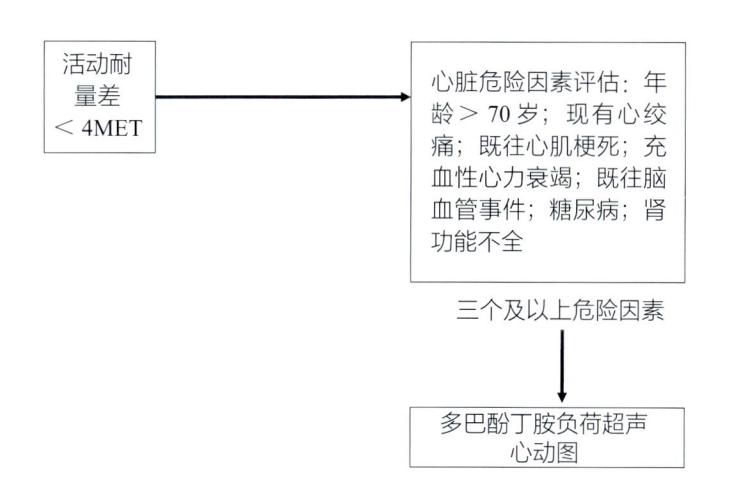

▲ 图 10-13 非心脏手术术前评估流程图

经 the European Cardiac Society（ESC）许可转载，引自 Task Force for Preoperative Cardiac Risk Assessment and Perioperative Cardiac Management in Non-cardiac Surgery; et al. 'Guidelines for pre-operative cardiac risk assessment and perioperative cardiac management in non-cardiac surgery'. Eur Heart J 2009; 30: 2769–812.

十七、冠状动脉超声检查

一些方案建议直接评估冠状动脉血流，作为冠心病负荷评估的一部分。冠状动脉的基本部分可以用经胸多普勒超声心动图来研究，以便间接评估冠状动脉狭窄。在药物负荷试验中也可以测定冠状动脉流速血流储备。使用彩色多普勒可在大多数患者中识别左冠状动脉前降支，LAD 可在大多数患者中通过彩色多普勒识别，并通过 PW 多普勒进行评估。右冠状动脉、回旋支的识别较为复杂。

（一）左冠状动脉前降支（图 10-14）

LAD 可以使用心尖和胸骨旁切面显示，具体如下。

- 胸骨旁短轴切面：胸骨旁短轴切面是显示 LAD 的最佳切面。通过将彩色多普勒取样框定位在室间沟附近，可以发现 LAD 的横截面，室间沟位于乳头肌水平的右心室前壁和左心室前壁的交界处。我们建议使用彩色多普勒帧频为 25~30 帧 / 秒，比例为 +/-30cm/s。通过逆时针旋转探头（30°~40°），可以获得 LAD 中部的长轴切面。这是评估 LAD 中段和近段最常用的扫描平面。可以通过横向移动探头并将患者倾斜到更左侧的卧位来减少肋骨声影。
- 胸骨旁长轴切面：使用彩色多普勒，可以通过将探头从标准扫描平面更向前倾斜，直到看到肺动脉瓣，从而在室间沟显示 LAD。
- 心尖切面：对于左主干的成像，探头从四腔心切面向五腔心切面更前面倾斜。进一步向胸骨倾斜，可以显示左冠状动脉和主动脉瓣的交点。

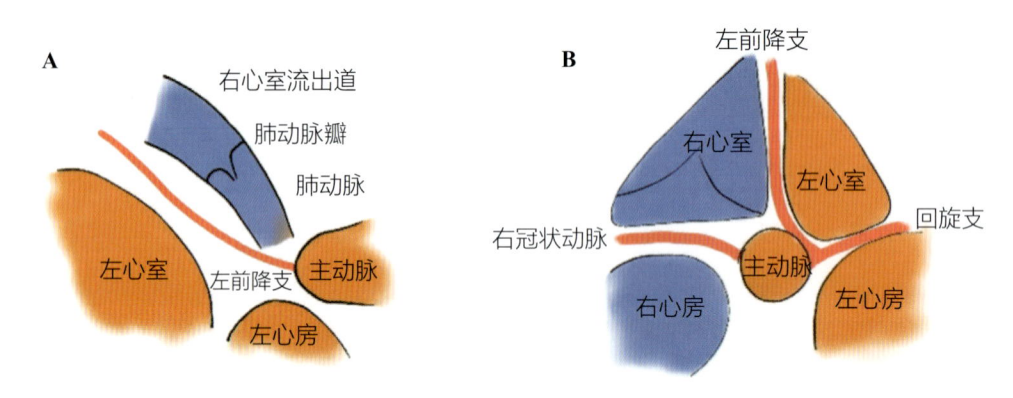

▲ 图 10-14 显示 LAD 的典型扫描平面
A. 胸骨旁长轴切面；B. 心尖五腔心切面

（二）回旋支（circumflex artery，RCX；图 10-15）

- 心尖四腔心切面：沿前外侧壁的基底段和中间段，可显示回旋支近端和一部分钝缘支。为了显示外周部分，探头需要向下倾斜。

（二）右冠状动脉（right coronary artery，RCA；图 10-16）

- 心尖两腔心切面：后室间支可沿左心室下壁的中间段和基底段显示。
- 心尖四腔心切面：通过向下倾斜探头，可以看到后内侧乳头肌的一段，在这个平面上可以看到后室间动脉的一段。探头向横膈的进一步倾斜提供了 RCA 的显示关键点。

十八、冠状动脉血流图（图 10-17）

冠状动脉的正常流速曲线由收缩和舒张期组成。
- 收缩期流量曲线的正常模式是对称抛物线形。
- 舒张期血流频谱显示速度缓慢降低。舒张期最大舒张流速高于最大收缩流速，这是由于舒张期微小动脉和毛细血管的灌注所致。

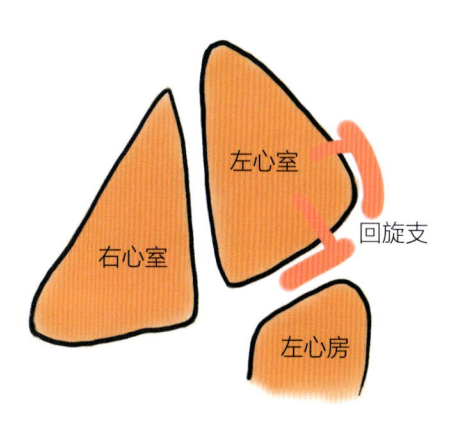

第10章 负荷超声心动图和冠状动脉超声检查
Stress echocardiography and coronary artery sonography

▲ 图 10-15 显示回旋支的典型扫描平面：心尖四腔心切面向下倾斜

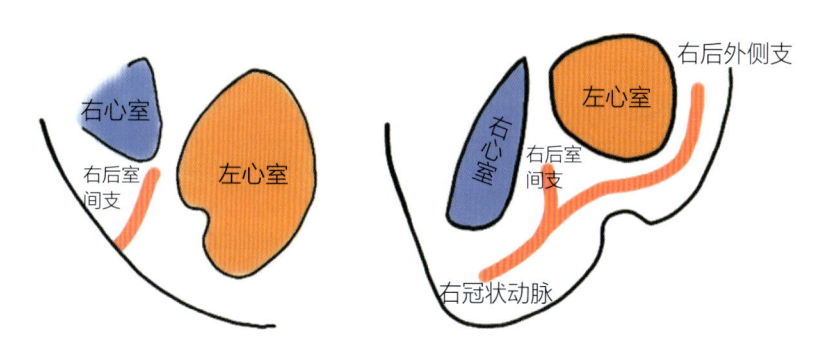

▲ 图 10-16 显示右冠状动脉的典型扫描平面：改良的心尖两腔心切面，将探针向横膈倾斜

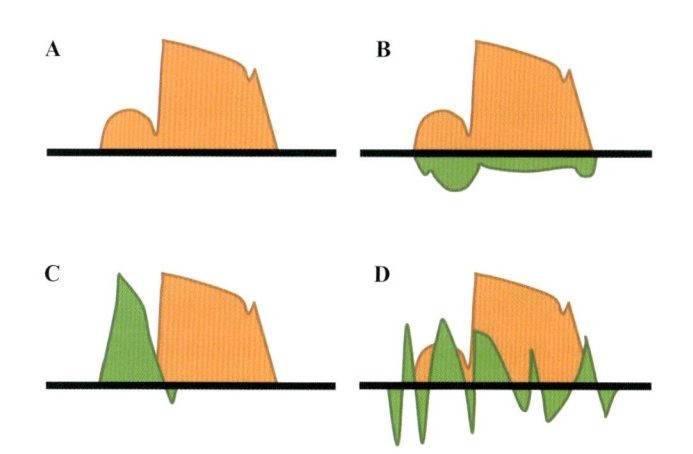

◀ 图 10-17 冠状动脉血流（橙色）与冠状静脉、肋间动脉和心包积液（绿色）的 PW 多普勒频谱比较
A. 正常冠状动脉；B. 冠状静脉；C. 肋间动脉；D. 心包积液

- 50 岁以下的健康人的正常最大舒张流速约 0.25m/s，70 岁以上的健康人增加到约 0.3m/s。健康受试者的最大舒张流速与最大收缩流速（Ratio of maximal diastolic flow velocity to maximal systolic flow velocity，DSVR）之比超过 1.7。
- 与心电图比较有助于鉴别以下情况。
  – 流速曲线的收缩和舒张部分。
  – 区别冠状动脉血流信号与来自肋间动脉和心包积液的信号。

机器设置

GE

- 使用供应商提供的"冠状动脉"设置。
- 将彩色血流基线移正向速度，并选择 +20cm/s 至 –30cm/s 的范围。这减少了室壁运动引起的干扰注意力的彩色信号，并产生了逆向血流信号的混叠。使用 20~30 帧 / 秒的帧频，并避免帧频数 > 40 帧 / 秒。
- 使用 2.2MHz 频率用于胸骨旁切面的 PW 测量，并在心尖四腔心切面考虑使用缩小声窗的 1.9MHz 频率。

- 对于使用对比剂进行信号增强，将机械指数降低到 0.09~0.13（功率 -20dB）。
- 在测量 LAD 中冠状动脉血流速度储备时，PW 多普勒的取样容积选择一个 8mm 的最大值。这使得即使在腺苷输注期间呼吸加深，也可以记录血流信号。对于回旋支和右冠状动脉，≤ 2mm 的取样容积可以降低重叠的二尖瓣或三尖瓣 E 波和 A 波的血流信号的强度。

西门子 SC2000
- 使用标准成人探头，选择 3.5MHz 的彩色多普勒和 1.75MHz 的 PW 多普勒。
- 造影检查时，将二维、彩色和 PW 多普勒的 MI 减少到 0.15。PW 多普勒使用 2.5MHz，"余辉"（persistence）设置为"高"。

飞利浦 EPIQ7，IE33
- 使用儿科探头（S8-3）代替标准成人探头（X5-1）可以获得最佳结果。使用 X5-1 探头时，使用对比剂增强信号可能是有帮助的。
- 使用对比剂时，将所有模式（二维、彩色多普勒和 PW 多普勒）的 MI 降低到 0.1~0.2。

非冠状动脉血流
- 冠状动脉血流可以与非冠状动脉起源的血流信号区分开来。
- 冠状动脉静脉血流曲线由逆向且主要为收缩期的血流信号组成。
- 肋间动脉呈三相的收缩期血流信号，下降曲线较短。
- 心包积液的频谱由起源于心包间隙的交替正向和逆向信号组成。
- 提示：当探头在胸骨旁短轴切面中逆时针旋转时，心包积液的信号将跟随心包间隙而不是心室间沟。经过注射对比剂和低机械指数（MI < 0.2）谐波成像后，心包积液的信号因为缺乏对比剂不再显示。

十九、冠状动脉疾病（图 10-18 至图 10-22）

（一）冠状动脉狭窄的直接迹象

- 心外膜冠状动脉的狭窄导致狭窄段内的血流加速和狭窄段以外的湍流。
- 彩色多普勒可以有效筛查从左主干到近端 LAD 的第 6 段。一旦发现混叠信号提示狭窄，可以通过 PW 多普勒进一步测量信号混叠区内的最大速度。
- 在狭窄 > 50% 的血管，最大速度几乎总是超过 1.5m/s，在狭窄 > 90% 的血管，有时可以达到 3.5m/s。绝对值取决于血流与超声束的夹角。
- 多普勒速度指数计算为狭窄内舒张期最大流速与狭窄前舒张期最大流速之比。如果两次测量的夹

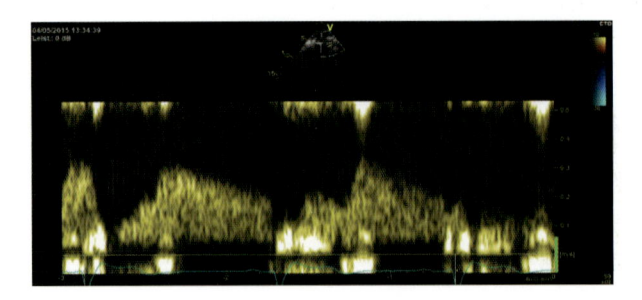

▲ 图 10-18 正常 PW 多普勒的表现（LAD）

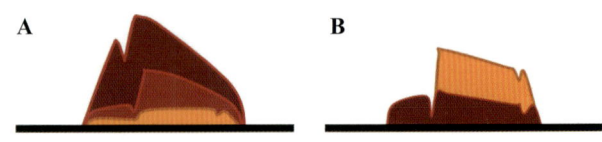

▲ 图 10-19 脉冲波多普勒频谱
A. 狭窄冠状动脉内的高速血流；B. 狭窄远端的舒张期衰减。正常冠状动脉血流呈橙色，病理血流呈暗红色

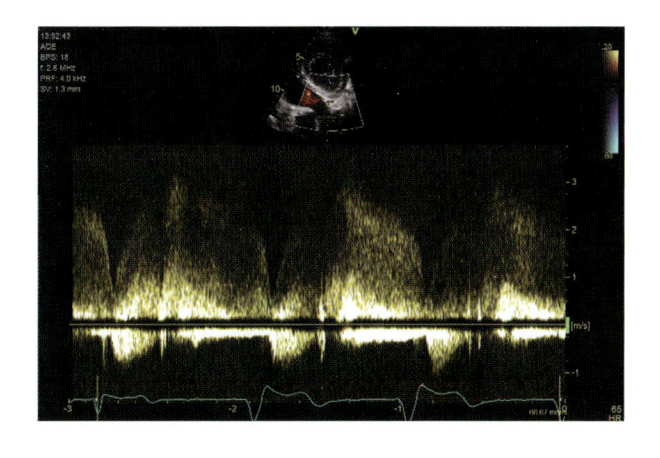

第10章 负荷超声心动图和冠状动脉超声检查
Stress echocardiography and coronary artery sonography

◀ 图 10-20 在改良的五腔心切面中 LAD 严重狭窄的远端到 LMS 的 PW 频谱

舒张期峰值流速增加到 3m/s，舒张期与收缩期峰值流速之比 < 1.5，提示毛细血管塌陷。收缩期频谱提示加速时间延长。在基线附近可以观察到左主干的叠加血流。舒张期峰值流速达到 1m/s，提示中等程度的狭窄。从左主干到狭窄 LAD 近端的舒张期峰值流速值增加超过 3

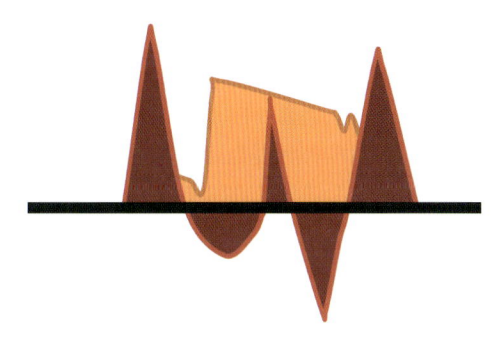

▲ 图 10-21 心外膜冠状动脉急性闭塞：PW 多普勒频谱（暗红色）；正常冠状动脉血流（橙色）

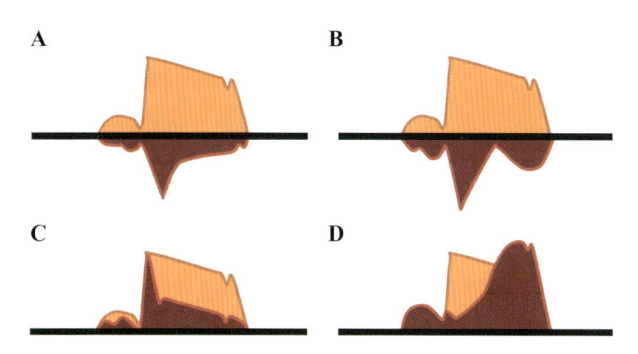

▲ 图 10-22 正常血流模式（橙色）与 LIMA 旁路移植接近远端吻合口、室壁瘤和肥厚型心肌病（分别为暗红色）

A. 左乳内动脉旁路移植（LIMA），靠近吻合口远端的频谱；B. 慢性冠状动脉闭塞 / 逆向血流；C. 显著的心肌瘢痕或室壁瘤；D. 肥厚型心肌病

角相似，那么这个指数比绝对流速的评估更可靠。此外，DVI 与如心力衰竭或贫血等流速增快的情况无关。并且它也不受伴随的微血管功能障碍的影响。DVI 在 2~4 范围内对应于 50%~90% 的狭窄，而指数 > 4 对应于 > 90% 狭窄，类似于主动脉瓣狭窄。

（二）冠状动脉狭窄的间接征象

- 在体力活动时，毛细血管开放且增加灌注以匹配氧气和营养物质的需求。远端狭窄 ≥ 70% 时，灌注压下降，然后小动脉横截面减少，根据 Hagen-Poiseuille 定律，血管阻力增加，导致毛细血管塌陷，特别是在心内膜心肌下层。这种塌陷可以通过严重狭窄的心外膜下血管远端的舒张期流速"衰减"来诊断。在这种情况下，最大舒张流速往往低于 0.3m/s。
- 在接近 70% 狭窄的冠状动脉段中，舒张期最大流速与收缩期最大流速的比值降至 1.7 以下，并与血管扩张药物负荷试验期间的冠状动脉血流速度储备 < 2 有关。收缩期血流速度的 PW 多普勒曲线显示达峰延迟。通常在腺苷最大血管舒张期间，狭窄 > 50% 时可以找到间接标准。

（三）冠状动脉闭塞

- 心外膜冠状动脉急性闭塞：典型血流模式为收缩期和舒张期血流方向往返交替。
- 有足够的侧支血流的冠状动脉阻塞：在闭塞远端的血管段中，显示为正常的冠状动脉血流模式。

（四）动脉旁路移植

- 测量离锁骨下动脉起点越近，血流模式越像正常的锁骨下动脉。当测量接近远端吻合口时，左乳内动脉（left internal mammary artery，LIMA）桥的血流模式类似于正常的冠状动脉血流。

（五）显著的心肌瘢痕或室壁瘤

- 由于瘢痕组织取代毛细血管床，舒张早期流速下降，随后保持稳定。这种模式也可以在血管扩张药物负荷期间经历严重心肌缺血的患者中发现。它是短暂的，可以在负荷检查后消失。

（六）肥厚型心肌病

- 舒张早期加速时间延长。
- 由于左心室肥大，舒张期最大流速增加（＞0.5cm/s）。
- 血管扩张药物负荷期间，冠状动脉血流速度储备减少。
- CFR＜2提示预后不良，有流出道梗阻的患者比没有流出道梗阻的患者预后更差。

二十、冠状动脉流速储备

冠状动脉流速储备被定义为最大药物血管舒张时的舒张期峰值流速与静息时舒张期峰值流速之比（CFR=V$_{负荷状态下峰值}$/V$_{静息状态下峰值}$）。

- 静息时的舒张期峰值流速应至少连续测量5次。在药物血管舒张过程中，当5个心动周期内没有观察到速度的进一步增加时，应该进行这个测量。

（一）CFR 的测量流程（图 10-23 和表 10-2）

- 异常 CFR：冠心病，扩张型和肥厚型心肌病，微血管功能障碍患者的患者中，CFR＜2提示预后不良。
- 在没有严重微血管疾病的稳定冠状动脉疾病患者中，CFR＜2提示心外膜冠状动脉狭窄，血流储备分数＜0.8；在70%～80%的狭窄中，相应的CFR为1.5～1.7，在狭窄＞90%的狭窄中，CFR通常＜1.4。在CFR＜1.8的患者中，室壁节段活动在运动或药物负荷检查中恶化，并且可以检测到运动减弱或运动消失，特别是在使用超声增强剂的情况下。

表 10-2　静息时进行性冠状动脉狭窄和负荷时重度狭窄的诊断标准

CFR	意　义
＞3.3	正常 CFR，无缺血
2.7～3.2	CFR 最低限度的降低，无缺血
2.0～2.6	CFR 轻度降低，无缺血
1.8～1.9	CFR 中度降低
1.0～1.7	明显缺血，伴随心肌节段活动异常
＜1.0	心肌窃血，伴严重心肌缺血

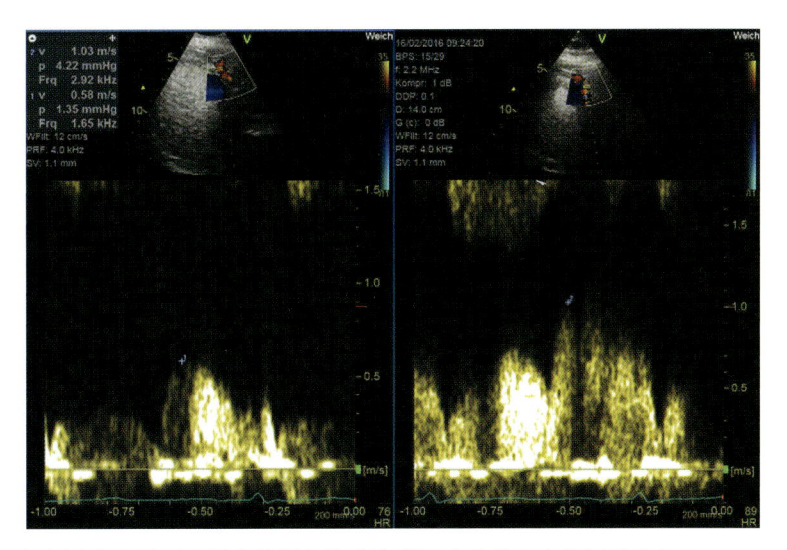

▲ 图 10-23　对一名主诉劳力性呼吸困难并偶尔伴发胸前区疼痛的患者使用腺苷负荷 [140μg/(kg·min)]。LAD 舒张期峰值速度在静息时升高（左，**0.58m/s**）。在腺苷输注期间（右），舒张期峰值速度增加到 **1.03m/s**。CFR 为 **1.03/0.58=1.8**，属异常（表 10-2）。注意，在血管扩张过程中，作为心外膜狭窄的间接征象，最大舒张流速与最大收缩流速的比值低于 1.7，而在静息（左）的比值＞ 2，这表明狭窄在血管扩张负荷下诱导心内膜下毛细血管塌陷

（二）血流储备分数与冠状动脉血流储备

- 在 CFR 正常＞ 2 的患者中，通常 FFR 也正常（＞ 0.8），并且通常 CFR 降低（＜ 2.0）伴随着 FFR 降低（＜ 0.8）。然而，在大约 30% 的中等狭窄患者中，CFR 和 FFR 的结果有差异。主要原因之一是伴随的微血管功能障碍影响血管扩张可达到的最大限度。因此，同样是心外膜冠状动脉狭窄的患者，与没有微血管功能障碍相比，微血管功能障碍导致 FFR 值升高（往往为假阴性），CFR 值降低（往往高估心外膜狭窄的程度）。CFR ＜ 2.0 和 FFR ＞ 0.8 的同时出现与预后不良有关，因为它表明额外的微血管功能障碍。FFR ＜ 0.8 和 CFR ＞ 2 提示典型的心外膜冠状动脉狭窄，但没有微血管功能障碍，与 FFR ＞ 0.8 和 CFR ＜ 2 相比预后更好。

二十一、瓣膜病中的负荷超声检查

（一）背景

在瓣膜病的情况下当患者描述的症状严重程度与静息超声心动图测量的瓣膜病的严重程度不匹配时，常常需要进行负荷超声心动图。需要解答的问题是症状是否可以归因于瓣膜从而可能需要瓣膜干预或治疗。如果不是，则需要找到症状的其他原因。静息成像和负荷成像之间可能存在差异，因为以下原因。

- 瓣膜功能障碍是动态的，只有当患者活动时出现，例如二尖瓣反流的恶化。
- 我们用来评估瓣膜功能障碍的方法是不准确的，因为它们依赖于对心脏功能或瓣膜结构的假设。

（二）负荷流程

瓣膜病的负荷研究使用与缺血相同的负荷方案，但通常运动负荷是首选的，因为它更接近生理。然而，如果目的只是增加心排血量，小剂量多巴酚丁胺可能是非常有效的。通常，如果想使用缺血负荷

荷流程额外检查是否存在心肌缺血，则只需要达到负荷流程的末尾。对于大多数瓣膜评估，低剂量或亚极量负荷方案足以增加心排血量，从而观察瓣膜疾病严重程度的动态变化。

（三）在瓣膜负荷试验中评估的关键

在试验期间，确保了解关于心脏瓣膜疾病和其他已知的病理信息。在预约该项目前，计划好负荷检查的方案，决定最佳负荷方式和您需要从检查中得到的关键测量。检查期间需要注意以下事项。

- 测量血流动力学的变化是很重要的，如负荷达到的每搏输出量。这可以通过评估每个阶段的流量和压差来完成。
- 瓣膜评估的负荷是否足够通常基于 SV 变化达到 20%〔$\Delta SV=(SV_{负荷}-SV_{静息})/SV_{静息}$〕，它与 LVOT 的 VTI 相关。

$$SV = LVOT\ VTI \times LVOT_{横截面积}$$

- 使用 SV 和 LVET（CW 多普勒上测量左心室射血时间）计算得出的流率（Q）也是一种有效测量血流动力学的方法。

$$Q = SV/LVET$$

- 保持观察节段室壁运动的变化，并记录在缺血负荷流程中。
- 不同的瓣膜疾病需要有特定的测量方案，因此应该针对感兴趣的疾病定制额外的测量。

二十二、二尖瓣的运动负荷超声检查

二尖瓣功能障碍可能是动态的，因此严重程度可以随着心率、体位和血压的变化而变化。瓣膜的复杂几何形态意味着 LV 几何形状或心房的变化会影响瓣膜的对合。负荷会影响瓣膜反流程度和改变瓣膜狭窄的血流动力学。因此，当临床医师认为患者症状与静息时瓣膜功能障碍的严重程度之间存在不匹配时，就需要使用负荷超声检查。这有助于确定是否需要干预瓣膜，或者确定症状的其他原因。

（一）二尖瓣反流

负荷评估典型的有价值的应用包括以下内容。

1. 无症状的重度二尖瓣反流

运动引起的肺动脉收缩压（根据右心室血流动力学测量）升高到 ≥ 60mmHg 提供了支持性证据，证明反流是严重的。

2. 劳力后症状，但静息时二尖瓣反流不严重

负荷超声可用于确定二尖瓣反流是否在劳累后更严重。在下列情况下，应考虑二尖瓣手术或更频繁的随访，运动时注意以下情况。

- 严重程度增加 ≥ 1 级，比如从中度到重度。
- 肺动脉收缩压升高至 ≥ 60mmHg。
- EF 升高 < 5%。
- GLS 增加 < 2%。

3. 二尖瓣反流不严重的反复不明原因的肺水肿患者

在这种情况下，应进行负荷超声以评估心肌缺血（这也可能导致二尖瓣反流严重程度的急剧变化）。

此外，在踏车测力仪负荷的每个阶段记录右心室收缩压、EF、GLS 和二尖瓣反流严重程度的参数。

4. 二尖瓣修复术后症状持续，但在静息时超声表现并不严重

这些患者需要在负荷下详细评估是否存在功能性二尖瓣狭窄或重度二尖瓣反流。此外，应该测量静息和运动期间的 LVOT 压差。

（二）二尖瓣狭窄（表10-3）

瓣口面积通常是衡量静息状态下二尖瓣狭窄的最有用的指标。而在负荷状态下平均压差最有用。以下是典型的临床应用。

表 10-3 静息状态下进展的二尖瓣狭窄和负荷状态下重度狭窄的诊断标准

静 息	负 荷
进展的二尖瓣狭窄	严重二尖瓣狭窄
MVA > 1.5cm²	—
PHT < 150ms	—
轻度至中度左心房增大	—
RVSP 正常	RVSP > 60mmHg
	跨瓣压差 > 15mmHg（运动）
	> 18mmHg（多巴酚丁胺）

1. 无症状但静息时瓣膜重度狭窄

对于这类患者，负荷超声心动图没有作用。建议使用平板运动耐受性测试（exercise tolerance testing，ETT）代替，以评估运动诱发的症状。

2. 有症状但静息超声下不严重（"进展"）的二尖瓣狭窄

在这种情况下运动负荷是首选的方法。如果负荷状态下发现严重的二尖瓣狭窄（平均压差），则应考虑干预。

二十三、主动脉瓣狭窄的负荷超声检查

（一）无症状的严重主动脉瓣狭窄

平板运动负荷一般足以诱发主动脉瓣狭窄的症状，但不能运动的人考虑使用多巴酚丁胺负荷超声：运动负荷时平均压差增加 20mmHg 是手术的 Ⅱb 类指征。右心室收缩压增加 > 60mmHg 而无收缩储备（类似于二尖瓣反流）可能支持上述诊断。

- 在无症状的重度和中度狭窄患者中，负荷超声心动图可能更有助于调整随访的时间，例如可考虑随访间隔 ≤ 6 个月。

（二）低流量低压差（low-flow low-gradient，LF-LG）的重度主动脉瓣狭窄

在左心室收缩功能显著降低的患者中，静息状态下无法区分严重狭窄和由于低心排血量而导致的瓣膜面积变小（假性狭窄）。小剂量多巴酚丁胺负荷有助于鉴别并确认左心室收缩储备。

- 确认患者符合 LF-LG 狭窄的标准，即主动脉瓣钙化而开口减小，EF < 50%，AVA < 1.0cm^2，峰值流速 < 4m/s，平均压差 < 40mmHg。
- 使用标准的多巴酚丁胺负荷方案，但从低剂量 [2.5～5μg/(kg·min)] 开始，然后每 3～5 分钟增加 5μg/(kg·min)。
- 以下情况终止检查：多巴酚丁胺达到最大剂量 [20μg/(kg·min)]；结果为阳性（如提示严重狭窄）；心率增加 10～20bpm 或 > 100bpm；心绞痛发作，呼吸困难；收缩压下降 > 20mmHg；心律失常。
- 如果瓣口面积保持 < 1.0cm^2，血流速度增加到 > 4m/s，平均压差增加到 > 40mmHg，则诊断为真性狭窄。
- 如果瓣口面积增加到 > 1.0cm^2，平均压差保持 < 40mmHg，则诊断为假性重度主动脉瓣狭窄。
- 如果 SV 可以增加 > 20%，则确认收缩储备保留。

（三）反常的低流量低压差主动脉瓣狭窄

反常的 LF-LG 主动脉瓣狭窄是由于左心室射血分数正常但心排血量减少（通常是由于心肌改变，如高血压，舒张受限）。类似于 LF-LG 主动脉瓣狭窄患者（左心室功能降低），小剂量多巴酚丁胺负荷超声（或无－轻度症状患者的运动负荷）可以帮助鉴别真性和假性重度主动脉瓣狭窄。

- 确认患者符合标准：钙化的主动脉瓣开放受限，EF > 50%，AVA < 1.0cm^2 或 < 0.6cm^2/m^2 但峰值流速 < 4m/s，平均压差 < 40mmHg。
- 按照 LF-LG 的要求执行流程并解释结果。
- 请注意，由于左心室功能的潜在问题，许多患者的每搏输出量或流率不能增加 20% 以上。在这些情况下，CT 的主动脉瓣钙化评分可以有助于评估疾病的严重程度。

> **当小剂量多巴酚丁胺试验不足以评估 LF-LG 主动脉瓣狭窄时**
>
> 当 LVOT VTI 增加小于 20% 且不符合真性重度主动脉瓣狭窄的标准时，可以估计出预计瓣口面积来预测狭窄的真正严重程度。POA 是流率为 250ml/s 时预计的面积。如果 POA < 1cm^2 有真性的重度主动脉瓣狭窄（图 10-24）。

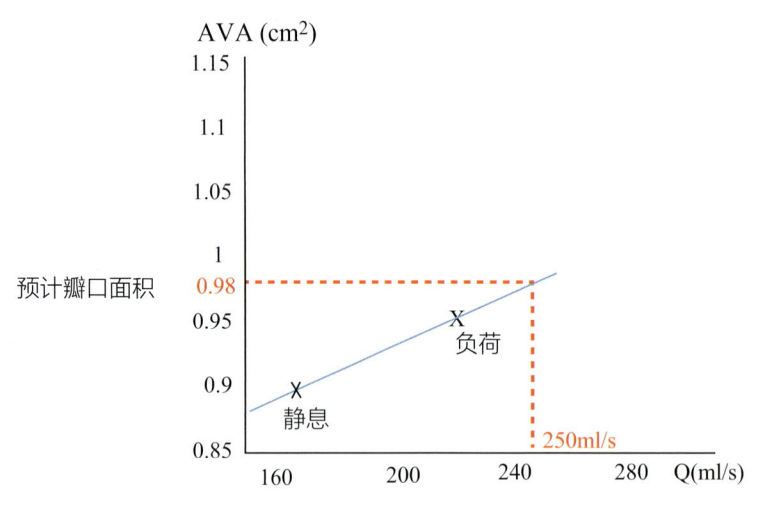

▲ 图 10-24 预计瓣口面积（POA）的测量：在静息和多巴酚丁胺负荷期间，将测量的 AVA（y 轴）和流率 Q（ml/s，x 轴）绘制在图表上。连接这两点之间的线，从 Q=250ml/s 获得相关的瓣口面积 POA

二十四、人工主动脉瓣和二尖瓣的负荷超声检查

当多普勒表现与症状不一致时，负荷超声心动图已成为检查人工瓣膜患者的一种有价值的工具。应采用和天然瓣膜相同的负荷方案和评价标准进行负荷评价。

（一）人工主动脉瓣（图 10-25）

- 静息时有效瓣口面积较小，或多普勒速度指数异常并伴有左心室功能降低：小剂量多巴酚丁胺负荷可用于鉴别真性或假性重度人工瓣狭窄，如 LF-LG 主动脉瓣狭窄。

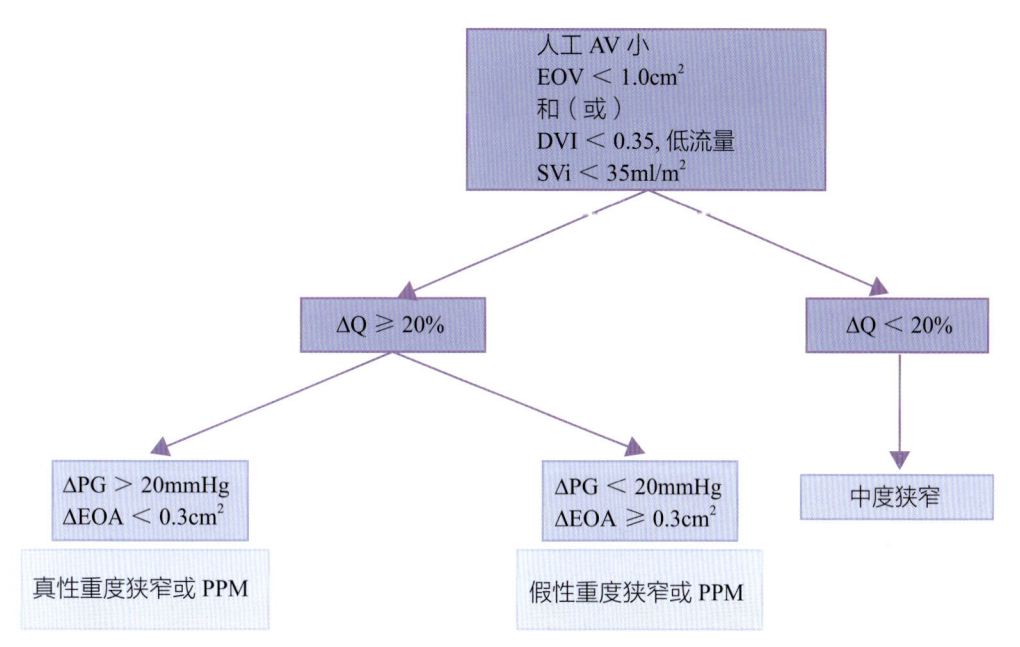

▲ 图 10-25 低流量患者人工主动脉瓣功能的评价

PPM. 患者 – 人工瓣膜不匹配；EOA. 有效瓣口面积；ΔQ. 通过 LVOT 速度时间积分测量的流率变化。负荷 EOA 至正常 EOA 提示 PPM

- 有症状但静息时仅轻中度的人工瓣跨瓣压差升高：静息平均压差为 20~40mmHg，平均跨瓣压差增加 > 20mmHg 支持重度狭窄或患者 – 人工瓣膜不匹配。如果负荷状态下右心室收缩压 > 60mmHg 可进一步证实。

（二）人工二尖瓣（图 10-26）

- 有症状但静息人工瓣跨瓣压差仅轻度至中度升高：静息平均压差为 5~10mmHg，平均跨瓣压差增加 10mmHg 支持重度狭窄或患者 – 人工瓣膜不匹配。如果负荷状态下右心室收缩压 > 60mmHg 可进一步证实。
- 二尖瓣成形术后有症状的患者：当平均跨瓣压差随负荷增加 > 7mmHg 时，可能存在功能性二尖瓣狭窄。
- 有症状，但静息时只有轻度至中度反流：方案和诊断标准与自然瓣膜反流相同。

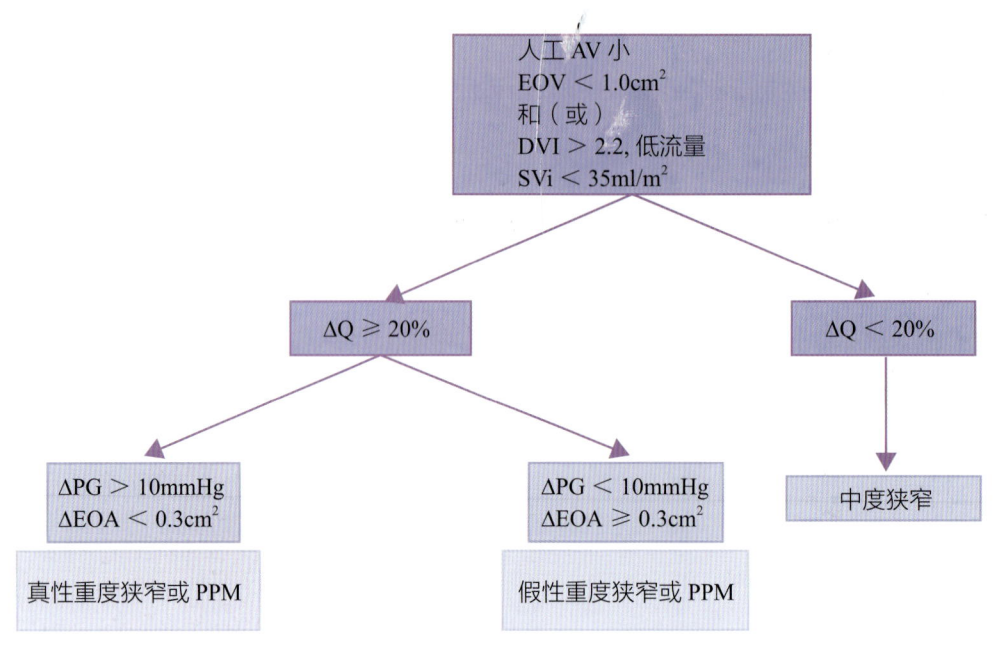

```
                    人工 AV 小
                    EOV < 1.0cm²
                    和（或）
                    DVI > 2.2, 低流量
                    SVi < 35ml/m²
                   /              \
            ΔQ ≥ 20%              ΔQ < 20%
           /        \                  |
    ΔPG > 10mmHg   ΔPG < 10mmHg      中度狭窄
    ΔEOA < 0.3cm²  ΔEOA ≥ 0.3cm²
         |              |
    真性重度狭窄或PPM   假性重度狭窄或PPM
```

▲ 图 10-26 低流量患者人工二尖瓣功能的评价

PPM. 患者人工瓣膜不匹配；EOA. 有效瓣口面积；ΔQ. 通过 LVOT 速度 – 时间积分测量的流率变化。负荷 EOA 至正常 EOA 提示 PPM

> **运动或多巴酚丁胺负荷评价人工瓣膜病**
> - 运动负荷用于症状轻微、无症状或症状不明显，但多普勒表现提示中 – 重度病变时。
> - 多巴酚丁胺负荷用于中 – 重度症状，但多普勒表现提示轻度病变时；也适用于有症状的静息时 AVA 小，或多普勒速度指数异常并伴有左心室功能降低的患者。

二十五、非缺血性心脏病中的负荷超声检查

一些患者主诉劳累性呼吸急促，因为他们在活动时出现了非缺血性的心功能不全。在左心室肥大的患者中可以看到由于 LVOT 动态梗阻而导致的心排血量减少，因为随着心率的增加和 ESV 的减少，LVOT 会缩小。肥厚型心肌病表现的室间隔不对称肥厚是一个特殊的问题，在这种情况下，负荷状态下峰值压差 > 50mmHg 可以作为心肌切除 / 室间隔消融的指征。不太常见的是由于二尖瓣阻塞流出道，导致的 LVOT 梗阻。运动有时也会诱发收缩或舒张功能的潜在缺陷。

（一）动态流出道梗阻（包括肥厚型心肌病患者）（图 10-27）

- 进行完整的基线超声心动图检查，包括使用 PW 和 CW 多普勒测量通过 LVOT 的压差，以及使用 CW 多普勒测量跨瓣压差。如果静息状态下使用激发动作（如 Valsalva 动作）将峰值压差增加到 > 50mmHg（或静息时压差已经 > 50mmHg），则无须使用负荷超声。
- 确认主动脉瓣形态正常，无狭窄迹象，并记录心肌肥厚的程度。
- 使用运动负荷流程。不推荐多巴酚丁胺负荷。因为即使在健康患者中，多巴酚丁胺负荷也可能导致动态 LVOT 梗阻，并且在肥厚型心肌病患者中也具有更高的危险性心律失常风险。
- 在负荷流程期间，用 CW 多普勒在 LVOT 的多个部位记录，此外如果患者有症状也需要记录。

- 观察 CW 频谱形态的变化，以及运动时流速和 VTI 的变化。
- 同时，寻找二尖瓣收缩期前向运动和任何二尖瓣反流的证据。
- 评估任何节段室壁运动异常，以确保缺血不被忽视。
- 负荷检查期间监测血压。当收缩压比基线升高 20mmHg 之前出现压差时，支持动态流出道梗阻的存在。另外，在运动时收缩压下降 > 20mmHg，这本身是流出道梗阻的标志。
- 连续负荷研究可用于监测疗效。

（二）舒张功能的动态变化（表10-4）

在有心力衰竭症状的患者中，通常进行负荷超声心动图评估心肌缺血。当负荷期间没有或仅有轻度心肌缺血时，可评估其他潜在问题，如动态左心室流出道梗阻，动态二尖瓣反流，变时功能不全。此外，应该考虑劳累时的舒张功能不全，特别是在糖尿病、高血压、肥胖和老年患者的情况下。

表 10-4 负荷超声心动图评估左心室舒张功能不全的标准

测 量	静 息	峰值运动（支持 HFpEF）
吸力储备（E'）	• 间隔 e' > 17cm/s • 侧壁 e' > 10cm/s	• 间隔 e' < 7cm/s • 侧壁 e' < 10cm/s
E/e'（左心室充盈压）	• 平均 E/e' < 14 • 间隔 E/e' < 15	• 平均 E/e' > 14 • 间隔 E/e' > 15
RVSP	峰值 TR < 2.8m/s	峰值 TR > 2.8m/s
血流量储备（增加每搏输出量）	—	SV 或 VTL 不能增加 20%
肺超声（用于肺水肿）	A 线	B 线

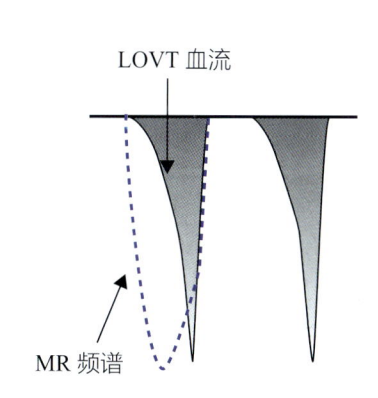

◀ 图 10-27 二尖瓣反流和 LVOT 血流的多普勒频谱。左心室流出道梗阻可以通过典型的收缩晚期达峰来与伴随的二尖瓣反流分区

第 11 章 介入超声心动图
Interventional echocardiography

黄国倩 译
熊楠青 王 昀 校

一、概述

近 20 年来经皮介入手术治疗心血管疾病的数量和类型呈现显著增长。随着导管器械的蓬勃发展，可以通过静脉和动脉系统输送装置来关闭间隔缺损和瓣周漏；同样，人工装置还可用于某些种类瓣膜病变的个体。伴随着介入手术，心胸外科手术，则持续用于为冠状动脉病变和瓣膜病变提供精准的手术治疗。

在这种情况下，精确监测介入手术如何实施变得极为重要，因为这不仅可能还非常有效。通过三维导向，以及多普勒血流定量，超声心动图是唯一的可用于实时监测的成像技术。新的技术使得超声可用于不同的途径，如心腔内超声心动图、经食管和经胸超声心动图。实时 3D 成像和渲染技术的提高为术者提供了新的图像深度的信息。

作为结果，介入超声心动图成为新的"专业"和经验，它主要关注在导管室里如何最好的实施和应用超声心动图，如何操作来支持和引导介入手术。介入超声心动图的需求范围如下。

- 对基础病变提供精确的评估。
- 帮助选择合适的介入方法和器械。
- 引导介入手术的开展。
- 监测并发症，充分解决心血管问题。

二、心包穿刺

心包穿刺中超声心动图非常有用。通常从肋下或心尖部进行穿刺，因此需同时在这两个部位对心包积液的评估，以明确哪一个途径更易于操作（见第 3 章）。

（一）操作前的记录

- 每一个位置的积液深度。
- 从皮肤到积液外缘的深度（作为进针深度的指导）。

（二）操作中

- 获取图像时超声探头和皮肤的角度可用于指导进针角度。
- 有时可以看到穿刺针进入心包腔内。
- 如果不清楚穿刺针是否在心包腔内，可以经针头注射震荡生理盐水对比剂（图 11-1）。如果穿刺

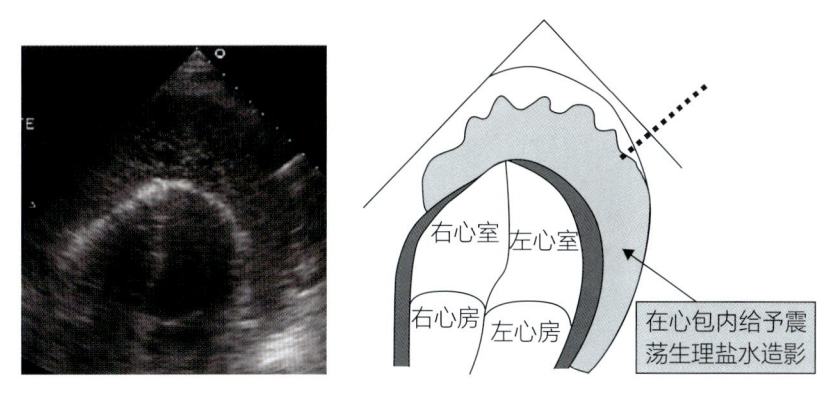

▲ 图 11-1　在剑突下进行心包穿刺，用超声心动图在心尖部进行监护
通过穿刺针在心包内注射震荡生理盐水进行造影，可以看到环绕心脏的心包区域显影，证实穿刺针的位置正确

针位置正确，应该清楚地看到造影微泡充盈心包腔；如果不在，可见其他心腔显影。
- 如果放置引流管，当引流管放置进入心包腔时则需要监测，了解引流的位置。注意引流管相对于心脏及心包积液的位置，以确保引流有效。

（三）操作后

- 操作后需再次对心包成像看引流是否有效。
- 操作后数小时进一步进行超声检查，或根据需要在 24h 后复查，有助于了解积液是否再积聚。
- 没有超声的引导也可以拔除引流，但拔除后进行超声成像有助于确定没有积液重新积聚，以及心脏功能恢复正常。
- 在液体引流后进行全面的心脏超声检查来评估心脏结构和功能是非常好的实践经验。

三、二尖瓣球囊扩张

需常规进行 TOE 检查以评价是否适合做经皮二尖瓣球囊扩张（mitral valve balloon valvotomy）手术来治疗二尖瓣狭窄（MS）。需报告的手术禁忌证如下。
- 左心耳血栓。
- 中度及以上的二尖瓣反流。
- 严重的主动脉瓣及三尖瓣病变。

超声心动图对二尖瓣解剖进行评分有助于预测手术是否成功。最常用的是 Wilkins 评分，基于四个特征，每一项记 1~4 分，最小为 4 分，最大为 16 分。计分越小，瓣膜越适合球囊扩张。计分＞ 8 分提示经皮介入手术的长期预后差。

（一）瓣叶活动度

(1) 瓣叶活动度好，仅瓣尖活动受限。
(2) 瓣叶中部和基底部活动度降低。
(3) 瓣叶舒张期的前向运动主要见于基底部。
(4) 舒张期瓣叶无或微小的前向运动。

（二）瓣膜增厚

(1) 瓣叶接近正常（4～5mm）。
(2) 瓣叶中部增厚，瓣缘显著。
(3) 增厚扩展到全瓣叶（5～8mm）。
(4) 整个瓣叶组织显著增厚（8～10mm）。

（三）瓣下结构增厚

(1) 腱索轻微增粗，局限于瓣下。
(2) 腱索增粗超过其长度的 1/3。
(3) 腱索增粗扩展到腱索远端的 1/3。
(4) 所有腱索均广泛地增粗挛缩，甚至扩展到乳头肌。

（四）瓣膜钙化

(1) 单个区域回声增强。
(2) 散在的多个区域回声增强，但局限于瓣缘。
(3) 强回声扩展到瓣叶中部。
(4) 广泛的强回声累及大部分瓣叶组织。

> **3D TOE 在球囊扩张术中的应用**
> 二尖瓣球囊扩张术通常在心脏超声引导下进行，3D TOE 更为理想，可以监测房间隔穿刺、球囊的放置、扩张，以及评价对瓣膜的疗效。术后的多普勒参数不够精确，而 3D 面积描记可以更精确地评估手术是否成功（和有创监测手段相关性最好），以及发现即刻的并发症。

四、二尖瓣钳夹（MitraClip）的使用禁忌证与相关解剖

二尖瓣钳夹是一种经皮边对边修复 MR 的装置（图 11-2）。在确定是否适合进行二尖瓣钳夹术时需要运用超声心动图对几个解剖特征进行评价。以下是超声表现上的二尖瓣钳夹术的禁忌证。

（一）禁忌证

- 原发性 MR，二尖瓣口 < 4cm^2；或继发性 MR，二尖瓣口 < 2cm^2。
- 心内膜炎。
- 心脏肿瘤 / 占位。
- 活动性的风湿性瓣膜病变。
- MS。
- 既往 MV 置换术。
- 瓣叶解剖不合适（钳夹的部位 A$_2$ ± P$_2$ 区存在钙化，或明显的缺损）。
- 存在瓣叶连枷，连枷的节段宽度 ≥ 15mm，或连枷的缝隙 ≥ 10mm，双瓣叶连枷。

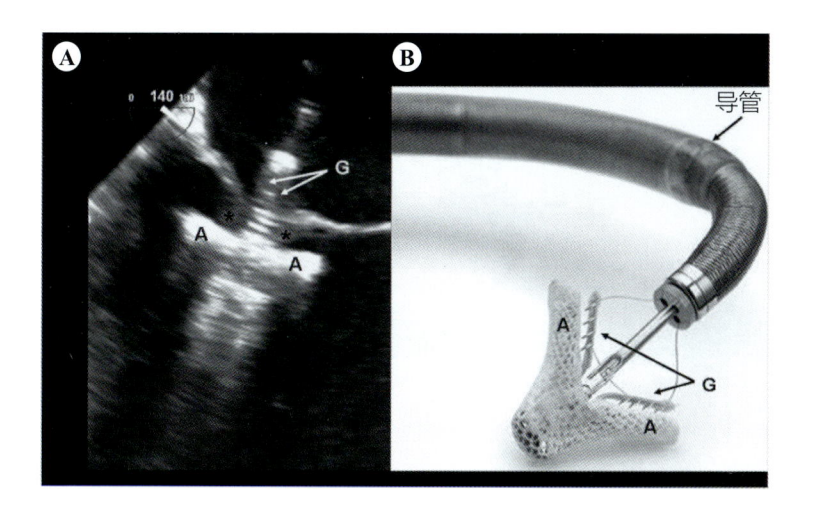

▶ 图 11-2 输送导管连接开放的二尖瓣钳夹装置

装置的臂用"A"来标识，而夹子用"G"来标识（B）。它们可在 TOE 图像上显示（A）

（二）相关解剖（图 11-3）

- 在钳夹前需进行 TOE 检查，对房间隔和 MV 的瓣叶、瓣环、腱索和瓣下结构的解剖进行仔细评估。
- 需注意是否存在房间隔缺损/卵圆孔未闭，测量房间隔的厚度。这些都决定了经房间隔穿刺的难易度。
- 需采集所有标准的 MV 切面，伴或不伴彩色多普勒，以识别最大的 MR 区域，以及在此位置上的每个瓣叶的解剖。
- 二尖瓣钳夹抓取的理想区域是 A_2：P_2 联合。需关注阻止器械植入的不利因素：瓣叶厚度、瓣叶钙化、腱索融合/钙化，或在反流最大区域下方的瓣下结构钙化。

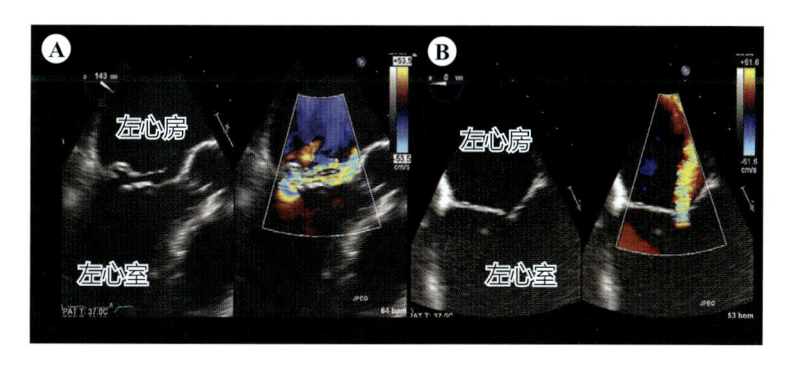

▲ 图 11-3 技术上适合二尖瓣钳夹术的不同病因的二尖瓣病变

A. P_2 腱索断裂（LVOT 切面）导致重度 MR。可钳夹区域的瓣体无钙化，且连枷的缝隙距离＜10mm。B. 功能性重度 MR（四腔心切面），可钳夹区域无钙化。因为瓣叶不能对合，可在术前用扩血管药物/正性肌力-扩血管药降低负荷来增加瓣叶对合度，以促进二尖瓣钳夹成功植入

五、二尖瓣钳夹（MitraClip）手术

（一）经房间隔穿刺（图 11-4）

- 需获取房间隔的双腔静脉切面，短轴切面和四腔心切面，以显示其解剖，确认经房间隔导管的头

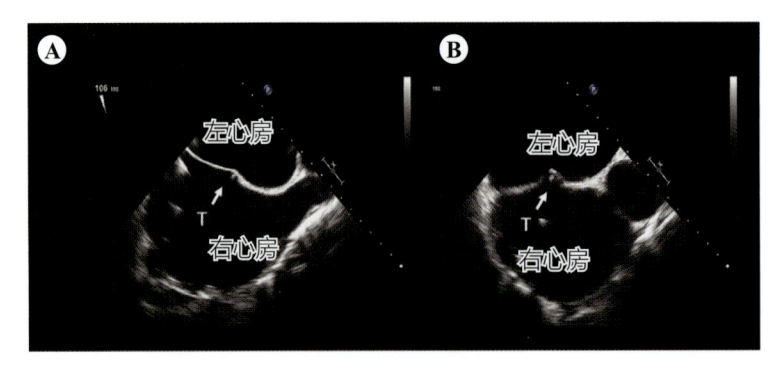

▲ 图 11-4 经房间隔穿刺时导管的定位

可以清晰地看到，卵圆窝处的房间隔受穿隔导管影响呈尖顶帐篷状（T）。两个切面成像可以对穿刺部位进行上下调整（A，双腔静脉切面）和前后调整（B，改良的主动脉短轴切面）

端进入并顶在卵圆窝，形成帐篷样。
- 通常穿刺针应远离 MV 3～4cm，但需要根据病变的部位和机制进行调节。
- 成功穿刺后进行超声成像帮助引导导管，继而导丝，安全进入左上肺静脉（避开左心耳）。

（二）如何引导指引导管和二尖瓣钳夹（图 11-5）

- 采用改良的短轴切面引导放置指引导管和扩张器。指引导管上具有超声标志，有助于确认其通过房间隔。
- 扩张器和导丝回撤，而二尖瓣钳夹推进直到其出现在左心房中部。
- 引导二尖瓣钳夹到位，跨于 MV 上。左心室流出道切面可以显示二尖瓣钳位于 MV 上方。

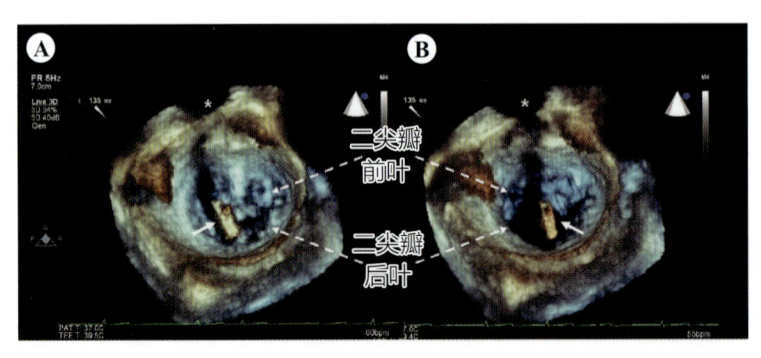

▲ 图 11-5 3D TOE 显示二尖瓣钳夹放置过程中的二尖瓣左心房观；夹子放置于瓣叶之上，确保与瓣叶闭合线垂直

（三）如何顺利通过 MV

- 联合 LVOT 和双瓣膜交界切面，将钳子直接放置于 MV 的目标区域。双平面超声非常有用，可以在两个正交平面上确认夹子的位置。
- 调整位置，通过彩色多普勒确认位置正确；理想状态下，夹子应该将反流束等分为二。
- 将钳子推进进入左心室，在 MV 瓣叶的下方清晰显示钳夹臂的上端。
- 实时 3D TOE 成像有助于确认位置，以及夹子垂直于瓣膜的闭合线。

（四）二尖瓣夹的植入和钳夹

- 一旦确认了夹子的位置，将其向着 MV 瓣叶方向回撤。超声对于确保瓣叶和瓣下结构不被扭曲，以及保持夹子垂直至关重要。
- 应记录下钳夹的瞬间，确保在夹子的两个臂之间抓取了足够量的瓣叶。

（五）确认瓣叶被钳夹及释放装置（图 11-6）

- 在 LVOT 切面和四腔心切面上观察 MV 的前叶和后叶，证实钳夹充分抓取。
- 重要的是关注瓣叶的植入点，以及瓣叶活动是否充分。
- 当瓣叶钳夹满意，关闭钳夹臂至大约 60°，采集最终的图像确认夹子被精准放置，MR 反流程度降低，无 MS。

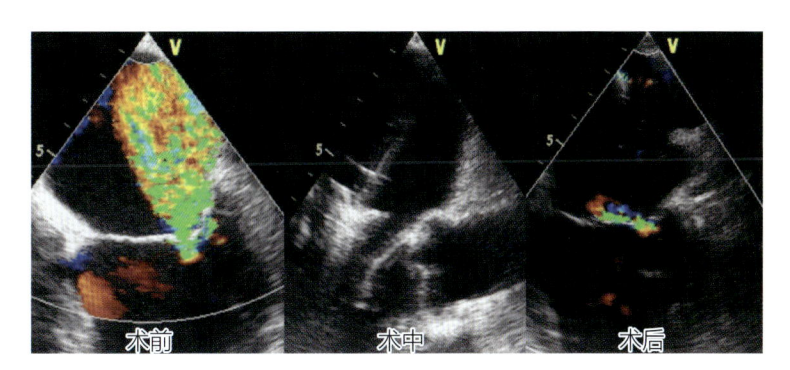

▲ 图 11-6　随访二尖瓣钳夹病例
应注意，术中的图像显示输送导管和装置跨过二尖瓣

六、经导管主动脉瓣植入术（transcatheter aortic valve implantation，TAVI）

评价患者是否适合 TAVI 手术需要进行非常详细影像评估，包括心脏超声。需要进行充分的 TTE 或 TOE 检查，或两者都需要。

（一）TAVI 术前评估

检查需包括以下信息。

1. 主动脉瓣（AV）

术者需要了解的信息包括主动脉瓣狭窄（AS）的严重程度以确认需要 TAVI 手术，瓣膜的解剖结构以确定是否瓣膜适合经皮手术，是否存在其他可能影响患者结局的病变。报告需包含如下内容。

- 瓣膜是三叶式的还是二叶式的（目前二叶式是相对禁忌证）。
- AS 真正的严重程度：AV 面积 $< 1cm^2$ 或 $< 0.6cm^2/m^2$。仔细调整二维或 3D 图像的成像平面，使其对准并包含真正的瓣尖，精确地描记瓣口面积。
- 瓣膜钙化的程度和部位：钙化移位导致冠状动脉阻塞的可能性。
- 主动脉窦和窦管交界部的大小和形态。
- AV 瓣环的大小：在胸骨旁长轴切面或 3D 图像上测量瓣环大小，从瓣叶植入点到另一个瓣叶植

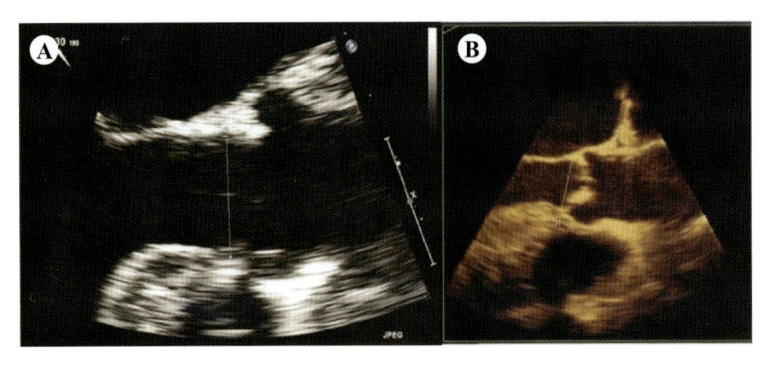

▲ 图 11-7 通过 2D（A）和 3D（B）经食管超声测量主动脉瓣环大小

入点，这对选择正确的器械尺寸非常重要（图 11-7）。
- 报告是否存在室间隔肥厚：室间隔显著的凸起会妨碍瓣膜定位。
- 尽量确定冠状动脉开口的位置，以及其距离瓣环的高度（冠状动脉高度），以评估装置导致冠状动脉梗阻的风险。

2. 一般情况

评价心室和其他瓣膜。
- 评价左心室肥大、功能及心腔大小：对于经心尖途径特别重要。
- 评价右心室功能，估测肺动脉压：术中右心室功能恶化的风险。
- MV 的解剖和功能：严重的 MR 是相对禁忌证。
- 主动脉钙化：广泛的降主动脉粥样硬化会增加栓塞的风险。
- 存在胸腔或心包积液：可以早期识别并发症。
- 合并严重左心室功能不全的 AS 患者，多巴酚丁胺负荷超声有助于识别 AS 的严重程度，以及左心室冬眠心肌的程度。

（二）瓣环大小的重要性

目前的 TAVI 装置（Edwards Sapien 和 Medtronic CoreValve）适合的瓣环大小的范围为 18～27mm（表 11-1）。如果担心测量的准确度，可以和血管造影、CT 及磁共振的数据进行比较，来决定最终器械的尺寸。

表 11-1 经皮主动脉瓣植入装置

装 置	瓣环范围（mm）	Valsalva 窦（mm）	窦管交界（mm）	冠状动脉高度（mm）
CoreValve 23mm	18～20	> 25	≤ 34	≥ 14
CoreValve 26mm	20～23	≥ 27	≤ 40	≥ 14
CoreValve 29mm	23～26	≥ 29	≤ 43	≥ 14
CoreValve 34mm	26～29	≥ 29	≤ 43	≥ 14
Edwards Sapien 20mm	16～19	N/A	N/A	≥ 10
Edwards Sapien 23mm	18～22	N/A	N/A	≥ 10
Edwards Sapien 26mm	21～25	N/A	N/A	≥ 11
Edwards Sapien 29mm	24～28	N/A	N/A	≥ 11

瓣膜钙化的程度及 LVOT 的大小也是决定器械尺寸的重要因素。人工瓣过小会导致瓣周漏，而瓣膜过大会导致支架膨胀不佳、冠状动脉梗阻或主动脉根部破裂。

七、TAVI 术中的评估

围术期的超声，通常采用 TOE（但也可用 ICE 和 TTE），是保障瓣膜精准植入同时避免各种并发症的关键（图 11-8）。

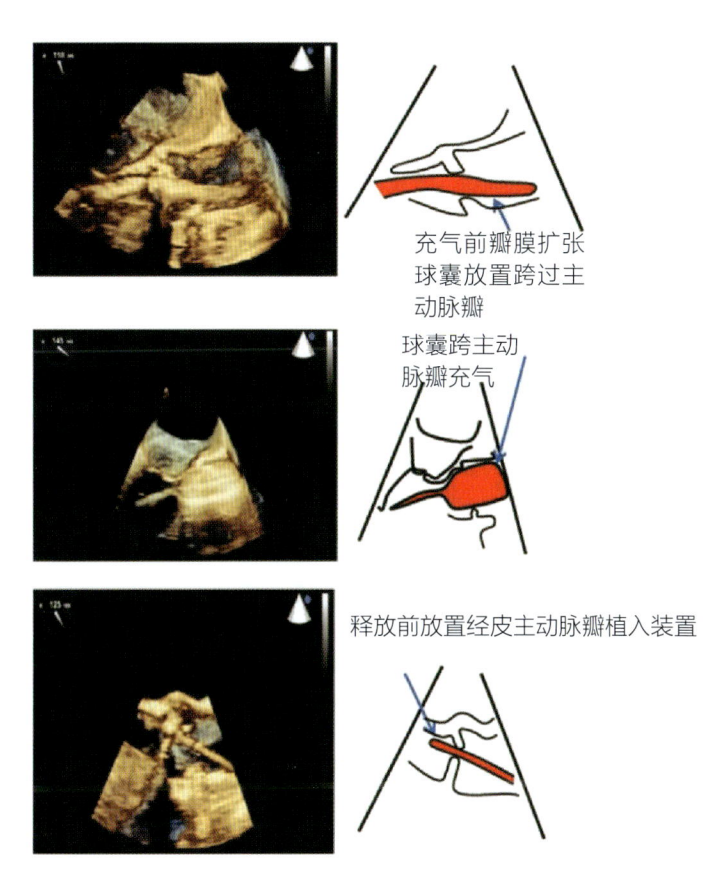

▲ 图 11-8　经皮主动脉瓣植入术中使用经食管超声

TAVI 的操作步骤

1. 跨 AV
- 评价导丝跨瓣的位置，通常位于无冠瓣 – 右冠瓣的交界处。
- 除外导丝穿破左心室导致的心包积液。
- 一旦导丝和导管经过瓣膜，评价 AR 的程度。

2. AV 球囊扩张
- 确认球囊位置跨过 AV。
- 评价球囊扩张的程度。
- 球囊扩张后定量 AR。
- 评价瓣膜活动的变化：是否足够人工瓣通过？

3. 人工瓣的定位和植入
- 人工瓣确切的植入位置取决于使用的瓣膜类型，但两种类型都需要精确放置在 1mm 以内，以确保瓣膜功能正常。
- 应注意在植入时球囊需充分扩张。
- 植入后出现瓣周漏需注意其程度和范围，偶尔需要再次的球囊扩张。

4. 评估并发症
心脏超声医师需警醒可能的并发症，并持续监测以下内容。
- 快速起搏后或人工瓣植入后，左心室或右心室功能衰减。
- 由于心室或瓣环破裂导致心包积液和压塞。
- 卡瓣导致人工瓣功能异常。
- 瓣周漏。
- 主动脉损伤或夹层。
- 冠状动脉梗阻。
- 导丝或鞘管上血栓形成。

八、瓣周漏封堵

任何类型的人工瓣均可出现缺损，可发生于任意位置、手术任何时期或更晚期，也可继发于瓣膜退化或感染导致的损害。通过缺损可产生反流，其血流动力学后果和传统的瓣膜反流相同；此外，小的缺损产生高速血流可导致破坏性溶血和贫血。评价瓣周漏需要综合临床、TTE 和 TOE 表现，必要时还需加上心导管或心脏 MRI。瓣周漏通常较小且范围局限，但也可以是多发的、大的，引起大量反流。对瓣周漏进行精确定位非常重要，有助于明确可采取的闭合方法，以及所需封堵器的大小和形态。

（一）AV 瓣周漏

前方的缺损位于右冠窦的下方，TTE 上可见；反之，后方的缺损位于无冠窦下方，通常隐藏在机械 AV 的后方，仅在 TOE 上可见。缺损的定位最好是通过描述其与冠状窦及冠状动脉之间的关系来阐明，因为这些解剖标志介入医师在透视下也可识别。

- 通常采用逆向的经主动脉途径输送导管进入主动脉根部，通过该导管输送导丝经过缺损进入左心室。
- 导管跟进，并通过它输送一根硬导丝进入左心室，再经导丝送入输送鞘，通过缺损进入左心室。将选择好的封堵器经过输送鞘送入左心室，先释放出一侧盘片，然后将整个装置回拉，使盘片紧贴瓣环的左心室侧。
- 保持张力，释放第二个盘片至主动脉侧，一旦完全放置到位，用心脏超声和血管造影评估其效果。
- 如果瓣周漏血流明显减少或妥善解决，则释放封堵器。

（二）MV 瓣周漏

TTE 的胸骨旁和心尖切面上，人工瓣和缝合环常常会导致左心房图像模糊，因此，必须进行 TOE 才能精确地显示 MV 瓣周漏的位置和大小。缺损的位置通常被描述为"时钟位"，主动脉根部位于 12 点钟位置，房间隔位于 9 点钟位置，左心耳位于 3 点钟位置，即相当于从心尖部观察 MV。

- 介入手术的途径取决于解剖，可以经静脉跨房间隔，适用于侧方 3 点钟位置的缺损；也可以经动脉途径，通过导管由主动脉根部跨过 AV 进入左心室。
- 如前文所述，先将导丝通过缺损，然后是硬导丝，再通过硬导丝将合适的输送鞘植入，通过后者送入封堵器。

> **超声在瓣周漏封堵中的应用**（图 11-9）
> - 评估缺损的大小和部位，如果有多处缺损，识别最大的。
> - 了解术者采用何种手术路径，以及导丝和鞘管输送路径。
> - 持续追踪左心房/左心室内导丝的位置，确保其没有缠绕乳头肌或腱索，没有血栓形成。
> - 测量缺损到人工瓣的距离：这对于机械瓣至关重要，因为如果封堵器尺寸过大，封堵器的盘片有可能干扰机械瓣的瓣叶，使其处于关闭位置，或限制瓣叶活动，导致瓣膜反流。
> - 跟踪盘片的放置，以及向缺损回撤的过程。某些封堵器具有椭圆形的盘片，需要旋转确保其与缝合环并行排列，而不是横跨于缝合环上。
> - 用彩色多普勒多切面评价残存血流。
> - 观察"推拉试验"（tug test），即沿着操作杆推和拽封堵器，来确认其稳固性。
> - 封堵器释放后评价其在心脏的最终位置。
> - 确定没有并发症：如血栓形成或心包积液。

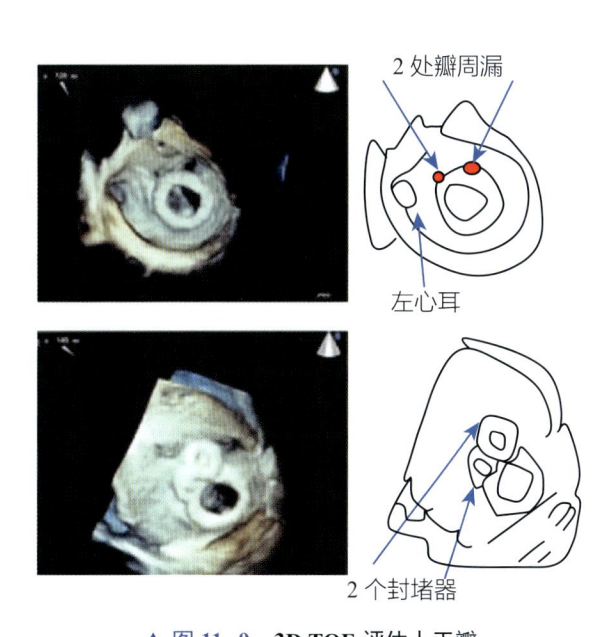

▲ 图 11-9 **3D TOE 评估人工瓣**
上：术中人工生物二尖瓣及瓣周漏的超声图像及示意图；下：同一切面 2 个 Amplatz 封堵器封闭瓣周漏的超声图像及示意图

九、左心耳（left atrial appendage，LAA）封堵（图 11-10）

某些患者在心房颤动抗凝治疗时会出现严重的出血并发症，LAA 封堵可作为替代治疗。但是，LAA 是一个复杂且高度变异的结构，需要仔细成像以评估其解剖形态和大小、排除血栓、指导封堵器

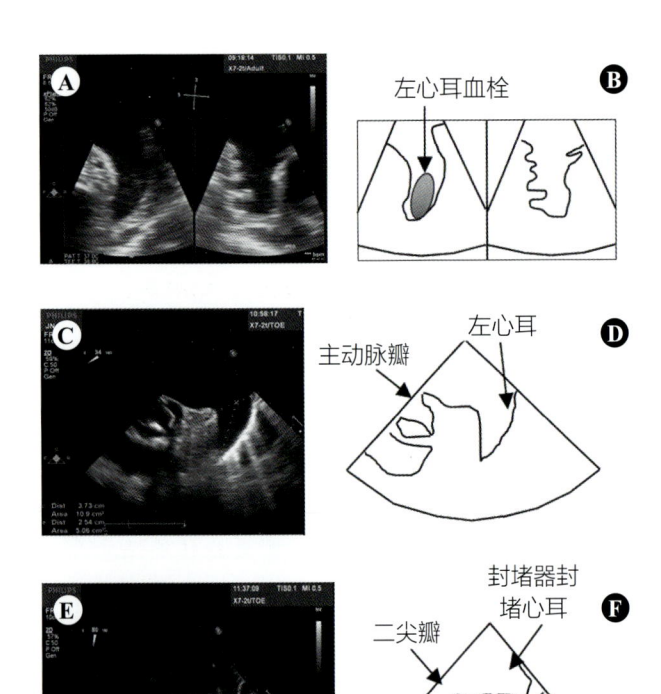

◀ 图 11-10 A 和 B. 2D 双平面经食管超声，显示左心耳远端血栓形成；C 和 D. 2D 经食管超声显示左心耳直径和有效深度的测量；E 和 F. 经食管超声显示左心耳内的 Watchman 封堵器，尚未最终从操纵杆完全释放

的选择。通常需要 TOE 检查，因为 LAA 极少能在 TTE 上显现。

（一）评估

- 为保证左心耳的所有分叶均能显示，需在食管中段水平从 0°～135° 进行多切面成像评估左心耳。
- 绝大多数左心耳超过 1 个叶。主要位于前方（从下方包绕肺动脉，并跨过左主干和 LAD 近端）。但也有向后翻折的。
- 其大小和形状高度变异，但开口（"OS"）通常为椭圆形。测量 OS 是从邻近旋支动脉的边缘处，朝向距离分隔左心耳和左上肺静脉的韧带（"华法林嵴"）的上缘约 2cm 处的点的内径。从这条线测量开口到最深叶处的距离来估测左心耳的深度。
- 这些测值需在多个切面上测量。

> **除外血栓**
>
> 心房颤动患者有左心耳血栓形成的风险，可见回声均匀的静止的团块，其表面常伴有自发超声造影（"烟雾状"）。但需注意，含有脂肪组织的华法林嵴会产生声影遮挡左心耳，有可能会误诊为血栓。因此需采用多切面成像，并结合其他的信息，例如左心耳排空速度可用于评估血栓形成的试验前概率。作为"经验法则"，脉冲波多普勒速度 > 40cm/s 为低风险，而 < 20cm/s 为高风险。发现有血栓是左心耳封堵的绝对禁忌证，因为操作中需要在心耳内放入器械，有可能使血栓脱落进入动脉循环。

(二)封堵器的选择和评估

- 选择封堵器需要仔细考量心耳的开口内径和"有效深度",以及术者的偏好和经验。
- 一旦植入,需再次成像以评估封堵器的位置、有效压缩、封堵器边缘残余血流。
- 小的< 3mm 的血流束没有临床意义。
- 大的> 5mm 的血流束提示封堵不完全,可能的话应立即重新调整封堵器位置或增加尺寸。
- 大多数厂商推荐第 6~12 周复查 TOE,以评估封堵器的稳定性和残余血流,除外封堵器表面血栓形成。

> **改善左心耳成像的要点**
> - 从传统的食管中段 90° 切面开始,推进探头直至左心耳刚刚从屏幕上消失。
> - 向后旋转大的控制轮盘以前屈探头,使成像平面转向更前方,让左心耳重新回到图像。
> - 评估解剖和分叶的数量需要在 45° 和 135° 进行,分别为左心耳短轴和长轴切面。
> - 运用彩色多普勒,降低彩色标尺以评估进出心耳的血流:对于伪像而非真正的血栓,彩色多普勒信号可以覆盖和遮挡之。

十、房间隔缺损(ASD)封堵

ASD 通常会导致右心室容量过负荷,右心室扩张,如不治疗最终导致右心室衰竭。Ⅱ型 ASD 是最适合封堵的类型,通常采用经静脉途径在 TOE 监护下进行。作为替代,也可穿刺另一根静脉进行 ICE 成像,而不需全麻。

(一)房间隔解剖

1. 评估
在食管中段进行多切面的 2D 和彩色多普勒成像,以探查房间隔,了解缺损的位置、大小和形态。

2. 正常表现
继发隔在 100° 双腔静脉切面非常易于观察,位于房间隔的上半部分,较厚。在其下方为卵圆窝,即"真正的"房间隔。房间隔的下缘是增厚的房室沟的延续。

卵圆窝可以形成房间隔瘤,可以是活动的,用彩色多普勒可以确认是否存在 PFO。

3. ASD 的分型(图 11-11 和图 11-12)

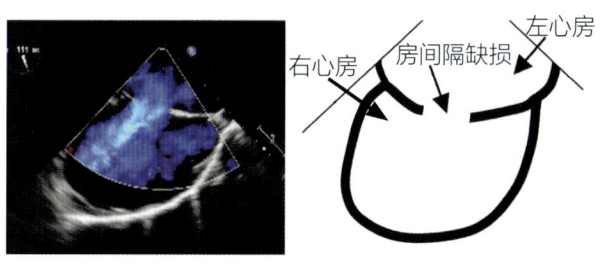

▲ 图 11-11 典型的继发孔型房间隔缺损,位于房间隔中央,彩色多普勒可见左向右分流

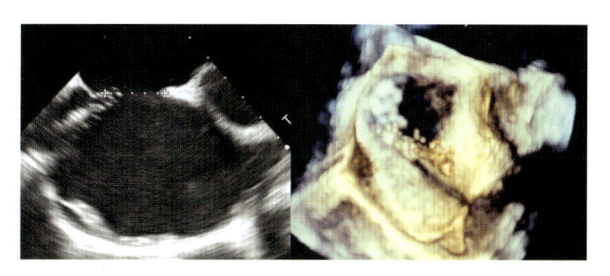

▲ 图 11-12 房间隔缺损的 2D 和 3D 图像

- 继发孔型缺损：卵圆窝组织的缺损，通常在彩色多普勒上为左向右分流。
- 原发孔型缺损：房间隔下缘的缺损，位于房室沟区域内三尖瓣和 MV 植入部位，只能外科手术关闭。
- 冠状窦型缺损：冠状窦顶部的缺损，导致心房水平的左向右分流，仅能通过外科手术关闭。
- 静脉窦型缺损：房间隔上方的缺损，累及上腔静脉和右上肺静脉，后者常常异位引流进入上腔静脉（superior vena cava，SVC）而非左心房，仅能手术修复。

（二）评价是否适合封堵

封堵器是一对预塑性的盘片，由含编织材料的细丝构成，两者连接于一个短的腰上，一个盘片置于左心房，而另一个置于右心房，从而堵住缺损。为了使封堵器牢固，盘片的尺寸必须大于缺损，但相对于心房又不能太大，因此评估是否适合封堵的关键在于测量缺损的大小和残存的房间隔"边缘"的大小，以及其与邻近结构（如 MV）的距离。

必须多切面成像，以构建房间隔及其缺损清晰的图像，确保大部分边缘的测值不少于 5mm。房间隔成像按照钟面，根据其解剖位置来划分边缘是非常有用的技术，可以保证整个缺损得到评估。

十一、ASD 封堵术中成像

（一）放置封堵器前（图 11-13）

- 评价缺损的大小，报告其最大和最小径、缺损的位置、边缘的大小。通常靠近 AV 的前上缘最短甚至缺如，这取决于缺损的大小，但缺损依然可以封堵。
- 对四根肺静脉成像，保证其位置正常。
- 确认手术开始前无心包积液。

（二）放置封堵器期间（图 11-14）

- 跟踪导丝进入左心房，确保其进入左上肺静脉，而非进入左心耳或跨过 MV。
- 经常观察导丝，确保其不移位，没有血栓形成。
- 如果进行球囊测量，在能显示球囊最长轴的切面上测量封堵球囊的腰径。
- 一旦移除了导丝后，评价输送鞘管的位置，确保左心房侧盘片游离地放置于左心房内，没有靠着心房壁或在左心耳内。
- 引导左心房盘片的回拽，使其在双腔静脉长轴切面上（约 100°）贴在 ASD 边缘上。
- 追踪右心房侧盘片的放置，确保其在右心房内，缺损所有边缘都夹在两个盘片之间。

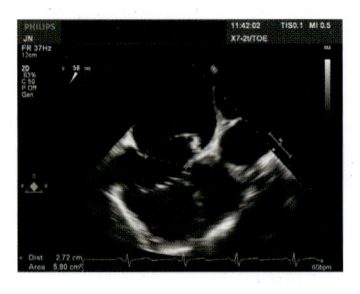

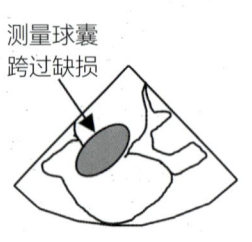

▲ 图 11-13 测量球囊跨过缺损，测量其直径

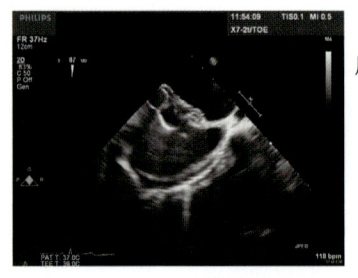

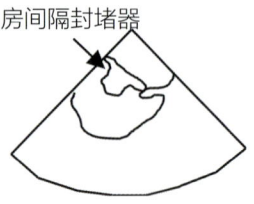

▲ 图 11-14 左心房侧盘片已释放，封堵器腰部跨过缺损

（三）放置封堵器后（图 11-15 和图 11-16）

- 在短轴切面上（约 45°）评价封堵器相对于主动脉根部的位置。
- 多个切面上用彩色多普勒评价残余分流。
- 在"推拉试验"同时进行成像，通过操纵杆推拽封堵器来验证其牢固性。
- 释放后评价其最终在心脏中的位置。
- 确认无血栓形成或心包积液等并发症存在。

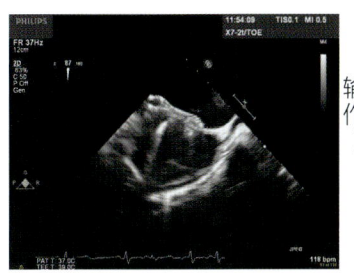

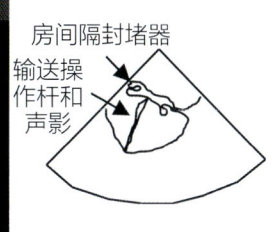

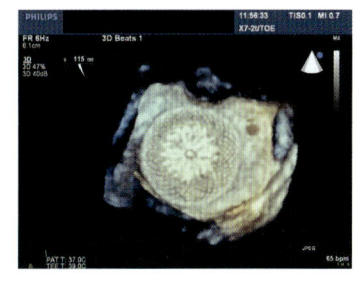

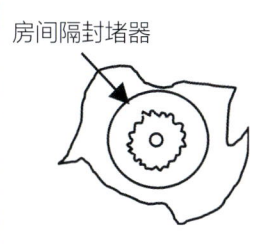

▲ 图 11-15 封堵器完全放置到位，缺损被堵住

▲ 图 11-16 3D 超声从左心房面评估放置好的封堵器

（四）球囊测量

- 房间隔的长轴观是球囊测量最好的成像切面。
- 球囊充气后在多切面进行彩色血流成像显示其完全堵住缺损。
- 球囊大小可以在前位和侧位透视下获得。

十二、房间隔介入术中的心腔内超声（ICE）

自从 30 年前被首次使用，作为 TOE 的替代技术，ICE 越来越普及而重要。主要用于指导经皮介入手术和支持电生理操作。

（一）设备（图 11-17）

有两种类型的导管：伴有旋转元件的机械探头（9MHz）可以生成垂直于导管长轴的 360° 的图像；相阵 64 元探头，可以扫查纵向平面，生成 90° 扇区图像。相阵探头导管的频率范围更低（5～10MHz），但组织穿透性更佳（超过 12cm，而机械探头只有 4cm）。机械探头的局限性还包括缺乏多普勒，只有水平成像平面，以及操纵性较差等。

（二）操作（图 11-18）

患者准备与介入手术相同。导管连接于超声仪，连接器需要覆盖无菌套。术前需检查导管转向设施。导管经右股静脉（偶尔经右颈静脉）穿刺输送进入右心房。导管经过盆腔静脉时需特别注意，推荐进行透视以避免导管进入静脉分支。有时候，经过扭曲的血管时需要轻柔转向 AV。通过连接鞘管放置导丝有助于引导导管进入右心，特别困难的病例可能需要更长的鞘管，例如 12F 的 Mullins 鞘管插入下腔静脉或右心房。

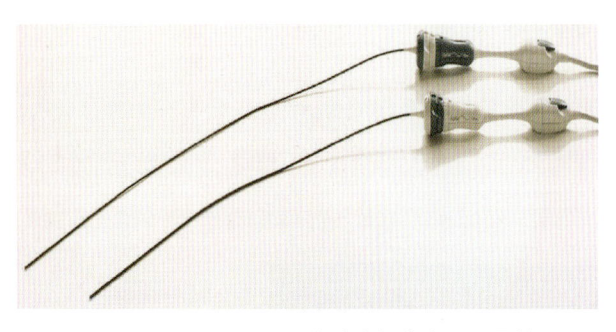

▲ 图 11-17 AcuNav 心腔内超声心动图导管
图片由 Biosense Webster, Inc. 提供

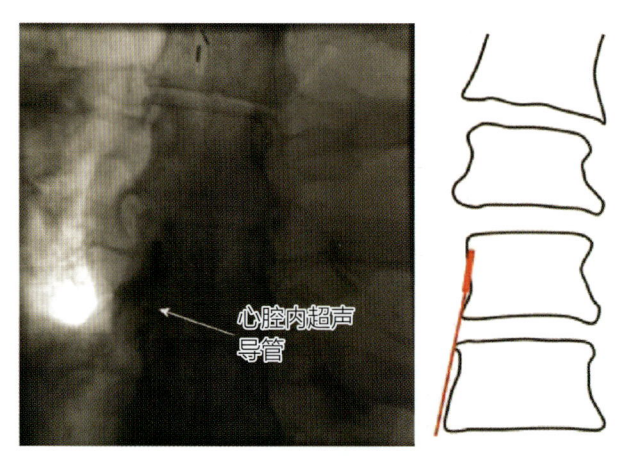

▲ 图 11-18 透视下显示右心房内的 ICE 导管

ICE 可能的用途
- 经皮 ASD/PFO 封堵。
- 经皮膜周部室间隔缺损封堵。
- 二尖瓣球囊扩张术。
- 左心室或左心房间隔起搏。
- 肥厚型心肌病室间隔消融。
- 指导心脏肿块的活检。
- 肺动脉瓣成型术。
- 电生理手术中引导经房间隔穿刺。
- 心律失常的特定解剖部位的经导管消融。
- 瓣周漏封堵。
- 左心耳封堵。
- 经导管主动脉瓣植入。

十三、ICE 成像平面

相阵导管可以放置于右心室或右心房内，可对所有的心脏解剖结构进行成像。一套系统化的定向和操作流程允许更详细检查，可改善操作者的定向及对解剖标志的识别。

（一）标准切面（图 11-19）

获取"标准切面"时 ICE 探头位于右心房中部，扫描平面朝向前方。
- 可非常好地显示右心房、右心室和三尖瓣。
- 回撤导管进入右心房下部，图像中可显示下腔静脉嵴及三尖瓣峡部。

（二）房间隔（图 11-19）

缓慢推进导管，同时轻微向后弯曲，旋转其头端使探头朝向房间隔，可以清楚显示卵圆窝。

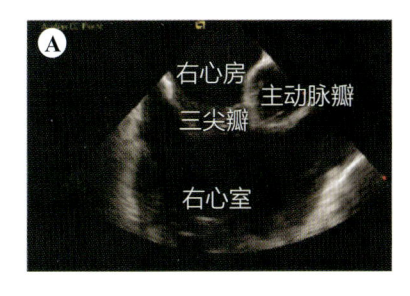

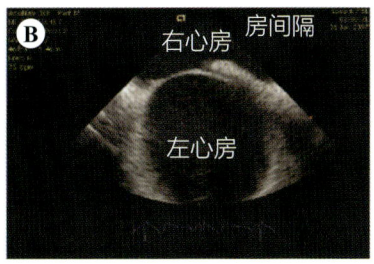

图 11-19 A. 标准切面，显示右心房、右心室、三尖瓣及部分主动脉瓣；B. 房间隔切面，显示右心房、房间隔及左心房

- 从左向右操作可避免短缩。
- 可以详细地探查房间隔和卵圆窝，如果需要，可进行振荡生理盐水增强试验，以评价是否存在 PFO。
- 导管在这个位置评价房间隔可用于经皮房间隔手术，因为这是个中立位置，不会干扰介入导管的操作。

（三）AV 和主动脉根部（图 11-20）

为了观察在短轴切面 AV，导管头端向后弯曲，然后顺时针旋转朝向主动脉。

（四）肺静脉（图 11-20）

在房间隔切面上增加深度，可以看到左上和左下肺静脉。精细的调节需要向下成角。轻轻地顺时针旋转并向上推送导管，可以显示右肺静脉。

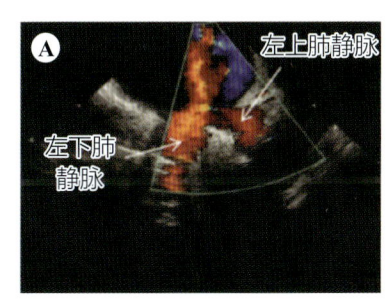

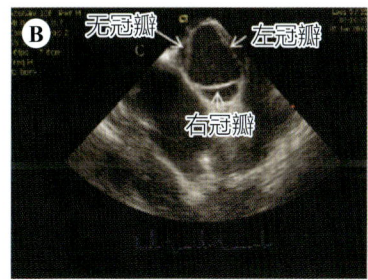

▲ 图 11-20 A. 识别肺静脉；B. 主动脉瓣切面

（五）左心耳（LAA）

朝向房间隔推送导管，顺时针旋转可以显示 LAA。

（六）二尖瓣和左心室（图 11-21）

朝向房间隔推送导管，顺时针旋转可以显示 LAA 和 MV。

（七）右心室（图 11-21）

从最初的标准切面，弯曲导管，轻微朝向三尖瓣推送。在透视下进一步仔细操控，导管可以进入右心室。通常，导管贴着室间隔，通过旋转可以扫查右心室游离壁或左心室。

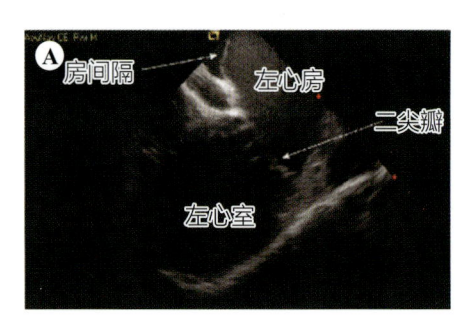

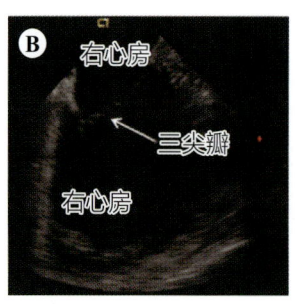

▲ 图 11-21 A. 二尖瓣和左心室切面，也可见房间隔和左心房；B. 右心室切面

十四、ICE 引导房间隔封堵

用 ICE 显示房间隔和卵圆窝，可精确地评估 PFO 隧道的大小和长度，并获得房间隔活动度等额外的信息。ICE 导管对引导经皮封堵 PFO 和 ASD 非常可靠。

关键切面（图 11-22 和图 11-23）

依序按以下步骤可以在房间隔介入手术中充分重复评估房间隔。

- 将 ICE 导管从 IVC 推进到右心房中部后，顺时针旋转探头，最初可见到主动脉和 LVOT；进一步顺时针旋转，可以看到房间隔的下部。
- 向后偏转同时持续顺时针（向后）选择旋转可以获得房间隔的长轴切面。

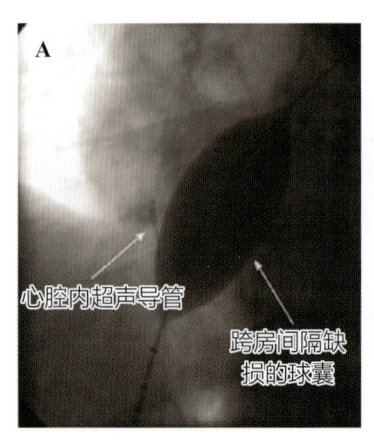

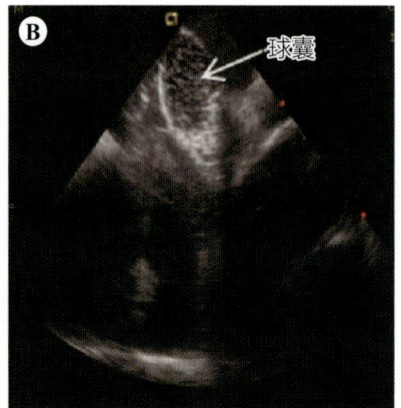

◀ 图 11-22 透视显示经房间隔缺损（ASD）的球囊（A）。测量 ASD 大小（B）

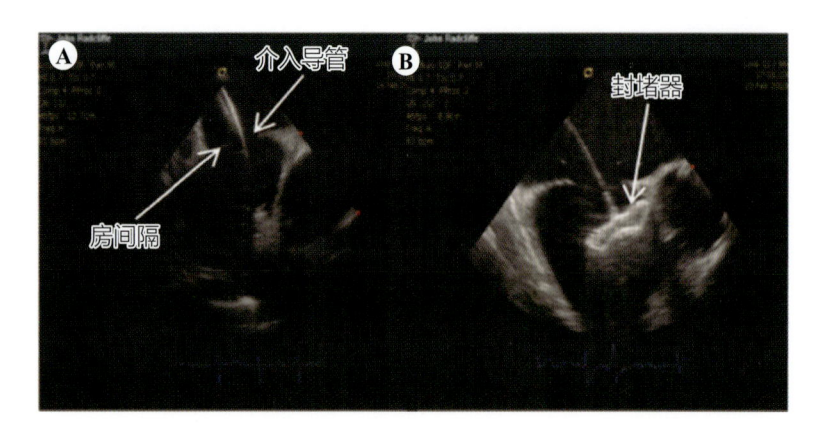

◀ 图 11-23 经皮房间隔缺损（ASD）封堵术中 ICE 成像

A. 显示介入导管通过 ASD；B. 显示封堵器开始释放

- 向头端和尾端移动导管，以显示整个房间隔。
- 如果需要，可在此位置进行微泡增强试验以验证存在 PFO。
- 在此处加上彩色血流多普勒，可以看到左上和左下肺静脉。
- 顺时针旋转导管可以显示右上和右下肺静脉。
- 轻微前屈并顺时针旋转可以显示 SVC。
- 向前方和外侧方移动导管头端，可以获得房间隔的短轴切面。

十五、电生理介入手术

ICE 具有可精确观察解剖结构的优势，意味着 ICE 可用于指导电生理介入手术。临床上 ICE 在电生理中的应用包括以下内容。

（一）引导经房间隔穿刺

- 在电生理手术中，经房间隔穿刺对于进入左心房进行消融手术非常重要
- 过去采用 X 线透视技术引导房间隔穿刺。这样并不能直接显示解剖结构，引导穿刺是通过观察穿刺针从 SVC 回撤时的活动，以及其在心影中的位置相对于主动脉根部导管的位置来进行的。
- ICE 可以直接看到针尖在卵圆窝的位置，从而引导经房间隔穿刺。通过显示重要解剖结构的细节，ICE 可为术者提供进一步的信息，特别是遇到解剖变异时（即房间隔瘤或房间隔脂肪瘤样肥厚）。
- 当介入导管回撤到右心房时，彩色血流多普勒也有助于识别穿刺位点。

（二）心律失常的经导管消融

ICE 可提供详尽的解剖定位，在消融手术中具有如下优势。
- 详细了解肺静脉解剖。
- 可以确认稳定的充分的导管 - 组织接触，确保更完全的消融，降低导管上形成血凝块的风险。
- 识别左心耳内血栓。
- 确认食管的解剖及其与左心房的关系，降低心房 - 食管瘘的风险。
- 帮助精确放置电位描记导管和消融导管。
- 术者给予射频消融治疗至微泡开始形成，这样可预防组织过热（及其所致的瘢痕形成、血栓或狭窄），确保安全性最大化。
- 近来，ICE 采集的图像可与 3D 电生理描记导管信号相融合，从而在消融术中提供更多的解剖信息。

十六、心肺旁路（体外循环）和冠状动脉手术

如果对左心室功能正常且无明显瓣膜病变患者进行体外循环下的冠状动脉手术，是否术中需要常规进行 TOE 仍存在争议。但是，对于目标血管不理想或血管桥接手术有难度的患者，在建立体外循环之前进行全面详尽的评估可为术后比较提供参照。

（一）适应证

- 对于冠状动脉手术合并：严重的心功能不全、严重的缺血性 MR、大的左心室室壁瘤、附壁血

栓、左心室重构（Dor 手术）、近期的心肌梗死、缺血性 VSD、术后需要左心室辅助设施支持的患者，是 TOE 的强指征。
- 如患者术前有轻到中度的 AV 或 MV 病变，为确定是否还需要进行瓣膜手术，应该进行 TOE 检查。术后也需进行超声心动图评估心脏功能和瓣膜的活动情况，瓣膜是否正常工作。

（二）体外循环撤机

主动脉开放后，立即开始 TOE 监测。监测左心腔内和主动脉是否存在气体，同时关注心功能的恢复情况。患者脱离体外循环后，要确保体循环的血流动力学稳定（例如收缩压 > 90～100mmHg，左心室充盈充分），然后评估手术的效果。对于所有的手术，都要采用标准化的技术来评估心脏整体和局部的功能。如果心脏出现整体功能异常，需考虑以下情况。
- 心肌保护是否满意，特别是合并冠状动脉病变的患者。
- 是否有大量的气体进入冠状动脉（特别是右冠状动脉，患者仰卧位时位于最上方）。这时通常会导致严重的右心衰竭及部分左心衰竭，并伴严重的三尖瓣反流和 MR。需要再次体外循环帮助排出气栓，并通过心脏超声监测心功能的恢复。
- 是否旁路血管中血流不充足（如扭曲、缝扎等）导致节段室壁运动异常。

（三）非体外循环下的冠状动脉旁路移植手术

TOE 对于非停跳下的冠状动脉搭桥手术（coronary artery bypass graft，CAGB）非常有用，可以监测心脏功能及潜在的 MR。非体外循环手术时需注意以下几个方面。
- 左心室室壁运动成像会受到冠状动脉固定器的限制，它可以牵拉连接的心肌。
- 在进行右冠状动脉和旋支的旁路手术时，心脏移位较大，会影响图像的可靠性。
- 心脏的扭曲变形也会导致短暂的 MR，或者右心房压升高，以及经 PFO 的分流。
- 在完成缝合，释放固定器之后，最好重新进行图像采集。
- 缝合后短期之内还会见到节段运动异常，代表心肌顿抑，如果室壁运动异常持续存在，需检查桥血管是否通畅。

（四）缺血性二尖瓣反流

缺血性 MR 是瓣叶结构正常的 MV 收缩期闭合不全所致，见于缺血性心肌病。最常见的原因是后壁基底段心肌梗死后，MV 瓣叶受到牵拉，加上 MV 瓣环轻度至中度扩张。少见的原因是乳头肌功能异常或撕裂。
- 常见于手术前。此时需要评估其严重程度以决定是否需要进行 MV 修复或置换。为手术设计方案（即路径、MV 瓣环大小等），需测量 MV 瓣叶的牵拉距离（后乳头肌和 MV 后侧瓣环之间的距离）及 MV 瓣环的内径。
- 缺血性反流在 CABG 术中也会出现，这是由于连接到右冠状动脉的桥血管血流不充分或弥漫性的心肌缺血。缺血性 MR 是动态变化的，在手术期间由于左心室后负荷降低及全麻，反流程度多会减轻。术中超声发现中到重度反流需要手术干预。

（五）室壁瘤的修复

室壁瘤切除或心尖重建术的术前和术中，超声心动图需关注以下几点。
- 有无附壁血栓存在，其活动度及分布。

- MV 装置及乳头肌是否累及。
- 手术有无导致 MR。
- 残存心肌的数量和功能。

> **体外循环脱机失败**
>
> 手术后患者不能脱离体外循环可能需要紧急通过经食管超声来进行评估。要确保熟悉手术类型，术前检查和通过经食管超声的表现，即瓣膜病变、左心室功能、冠状动脉病变的严重程度。尽管可能存在多种原因，需注意查找以下内容。
> - 人工瓣功能障碍导致的二尖瓣反流或主动脉瓣反流。
> - 由于气栓导致的急性的右心室衰竭（右冠状动脉因其位于近端，且在患者平卧位时处于"上方"，特别易于发生气栓）。
> - 术中心肌梗死导致左心室衰竭。多由于合并冠状动脉病变而冠状动脉保护不充分，或是手术损伤（在主动脉手术时损伤冠状动脉开口，或是在二尖瓣反流手术时伤及旋支）。根据室壁节段运动异常的部位来确定哪一支冠状动脉受累。在短轴切面观察冠状动脉开口的管腔内径及血流。

十七、血流动力学不稳定

血流动力学不稳定通常表现为不能解释的低血压（表 11-2），某些情况下伴有不明原因的低氧血症。TOE 提供的信息包括心脏本身病因（如心室功能或瓣膜功能）及心脏外的因素（如左心室前负荷和后负荷）。评估需结合临床病史，并按照标准流程来进行，以排除常见的病因（见第 5 章）。

表 11-2 导致低血压的情况

情况：相关表现	舒张末容量*	收缩末容量*	射血分数†	心排血量
前负荷降低：低血容量	↓	↓↓	↑	↓
后负荷降低：血管扩张/脓毒血症	↔	↓↓	↑↑	↑
后负荷增加：心源性休克	↑	↑	↓	↓
左心室功能不全：整体/节段室壁运动异常，破裂	↑	↑↑	↓↓	↓
右心室功能不全：右心扩张，肺动脉血栓	↓	↓	(↓)	↓
心脏压塞：心包积液	↓	↓	↓	↓

*. 经胃底短轴切面上的左心室舒张末和收缩末面积可用于左心室容量的标志；†. 可用面积变化分数替代射血分数

（一）低血容量导致的低血压

低血容量导致左心室前负荷/充盈减少。一个简单的评估前负荷/充盈的测量是在经胃底短轴切面上测量左心室舒张末面积。这一切面可用于术中监测。如果已知基线面积（例如术前或在手术开始时），这一参数对判断充盈的变化非常有用。

- 低血容量导致舒张末期左心室容积降低，当左心室功能正常时，收缩末容积可能降低得更多，使得面积变化分数非常高。
- 一旦诊断为低血容量，应监测对液体疗法的反应。当进一步补充容量不再导致舒张末期左心室面积增加时，可判断为左心室充盈达到理想水平；此时继续扩容只会导致左心室舒张末期压力的升高。

（二）外周阻力降低导致的低血压

降低外周阻力会导致更高的每搏输出量。舒张末容积维持在正常，但收缩末容积降低。这也会导致面积变化分数升高。

（三）缺血导致的低血压

当临床怀疑心肌缺血时，将新的表现与术前的心功能进行比较是非常有用的。需监测以下内容。
- 左心室整体和节段的收缩功能。
- 右心室收缩功能异常。右心室功能异常多伴有右心室扩张、三尖瓣反流、室间隔的矛盾运动，有时会出现左心室腔减小。
- 已知有心肌梗死的患者出现真性或假性室壁瘤和（或）右心室破裂。
- 缺血性 VSD 或乳头肌断裂
- 心包积液或压塞。

严重的 AS 也会导致低血压，可以评估 AV 的变化及跨瓣压差来识别。主动脉夹层可以导致心包积液和压塞、低血容量或 AR，从而引起低血压。

（四）无法解释的低氧血症

低氧血症提示肺灌注不足。机械通气的患者需要较正常更大程度的呼吸支持。心脏的原因包括右心室功能异常、肺栓塞或右向左分流。评估还需要寻找原发的肺部病变（如肺炎合并脓毒血症）。

（五）肺栓塞

由于需要足够大的栓子才能引起血流动力学改变或被观察到，肺栓塞因此很难被确诊（也不能被排除）。以下特征提示肺栓塞。

1. 间接征象
- 右心房扩张。右心室扩张且弥漫性的活动减弱。肺动脉扩张（右心室壁增厚提示慢性病变，如肺高压）。
- 肺动脉压升高导致三尖瓣反流增加。根据三尖瓣反流评估压力（但是，心源性休克有可能导致压差正常）。

2. 直接征象
- IVC、SVC 或肺动脉内血栓。
- 血栓分为两种类型：A 型为高度活动性，蠕虫状，从深静脉延伸出来，可以缠绕在 Chiari 网、三尖瓣腱索或右心室肌小梁上。B 型源自心腔壁、导联线或人工瓣上。
- 为显示肺动脉，从 50°AV 水平轻微回撤探头，调节探头角度前倾。可见右肺动脉环绕主动脉，左肺动脉会被支气管遮挡。

3. 卵圆孔未闭

怀疑肺栓塞时，要评估房间隔。右心房压力升高会导致卵圆孔重新开放，导致明显的右向左分流。成功治疗肺栓塞后，分流可以减少继而消失。有可能发生反常性栓塞，有时可以看见血栓骑跨在房间隔上。

（六）右向左分流

右向左分流可以是心内的，也可以是肺内的。初步的检查是对房室间隔进行彩色血流成像；假如彩色血流图上没有发现分流，可通过中心静脉管道注射振荡生理盐水，进行右心造影检查。

- 假如存在心内分流，造影微泡到达右心房后，立即从右心房进入左心房，或从右心室到左心室。
- 如果存在肺内分流，造影微泡经由肺静脉出现在左心房，距离其出现在右心房至少延后3个心动周期。
- 之前已存在左向右分流，在某些手术、机械通气再加上肺栓塞，有可能会转为右向左分流。存在严重肺栓塞时，呼气末正压（positive end-expiratory pressure，PEEP）通气也会导致卵圆孔开放。

十八、机械心脏支持

（一）主动脉内球囊反搏（intra-aortic balloon pump，IABP）（图 11-24）

TOE 可用于识别 IABP 的禁忌证，确保球囊被正确的放置于胸降主动脉，锁骨下动脉的远端。

1. 禁忌证

可能的禁忌证包括降主动脉瘤、中度到重度 AR、严重的动脉粥样硬化。

2. 放置

为定位球囊的头端，首先从主动脉弓切面开始。尝试定位左锁骨下动脉的开口，然后推进探头，直至球囊的头端出现。它应该低于左锁骨下动脉开口处数厘米。其头端显示为主动脉中心的一个亮点，伴有相应的伪像。探头继续推进，可以看到球囊在主动脉内充气和放气。

（二）左心室辅助装置（left ventricular assist device，LVAD）

LVAD 从放置在左心房或左心室内的管道中抽吸血液，通过体外泵，然后经由插入升主动脉内的导管将血液泵回到循环。TOE 可以协助装置放置，评价其功能，以及辅助脱机。

1. 禁忌证

放置前，需进行影像学检查来确定可能的禁忌证和并发症。

- 因为回流到相对减压的左心室的血流增加，AR 可能会在放置 LVAD 后恶化。对于中度 AR，在放置 LVAD 之前需考虑瓣膜手术。
- LVAD 的管道可能会导致心室腔内血栓脱落，因此在放置前需除外其存在。
- 主动脉粥样硬化斑块可能在插管时脱落。
- 在需要右心室辅助装置时，需评估有无右心室功能不全。
- 需识别 PFO。LVAD 植入后有可能会发生严重的右向左分流，因为该装置会显著减轻左心负荷，导致左心房压下降，而右心房仍然维持相对高的压力。

2. 放置

应在放置 LVAD 期间使用 TOE 进行监测，并报告术者。

(1) 插管

- 观察心房导管的位置（应在心房中央）。不能靠在心房壁上，

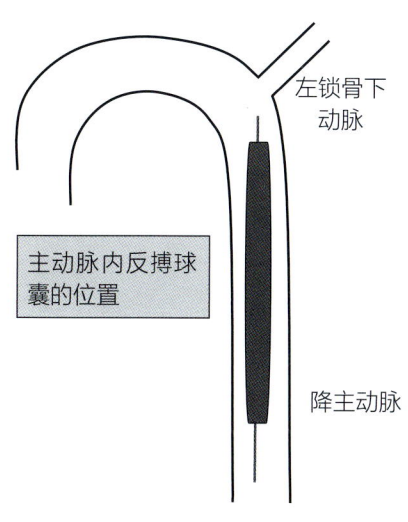

▲ 图 11-24 主动脉内反搏球囊的位置示意图。球囊顶端可在主动脉切面上显示

并要远离瓣下结构。
- 观察管道内的血流（可用彩色血流图显示）。
- 观察降主动脉的血流模式。
- 通过观察升主动脉和降主动脉内气泡是否清除，来监测系统排气。

(2) 瓣膜和间隔的变化
- PFO，放置前可能会被忽略。
- 有无三尖瓣反流。
- AV 的功能。

(3) 心腔功能的变化
- 左心室负荷是否达到充分的减压。
- 左心房的充盈状态及其大小。
- 右心室的容量状态和收缩情况。

3. LVAD 使用期间

成功放置 LVAD 后，应采用 TOE 监测出血和心包积液。多见于最初支持的前 24h 内，可导致心脏压塞。

4. 脱机

移除时，TOE 可用于判断是否左心室可脱离辅助支持。重点在于观测减少支持对左心室功能的影响。左心室功能应逐渐改善并承担起循环功能。
- 在重新开始容量负荷时监测左心室反应，包括其整体和节段功能。
- 观察 MV 的功能和体循环血流动力学指标。
- 在最小支持的情况下确认左心室功能的改善持续稳定，而非短暂的左心室收缩改善。

第 12 章 先天性心脏病
Congenital heart disease

朱 慧 译
黄国倩 校

一、概述

任何先天性心脏病（简称"先心病"）的成像，无论是简单先心病还是复杂先心病，都采用与其他心脏病相同的标准超声心动图原理，但通常需要加用一些不同的切面来更好地显示特殊的遗传问题。即使是常见的先心病，如房、室间隔缺损与主动脉缩窄，除了常规方法外还可以使用特定的评估方法。对于复杂的先心病，需要一套更详细的测量，并且患者应在先心病专业中心密切随访。值得注意的是，超声心动图是对其他影像技术的补充，在先心病患者的治疗中需要用到各种影像学方法。

评估

在检查前尽可能多地获取患者的信息，如手术记录、既往操作和既往影像学检查结果。这将会让医师迅速获悉可能会看到的图像及哪些切面可能最有用或最需要。开始扫查时，记住以下几点。

- 不要心存畏惧：应用经胸超声心动图基本原理在所有患者中评估心室功能、瓣膜功能及是否存在心包积液通常是可行的。
- 然而，经验对于复杂先心病患者的成像必不可少，尤其图像的解读可能依赖于操作者。因此，如果经验不足，不要犹豫，去寻求上级或一名成人先心病中心专家的建议或支持。
- 注意先心病患者常合并心内膜炎。

> **超声心动图在先心病中的特殊优势**
> - 通过系列评估可以无创地获取详细的解剖信息。
> - 使用多普勒技术评估瓣膜、主动脉弓（主动脉缩窄），计算分流量，板障梗阻（大动脉转位行心房调转的患者）。
> - 超声造影微泡对分流的识别，如卵圆孔未闭（见第 9 章）。
> - 介入术中监护。
> - 对 TGA 拟行心房调转术的患者行多巴酚丁胺负荷试验（是否存在缺血）。
> - 其他技术：使用组织多普勒评估心室功能，使用三维技术获得更详细的解剖信息（如 Ebstein 畸形、房室间隔缺损），使用斑点追踪技术，以及进行不同步性评估。

二、切面与超声表现

检查时可采集常规标准切面。此外，从剑突下声窗采集腹部切面很有帮助，因此推荐 9 个主要切面确保进行全面系统的评估。还应记住，由于先心病的特征不同于常规心脏病，在非常规部位获取清晰图像也很重要。9 个主要切面如下所述。

（一）先心病的补充切面

1. 腹部横切面

- 剑突下声窗，探头标示指向大约 3 点钟方向：可提供腹部脏器的信息（肝脏/胃）与主动脉及下腔静脉相对脊柱的位置关系。

2. 腹部长轴切面

- 剑突下声窗，探头标示指向头端大约 12 点钟方向：用于辨识搏动的主动脉与腹部长轴。探头朝向肝脏可以探查肝静脉与 IVC 汇入右侧心房。

（二）在标准切面要探查的内容（图 12-1）

1. 包括流入道与流出道的胸骨旁长轴切面

- 对评估肌部室间隔缺损、主动脉下区域、左心室流出道和右心室流入道很有用。

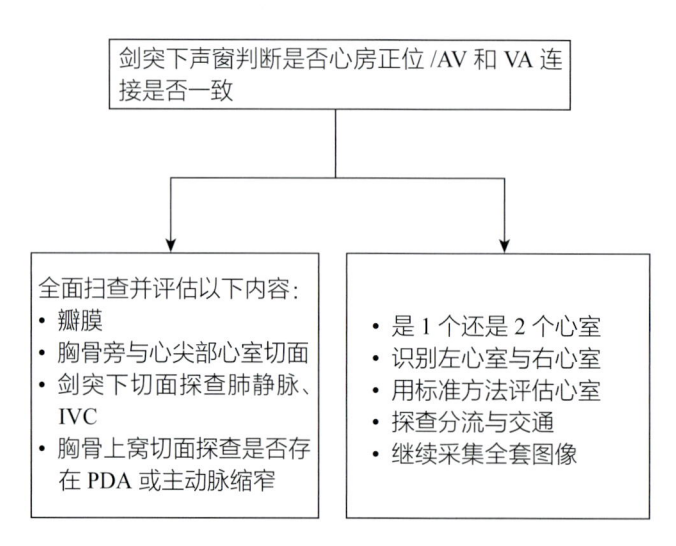

▲ 图 12-1　行经胸超声心动图检查时要回答的基本问题

2. 胸骨旁短轴切面

- 尤其要注意膜周部 VSD（在 10 点钟位置）、主肺动脉与右心室流出道、左/右肺动脉、冠状动脉起源、二尖瓣、左心室/右心室功能及房室间隔。

3. 心尖四腔/三腔/二腔心切面

- 寻找房室瓣的正常偏移（三尖瓣更靠近心尖）。右心室心尖部的调节束为解剖右心室的特征。评估是否有任何合并畸形。

4. 心尖五腔心切面

- 详细评估主动脉与主动脉瓣。

5. 剑突下切面（上腹部）

- 全面扫查肝脏、右心房、房间隔、左心房，以及肺静脉汇入左心房情况。

6. 主动脉弓部切面 / 胸骨上窝切面

- 仰头可获得图像更佳的切面。识别升主动脉、颈静脉与肺动脉。寻找主动脉缩窄或动脉导管未闭。评估上腔静脉血流。

7. 胸骨右缘长轴切面

- 可提供主动脉瓣的补充信息。

三、顺序节段分析法

评估先心病患者的要点是了解心脏与大血管如何连接（表 12-1）。以下步骤可用于获得所有信息。

表 12-1 顺序分段诊断法在先心病中的应用

腹部脏器位置（图 12-2）	· 正位（肝脏在右侧，胃在左侧） · 反位（肝脏在左侧/横位，胃在右侧）
解剖心房与体循环静脉的连接	· 正位（解剖右心房在右侧） · 反位（解剖右心房在左侧） · 不明确 / 不定位
房室连接	· 两组房室瓣 · 共同房室瓣 · 房室瓣闭锁 · 房室瓣骑跨或跨立
心室形态	· 解剖右心室在右侧 · 解剖右心室在左侧 · 单心室
大动脉形态	· 连接一致（正常） · 连接不一致（转位） · 双出口（左心室/右心室） · 共同出口（永存动脉干） · 单一大动脉闭锁

（一）确定心房排列（心房定位）（图 12-2）

心房根据心耳（右心耳宽大，左心耳狭小）及心房与体肺循环连接定义。正常为正位，异常为反位（解剖左心房位于右侧）。腹部脏器常与心房匹配（肝脏在脊柱左侧提示心房反位）。采用剑突下切面寻找以下特点。

- 左心房形态较圆，有狭长的心耳。
- 右心房有下腔静脉瓣，心耳宽而短。
- 识别 IVC 与肺静脉连接的位置（因为静脉与心房连接的变异较大，静脉汇入的心房并不能定性心房）。

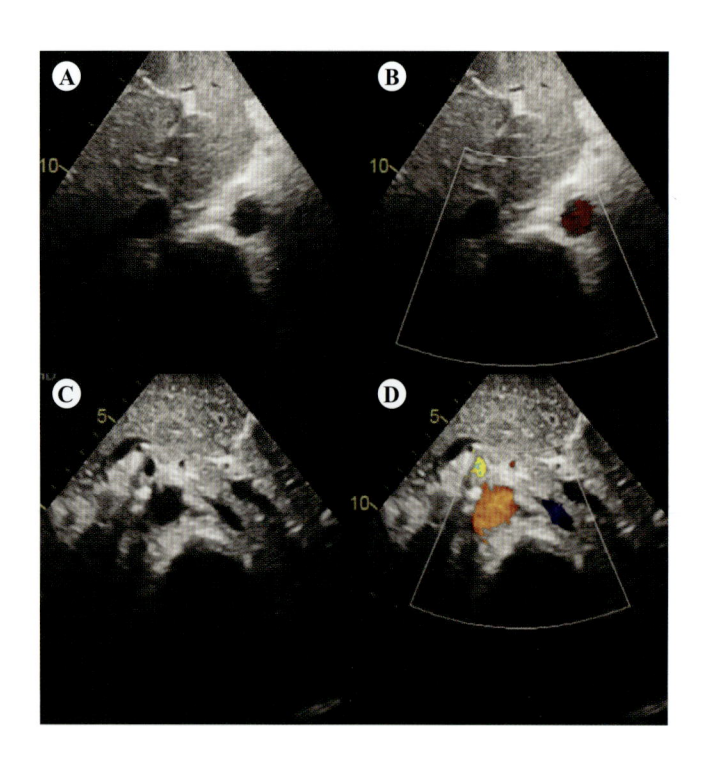

▶ 图 12-2　剑突下切面显示心房正位（A 和 B）与心房反位（C 和 D）

（二）确定心室形态和排列：房室连接

正常情况下，心管向右侧扭转，心脏位于左侧胸腔，右心室位于前方。如果心管向左侧扭转，右心室会位于左心室另一侧。房室瓣与解剖心室一致。以下特点可用以识别心室。
- 右心室有丰富的肌小梁、3 组乳头肌、（房室瓣）3 个瓣叶、调节束，心腔呈三角形。
- 左心室有光滑的心内膜面、2 组乳头肌、（房室瓣）2 个瓣叶，心腔呈子弹头形。
- 通过调节束与三尖瓣确定右心室。左心室为子弹头形状，与二尖瓣相连。

（三）确定心房连接与大动脉形态

如果瓣膜在"正确"的位置但心管反向扭转，或心室在"正确"的位置但大动脉调转，可发生大动脉转位。
- 在胸骨旁短轴与改良的长轴切面通过肺动脉方位（朝向后方）与分叉识别肺动脉。升主动脉则朝上。
- 利用胸骨上窝切面看主动脉弓朝向左侧（正常情况下）还是右侧。

（四）心室 – 大动脉连接

- 从胸骨旁和心尖部声窗可以确定半月瓣的形态、动脉间的关系和漏斗部形态。

（五）评估任何合并的心内病变

- 患者可能同时合并不止一个病变。需要进行全面扫查，寻找异常血流与分流。

（六）确认心脏在胸腔内的位置与心尖部指向

- 利用剑突下切面。心脏与腹部脏器常规的排列为正位（心脏、胃、脾脏在左侧，肝脏在右侧）。

四、房间隔缺损（ASD）与卵圆孔未闭

ASD 分三型（图 12-3）。彩色血流图可以评估分流方向，而频谱多普勒可以对分流进行定量（Qp/Qs）。可能需要注射振荡生理盐水行右心声学造影。

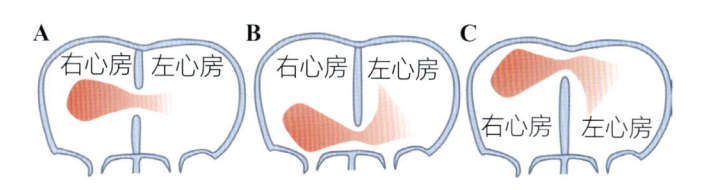

▲ 图 12-3 ASD 分型示意图
A. 继发孔型 ASD；B. 原发孔型 ASD；C. 静脉窦型 ASD

（一）PFO

PFO 为出生后卵圆孔闭合失败，正常情况下出生后原发隔与继发隔发生融合。当右心房压力增加时可能导致右向左分流。在右心声学造影检查中可清晰显示。

（二）继发孔型 ASD（图 12-4）

卵圆窝部缺失，位于房间隔中央。在胸骨旁短轴和剑突下四腔心切面显示最清晰。

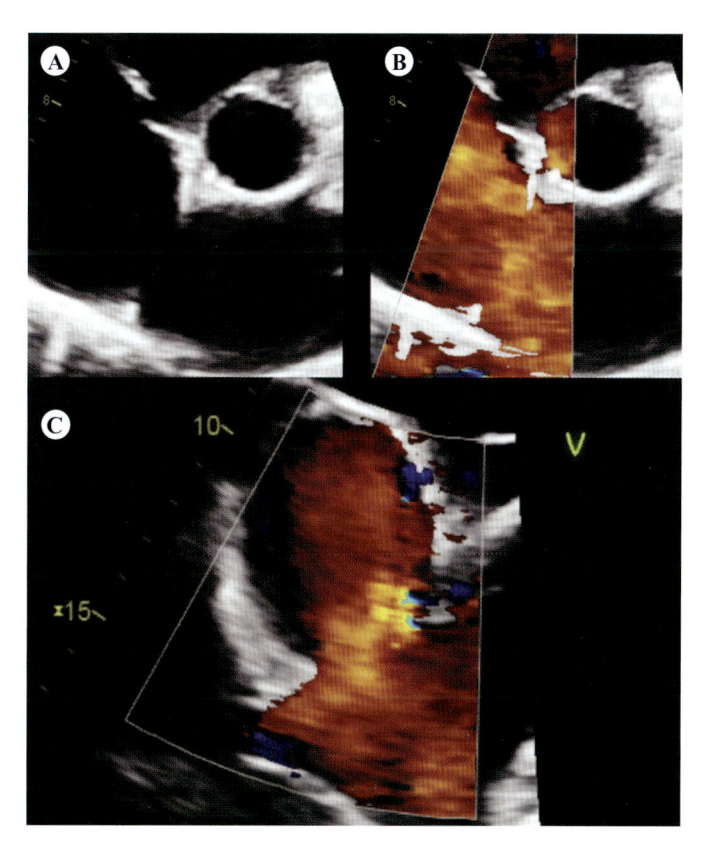

▲ 图 12-4 继发孔型 ASD 见于 TTE 两个主要切面：胸骨旁短轴（A 和 B）与剑突下四腔心切面（C）

（三）原发孔型 ASD（图 12-5）

靠近中央纤维体的 IAS 部分由于形成不全发生缺失。因此，它可能合并二尖瓣前叶裂缺和（或）心内膜垫缺损。可与继发孔型 ASD 采用相同的 TTE 切面。在经食管超声心动图检查中可见缺损始于二尖瓣和三尖瓣叶的插入点，此时二尖瓣、三尖瓣位于同一平面。心尖四腔心 0° 切面常是观察的理想切面。

（四）静脉窦型 ASD

这一类型在 TTE 上很难显示。在改良的双腔静脉切面把探头稍向右旋转可以较好显示上腔静脉窦型缺损。常合并肺静脉与 SVC 之间的异常交通。右上肺静脉异位引流也可以在 TOE 0° 标准四腔心切面探查，回撤探头以显示 SVC 和升主动脉的短轴。下腔静脉窦型缺损较少见，可能合并右下肺静脉异位引流。冠状窦型缺损位于冠状窦和左心房之间，需要利用冠状窦切面来显示分流。

五、房间隔缺损

注意以下几点：缺损部位（可能的分型和是否靠近主动脉瓣），在几个方向的大小，彩色多普勒和脉冲多普勒显示的分流方向、时相和速度（图 12-6）。建议使用 Qp/Qs。

$$Qp/Qs = (CSA_{RVOT} \times VTI_{RVOT}) / (CSA_{LVOT} \times VTI_{LVOT})$$

Qp/Qs=1 为正常，Qp/Qs > 1 提示左向右分流，Qp/Qs < 1 提示右向左分流。绝对值 < 1.5 提示分流量小，1.5~2.0 提示中等大小的分流，> 2.0 提示分流量大。

同时要注意其他心内缺损及右心过负荷的证据。

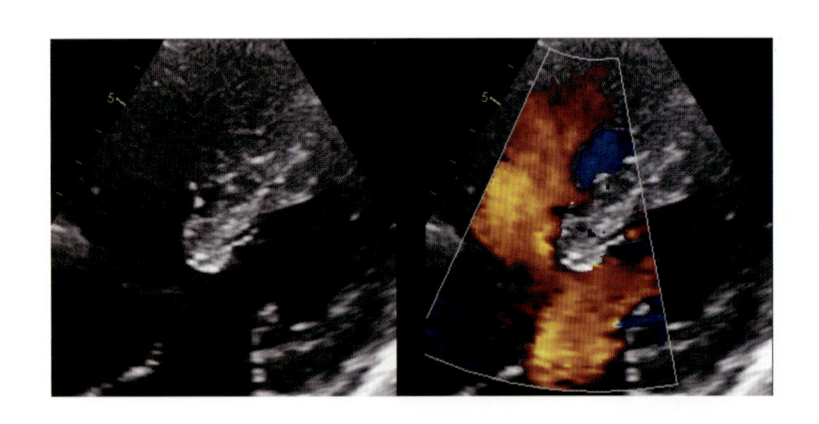

◀ 图 12-5 原发孔型 ASD 见于改良心尖四腔心切面

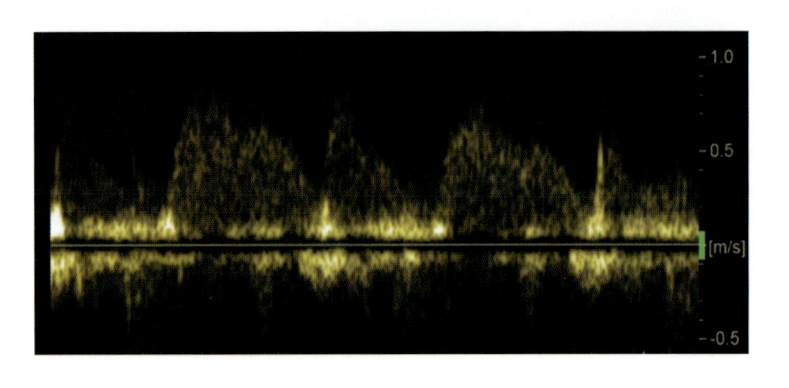

◀ 图 12-6 脉冲波超声显示 ASD 左向右分流的流速

ASD 封堵评估（见第 11 章和图 12-7）

1. 在准备封堵前要记录的要点
- 在不同扫查切面的大小（很多 ASD 并非圆形）。
- 是否为多个缺损。
- 是否合并房间隔瘤。
- 缺损与邻近结构间边缘的大小是否适合封堵器固定，特别是观察靠近主动脉瓣的边缘。
- 评估左心耳血栓。
- 其他心脏畸形（必须评估肺静脉，并确保心脏结构正常）。

2. 在介入手术中，监护要点与建议
- 导丝通过缺损时的位置。
- 确定缺损大小用以选择封堵器型号。
- 放置封堵器过程中的定位。
- 封堵后残余分流。
- 血栓形成。
- 任何对瓣膜的损伤。

3. 介入术后与随访过程中，注意探查的内容
- 封堵器位置。
- 残余分流。
- 封堵器上的血凝块或其他异常。

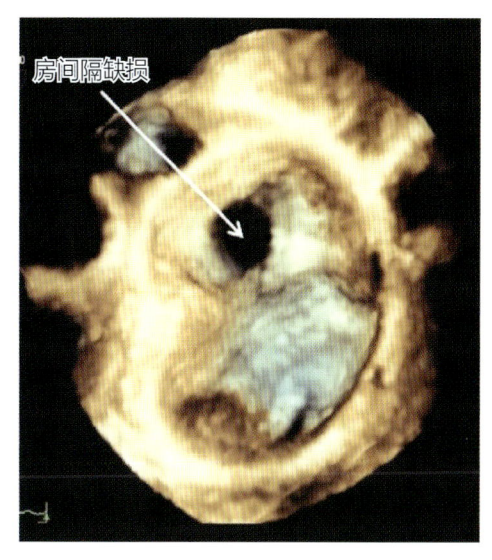

▲ 图 12-7 实时三维技术显示继发孔型 ASD
图像经过旋转和切割，以便从左心房看到缺损

> **振荡生理盐水造影与彩色血流图比较**
> 　　在卵圆孔未闭或房间隔缺损中，彩色血流图可以探查到左向右分流。多数患者在右心房压升高时会出现右向左分流，例如 Valsalva 动作过程中。然而，用彩色多普勒技术显示右向左分流可能有难度，此时建议行右心声学造影。由于该技术更灵敏，当彩色血流图不能显示分流时也建议行右心声学造影。

六、室间隔缺损

室间隔缺损（ventricular septum defect, VSD）可发生在室间隔的任何部位，命名根据其位置，即膜部或肌部（流入道部、流出道部或小梁部）（图 12-8）。

（一）膜周部 VSD（图 12-9）

膜部和肌部室间隔均受累。位于主动脉瓣下方、三尖瓣隔瓣侧面。这一部位 VSD 最容易识别，通常在胸骨旁长轴和短轴切面及心尖五腔心切面中可以看到。

它们可能会自发闭合，有时会遗留一个室间隔膜部瘤。室间隔膜部瘤也可能由于心脏手术医源性操作引起（例如在植入人工主动脉瓣时意外穿破室间隔）。

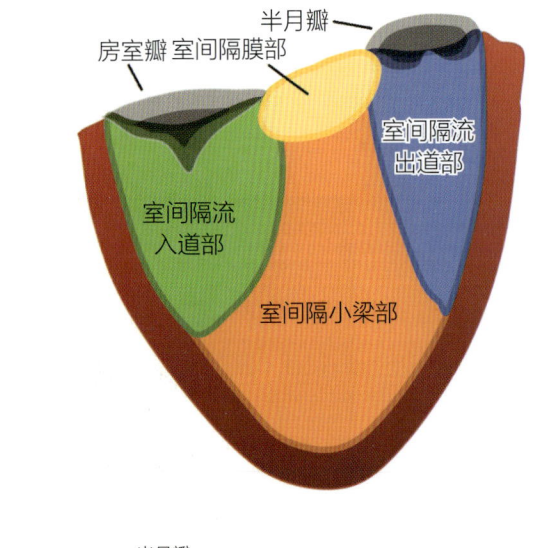

▲ 图 12-8 室间隔不同分区示例

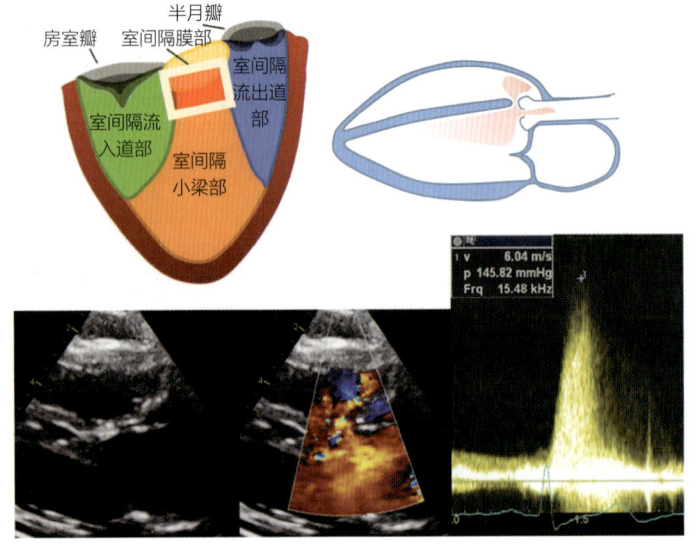

▲ 图 12-9 膜周部 VSD 示例
注意胸骨旁长轴切面主动脉瓣下湍流，CW 测及高速血流

（二）肌部 VSD（图 12-10）

肌部 VSD 可发生于室间隔肌部任何位置，可以单发或多发。由于缺损很小或因心室收缩改变形状，常被漏诊。也可发生于心肌缺血后（心肌梗死后的缺损更多见于心尖部，位于室间隔小梁部，常呈多孔形）。肌部 VSD 的探查在心尖和剑突下切面最明显，需要倾斜探头以扫查整个室间隔。

（三）流入道部 VSD

靠近二尖瓣和三尖瓣环，为中央纤维体发育不完整所致，常合并心内膜垫缺损和原发孔型 ASD。在心尖和剑突下切面显示最佳，也需要倾斜探头以扫查整个室间隔。

（四）膜周流出道部 VSD（图 12-11）

以往称为嵴上型室间隔缺损，位于室间隔的流出道部、肺动脉瓣和主动脉瓣下方。胸骨旁短轴切面最明显，与膜周部室缺相比更靠近肺动脉瓣，易于鉴别。

Gerbode 缺损是 VSD 的一种特殊类型，位于左心室与右心房之间。可发生于膜周部 VSD 合并三尖

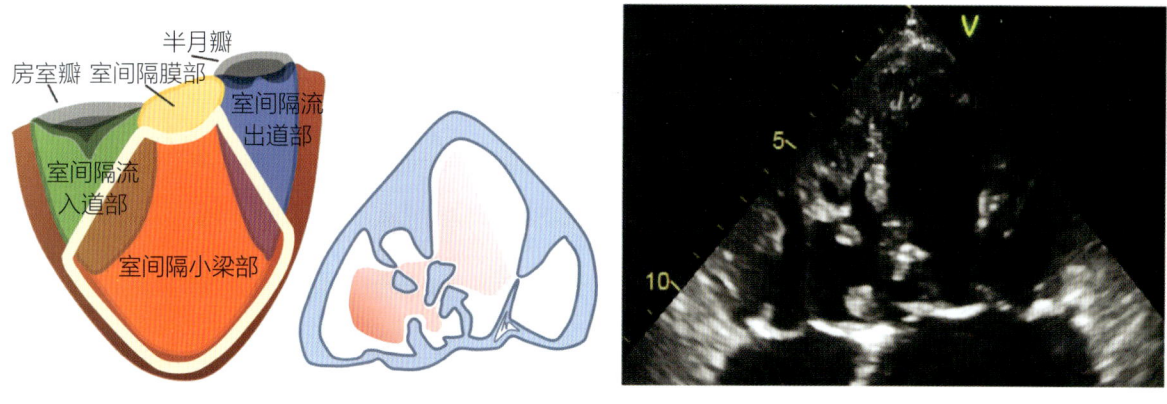

▲ 图 12-10　心尖四腔心切面探查到多个肌部缺损示例

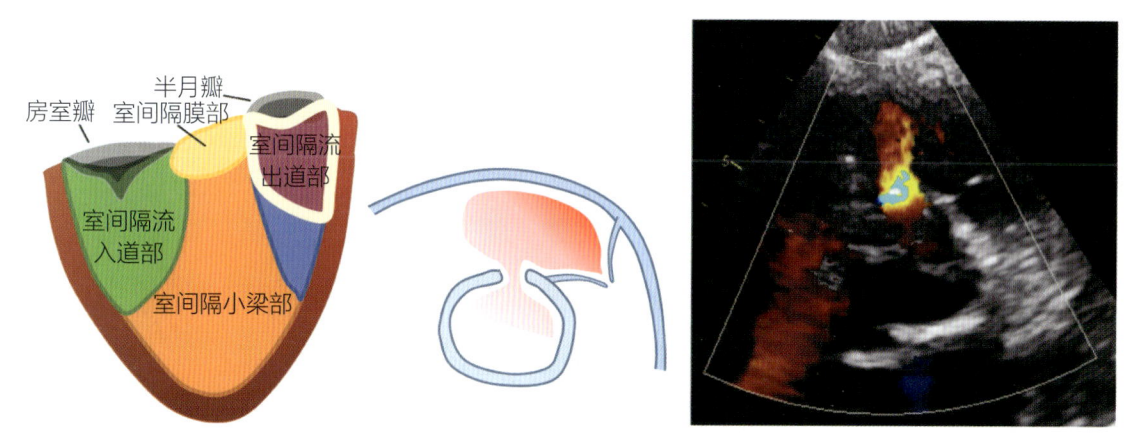

▲ 图 12-11　膜周流出道部 VSD 示例
注意右冠瓣水平看到的湍流位于主动脉瓣下，直冲 RVOT

瓣隔瓣穿孔，也可由房室间隔缺损引起。

七、VSD 的评估

在评估 VSD 时，应在所有切面中用二维、彩色及连续波多普勒评估室间隔，注意使用 CW 时取样线与分流束血流方向一致。评估要点如下。
- 缺损的位置与可能的分型。
- 缺损的特征，如多个小缺损。
- 缺损的大小（尽可能在两个切面测量大小，例如剑突下切面测量缺损长轴与矢状面径线）。建议在彩色血流图下测量。
- 彩色血流图探查的分流方向与时相。病程长的大缺损右心室压会升高，左向右分流减少，彩色分流可能不明显。
- 用 CW 频谱测量分流速度（与压差）。可以通过分流压差评估右心室压：如主动脉瓣正常，外周动脉收缩压约等于左心室收缩压。

右心室收缩压 = 外周动脉收缩压 − 分流压差

- 左心室与右心室大小与功能。
- 合并的心脏畸形。

八、左心室流出道与流入道梗阻

（一）左心室流出道

- 瓣下水平（图 12-12）：纤维肌性或膜性结构（胸骨旁/心尖切面）。

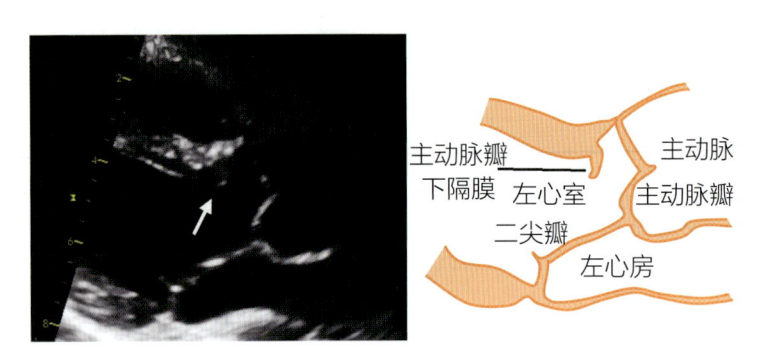

▲ 图 12-12 胸骨旁长轴切面显示主动脉瓣下隔膜

- 瓣膜水平：二叶式主动脉瓣（图 12-13），先天性主动脉瓣狭窄。

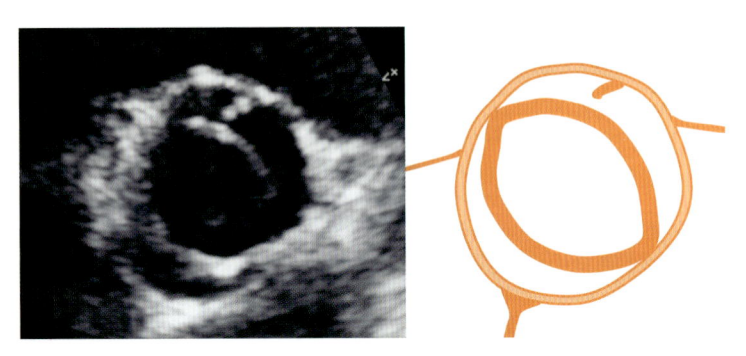

▲ 图 12-13 胸骨旁短轴切面二叶式主动脉瓣示例
注意 1 点钟方向可见残存假嵴

- 瓣上水平：膜性或纤维肌性增厚。

胸骨旁长轴切面可用于狭窄的确切定位。部位明确后其他切面亦是必须的：胸骨旁短轴切面可评估瓣膜的解剖情况，胸骨右缘切面与胸骨上窝切面可评估瓣上水平的狭窄，心尖五腔心切面适用于观测瓣下隔膜或狭窄。

（二）左心室流入道

- 肺静脉狭窄：在心尖四腔心切面可见流速增快。常需要行 TOE 明确。
- 三房心（图 12-14）：一个纤维肌性隔膜把左心房分成两个腔。在心尖切面显示最清晰，彩色多普勒可用于评估血流是否受限及隔膜上的窗孔位置。
- 二尖瓣：先天性狭窄，双孔二尖瓣（图 12-15）。

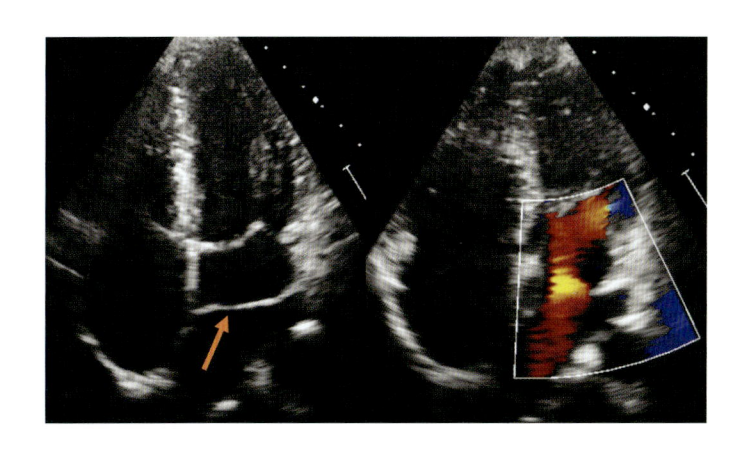

▲ 图 12-14 心尖四腔心切面显示三房心
橘箭标示处为隔膜，注意隔膜上的窗孔使左心房得以充盈

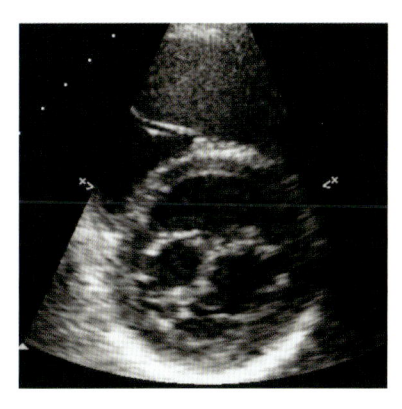

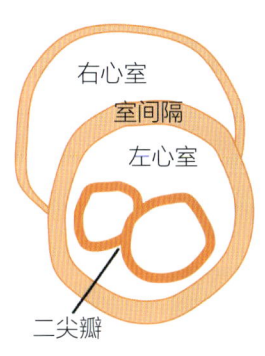

▲ 图 12-15 胸骨旁短轴切面显示双孔二尖瓣

九、右心室流出道梗阻

可发生于瓣下（图 12-16 和图 12-17）、瓣膜（图 12-18）或瓣上。肺动脉瓣在胸骨旁短轴与 RVOT 长轴/肺动脉流入道切面显示最佳，可使用多普勒评估。瓣下梗阻可由小梁部狭窄或双腔右心室引起（图 12-17），后者见于膜周部 VSD 引起右心室内肌束粗大，导致流出道梗阻。

十、大动脉转位

这是最常见的一种发绀型先心病，主动脉发自右心室，肺动脉发自左心室，两根大动脉平行排列，主动脉转到了肺动脉前方。生存率主要取决于左右心血液沟通混合程度，常通过动脉导管交通。

当前外科手术修复包括动脉调转术，将大血管重新连接到正确的心室。既往术式包括 Rastelli 术与心房调转术。

- 胸骨旁长轴切面可同时显示两根大血管（主动脉起源于右心室，肺动脉发自左心室）。
- 胸骨旁短轴切面（图 12-19）有助于显示两个瓣膜并排。由于在 TGA 患者中冠状动脉起源变异很常见，检查者应尽可能尝试探查冠状动脉开口。
- 应获取其余切面以确定是否合并其他异常，心尖四腔心切面尤其有助于发现右心室过负荷、肥大、扩张和（或）收缩功能障碍。

超声医师或内科医师也可能遇到先天性矫正型大动脉转位（congenitally corrected transposition of the great arteries，CCTGA）。不仅大动脉发生了转位，还可见左心房与右心室连接，右心房与左心室连接。

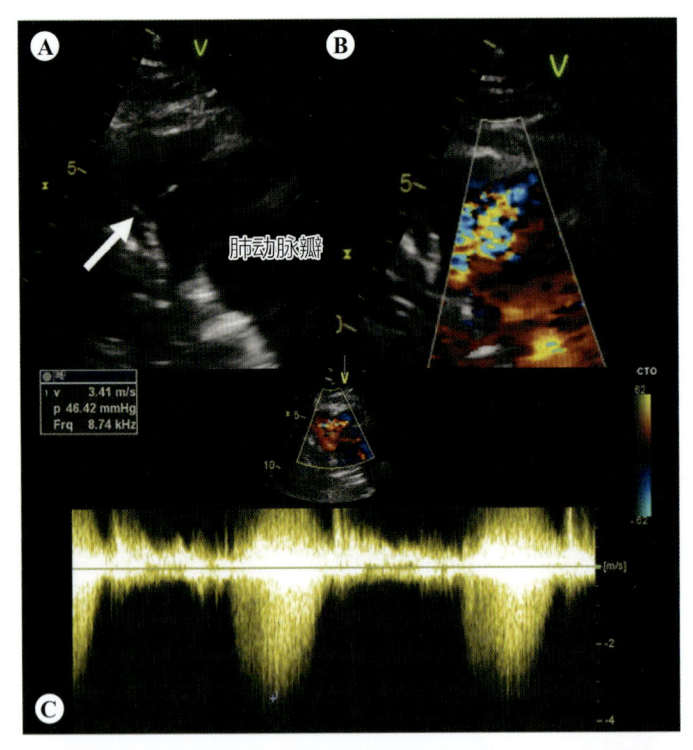

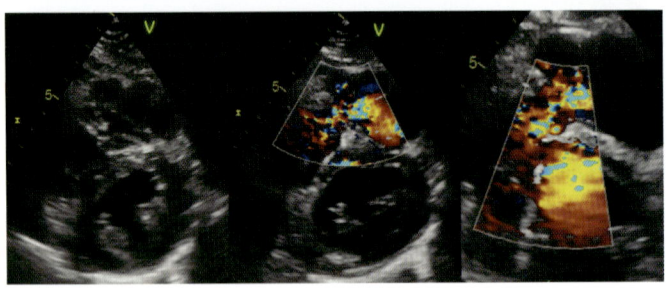

◀ 图 12-16　A. 胸骨旁短轴切面所示瓣下狭窄（箭）；B. 彩色血流图显示血流加速；C. 连续波超声测及流速加快（$V_{max} = 3.41m/s$）

◀ 图 12-17　双腔右心室
注意致使右心室流出道梗阻的肌束导致血流加速，右图同时可见膜周流出道部房间隔缺损

十一、永存左上腔静脉

永存 SVC 汇入冠状窦（图 12-20）。往往右 SVC 也存在，也可能只有左 SVC。
- 调整心尖四腔心切面，使成像平面切到二尖瓣下方显示冠状窦。它通常是扩张的。
- 经由左上臂静脉注射振荡生理盐水对比剂后，冠状窦先于右心房显影。
- 然后行右上臂静脉振荡生理盐水造影。如右 SVC 仍存在，和正常情况一样，右心房先显影。如右 SVC 缺如，则冠状窦先显影。

十二、肺静脉异位引流

为肺静脉引流入右心房。完全性肺静脉异位引流需要合并 ASD 使含氧血液到达体循环。部分性肺静脉异位引流时，仍有 1～2 条肺静脉正常汇入左心房，其余肺静脉异位引流入右心房。TOE 评估肺静脉异位引流最容易。
- 最常见的情况是右上肺静脉引流入右心房或 SVC。
- 右下肺静脉可汇入 IVC。

第12章 先天性心脏病
Congenital heart disease

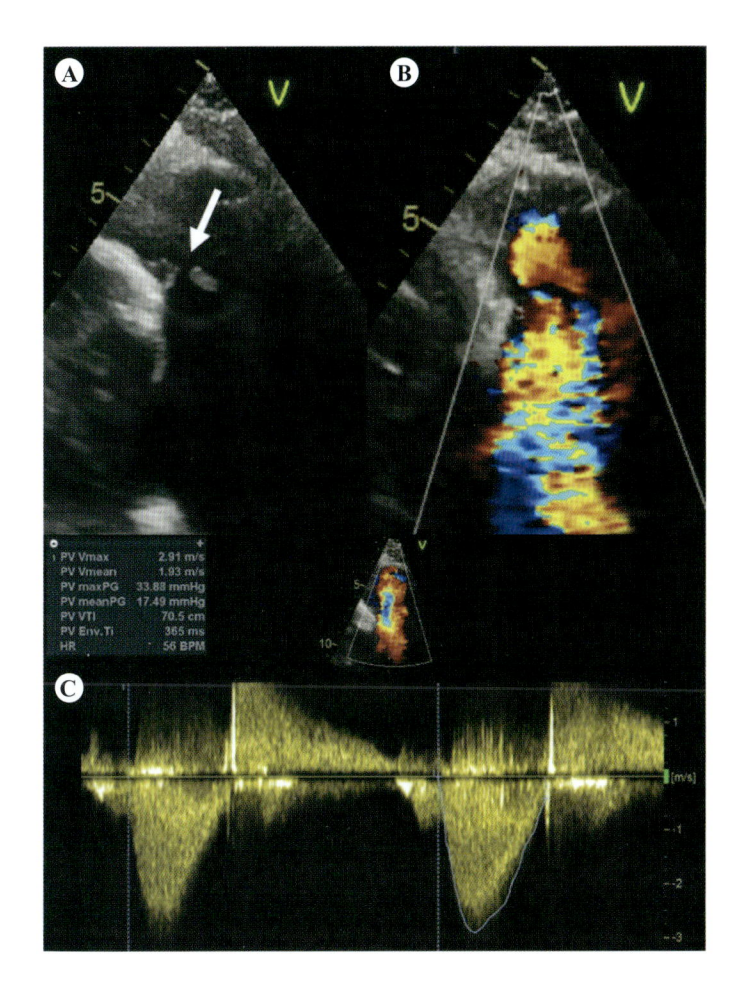

◀ 图 12-18　A. 右心室流出道切面所示瓣膜狭窄（箭）；B. 彩色血流图显示血流加速；C. 连续波超声测及流速加快（V_{max} = 2.91m/s）

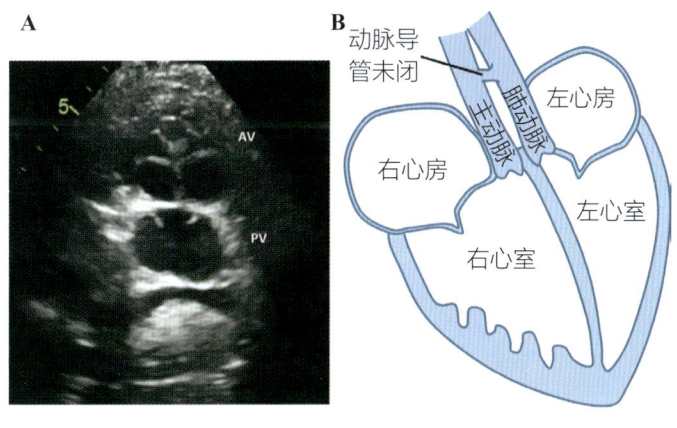

◀ 图 12-19　A. 胸骨旁短轴切面瓣膜水平，显示主动脉瓣（AV）位于肺动脉瓣（PV）正前方；B. TGA 示意图，两根大血管平行排列，而非正常情况下的螺旋形排列

- 左肺静脉可汇入无名静脉。

十三、法洛四联症

法洛四联症包含 RVOT 梗阻、VSD、右心室肥大、室间隔对位不良引起主动脉骑跨连接于 RVOT 与 LVOT，这四种心脏畸形的组合（图 12-21）。

- 术前评估应关注并量化每个方面。

411

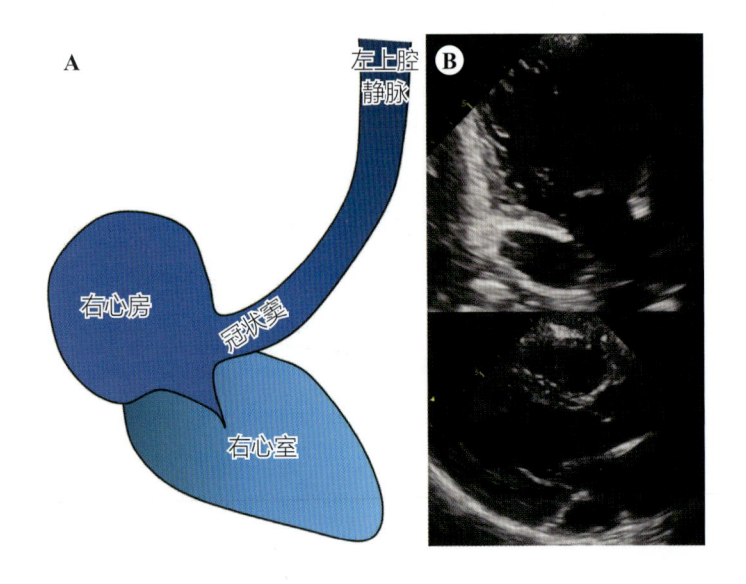

▲ 图 12-20 A. 永存上腔静脉示例；B. 心尖两腔心切面与胸骨旁长轴切面可见冠状窦扩张

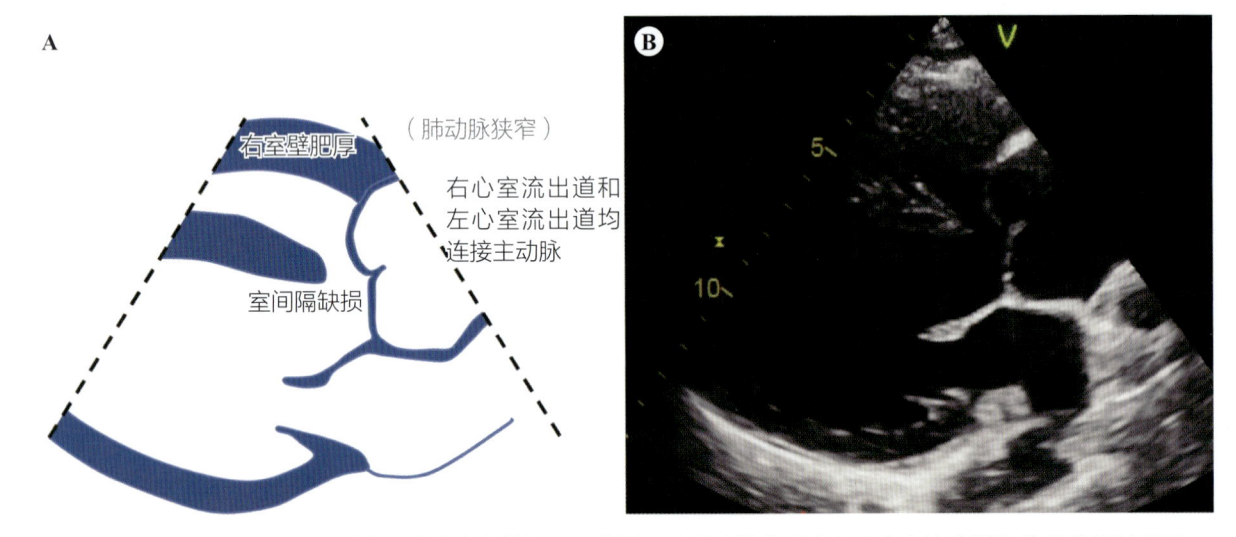

▲ 图 12-21 A. 典型法洛四联症的胸骨旁长轴切面示意图，肺动脉狭窄适合在右心室流出道和胸骨旁短轴切面观察；B. 胸骨旁长轴切面图像

- 胸骨旁长轴切面是测量 VSD 大小、确定分流方向和速度，以及测量主动脉大小的理想切面。RVOT 和短轴切面用于评估肺动脉狭窄程度，剑突下切面用于测量右心室厚度。

十四、永存动脉干

单一动脉主干发出体循环动脉和肺动脉（图 12-22）。常合并 VSD 和单组半月瓣。

十五、右心室双出口

法洛四联症的极端形式。主动脉和肺动脉都起源于右心室（图 12-23）。VSD 允许含氧血液进入体循环。

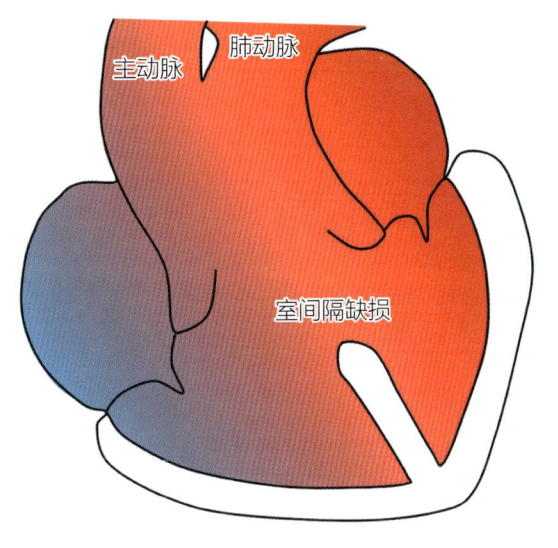

第12章 先天性心脏病
Congenital heart disease

▲ 图 12-22 永存动脉干示意图

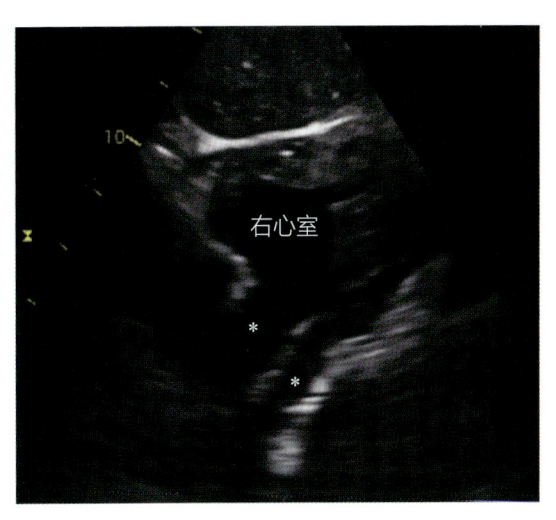

▲ 图 12-23 剑突下切面显示两根大动脉（*）均发自右心室腔，图中还可见右心室肥大

十六、单心室

这是一个较原始的心室，按有功能的主腔形态分左心室和右心室两种类型。其解剖学表现如下。
- 肺动脉闭锁伴右心室发育不良（图 12-24）。
- 左心发育不良：通常累及整个左心，二尖瓣、主动脉瓣、主动脉及左心房和左心室发育不良（图 12-25）。
- 三尖瓣闭锁伴右心室发育不良（图 12-26）。
- 不平衡型房室间隔缺损（AVSD）：共同 AV 瓣主要向一个心室开放。
- 左心室双入口（图 12-27 和图 12-28）。

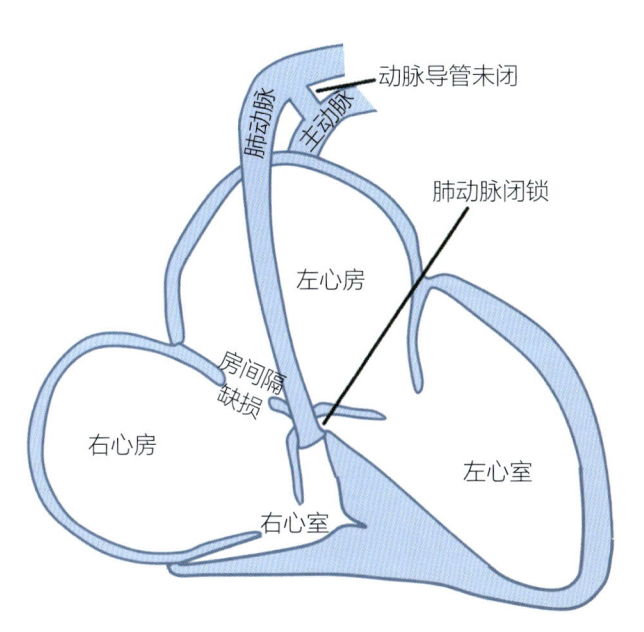

▲ 图 12-24 肺动脉闭锁伴右心室发育不良示意图

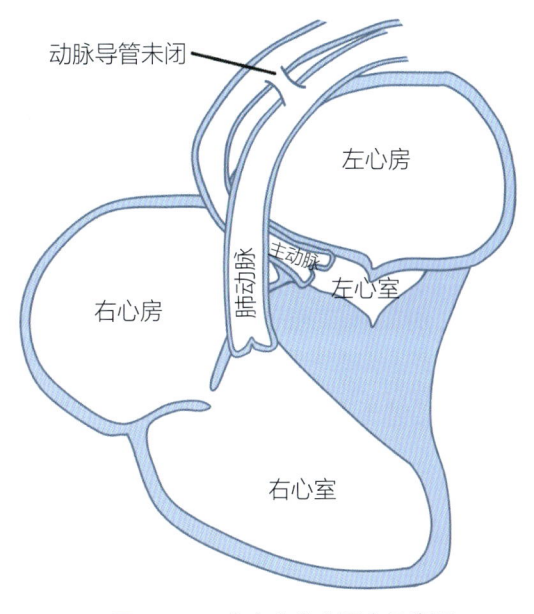

▲ 图 12-25 左心室发育不良示意图

413

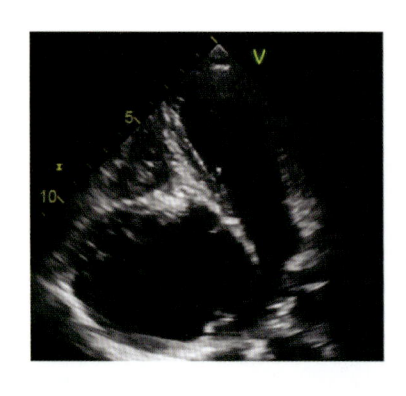

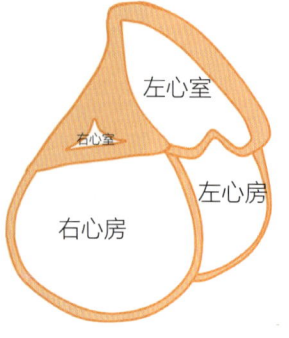

◀ 图 12-26 心尖四腔心切面显示三尖瓣闭锁伴右心室发育不良

早期的 Fontan 术式的例子是将右心耳直接与肺动脉相连，导致右心房扩大和肺静脉血流受阻，血栓形成风险高

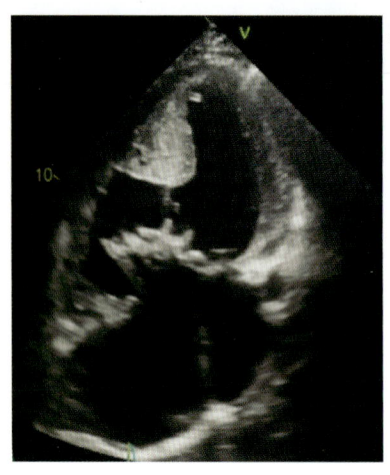

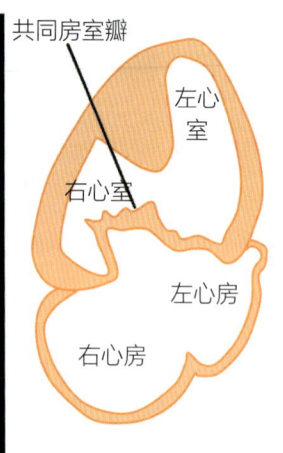

◀ 图 12-27 心尖四腔心切面显示完全性房室间隔缺损

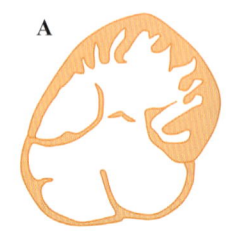

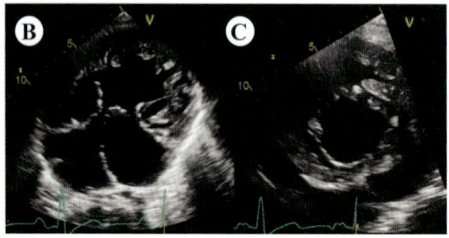

◀ 图 12-28 完全性房室间隔缺损合并单心室

A 和 B. 心尖四腔心切面可见心室内丰富的肌小梁；C. 胸骨旁短轴切面可见共同房室瓣由 5 个瓣叶组成

十七、先心病的外科手术矫治

（一）完全性矫治

先心病如果得到有效矫正，超声心动图可能很难看到手术痕迹。心脏超声检查时应系统全面，描述瓣膜功能、左心室与右心室外观与功能，指出残余分流或异常血管连接。

（二）分流术

这些术式都是为了增加肺血流量；不过目前的首选手术方式是一次性修复。

1. Blalock-Taussig 分流术

这种术式连接锁骨下动脉或无名动脉到肺动脉的一个分支。分流术可以在左侧或右侧进行。术后评估可在胸骨上窝切面进行，使用彩色血流图和频谱多普勒识别吻合口狭窄或血流改变。

2. Fontan 术

不能行双心室修复时可采用 Fontan 术（图 12-29 和图 12-30）。如下所示有不同的改良术式，基本原理是体静脉回流不经过右心室而直接汇入肺动脉。现在采用的方法是全腔静脉 – 肺动脉连接术。术后须评估心室功能与腔 – 肺分流，但在不了解手术细节时超声心动图很难进行评估。

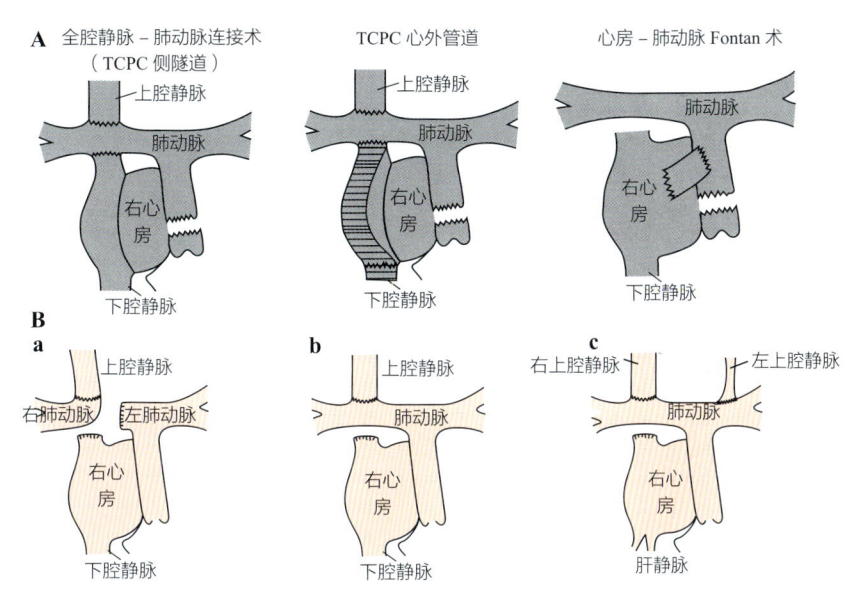

▲ 图 12-29 Fontan 术式的类型和不同类型 Glenn 分流术示意图
a. 经典 Glenn 术；b. 双向 Glenn 术；c. 双侧双向 Glenn 术

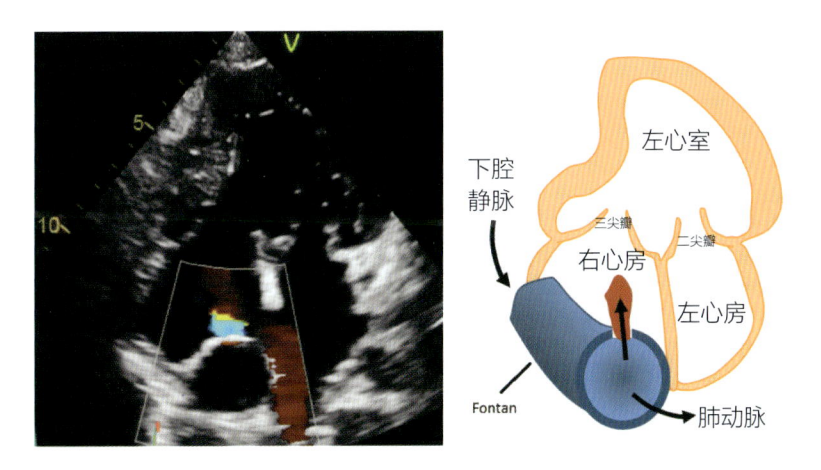

▲ 图 12-30 左心室双入口行开孔式改良 Fontan 术

经二尖瓣和三尖瓣的血流均流向左心室形态的单心室。由于右心室缺如，在腔静脉和肺动脉之间植入导管（Fontan 循环）完成肺循环。管道在进入右心房后开孔

3. Glenn 分流术

Glenn 分流术（图 12-29）可为双侧，将 SVC 与任一肺动脉做吻合。

十八、Ebstein 畸形

- 为先天性三尖瓣异常，一个或多个三尖瓣瓣叶向心尖部移位（图 12-31）。二尖瓣与三尖瓣环平

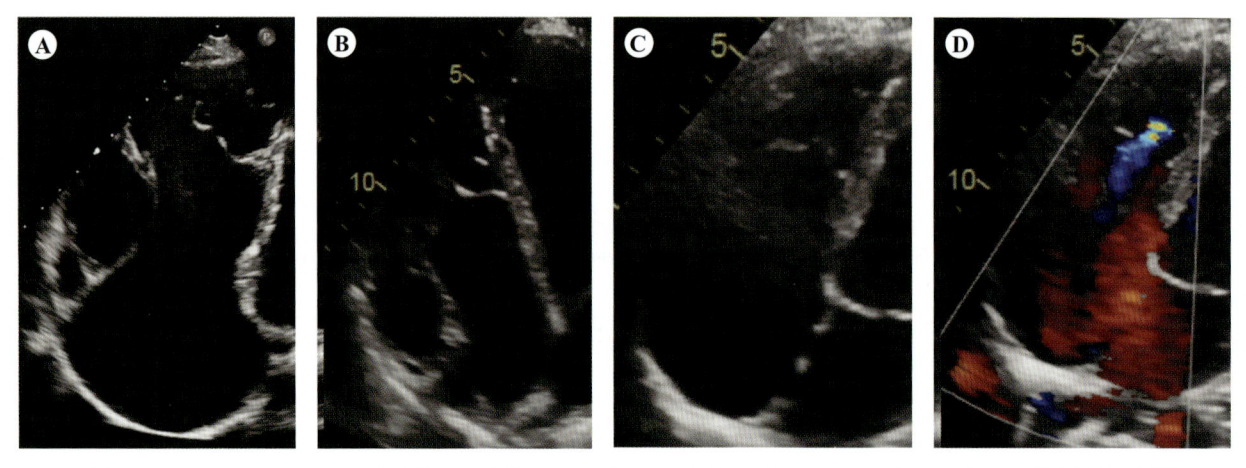

▲ 图 12-31 A 至 C. Ebstein 畸形不同病例的 2D 图像；D. 彩色血流图显示三尖瓣反流，注意该病例存在 Ebstein 畸形常合并的房间隔缺损

面间距 > 1cm 时应考虑该诊断。伴右心房扩大及三尖瓣反流。
- 术前行 3D TTE 可提供详细的解剖和功能图像。

十九、动脉导管未闭

动脉导管未闭（patent ductus arteriosus，PDA）（图 12-32）连接主动脉与肺动脉。
- 使用胸骨上窝切面，注意紧邻左锁骨下动脉开口的远段，识别导管连接降主动脉的主动脉端。
- 其肺动脉端连接 LPA，恰好位于肺动脉主干左侧，通常可以从改良的胸骨旁短轴切面看到。
- 彩色血流图可见肺动脉主干内一束与前向血流相反的异常分流（朝向肺动脉瓣），且为连续性。
- 报告左向右分流对心功能的影响。

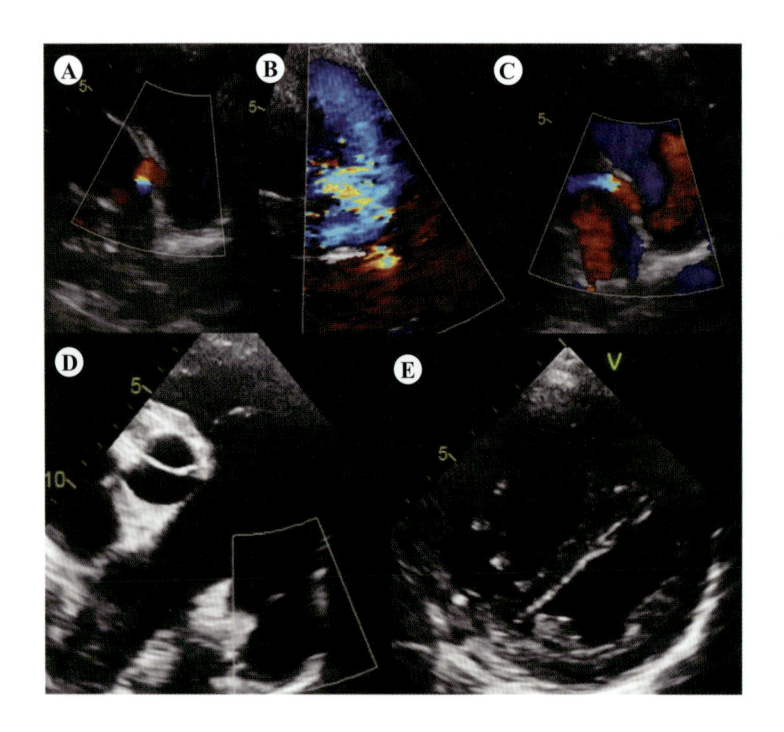

◀ 图 12-32 A 和 C. 胸骨上窝切面显示异常血流，为动脉导管未闭；B. 短轴切面显示异常高速血流自降主动脉流向肺动脉；D. 继发于动脉导管未闭的肺动脉显著扩张；E. 短轴切面见室间隔在收缩期与舒张期均变平坦，提示继发于动脉导管未闭的 Eisenmenger 综合征的病理生理学改变，伴右向左分流

二十、主动脉缩窄

主动脉缩窄为降主动脉近端先天性狭窄，通常位于 PDA 入口附近。高血压合并股动脉搏动减弱、桡-股动脉延迟或收缩期杂音的患者需考虑该诊断。上下肢间血压相差 > 20mmHg 提示存在明显缩窄。成人期首次诊断主动脉缩窄者通常无症状，因其狭窄常不严重，且有侧支循环。50%～80% 的主动脉缩窄患者合并二叶式主动脉瓣和其他心脏异常。Turner、先天性风疹和 Williams-Beuren 综合征可能合并缩窄。

（一）TTE 评估

1. 切面（图 12-33）

胸骨上窝切面最有用。

- 识别头臂动脉，缩窄通常紧邻左锁骨下动脉远端，狭窄后扩张很常见。
- 降主动脉彩色血流图见湍流可用于识别高速的狭窄血流（即使 2D 图像透声很差）。
- 在彩色血流图所示湍流最明显处用 CW 测量可得典型的收缩期压差，通常持续到舒张末期（"舒张期尾迹"）（图 12-33）。出现此征象对诊断明显的主动脉缩窄是可靠的，但 CW 测得的压差不能用于缩窄程度的定量。
- CW 倾向于高估压差，用 PW 测量近端流速，并用改良的 Bernoulli 方程计算所得的压差与心导管测得的压差有更好的相关性。
- 疑似主动脉缩窄但图像质量很差时，在胸骨上窝处使用笔式探头（独立非成像探头）的 CW 可测量降主动脉压差。

2. 随访

所有曾行主动脉缩窄矫治术的患者均应随访至成年。应每年随访一次超声心动图。如果超声心动图显示不清，可能需要 CT 或 MRI。

- 检查并报告残余压差（注意存在侧支循环时压差并不可靠，手术修复可能会导致收缩期血流增加，而无明显狭窄）。

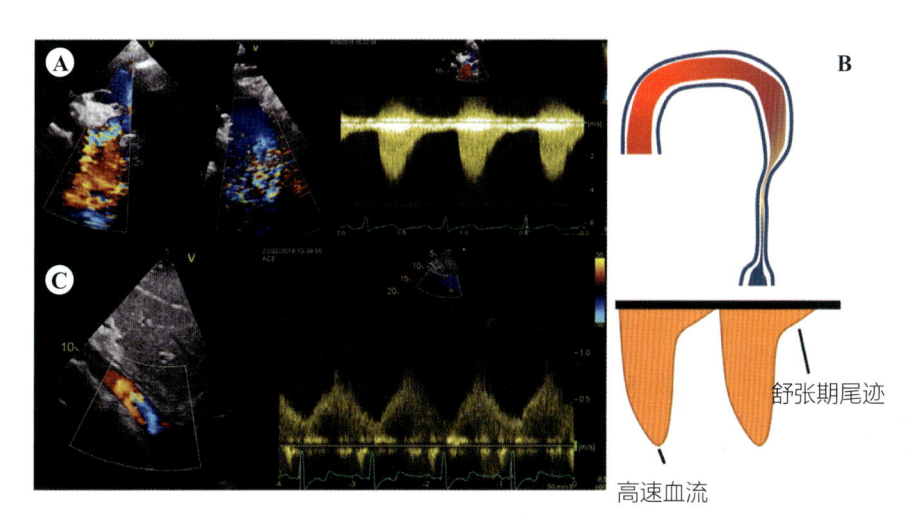

▲ 图 12-33 胸骨上窝切面示主动脉缩窄的多普勒频谱（A）。注意整个舒张期峰值流速增快（B），血流持续时间延长（"舒张期尾迹"）。腹主动脉近段的多普勒频谱（C）

- 检查主动脉有无异常，评估矫治部位的动脉瘤有无进展。
- 每年重新评估主动脉瓣：早发的退行性变很常见（有时见于之前漏诊的二叶式主动脉瓣）。

3. 图像
- 测量主动脉近段、远段和缩窄处的大小。术后随访应与术前进行比较，探查术后主动脉扩张或压差持续存在。
- 主动脉长轴切面上使用 PW 可用于探查缩窄处的血流加速。
- 在狭窄最明显处采集 3D 容积成像有助于了解病变的复杂性。

（二）TOE 评估主动脉缩窄

主动脉缩窄通常由 TTE 在胸骨上窝切面评估降主动脉多普勒血流得以诊断。随访常由详细的 2D 切面评估。准确的 TOE 评估可能有困难，在降主动脉 0° 水平的多个层面得到最佳图像，有助于识别主动脉峡部。在峡部水平，旋转探头至 90° 主动脉长轴切面以确认左锁骨下动脉的起源，探寻主动脉不规则管腔。主动脉缩窄的形态往往很复杂，需要进一步的影像学检查。超声心动图是诊断和随访的必要手段。缩窄可能相对复杂，如考虑进行干预，应行其他影像学检查（CT、CMR 或有创血管造影）。

二十一、Valsalva 窦瘤

Valsalva 窦瘤多为先天性，由分隔主动脉和肺动脉的远端球隔不完全融合所致。常有一冗长的活动性囊袋样组织突入毗邻结构，形成"风向袋"样外观。如发生破裂，主动脉和邻近心室之间可形成瘘管，引起左向右分流。临床表现差别很大，重者出现急性血流动力学紊乱，轻者仅表现为新发的连续性杂音。多数病例累及右冠窦，并突向/破裂分流入右心室。

（一）TTE 评估（图 12-34）

- 在胸骨旁长轴和短轴切面诊断与测量。
- 如怀疑 Valsalva 窦瘤破裂，可采用主动脉瓣及瓣上水平的胸骨旁短轴切面。彩色血流图可确认破裂交通口的部位与连续性血流。尽可能显示冠状动脉以排除冠状动脉瘘。
- CW 可显示收缩期与舒张期的高速血流信号。

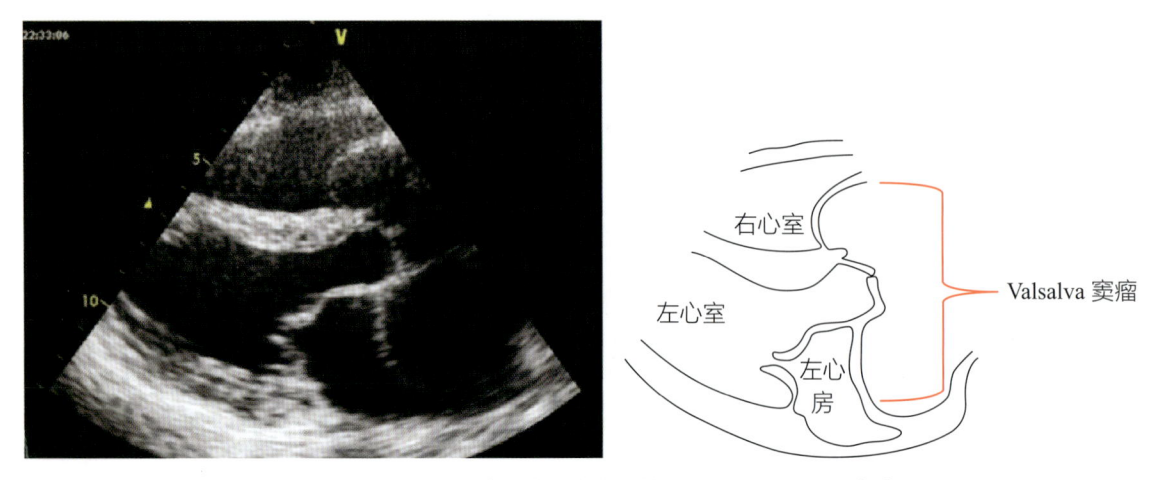

▲ 图 12-34 胸骨旁左心室长轴切面显示 Valsalva 窦瘤

- 评估右心房（反映急性右心房超负荷）、左心房与左心室大小（反映慢性容量超负荷的程度）。
- 3D 可能有助于规划外科手术或介入修补方式。在胸骨旁长轴切面显示主动脉瓣后采集 3D 全容积图像。

（二）TOE 评估

- 采用 135° 长轴切面。
- 冠状动脉瘘为重要鉴别诊断，为排除冠状动脉瘘，采用 50° 主动脉短轴切面，探头略回撤至 Valsalva 窦水平探查冠状动脉。

二十二、马方综合征

马方综合征是一种由 *FBN1* 基因（编码原纤维蛋白 1）突变引起结缔组织病变的常染色体显性遗传病，影响运动、视觉和心血管等多个系统。发病率约为 1/10 000，其中 26% 没有家族史。许多人有马方综合征的骨骼特征，但没有实际病变，诊断依据 Ghent 标准。

（一）评估与随访

超声心动图应关注主动脉根部内径（图 12-35）。为校正体型影响，使用验证过的公式（Cornell 公式最常用）计算 Z 评分，或根据体表面积在验证过的列线图上得出主动脉根部内径。主动脉 Z 评分 ≥ 2 分支持诊断马方综合征。既往 / 近期诊断主动脉根部夹层具有相同权重。存在二尖瓣脱垂在系统评分中计 1 分，报告中应描述其存在与否及严重程度。

建议终身随访，每年进行一次超声心动图检查，每 1~5 年随访一次心脏磁共振，随访年限取决于是否存在根部远端主动脉扩张。

（二）马方综合征 2010 年修订版 Ghent 标准

满足以下七条中任意一条即可诊断。

1. 无马方综合征家族史

- 主动脉 Z 评分 ≥ 2 分伴晶状体异位。
- 主动脉 Z 评分 ≥ 2 分并检测到 *FBN1* 基因突变。
- 主动脉 Z 评分 ≥ 2 分且系统评分 ≥ 7 分。
- 晶状体异位，并检测到主动脉瘤相关的 *FBN1* 基因突变。

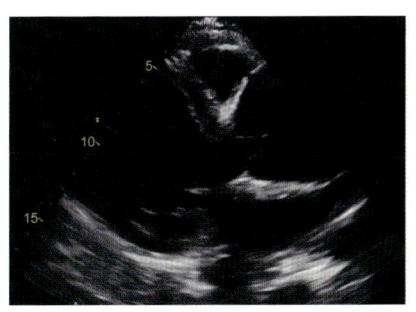

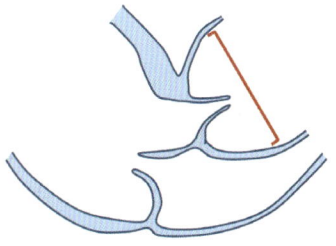

▲ 图 12-35 胸骨旁长轴切面显示马方综合征患者扩张的主动脉根部

2. 有马方综合征家族史
- 晶状体异位，伴明确的家族史。
- 系统评分≥ 7 分，伴明确的家族史。
- 主动脉 Z 评分≥ 2 分（20 岁以上）或≥ 3 分（20 岁以下），伴明确的家族史。

二十三、先天性心包疾病

先天性心包缺如很罕见。2D 图像看到明显间隙或部分心腔疝出（常为左、右心耳，或心室的一部分）（图 12-36）时需考虑该诊断。心脏位置可能异常，右心房或右心室扩张，室间隔矛盾运动。记录心包缺如的部位，以及部分心腔疝出对心脏功能的影响。先天性心包囊肿较常见，一般为良性。描述囊肿的大小、活动度、位置、附着和影像学表现（液性、占位）。

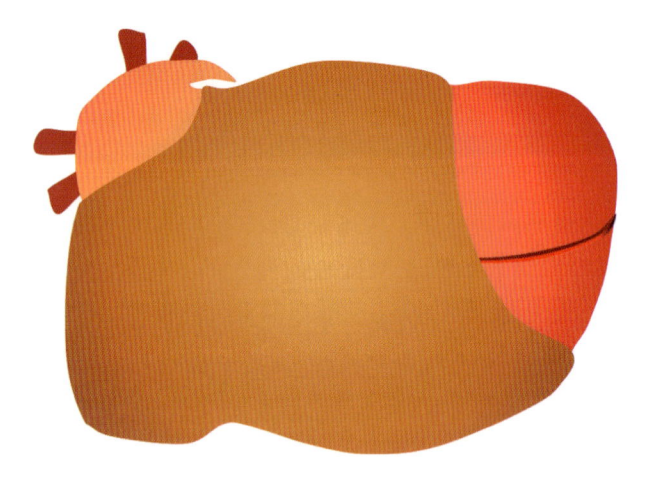

▲ 图 12-36 心包缺如导致左心室心尖部疝出的示意图

第 13 章 质量保证、报告和正常值范围
Quality assurance, reporting, and normal ranges

李银侠 译
颜 平 校

一、质量保证和稽查

任何心脏超声室均应建立质量保证（quality assurance，QA）系统，这样可以持续监测和评价超声心动图检查的质量和科室职能。

尽管心脏超声室的临床和技术负责人承担了明确的责任，但应授权每个团队成员参与 QA 过程。应定期提供反馈，沟通清晰；培养服务文化和提高服务质量，对医患双方都有益处。

QA 过程将心脏超声室视为一个整体，包括各种利益相关者和框架内的要素（图 13-1）。典型方法包括五个方面。

（一）超声心动图质量

1. 检查
用户应遵循全球主要超声心动图协会定义的最小数据集。这确保了结果的一致性分析。必须遵循物理学原理对图像进行优化，以提供最佳质量。

2. 报告
应按照批准的建议和指南进行测量。对测量结果的解释应该是精确的，而且是取决于当地的教学和培训制度或国际认证方案。

（二）稽查[临床和（或）研究]

1. 实施
应由稽查负责人（即临床和技术负责人）对随机选择的检查进行评价，如果可能，由独立的操作员重新分析。所有超声心动图检查均应接受该稽查过程，并对结果进行比较，以确保报告的重复性和一致性。理想情况下，根据单位规模和团队能力，每月应至少评估 10 例病例。

2. 转诊
个别部门制度和方案应根据指定的超声心动图协会的适用标准设计。应在转诊分诊方面对团队进行培训，优先考虑急诊需求及准备充足来改善医疗服务。这对于经胸超声心动图检查很重要，对于经食管超声心动图和负荷超声心动图更加重要，因为后者具有有创性。

3. 等候时间
应跟踪门诊患者和住院患者的等待时间。

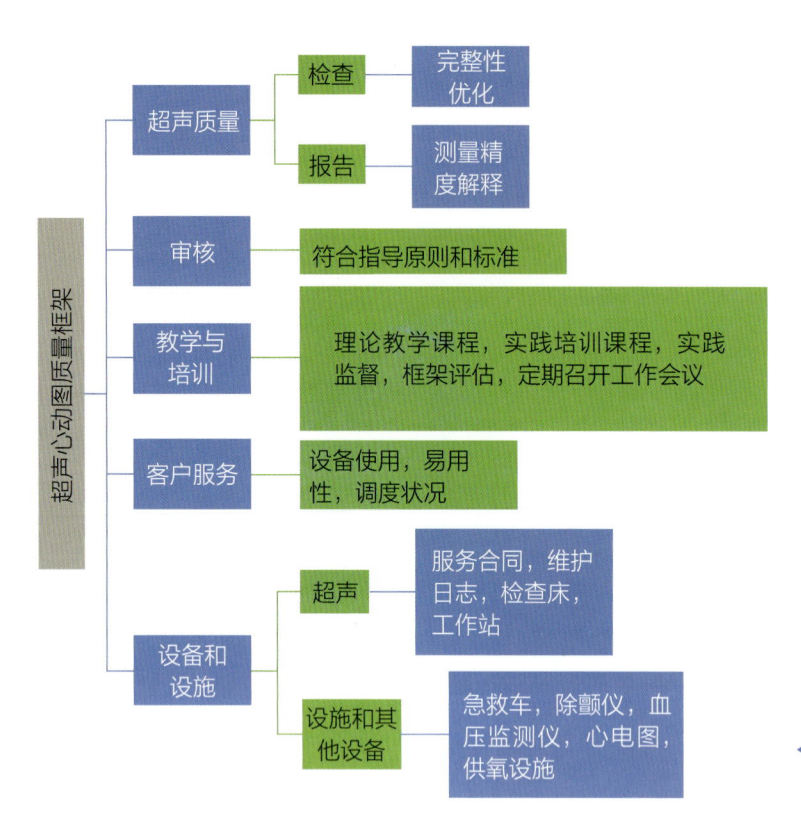

▲ 图 13-1 推荐的心脏超声室质量框架

（三）教学和培训

高质量的心脏超声室在理想情况下有自己的培训项目。这不是强制性的，因为来自不同超声学会的官方文件可在全球范围内获得。然而，心脏超声室可以使用这些参考文献建立自己的内部培训，包括理论和实际培训计划。

无论如何，需要对学员和新员工进行监督，以确保患者安全并保持心脏超声室的质量标准。这应伴随着一个上级评估和签字制度。

还应定期召开学术会议，由团队分享并回顾有趣的超声心动图检查和异常病例。

（四）客户服务

1. 服务用户

即将进入心脏超声室工作的临床医师和超声医师应进行入职培训，并指导他们如何进入医疗机构、工作时间、可用的安全路线和调度系统。

2. 患者

在预约时必须向患者提供路线图，以缓解焦虑并改善整体体验。调度应合理灵活，以便解决可用性局限，服务反馈必须从患者处整理。

（五）设备和设施

1. 超声

签订服务维护合同并妥善保存其文件。即使是最小的故障也需要联系专业工程师，因此整个团队应该能够随时联系到相应的制造商。还必须保存清晰的维护日志，以便跟踪任何过去的干预或当前的

第13章　质量保证、报告和正常值范围
QUALITY assurance, reporting, and normal ranges

请求。应提供各种不同频率和模态的探头（如脱机、相控阵 2D 和矩阵阵列 3D）及专用的超声心动图检查床。配备所需的脱机分析软件，工作站随时可用；如果可能，建议使用双屏显示及单独的专用报告室，以便操作员更专注并与更多的团队进行交流会诊。

2. 设施和其他设备

心脏超声室应设置除超声心动图机器以外的设施和设备。血压监测仪、心电图机和易于获取的供氧设备应必须处于备用状态。还建议使用急救车（带有体外除颤器），尤其是在进行经食管和负荷超声心动图检查的心脏超声室。设施的洁净度极其重要，必须保存每日清洁日志并位于可见区域。

> **数据安全和储存作为质量保证的一部分**
> - 图像的安全存储对于维持质量和患者安全至关重要。
> - 近来超声心动图图像存储在 CD、DVD 和硬盘上。然而，在大多数心脏超声室内，超声心动图扫描仪直接连接到计算机工作站和服务器，将采集的超声心动图存储在数据存储服务器上。
> - 像录像带这样的模拟存储介质在历史上已被使用，但它们不太适合长期存储，而且将来获得回放这些录像带的设备会变得越来越困难。
> - 有来自一些供应商的分析程序和图像存档及通信系统（picture archiving and communications systems，PACS）。现代机构拥有计算机网络，允许从不同的工作站进行回顾研究和分析，以及生成可存储在病历中的报告。还有基于网络的系统。
> - PACS 经常对数字记录进行压缩。数字数据的压缩减少了数字存储介质检查所需的空间。根据压缩程度，压缩图像的分辨率可比非压缩图像差。对于可视化分析，差异往往是细微的。然而，在某些系统中，高级分析（如斑点追踪）只能在非压缩图像（原始数据）上进行。
> - 在大多数超声心动图上，图像可以存储为医学数字成像和计算机文件。这种格式有助于与不同供应商的工作站或软件进行数据交换和读取 / 分析。

二、认证

全球大多数超声心动图学会为临床医师和超声医师提供资格认证和认可机会。获得认证可能需要几年的工作，通常包括理论考试和病例日志收集。获得认证的目标是重视科学和技术的卓越和认可，以及保证患者权益和诊断准确性。

通常需经过认证的是特定用途的超声心动图：成人经胸超声心动图、经食管超声心动图、负荷超声心动图、先天性和儿科超声心动图、社区超声心动图、重点重症监护超声心动图（focused intensive care echocardiography，FICE）和生命支持中重点超声（focused echocardiographic evaluation in life support，FEEL）（用于快速解释紧急情况下主要结果的重点检查）（见第 5 章）。

根据国家实施的不同，认证可能是强制性的，也可能不是强制性的。该过程旨在评估操作者自主进行和解释超声心动图检查的技能，是无监督工作的最低要求。

理论考试倾向于遵循全世界类似的教学大纲，以物理学原理和病理学评价为核心。这些检查还可能包括病例研究。

（一）日志薄

几份报告的集合是认证过程的基本要求。这证明了在临床实践中的解释和报告能力。根据正在进行的认证程序，病例数量有所不同。必须包括相关和不同的病理学，并且必须在报告中提供明确的描述和必要的测量。

大多数日志还需要提交视频病例，向评估者提供完整的超声心动图扫描结果以保证公平和公正。

必须注意的是，保密性是日志成功的关键。任何报告或视频病例中均不应存在患者标识符，否则可能导致认证失败和触犯法律行为。

（二）实践评估

一些学生还需要进行实用性的考核。这涉及在健康志愿者或模拟仿真器上评估操作技能。

> **部门认证**
> - 社会也越来越多地提供对整个超声科室的临床实践和研究的认可。该过程旨在改善不同医疗保健环境中的标准。它作为质量基准，提供教育、经济、科学和研究益处。
> - 经认证的部门或心脏超声室应该被患者信任，并吸引医疗保健专业人员。它更有可能成为国际培训中心的首选，并被选中进行科学试验。尽管如此，部门认证并不具有法律价值，每个心脏超声室都应在国家和国际法律框架内运作。

三、报告

标准的报告要确保检查的完整，并在解释或随访期间方便他人理解。报告应该有一个结构，列出并适当描述解剖结构。可根据不同解剖结构和病理的预期值表解释计算。以下页面提供了报告示例、描述和正常范围。

（一）人口统计学和其他信息

- 患者姓名、出生日期、性别、住院号。
- 进行检查的日期。
- 地点、住院/门诊和急诊。
- 检测适应证。
- 转诊医师。
- 进行和解释检查的超声医师/医师。
- 身高、体重、血压（如能提供）。
- 超声仪和数据存储。
- 图像质量和任何次优视图（如适用）。

（二）描述和诊断报告

应简要描述每个解剖学特征。描述应概括所有视图的结果（应在报告后面的测量中支持结果）。如果检查结果都是正常的，要求报告里包括所有的描述是不切实际的，通常把它们称为结构和功能正常就足够了。但是，应制订方案或检查表，以确保所有评论均基于事实（目视和定量评估）。对于每个解剖细节，视情况而论，还应提供诊断声明，例如"提示风湿性二尖瓣疾病"。

(三)测量

本节基于每份报告中应纳入的最小数据集,并根据需要另外补充说明以描述任何病理异常。理想情况下,报告应包括特定测量的正常值,以便非专业人员理解。

(四)结论

这通常由接诊医师首先阅读,他们可能不是心脏病专家。必须易于理解,并应总结整个检查。识别任何异常、其原因(如可能识别)和任何继发效应。这通常涉及重复前文中的一些信息。应回答接诊医师的问题。如果不能,应包括原因并建议替代成像方法(如经食管超声心动图或超声心动图造影)。医学建议应与报告分开。

报告模板:正常

John Smith　　　出生日期:1935年10月7日　　　地点:A病房

身高:182cm　　体重:74kg　　　　　　　　　　血压:120/70

适应证:左心室功能

接诊医师:Smith医师

超声医师:John Brown

解释医师:Jones医师

机器:超声仪A

图像质量:良好

描述

- 左心室:腔室大小正常,室壁厚度正常,收缩和舒张功能正常
- 右心室:大小正常,室壁厚度正常,收缩功能正常
- 室间隔:正常
- 左心房:大小正常
- 右心房:大小正常
- 房间隔:正常
- 下腔静脉:内径正常,呼吸时反应正常
- 主动脉瓣:结构和功能正常
- 二尖瓣:结构和功能正常
- 三尖瓣:结构和功能正常
- 肺动脉瓣:结构和功能正常
- 肺动脉:内径正常
- 心包:无增厚,无积液
- 主动脉:根部和升主动脉内径正常

测量

- 左心室　　舒张末期内径5.0cm,左心室收缩末期内径3.5cm,缩短分数30%,IVS 1.0cm,左心室后壁厚度0.9cm,左心室舒张功能正常,E'(内侧)6.9cm/s,E'(外侧)10.9,E/E' 12.0
- 右心室　　舒张末期内径2.0cm

- 左心房　左心房容积指数 34ml/m²
- 右心房　—
- IVC　—
- AV　峰值速度 1.2m/s
- MV　E：A 比 1.1
- TV　TR 最大速度 1m/s
- PV　脉冲多普勒峰值速度 1m/s
- 肺动脉　根部内径 2.6cm
- 心包　—
- 主动脉　根部内径 2.7cm

结论

正常超声心动图。左心室大小正常。左心室收缩和舒张功能正常。

四、左心室

描述性术语

1. 腔室尺寸
- 正常、增大（轻度/中度/重度）、小。

2. 室壁厚度
- 正常、增厚（轻度/中度/重度）。
- 运动（同心、偏心、不对称 + 位置）。
- 变薄。

3. 左心室质量
- 正常，轻度、中度、重度增加。

4. 形状
- 正常、动脉瘤、假动脉瘤（+ 位置）。

5. 整体收缩功能
- 正常、临界、正常低值。
- 减退（轻度、轻度至中度、中度、中度至重度、重度）。
- 增强（高动力）。
- 射血分数。

6. 局部收缩功能
- 正常、不同步、收缩活动减弱、收缩活动消失、矛盾运动、瘢痕。
- 描述每个壁段。
  – 前壁（基底段、中间段、心尖段）。
  – 前间隔（基底段、中间段）。
  – 下中隔（基底段、中间段）
  – 间隔（心尖段）。

- 下壁（基底段、中间段、心尖段）。
- 下外侧壁（基底段、中间段）。
- 前外侧壁（基底段、中间段）。
- 侧壁（心尖段）。

7. 舒张期充盈
- 正常，不确定异常（1～3级，2级和3级左心房压升高）。
- 左心房压升高（E/E′ > 15）。

8. 左心室流出道
- 无梗阻，梗阻（轻度/中度/重度）。
- 室间隔肥厚，主动脉瓣下隔膜。
- 与MR收缩期前向运动相关。

9. 血栓
- 不存在，存在（+位置和描述）。

10. 占位
- 不存在，存在（+位置和描述）。

五、左心室/左心房测量和分类（表13-1和表13-2）

表13-1 左心室和左心房大小测量范围（女性）

左心室内径	正 常	轻度增大	中度增大	重度增大
EDD（cm）	3.8～5.2	5.3～5.6	5.7～6.1	> 6.1
EDD/BSA（cm/m²）	2.3～3.1	3.2～3.4	3.5～3.7	> 3.7
ESD（cm）	2.2～3.5	3.6～3.8	3.9～4.1	> 4.1
ESD/BSA（cm/m²）	1.3～2.1	2.2～2.3	2.4～2.6	> 2.6
EDV/BSA（ml/m²）	29～61	62～70	71～80	> 80
ESV/BSA（ml/m²）	8～24	25～32	33～40	> 40
左心室功能	**正 常**	**轻度减退**	**中度减退**	**重度减退**
EF 2D（%）	54～74	41～53	30～40	< 30
左心室质量	**正 常**	**轻度增加**	**中度增加**	**重度增加**
质量/BSA（g/m²），线性	43～95	96～108	109～121	> 121
IVS厚度（cm）	0.6～0.9	1.0～1.2	1.3～1.5	> 1.5
PW厚度（cm）	0.6～0.9	1.0～1.2	1.3～1.5	> 1.5
相对室壁厚度（cm）	0.22～0.42	0.43～0.47	0.48～0.52	> 0.52
质量/BSA（g/m²），2D	44～88	89～100	101～112	> 112
GLS峰值（%）	< −18			

(续表)

左心室质量	正常	轻度增加	中度增加	重度增加
左心房容积指数（ml/m²）	< 34	35~41	42~48	> 48
3D 超声心动图				
EDV/BSA（ml/m²）	< 72			
ESV/BSA（ml/m²）	< 29			
3D EF（%）	> 57			

表 13-2　左心室和左心房大小测量范围（男性）

左心室内径	正常	轻度增大	中度增大	重度增大
EDD（cm）	4.2~5.8	5.9~6.3	6.4~6.8	> 6.8
EDD/BSA（cm/m²）	2.2~3.0	3.1~3.3	3.4~3.6	> 3.6
ESD（cm）	2.5~4.0	4.1~4.3	4.4~4.5	> 4.5
ESD/BSA（cm/m²）	1.3~2.1	2.1~2.3	2.4~2.5	> 2.5
EDV/BSA（ml/m²）	34~74	75~89	90~100	> 100
ESV/BSA（ml/m²）	11~31	32~38	39~45	> 45
左心室功能	**正常**	**轻度减退**	**中度减退**	**重度减退**
EF 2D（%）	52~72	41~51	30~40	< 30
左心室质量	**正常**	**轻度增加**	**中度增加**	**重度增加**
质量/BSA（g/m²），线性	49~115	116~131	132~148	> 148
IVS 厚度（cm）	0.6~1.0	1.1~1.3	1.4~1.6	> 1.6
PW 厚度（cm）	0.6~1.0	1.1~1.3	1.4~1.6	> 1.6
相对室壁厚度（cm）	0.24~0.42	0.43~0.46	0.47~0.51	> 0.51
质量/BSA（g/m²），2D	50~102	103~116	117~130	> 130
GLS 峰值（%）	< -18			
左心房容积指数（ml/m²）	< 34	35~41	42~48	> 48
3D 超声心动图　EDV/BSA（ml/m²）	< 80			
3D 超声心动图　ESV/BSA（ml/m²）	< 33			
3D 超声心动图　3D EF（%）	> 54			

六、舒张功能和左心室充盈（表13-3）

表 13-3　左心室舒张功能正常值测量

经二尖瓣血流	正　常
跨二尖瓣 E 波速度	＜ 50cm/s
减速时间	＞ 160ms 至＜ 220ms
跨二尖瓣 E/A 比值	＞ 0.8 至＜ 2.0
间隔环 e′ 速度	＞ 7cm/s
外环 e′ 速度	＞ 10cm/s
左心室 E/e′（平均值）比值	＜ 14

七、右心室

描述性术语

1. 腔室尺寸
- 正常。
- 扩张（轻度 / 中度 / 重度）。
- 缩小。

2. 室壁厚度
- 正常。
- 增厚。
- 变薄。

3. 整体收缩功能
- 正常。
- 减退（轻度、中度、重度）。
- 增强（高动力）。

4. 局部收缩功能
- 正常。
- 收缩活动减弱。
- 收缩活动消失。
- 描述游离壁 / 心尖 / 流出道。

5. 血栓
- 不存在，存在（＋位置和描述）。

6. 占位
- 不存在，存在（＋位置和描述）。

7. 起搏导线
- 显示，肿块附着，异常运动。

八、右心室大小和功能（表 13-4）

表 13-4 右心测量值

右心室尺寸	异 常
基底段横径	＞42mm
中段横径	＞36mm
长径	＞84mm
RVOT 胸骨旁长轴内径	＞31mm
RVOT 近端内径	＞36mm
RVOT 远端内径	＞28mm
右心室壁厚度（剑突下）	＞5mm
EDA（BSA 标化）	
女性	＞11.6cm^2/m^2
男性	＞12.6cm^2/m^2
ESA（BSA 标化）	
女性	＞6.5cm^2/m^2
男性	＞7.5cm^2/m^2
3D EDV（BSA 标化）	
女性	＞75ml/m^2
男性	＞87ml/m^2
3D ESV（BSA 标化）	
女性	＞36ml/m^2
男性	＞44ml/m^2
右心室功能	异 常
PW 多普勒 MPI	＞0.43
TDI MPI	＞0.54
右心室 dP/dT	＜400mmHg/s
TAPSE	＜17mm
三尖瓣环 TDI S 速度	＜9.5cm/s
面积变化分数	＜35%
游离壁 GLS	＞−23%
3D EF	＜45%

九、室间隔

描述性术语

1. 间隔运动异常

- 异常（反常）运动，与右心室容量超负荷一致。
- 异常（反常）运动，与术后状态一致。
- 异常（反常）运动，与左束支传导阻滞一致。
- 异常（反常）运动，与右心室起搏器一致。
- 预激导致的异常（反常）运动。
- 舒张期扁平（"D"形左心室），与右心室容量超负荷一致。
- 收缩期扁平，与右心室压力超负荷一致。
- 收缩期和舒张期扁平，与右心室压力和容量超负荷一致。
- 间隔"反弹"与收缩生理一致。
- 与压塞、收缩、通气相关的过度呼吸变化。
- 其他（请说明）。

2. 室间隔缺损

- 不存在，存在。
- 位置（膜周、肺动脉流出道/双瓣下、流入道、肌部、多发）。
- 尺寸（小/中/大）。
- 分流（从左到右/从右到左/双向）。

十、房间隔

描述性术语

1. 房间隔缺损

- 不存在，存在。
- 位置（原发孔型、继发孔型、静脉窦型）。
- 尺寸（双平面尺寸和 3D 面积）。
- 分流（从左到右、从右到左、双向）。
- Qp/Qs。

2. 卵圆孔未闭

- 不存在，存在。

3. 右心造影

- 正常，存在分流（小：< 5 个气泡；中等：5~20 个气泡；大：> 20 个气泡）。

十一、左心房（表 13-1 和表 13-2）

描述性术语

1. 腔体尺寸

- 正常、增大（轻度/中度/重度）、缩小。

2. 血栓
- 不存在，存在（+位置和描述）。

3. 占位
- 不存在，存在（+位置和描述）。

4. 自发显影
- 不存在，存在。

5. 其他
- 三房心，左心房发育不良，心脏移植后。

十二、右心房

描述性术语

1. 腔体尺寸
- 正常、增大（轻度/中度/重度）、缩小。

2. 血栓
- 不存在，存在（+位置和描述）。

3. 占位
- 不存在，存在（+位置和描述）。

4. 导管/起搏导线
- 不存在，存在。

5. 右心房压力
- 房间隔向左推移，与右心房压力升高一致。
- 冠状窦扩张，与右心房压力升高或左上腔静脉一致。
- 永存左上腔静脉。
- 压力估计。

6. 其他
- 突出的静脉瓣膜，Chiari 网。

十三、右心房压力（表 13-5）

表 13-5 右心房压力评估测量

测　量	正　常	高
RAP（mmHg）	0～5	10～20
下腔静脉（IVC）内径（cm）	< 2.1	> 2.1
呼吸变化	> 50%	< 50%

如果 IVC 大小和呼吸变化不匹配，考虑估测 RAP 为 5～10mmHg

十四、主动脉瓣

描述性术语

1. 结构
- 正常、退行性、风湿性。
- 二叶式主动脉瓣畸形（右冠瓣 – 左冠瓣 / 右冠瓣 – 无冠瓣 / 无冠瓣 – 左冠瓣）。
- 单叶，四叶。

2. 瓣叶厚度
- 局灶性增厚（RCC/LCC/NCC），弥漫性增厚。
- 严重程度（轻度 / 中度 / 重度）。

3. 钙化
- 存在（轻度 / 中度 / 重度）。
- 局灶性钙化（RCC/LCC/NCC）。
- 弥漫性钙化。

4. 瓣叶活动度
- 正常，减少（轻度 / 中度 / 重度），隆起。

5. 其他
- 瓣叶穿孔（RCC/LCC/NCC）。
- 瓣叶脱垂 / 连枷（RCC/LCC/NCC）。

6. 赘生物
- 位置（RCC/LCC/NCC）。
- 活动度（固定 / 有活动度），带蒂。
- 尺寸（小 / 中 / 大）+ 大小。

7. 脓肿
- 位置（RCC 瓣环 /LCC 瓣环 /NCC 瓣环）。
- 尺寸（小 / 中 / 大）+ 大小。

8. 占位
- 位置（RCC/LCC/NCC），描述。

十五、主动脉瓣狭窄（表 13-6）

- 无，存在（轻度 / 中度 / 重度）。
- 定量。
  - 峰值和平均主动脉瓣流速 / 压差（每帧）。
  - 主动脉瓣区。

表 13-6 评估主动脉瓣狭窄严重程度的参数

测量	轻度	中度	重度
峰值速度（m/s）	2.6~2.9	3.0~4.0	> 4.0
平均压差（mmHg）（EACVI 指南）	< 20	20~40	> 40
平均压差（mmHg）（AHA 指南）	< 30	30~50	> 50
瓣膜面积（cm^2）	> 1.5	1.0~1.5	< 1.0

(续表)

测量	轻度	中度	重度
标化瓣膜面积（cm²）	> 0.85	0.60～0.85	< 0.6
LVOT/AV VTI 比	> 0.50	0.25～0.5	< 0.25

十六、主动脉瓣反流（表 13-7）

- 无、存在（轻微、轻度、中度、重度）。
- 定量。
  - 压差减半时间，LVOT 比值，缩流颈宽度，胸、腹主动脉舒张期逆向血流。

表 13-7 判断主动脉瓣反流程度的参数

测量	轻度	轻度至中度	中度至重度	重度
EROA（mm²）	< 10	10～19	20～29	≥ 30
反流量（ml）	< 30	30～44	45～59	≥ 60
在慢性 AR 中：左心室尺寸	若 EDD < 56mm、ESD < 40mm、EDV < 82ml/m²、ESV < 30ml/m²，则可接受			

测量		轻度	中度	重度
VC（mm）		< 3	3～5.9	≥ 6
PHT（ms）		> 500	200～500	< 200
主动脉瓣反流束宽度		小	中	大
连续波超声信号		微弱	密集	密集
舒张期反向血流	降主动脉	简短	中等	全舒张期
	腹主动脉	未检出	未检出	检出

十七、二尖瓣

（一）描述性术语

1. 结构

- 正常、风湿性、黏液瘤性、退行性。

2. 瓣环

- 正常、扩张、钙化（轻度/中度/重度）。

3. 瓣叶厚度

- 正常，增厚（轻度/中度/重度）。
- 瓣尖，瓣叶（二尖瓣前叶/二尖瓣后叶）。

4. 连合处

- 前外侧联合、后内侧联合。

5. 钙化
- 局灶性钙化（AMVL/PMVL）、弥漫性钙化。
- 连合处钙化（前外侧/后内侧）。

6. 裂隙
- 前叶，后叶。

（二）腱索病变

- 缩短、融合/增厚、伸长。
- 断裂、钙化。

1. 乳头肌
- 断裂，部分断裂（前外侧/后内侧）。
- 钙化/纤维化（前外侧/后内侧）。

2. 瓣叶活动度
- 正常，减弱（轻度/中度/重度）。
- 凸起，脱垂，弓形。
- 收缩期前向运动（轻度/中度/重度——基于流出道梯度）。
- 腱索收缩期前向运动。

3. 脱垂
- 前叶、后叶（轻度/中度/重度/连枷）。
- A_1、A_2、A_3、P_1、P_2、P_3（轻度/中度/重度/连枷）。

4. 赘生物
- 位置（AMVL/PMVL）。
- 活动度（固定/存在活动度），带蒂。
- 尺寸（小/中/大）、大小。

5. 脓肿
- 位置（主动脉-二尖瓣/PMVL/瓣环）。
- 尺寸（小/中/大）、大小。

6. 占位
- 位置（AMVL/PMVL），描述。

十八、二尖瓣狭窄（表13-8）

- 无，存在（轻度/中度/重度）。
- 定量测量。
  - 二尖瓣峰值和平均跨瓣流速/压差。
  - 压差减半时间，二尖瓣口面积。
- 适用于二尖瓣修复术。

表 13-8　判断二尖瓣狭窄程度的测量参数

测　量	轻　度	中　度	重　度
二尖瓣面积（cm²）	> 1.5	1.0~1.5	< 1.0
二尖瓣压力减半时间（ms）	100~150	150~220	> 220
平均压差（mmHg）	< 5	5~10	> 10
PAP（mmHg）	< 30	30~50	> 50

十九、二尖瓣反流（表 13-9）

- 无、存在（微量、轻度、中度、重度）。
- 反流束方向。
  - 向前、向后、向中心。
  - 冲向室壁的反流，指向肺静脉。
- 舒张期二尖瓣反流（存在/不存在）。
- 定量测量。
  - MR：左心房面积比、反流量。
  - VC 宽度，有效反流口面积。
- 肺静脉血流（正常、收缩期血流变钝、收缩期血流逆转）。

表 13-9　评估二尖瓣反流严重程度的测量参数

测　量	轻　度	轻度至中度	中度至重度	重　度
EROA（mm²）	< 20	20~29	30~39	≥ 40
PISA rad（mm）	< 3	3~9		≥ 10
反流量（ml）	< 30	30~44	45~59	≥ 60
在慢性二尖瓣反流中：左心房尺寸	若左心房内径 < 39mm，左心房容积 < 36ml/m²，则可接受			
左心房尺寸	若 EDD < 56mm、ESD < 40mm、EDV < 82ml/m²、ESV < 30ml/m²，则可接受			

测　量	轻　度	中　度	重　度
VC（mm）	< 3	3~6.9	≥ 7
VTI MV/AV	< 1	1~1.4	> 1.4
肺静脉血流	S > D	钝化 S	S 逆转
二尖瓣流入	可变，A 波占优势型 > 50 岁		E 波占优势（> 1.5m/s）
二尖瓣反流束宽度	小，中央	中	大，或偏心，到达左心房顶部
连续波超声信号	微弱	致密和抛物线样	致密和三角形样

二十、三尖瓣

描述性术语

1. 结构
- 正常、风湿性、黏液性（冗长）。
- 三尖瓣下移畸形。

2. 瓣环
- 正常，扩张，钙化。

3. 瓣叶厚度
- 正常，增厚。
- 瓣尖，瓣叶（前/后/间隔）。

4. 钙化
- 局灶性钙化（前/后/间隔）。
- 弥漫性钙化。

5. 乳头肌
- 断裂。

6. 瓣叶活动度
- 正常，减弱（轻度/中度/重度）。
- 穹窿，脱垂，弓形。

7. 脱垂
- 前瓣（轻度/中度/重度/连枷）。
- 后瓣（轻度/中度/重度/连枷）。
- 隔瓣（轻度/中度/重度/连枷）。

8. 赘生物
- 位置（前/后/隔瓣）。
- 活动度（固定/有活动度），带蒂。
- 尺寸（小/中/大）+大小。

9. 脓肿
- 位置（前瓣环/后瓣环/间隔）。
- 尺寸（小/中/大）+大小。

10. 占位
- 位置（前/后/间隔）和描述。

11. 三尖瓣狭窄（表13-10）
- 无，存在。
- 定量测量：峰值和平均跨三尖瓣梯度；瓣口面积。

12. 三尖瓣反流（表13-11）
- 无、存在（微量、轻度、中度、重度）。
- 反流方向：偏向右心室游离壁、偏向室间隔、中心性。
- 肝静脉血流：正常，收缩期血流变钝，收缩期血流逆转。

表 13-10 评估三尖瓣狭窄程度的参数

测 量	重 度
TV 面积	≤ 1.0cm²
TV 压力减半时间	≥ 190ms
平均压差	≥ 5mmHg
VTI	> 60cm

表 13-11 评估三尖瓣反流程度的参数

测 量	轻 度	中 度	重 度
EROA（mm²）	未定义		≥ 40
反流量（ml）			≥ 45
VC（mm）		≤ 7	> 7
PISA（mm）	≤ 5	6~9	> 9
肝静脉血流	S > D	钝化 S	S 逆转
三尖瓣流入	正常		E 波占优势（≥ 1m/s）
三尖瓣流束	小，中心	中	大，或偏心和贴壁
连续波超声信号	微弱或抛物线形	密集抛物线形	密集三角形
在慢性三尖瓣反流中右心房容积	若右心房体积 ≤ 33ml/m²，则可接受		
右心室大小	若右心室中段直径 ≤ 33mm、EDA ≤ 28cm²、ESA < 16cm²、FAC > 32%		
下腔静脉内径	若 < 2.1cm 为正常		

二十一、肺动脉

描述性术语

1. 结构
- 正常，发育不良，二叶式。

2. 活动性
- 正常，减弱，隆起。

3. 赘生物
- 位置。
- 活动性（无活动性/活动性），带蒂。
- 尺寸（小/中/大）+ 大小。

4. 占位
- 位置、描述。

5. 狭窄（表 13-12）

- 无，存在（轻度 / 中度 / 重度）。
- 位置（瓣膜、漏斗部、瓣膜 + 瓣膜上漏斗部分支）。
- 左或右主肺动脉。
- 定量测量：峰值和平均跨肺动脉瓣压差。

表 13-12 判断肺动脉狭窄程度的参数

测量	轻度	中度	重度
峰值速度（m/s）	< 3	3～4	> 4
峰值压差（mmHg）	< 36	36～64	> 64

6. 反流（表 13-13）

- 无，有（轻微、轻度、中度、重度）。

表 13-13 评估肺动脉瓣反流程度的参数

测量	轻度	中度	重度
PHT（ms）	未定义		< 100
流束宽度比			> 0.7
PR 流束	小，窄	中	大，宽
连续波超声信号	微弱、缓慢减速	密集、可变	密集、急剧减速

7. 肺压

- 正常。
- 收缩压升高（轻度 / 中度 / 重度）。
- 舒张压升高（轻度 / 中度 / 重度）。
- 估计肺动脉收缩压。

二十二、肺动脉

描述性术语

1. 外观

- 正常，异常。

2. 扩张

- 不存在，存在（轻度 / 中度 / 重度）。

3. 血栓

- 主 / 右 / 左肺动脉。

4. 肺动脉狭窄

- 主 / 右 / 左肺动脉（轻度 / 中度 / 重度）。

5. 动脉导管未闭

- 不存在，存在。

二十三、人工瓣膜

描述性术语

1. 类型

- 机械（倾斜圆盘 / 双叶 / 球 – 笼 / 其他）。
- 生物瓣膜（带支架异种移植物 / 同种移植物 / 无支架 / 经导管主动脉瓣植入术）。
- 自体移植物 / 其他。
- 生产商和规格。
- 瓣膜成形环、瓣膜修复术。

2. 缝合环

- 位置固定，摇摆，开裂。

3. 人工瓣膜启闭

- 正常，瓣叶增厚（人工生物瓣膜）。
- 活动正常，活动受限，连枷样。

4. 异常肿块

- 血肿、微空化、血管翳、血栓。
- 赘生物（+描述）、脓肿（+描述）。
- 瘘管。

5. 狭窄

- 不存在，存在。
- 严重程度描述。

6. 反流

- 生理、人工瓣、人工瓣周围。
- 严重程度描述。

表 13-14 和表 13-15 为不同类型瓣膜有效瓣口面积的正常参考值。表格不包括所有可用的人工瓣膜；对于未列出的瓣膜，浏览其主页和文献中制造商的信息。表 13-16 描述了人工瓣 – 患者不匹配的识别标准。表 13-17 和表 13-18 包括了经导管人工瓣反流的评估标准。

表 13-14 正常人工主动脉瓣有效瓣口面积标准

尺寸（mm）	19	21	23	25	27	29
带支架生物瓣							
Carpentier–Edwards Perimount	1.1 ± 0.3	1.3 ± 0.4	1.5 ± 0.4	1.8 ± 0.4	2.1 ± 0.4	2.2 ± 0.4
Carpentier–Edwards Magna	1.3 ± 0.3	1.5 ± 0.3	1.8 ± 0.4	2.1 ± 0.5	—	—
Medtronic Mosaic	1.1 ± 0.2	1.2 ± 0.3	1.4 ± 0.3	1.7 ± 0.4	1.8 ± 0.4	2.0 ± 0.4
Medtronic hancock Ⅱ	—	1.2 ± 0.2	1.3 ± 0.2	1.5 ± 0.2	1.6 ± 0.2	1.6 ± 0.2
SJM Biocor	1.0 ± 0.3	1.3 ± 0.5	1.4 ± 0.5	1.9 ± 0.7	—	—

（续表）

尺寸（mm）	19	21	23	25	27	29
SJM Trifecta	1.4	1.6	1.8	2.0	2.2	2.4
Sorin Mitroflow	1.1 ± 0.2	1.2 ± 0.3	1.4 ± 0.3	1.6 ± 0.3	1.8 ± 0.3	—
无支架生物瓣						
Edwards Prima	—	1.3 ± 0.3	1.6 ± 0.3	1.9 ± 0.4	—	—
Medtronic Freestyle	1.2 ± 0.2	1.4 ± 0.2	1.5 ± 0.3	2.0 ± 0.4	2.0 ± 0.5	
SJM Toronto SPV	—	1.3 ± 0.3	1.6 ± 0.5	1.7 ± 0.8	2.1 ± 0.7	2.7 ± 1.0
机械瓣						
ATS Medical（所有尺寸 –1mm）	1.1 ± 0.3	1.6 ± 0.4	1.8 ± 0.5	1.9 ± 0.3	2.0 ± 0.8	—
CarboMedics	1.0 ± 0.4	1.5 ± 0.3	1.7 ± 0.3	2.0 ± 0.4	1.5 ± 0.4	2.6 ± 0.4
CryoLife On-X	1.5 ± 0.2	1.7 ± 4	2.0 ± 0.8	2.4 ± 0.8	3.2 ± 0.6	3.2 ± 0.6
Medtronic Hall	1.2 ± 0.2	1.3 ± 0.2	—			
SJM Regent	1.6 ± 0.4	2.0 ± 0.7	2.2 ± 0.9	2.5 ± 0.9	3.6 ± 1.3	4.4 ± 0.6
SJM Standard	1.0 ± 0.2	1.4 ± 0.2	1.5 ± 0.5	2.1 ± 0.4	2.7 ± 0.6	3.2 ± 0.3

表 13-15 正常人工二尖瓣有效瓣口面积标准

尺寸（mm）	25	27	29	31	33
带支架生物瓣					
Carpentier-Edwards Perimount	1.6 ± 0.4	1.8 ± 0.4	2.1 ± 0.5	—	—
Medtronic Hancock Ⅱ	1.5 ± 0.4	1.8 ± 0.5	1.9 ± 0.5	2.6 ± 0.5	2.6 ± 0.7
Medtronic Mosaic	1.5 ± 0.4	1.7 ± 0.5	1.9 ± 0.5	1.9 ± 0.5	—
机械瓣					
CryoLife On-X		2.2 ± 0.9（所有尺寸）			
SJM Standard	1.5 ± 0.3	1.7 ± 0.4	1.8 ± 0.4	2.0 ± 0.5	2.0 ± 0.5

表 13-16 人工瓣 – 患者不匹配

测 量	轻 度	中 度	重 度
人工主动脉瓣			
EOAi（BMI < 30）	> 0.85	0.66～0.85	≤ 0.65
EOAi（BMI ≥ 30）	0.70	0.56～0.70	≤ 0.55
人工二尖瓣			
EOAi（BMI < 30）	> 1.20	0.91～1.20	≤ 0.90
EOAi（BMI ≥ 30）	> 1.00	0.76～1.00	≤ 0.75

表 13-17 TAVI 术后存在主动脉瓣反流情况

结 构	轻 度	中 度	重 度
人工瓣位置	正常	易变	异常
支架和人工瓣形态	正常	易变	异常
定量	轻度	中度	重度
EROA（mm^2）	< 10	10～29	≥ 30
反流量（ml）	< 30	30～59	≥ 60
反流分数（%）	< 30	30～49	≥ 50
半定量	轻度	中度	重度
VC（mm）	< 3	3～5.9	≥ 6
VC 面积（mm^2）（2D 或 3D）	< 10	10～29	≥ 30
流束圆周范围（%）	< 10	10～29	≥ 30
PHT（ms）	> 500	200～500	< 200（急剧变化）
定性	轻度	中度	重度
主动脉瓣反流束宽度	小	中	大
PISA	未检出	可能存在	存在
连续波超声信号	微弱	密集	密集
舒张期反向血流 降主动脉	微弱	中度	全舒张期，ED 速度 > 20cm/s
舒张期反向血流 腹主动脉	未检出	未检出	存在

表 13-18 经导管手术后存在二尖瓣反流情况

结 构	轻 度	中 度	重 度
形态	适当的位置和运动	-	位置异常（瓣叶分离、裂开等）
左心房和左心室容积	相对于基线减小	微小变化	扩大，无变化/恶化
定 量	轻度	中度	重度
EROA（mm^2）不建议在 MitraClip 术后或二尖瓣周反流中使用	< 20	20～39	≥ 40
反流量（ml）	< 30	30～59	≥ 60
反流分数（%）	< 30	30～49	≥ 50
VC 面积（mm^2）（3D）	< 20，单次反流	20～39，单次反流	≥ 40 或 ≥ 2 中度反流

（续表）

半定量	轻度	中度	重度
VC（mm）	＜3，单次反流	3~6.9，单次反流	≥7 或≥2 中度反流
VTI MV/AV	＜1	1~1.4	＞1.4
肺静脉血流量	S＞D	钝化 S	S 逆转
二尖瓣血流	A 波显性	-	-
定 性	轻度	中度	重度
二尖瓣反流宽度	小，1 束或 2 束	中	大、多或偏心，并到达左心房后壁
连续波超声信号	微弱抛物线	-	致密和三角形
PISA	无或小	中	大

二十四、主动脉

描述性术语

1. 外观

- 正常，异常。

2. 扩张

- 不存在，存在（轻度 / 中度 / 重度）。
- 位置和尺寸。
  - 房室瓣环扩张。
  - 主动脉根部 / 窦部扩张。
  - 窦管交界扩张。
  - 升主动脉扩张。
  - 主动脉弓扩张。
  - 胸降主动脉扩张。
  - 腹主动脉扩张。

3. 动脉瘤

- Valsalva 窦缺如（左 / 右 / 无冠状动脉）。
- 主动脉根部、升主动脉、主动脉弓。
- 胸主动脉、腹主动脉。
- 尺寸，类型（梭形、囊状）。
- Valsalva 窦破裂（右心房、右心室、左心房、左心室）。

4. 动脉粥样硬化 / 血栓

- 不存在，存在。
- 部位（主动脉根部、升主动脉、主动脉弓、胸主动脉、腹主动脉）。
- 外观（分层 / 壁、突出、溃疡）。

- 严重程度（轻度/中度/重度）。
- 活动度（固定/存在活动度）。
- 移植物（人造/同种移植物）+位置。

5. 夹层
- 位置、入口点、出口点。
- 假腔血栓（无/部分/存在）。
- 主动脉夹层（Stanford）A型或B型。
- 壁内血肿和位置。
- 横断面和位置。

6. 缩窄
- 无、修复/残留、存在。
- 严重程度（轻度/中度/重度）。
- 测量（最小内径、压差）。

二十五、主动脉尺寸（图 13-2 至图 13-5，表 13-19）

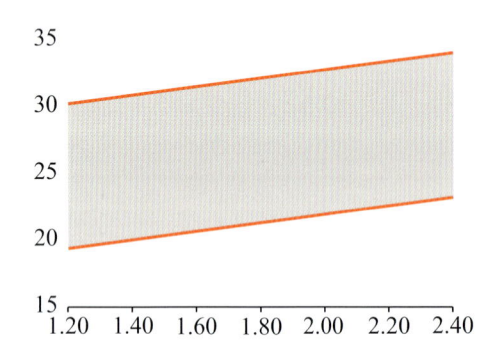

▲ 图 13-2 BSA 标化的女性 < 50 岁的正常主动脉根部尺寸范围（mm）

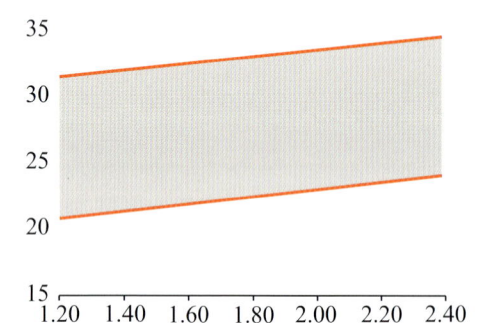

▲ 图 13-3 BSA 标化的女性 ≥ 50 岁的正常主动脉根部尺寸范围（mm）

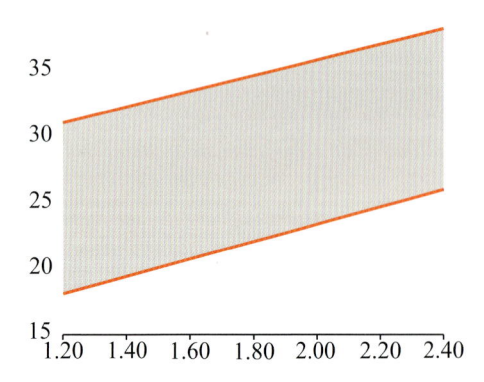

▲ 图 13-4 BSA 标化的男性 < 50 岁的正常主动脉根部尺寸范围（mm）

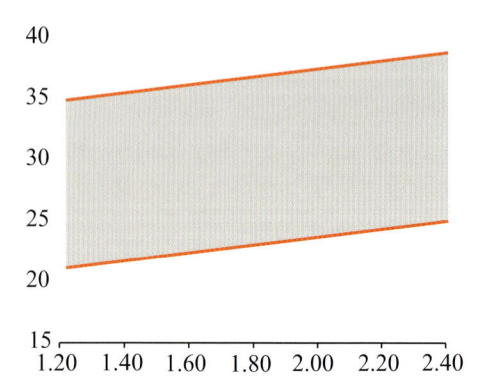

▲ 图 13-5 BSA 标化的男性 ≥ 50 岁的正常主动脉根部尺寸范围（mm）

表 13-19　BSA 标化的主动脉测量参考值

瓣环，BSA 标化（cm/m²）	• ≤1.4（男性和女性）
Valsalva 窦（cm/m²）	• ≤1.4（男性） • ≤2.0（女性）
窦管交界（cm/m²）	• ≤1.7（男性和女性）
升主动脉近端（cm/m²）	• ≤1.7（男性） • ≤1.9（女性）

二十六、占位

描述性术语

1. 血栓

- 不存在，存在。
- 尺寸（小／中／大），测量（横向和纵向），大小。
- 位置。
- 描述。
  - 形状（扁平或附壁／突出／球形／其他）。
  - 表面（规则／不规则）。
  - 质地（分层／实性／部分实性／钙化）。
  - 活动度（活动／固定）。

2. 肿瘤

- 不存在，存在。
- 尺寸（小／中／大），测量（横向和纵向）。
- 位置。
- 描述。
  - 形状（扁平或附壁／带蒂／乳头状／球形／其他）。
  - 表面（规则／不规则／多小叶／其他）。
  - 质地（实性／分层／囊性／钙化／不均匀）。
  - 活动度（活动／固定）。
- 尺寸。
- 类型（提示黏液瘤／弹性纤维瘤／等）。

二十七、心内膜炎

描述性术语

1. 赘生物

- 瓣膜／附壁肿块与赘生物一致。
- 位置（瓣膜的心房或心室侧、心室等）。
- 活动度（无活动度、有活动度、带蒂）。

- 尺寸（小、中、大）和大小。

2. 脓肿
- 瓣周或瓣腔脓肿。
- 位置（瓣环、右冠状动脉窦等）。
- 尺寸（小、中、大）和大小。

3. 瘘管
- 从……至……。
- 尺寸/血流动力学相关。

描述瓣膜病变的严重程度（反流/梗阻），如存在。

二十八、心包

描述性术语

1. 外观
- 正常，异常。

2. 增厚/钙化
- 不存在，存在。

3. 积液
- 不存在，存在。
- 量（小/中/大）。
- 位置。
  - 心脏周围。
  - 局部的（近……左心室、右心室、左心房、右心房）。
- 外观/内容物（透明液体、包裹性、纤维素性、局灶性线状/团块状异常回声、渗出性–缩窄性）。

4. 血流动力学效应
- 室间隔偏离。
- 腔室塌陷（不存在/存在+腔室）。
- 呼吸变异增加（无，存在+位置）。
- 合并心脏压塞或心包缩窄。

二十九、心包积液（表 13-20）

表 13-20 心包积液厚度和体积评估

测 量	极少量	少 量	中等量	大 量
厚度（cm）	<0.5	0.5~1	1~2	>2
体积（ml）	50~100	100~250	250~500	>500

附录 A 缩略语
Abbreviations

2D	two-dimensional	二维
3D	three-dimensional	三维
A2C	apical 2-chamber	心尖二腔心
A3C	apical 3-chamber	心尖三腔心
A4C	apical 4-chamber	心尖四腔心
AC	arrhythmogenic cardiomyopathy	致心律失常心肌病
AF	atrial fibrillation	心房颤动
AFD	Anderson–Fabry disease	安德森 – 法布里病 / 血管角质瘤综合征
ALS	advanced life support	高级生命支持
AMVL	anterior mitral valve leaflet	二尖瓣前叶
Ao	aorta	主动脉
AR	aortic regurgitation	主动脉瓣反流
AS	aortic stenosis	主动脉瓣狭窄
ASD	atrial septal defect	房间隔缺损
ASH	asymmetric septal hypertrophy	不对称间隔肥大
AT	acceleration time	加速时间
AV	aortic valve; atrioventricular	主动脉瓣；房室
AVA	aortic valve area	主动脉瓣面积
AVSD	atrioventricular septal defect	房室间隔缺损
BAV	bicuspid aortic valve	二叶主动脉瓣
BLS	basic life support	基本生命支持
BNP	B-type natriuretic peptide	B 型利钠肽
BSA	body surface area	体表面积
CARPA	complement activation related pseudo-allergy	补体激活相关的假性变态反应

CFM	colour flow mapping	彩色血流成像
CFR	coronary flow velocity reserve	冠状动脉血流速度储备
CHD	congenital heart disease	先天性心脏病
CHS	carcinoid heart syndrome	类癌心脏综合征
CIED	cardiac implantable electronic device	心脏植入式电子设备
CMR	cardiovascular magnetic resonance	心血管磁共振
CO	cardiac output	心排血量
CRT	cardiac resynchronization therapy	心脏再同步化治疗
CSA	cross-sectional area	横截面面积
CT	computed tomography	计算机断层扫描
CTPA	computed tomographic pulmonary angiography	肺血管造影计算机断层扫描
CTRCD	cancer therapeutics-related cardiac dysfunction	癌症治疗相关性心功能不全
CW	continuous wave（Doppler）	连续波（多普勒）
D	diastole	舒张期
DET	deceleration time	减速时间
DICOM	Digital Imaging and Computers in Medicine	医学中的数字成像和计算机
DSVR	diastolic/systolic velocity ratio	舒张/收缩速度比
DVI	Doppler velocity index	多普勒速度指数
ECG	electrocardiography	心电图
EDA	end-diastolic area	舒张末期面积
EDV	end-diastolic volume	舒张末期容积
Ed	end-diastole	舒张末期
EF	ejection fraction	射血分数
EI	eccentricity index	偏心指数
EMF	endomyocardial fibrosis	心内膜心肌纤维化
EOA	effective orifice area	有效瓣口面积
EOAi	indexed effective orifice area	有效瓣口面积指数
ESA	end-systolic area	收缩末期面积
ESV	end-systolic volume	收缩末期容积
ETT	exercise tolerance testing	运动耐量测试
FAC	fractional area change	面积变化分数
FATE	Focus Assessed Transthoracic Echo	目标导向的经胸超声评估

FICE	Focused Intensive Care Echocardiography	目标导向的重症监护超声心动图
FTc	corrected aortic flow time	校正主动脉血流时间
GCS	global circumferential strain	整体周向应变
GLS	global longitudinal strain	整体纵向应变
HCM	hypertrophic cardiomyopathy	肥厚型心肌病
HES	hypereosinophilic syndromes	嗜酸性粒细胞增多症
HF	heart failure	心力衰竭
HFmrEF	heart failure with mid-range ejection fraction	射血分数中间值的心力衰竭
HFNEF	heart failure with normal ejection fraction	射血分数正常的心力衰竭
HFpEF	heart failure with preserved ejection fraction	射血分数保留的心力衰竭
HFrEF	heart failure with reduced ejection fraction	射血分数减低的心力衰竭
HNDC	hypokinetic non-dilated cardiomyopathy	运动机能减退非扩张型心肌病
Hz	hertz	赫兹
IAS	interatrial septum	房间隔
ICD	implantable cardioverter–defibrillator	植入式心脏复律除颤器
ICE	intracardiac echocardiography	心内超声心动图
ICU	Intensive Care Unit	重症监护室
IE	infective endocarditis	感染性心内膜炎
IVC	inferior vena cava	下腔静脉
IVCd	inferior vena cava diameter	下腔静脉直径
IVDU	intravenous drug user	静脉用药（吸毒）者
IVS	interventricular septum	室间隔
IVRT	isovolumetric relaxation time	等容弛豫时间
JVP	jugular venous pressure	颈静脉压
LA	left atrium/left atrial	左心房
LAA	left atrial appendage	左心耳
LAD	left anterior descending	左前降支
LAE	left atrial enlargement	左心房扩大
LAVI	left atrial volume index	左心房容积指数
LBBB	left bundle branch block	左束支传导阻滞
LF-LG	low-flow, low-gradient	低流量、低梯度
LGE	late gadolinium enhancement	晚期钆增强

LHAS	lipomatous hypertrophy of the atrial septum	房间隔脂肪瘤性肥大
LIMA	left internal mammary artery	左乳内动脉
LLPV	left lower pulmonary vein	左下肺静脉
LPA	left pulmonary artery	左肺动脉
LUPV	left upper pulmonary vein	左上肺静脉
LV	left ventricle/left ventricular	左心室
LVAD	left ventricular assist device	左心室辅助装置
LVDAi	left ventricular end-diastolic area index	左心室舒张末期面积指数
LVEDD	left ventricular end-diastolic diameter	左心室舒张末期直径
LVESD	left ventricular end-systolic diameter	左心室收缩末期直径
LVH	left ventricular hypertrophy	左心室肥大
LVID	left ventricular internal diameter	左心室内径
LVIDd	left ventricular internal diameter in diastole	舒张期左心室内径
LVNC	left ventricular non-compaction cardiomyopathy	左心室非致密化心肌病
LVOT	left ventricular outflow tract	左心室流出道
LVPW	left ventricular posterior wall	左心室后壁
LVS	left ventricular septum	左室间隔
MHz	megahertz	兆赫
MI	mechanical index	机械指数
MPA	main pulmonary artery	主肺动脉
MPI	myocardial performance index	心肌功能指数
MPR	multiplanar reformatting	多平面重新格式化
MR	mitral regurgitation	二尖瓣反流
MRI	magnetic resonance imaging	磁共振成像
MS	mitral stenosis	二尖瓣狭窄
MV	mitral valve	二尖瓣
MVA	mitral valve area	二尖瓣面积
NT-proBNP	N-terminal pro-B-type natriuretic peptide	N端前B型利钠肽
NVE	native valve endocarditis	自体瓣膜心内膜炎
$P_{1/2}t$	pressure half-time	压力减半时间
PA	pulmonary artery	肺动脉
PACS	picture archiving and communications system	图像存档和通信系统

PAOP	pulmonary artery occlusion pressure	肺动脉闭塞压力
PAP	pulmonary artery pressure	肺动脉压力
PASP	pulmonary artery systolic pressure	肺动脉收缩压
PDA	patent ductus arteriosus	动脉导管未闭
PDP	pulmonary arterial end-diastolic pressure	肺动脉舒张末期压
PE	pulmonary embolism	肺栓塞
PEEP	positive end-expiratory pressure	呼气末正压
PFO	patent foramen ovale	卵圆孔未闭
PH	pulmonary hypertension	肺高压
PHT	pressure half-time	压力减半时间
PISA	proximal isovelocity surface area	近端等速表面积
PLAX	parasternal long axis view	胸骨旁长轴视图
PMVL	posterior mitral valve leaflet	二尖瓣后叶
POA	projected orifice area	投影孔面积
PPM	permanent pacemaker; prosthesis–patient mismatch	永久性起搏器；假体–患者不匹配
PR	pulmonary regurgitation	肺动脉瓣反流
PRF	pulse repetition frequency	脉冲重复频率
PS	pulmonary stenosis	肺动脉瓣狭窄
PSAX	parasternal short axis view	胸骨旁短轴视图
PV	pulmonary valve	肺动脉瓣
PVE	prosthetic valve endocarditis	人工瓣膜心内膜炎
PW	pulse wave（Doppler）	脉冲波（多普勒）
RA	right atrium/right atrial	右心房
RAA	right atrial area	右心房面积
RAP	right atrial pressure	右心房压力
RCM	restrictive cardiomyopathy	限制性心肌病
RLPV	right lower pulmonary vein	右下肺静脉
RPA	right pulmonary artery	右肺动脉
RUPV	right upper pulmonary vein	右上肺静脉
RV	right ventricle/right ventricular	右心室
RVD	right ventricular diameter	右心室直径
RVOT	right ventricular outflow tract	右心室流出道

RWT	relative wall thickness	相对室壁厚度
S	systole	收缩期
SAECG	signal-averaged electrocardiography	信号平均心电图
SAM	systolic anterior motion	（二尖瓣前叶）收缩期前向活动
SAX	short axis	短轴
SCD	sudden cardiac death	心源性猝死
SI	sphericity index	球度指数
SV	stroke volume	每搏输出量
SVC	superior vena cava	上腔静脉
TAPSE	tricuspid annular plane systolic excursion	三尖瓣环收缩期偏移
TAVI	transcatheter aortic valve implantation	经导管主动脉瓣植入术
TEVAR	thoracic endovascular aortic repair	胸主动脉腔内修复术
TGA	transposition of the great arteries	大动脉转位
TGC	time-gain compensation	时间增益补偿
TOE	transoesophageal echocardiography	经食管超声心动图
TR	tricuspid regurgitation	三尖瓣反流
TTE	transthoracic echocardiography	经胸超声心动图
TV	tricuspid valve	三尖瓣
V	volt	伏特
VC	vena contracta	缩流颈
Vmax	peak velocity	峰值速度
VSD	ventricular septal defect	室间隔缺损
VTI	velocity–time integral	速度 – 时间积分

附录 B　拓展阅读
References

参考图书

[1] Armstrong WF, Ryan T (2019). *Feigenbaum's Echocardiography*, 8th edition. Philadelphia, PA: Wolters Kluwer.

[2] Becher H, Helfen A (2019). *Contrast Echocardiography: Compendium for Clinical Practice.* London: Springer/Nature.

[3] Becher H, Helfen A (n.d.). *Use of Contrast-Enhanced Ultrasound in Echocardiography.* Springer Healthcare publisher Europe. Online educational tool. www.cardiocontrast.com.

[4] Lancellotti P, Zamorano J, Habib G, Badano L (2017). *The EACVI Textbook of Echocardiography*, 2nd edition. Oxford: Oxford University Press.

[5] Otto CM (2018). *Textbook of Clinical Echocardiography*, 6th edition. Philadelphia, PA: Elsevier.

[6] Perrino AC, Reeves ST (2020). *A Practical Approach to Transesophageal Echocardiography*, 4th edition. Philadelphia, PA: Wolters Kluwer.

[7] Rimmington H, Chambers J (2016). *Echocardiography: A Practical Guide for Reporting*, 3rd edition. Boca Raton, FL: CRC Press.

[8] Sidebotham D, Merry A, Legget M, Wright G (2018). *Practical Perioperative Transoesophageal Echocardiography*, 3rd edition. Oxford: Oxford University Press.

[9] Zamorano J, Bax J, Knuuti F, et al. (2015). *The ESC Textbook of Cardiovascular Imaging*, 2nd edition. Oxford: Oxford University Press.

机构网址

[1] American Heart Association. http:// www.americanheart.org

[2] American Society of Echocardiography. http:// www.asecho.org

[3] British Cardiovascular Society. http:// www.bcs.com

[4] British Heart Foundation. http:// www.bhf.org.uk

[5] European Association of Cardiovascular Imaging. https://www.escardio.org/Sub-specialty-communities/European-Association- of-Cardiovascular-Imaging-(EACVI)

[6] European Society of Cardiology. http:// www.escardio.org

参考文献及相关指南

[1] Aune E, Baekkevar M, Rodevand O, et al. Reference values for left ventricular volumes with real time 3 dimensional echocardiography. *Scand Cardiovasc J* 2010;44:24–30.

[2] Baumgartner H, Hung J, Bermejo J et al. Recommendations on the Echocardiographic Assessment of Aortic Valve Stenosis: A Focused Update from the European Association of Cardiovascular Imaging and the American Society of Echocardiography. *J Am Soc Echocardiogr* 2017;30:372–92.

[3] Becher H, Chambers J, Fox K, et al. BSE procedure guidelines for the clinical application of stress echocardiography, recommendations for performance and interpretation of stress echocardiography: a report of the British Society of Echocardiography Policy Committee. *Heart* 2004; 90(Suppl 6):vi23–30.

[4] Blais C, Burwash IG, Mundigler G, Dumesnil JG, Loho N, Rader F, Baumgartner H, Beanlands RS, Chayer B, Kadem L, Garcia D, Durand LG, Pibarot P. Projected valve area at normal flow rate improves the assessment of stenosis severity in patients with low-flow, low-gradient aortic stenosis: the multicenter TOPAS (Truly or Pseudo-Severe Aortic Stenosis) study. *Circulation*. 2006 Feb

7;113(5):711–21.

[5] Galderisi M, Cosyns B, Edvardsen T et al. Standardization of adult transthoracic echocardiography reporting in agreement with recent chamber quantification, diastolic function, and heart valve disease recommendations: an expert consensus document of the European Association of Cardiovascular Imaging. *European Heart Journal Cardiovascular Imaging* (2017) 0:1–10.

[6] Horton K, Meece R, Hill J. Assessment of the right ventricle by echocardiography: a primer for cardiac sonographers. *J Am Soc Echocardiogr* 2009;7:776–92.

[7] Johnson NP, Gould KL. Integrating Noninvasive Absolute Flow, Coronary Flow Reserve, and Ischemic Thresholds Into a Comprehensive Map of Physiological Severity. *JACC Cardiovasc Imaging*. 2012 Apr;5(4):430–40.

[8] Knuuti J, Wijns W, Saraste A et al. 2019 ESC Guidelines for the diagnosis and management of chronic coronary syndromes. European Heart Journal. 2020;41:407–77.

[9] Kristensen SD, Knuuti J, Saraste A et al. 2014 ESC/ESA Guidelines on non-cardiac surgery: cardiovascular assessment and management. *European Heart Journal*. 2014;35:2383–431.

[10] Lancellotti P, Pellikka PA, Budts W, Chaudhry FA, Donal E, Dulgheru R, Edvardsen T, Garbi M, Ha JW, Kane GC, Kreeger J, Mertens L, Pibarot P, Picano E, Ryan T, Tsutsui JM, Varga A. The Clinical Use of Stress Echocardiography in Non-Ischaemic Heart Disease: Recommendations from the European Association of Cardiovascular Imaging and the American Society of Echocardiography. *J Am Soc Echocardiogr*. 2017 Feb;30(2):101–38.

[11] Lancellotti P, Tribouilloy C, Hagendorff A, et al. European Association of Echocardiography recommendations for the assessment of valvular regurgitation. Part 1: Aortic and pulmonary regurgitation (native valve disease). *Eur J Echocardiogr* 2010;11:223–44.

[12] Lang RM, Badano LP, Mor-Avi V, Afilalo J, Armstrong A, Ernande L et al. Recommendations for cardiac chamber quantification by echocardiog-raphy in adults: an update from the American Society of Echocardiography and the European Association of Cardiovascular Imaging. *Eur Heart J Cardiovasc Imaging* 2015;16:233–70.

[13] Lang RM, Bierig M, Devereux RB, et al. Recommendations for chamber quantification: a report of the American Society of Echocardiography Guidelines and Standards Committee and the Chamber Quantification Writing Group, developed in conjunction with the European Association of Echocardiography. *J Am Soc Echocardiogr* 2005;18:1440–63.

[14] Masani N, Chambers J, Hancock J, et al. *BSE Echocardiogram Report: Recommendations for Standard Adult Transthoracic Echocardiography*. From the British Society of Echocardiography Education Committee.

[15] Meimoun P, Tribouilloy C. Non-invasive assessment of coronary flow and coronary flow reserve by transthoracic Doppler echocardiography: a magic tool for the real world, review paper. *European Journal of Echocardiography*. 2008;9:449–57.

[16] Nagueh SF, Smiseth OA, Appleton CP et al. Recommendations for the Evaluation of Left Ventricular Diastolic Function by Echocardiography: An Update from the American Society of Echocardiography and the European Association of Cardiovascular Imaging. *Eur Heart J Cardiovasc Imaging*. 2016 Dec;17(12):1321–60.

[17] Pellikka PA, Arruda-Olson A, Chaudhry FA, Chen MH, Marshall JE, Porter TR, Sawada SG. Guidelines for Performance, Interpretation, and Application of Stress Echocardiography in Ischemic Heart Disease: From the American Society of Echocardiography. *J Am Soc Echocardiogr*. 2020 Jan;33(1):1–41.

[18] Porter TR, Mulvagh SL, Abdelmoneim SS, Becher H, Belcik JT, Bierig M, Choy J, Gaibazzi N, Gillam LD, Janardhanan R, Kutty S, Leong-Poi H, Lindner JR, Main ML, Mathias W Jr., Park MM, Senior R, Villanueva F. Clinical Applications of Ultrasonic Enhancing Agents in Echocardiography: 2018 American Society of Echocardiography Guidelines Update. *J Am Soc Echocardiogr*. 2018 Mar;31(3):241–74.

[19] Rudski L, Lai W, Afilalo J, et al. Guidelines for the Echocardiographic Assessment of the Right Heart in Adults: A Report from the American Society of Echocardiography Endorsed by the European Association of Echocardiography, a registered branch of the European Society of Cardiology, and the Canadian Society of Echocardiography. *J Am Soc Echocardiogr* 2010;23:685–713.